AF898972

rowohlt
BERLIN

Werner Bartens

Leib und Seele

Eine Reise durch die Geschichte der Medizin

Rowohlt · Berlin

3. Auflage Dezember 2025
Originalausgabe
Veröffentlicht im Rowohlt · Berlin Verlag,
Kreuzbergstraße 30, 10965 Berlin, Mai 2025
Copyright © 2025 by Rowohlt · Berlin Verlag GmbH, Berlin
Schlangenillustration Frank Ortmann
Die Nutzung dieses Werks für Text- und Data-Mining
im Sinne des § 44b UrhG bleibt explizit vorbehalten.
Innengestaltung Daniel Sauthoff
Satz Bennet Text bei Dörlemann Satz, Lemförde
Lithografie Susanne Kreher
Druck und Bindung CPI books GmbH, Leck
ISBN 978-3-7371-0179-0

Kontaktadresse nach EU-Produktsicherheitsverordnung:
produktsicherheit@rowohlt.de

MIX
Papier | Fördert
gute Waldnutzung
FSC® C083411
FSC
www.fsc.org

Inhalt

Vorwort: Gesundheit – das Schweigen der Organe

Seit es Menschen gibt, haben sie Krankheiten zu ertragen, Schmerzen zu erdulden und körperliche Beeinträchtigungen hinzunehmen. Plötzliches Leid, unerträgliche Pein und unerwarteter Tod sind Teil unserer Existenz. Die Medizin hat seit ihren Anfängen in der Antike bewundernswerte Fortschritte zu verzeichnen und kann mittlerweile etliche Leiden lindern, viele heilen und die Lebensqualität von chronisch Kranken deutlich verbessern. Doch körperliche Beschwerden lassen sich nicht gänzlich wegtherapieren, vielmehr gehören sie zu den Grundbedingungen des Lebens.

Obwohl die Lebenserwartung nie so hoch und der medizinische Standard auf einem so exzellenten Niveau war wie zu Beginn des 21. Jahrhunderts, stand das Bewusstsein für Alterungsprozesse, Schwächephasen und chronische Krankheit sowie das Bedürfnis nach medizinisch-therapeutischer Zuwendung nie so sehr im Mittelpunkt wie zu unseren Zeiten. Befinden, Gesundheit und Wohlergehen nehmen enormen Raum auch außerhalb des professionellen Kontextes der Arztpraxen, Krankenhäuser und therapeutischen Einrichtungen ein. Die Erklärungsmuster wie auch die Praktiken und Gesundheitsideologien sind extrem vielfältig. Von tradierter Selbstbehandlung bis hin zu magischen Ritualen, von Naturbeschwörung und Sternendeutung bis hin zu konventioneller akademischer Heilkunde inklusive Hightech-Medizin ist alles dabei.

Wohlbefinden und Gesundheit werden von Ärzten wie von

Laien meist als Gegenteil von Krankheit verstanden. Doch die Grenzen sind alles andere als eindeutig. Gesundheit ist vielmehr ein flüchtiger Zustand der Selbstvergessenheit, der sich – ähnlich wie Liebe oder Glück – nicht herstellen oder erarbeiten lässt. In dem Moment, in dem man ständig in sich hineinhorcht, ob man tatsächlich gesund (oder glücklich oder verliebt) ist, ist man es meist schon nicht mehr. Die Unbeschwertheit macht einem nagenden Unbehagen Platz. Das selbstvergessene, beschwerdefreie Wohlbefinden ist einem Zwischenzustand gewichen: Man fühlt sich nur noch gesund auf Probe.

Klar, man kann etwas für das eigene Wohlergehen tun und die Wahrscheinlichkeit steigern, dass man gesund bleibt. Aber auch Nichtstun kann gesund sein. Nichtstun, nicht daran denken, sich keiner Gesundheitsdoktrin unterwerfen. Eine der schönsten Beschreibungen von Gesundheit stammt von dem französischen Chirurgen René Leriche (1879–1955): «Leben im Schweigen der Organe»[1]. Doch das lassen wir immer seltener zu. Gesundheit und Wohlbefinden müssen mittlerweile systematisch beobachtet und erarbeitet werden, statt einfach vorhanden zu sein. So wird Gesundheit zu einem paradoxen Lebensmotto – ähnlich der Aufforderung: «Sei spontan!» Das ist das Gegenteil von unbeschwerter Selbstvergessenheit, denn das Ziel ist aktives Sichwohlfühlen, um das gerungen werden muss wie um die tägliche Schrittzahl, bis der Fitnesstracker endlich die gewünschten zehntausend anzeigt.

Auch wenn sich Diagnostik, Behandlungsverfahren und Krankheitsverständnis in der Medizin über Jahrtausende weiterentwickelt, verändert und in teils gegensätzliche Richtungen ausdifferenziert haben, gibt es Grundfragen im Verhältnis von Mensch und Medizin, die sich seit jeher kaum verändert haben: Was macht uns krank? Womit lassen sich Schmerzen lindern? In welchem Ausmaß bestimmt die Seele über den Körper? Wie beeinflussen Umwelt, Lebensstil und Ernährung die Gesundheit? Was tun, wenn in uns etwas wächst oder wuchert, was da nicht hingehört?

Um diese ewigen Konstanten in der Menschheits- und Medizingeschichte soll es hier gehen, diese Fragen werden in einem Aufriss quer durch die Jahrhunderte in den Blick genommen, nach Themen geordnet, aber mit chronologischer Etikettierung. Weitere medizinspezifische Spannungsfelder und Themen kommen hinzu: Was verrät der Blick in den Körper? Was kennzeichnet das Verhältnis zwischen Arzt und Patient? Wie grenzt sich die Medizin gegen andere heilkundliche Verfahren ab? Und wie werden die Grenzen des Gesunden, und damit auch des «Normalen», überhaupt definiert?

Die Darstellung weist zwangsläufig Lücken auf, was bei der enormen Themenvielfalt und zeitlichen Ausdehnung unvermeidbar ist. Zudem dominiert der eurozentrische Blick; die Volksmedizin auf anderen Kontinenten und die Entwicklung der Heilkunde und der Gesundheitssysteme dort verdienen eine eigene Schilderung.

In der Geschichte haben sich schon früh Traditionslinien und Denkmuster gebildet, die sich – wenngleich unter anderem Namen und in anderem Gewand – noch in der Medizin von heute wiederfinden, auch wenn die Wurzeln oft Jahrhunderte oder Jahrtausende zurückreichen. Nebenbei entsteht so ein Überblick über die Ängste, Nöte und Hoffnungen des leidenden Menschen quer durch die Epochen.

So großartig einzelne Persönlichkeiten und Fortschritte in der Medizingeschichte sein mögen, wurde (und wird) teilweise durch neu gewonnene Erkenntnisse der Blick auf den Menschen nicht erweitert, sondern verengt.[2] Das jahrhundertealte Wissen der Medizin um Ernährung, Lebensführung («Diätetik») und um die Bedeutung von Zuwendung und Empathie gerät beispielsweise mit der Verwissenschaftlichung der Medizin in der zweiten Hälfte des 19. Jahrhunderts in den Hintergrund und wird erst Jahrzehnte später wiederbelebt – manchmal allerdings als «ganzheitliches» Geraune an den Grenzen zur Esoterik.

An historischen Fakten entlang erzählt dieses Buch die

Geschichte von Helden und Opfern der Medizin, von teils namenlosen Patienten, aufopferungsvollen Ärzten und erstaunlichen Entdeckungen, ohne die die Welt und die Heilkunde heute anders aussehen würden. Wichtig sind dabei vor allem die Ideen, Ideologien und Weltanschauungen hinter der jeweils populären Praxis. So entsteht eine facettenreiche Geschichte über eine Wissenschaft, die den Menschen zum Gegenstand hat und ihn doch vor lauter Detailverliebtheit manchmal aus den Augen zu verlieren droht.

I.

Begegnungen und Beziehungen, Halbgötter und Henker

Wer heilen durfte, wer schneiden musste, woran ein Arzt zu erkennen ist und wie man den richtigen Ton trifft

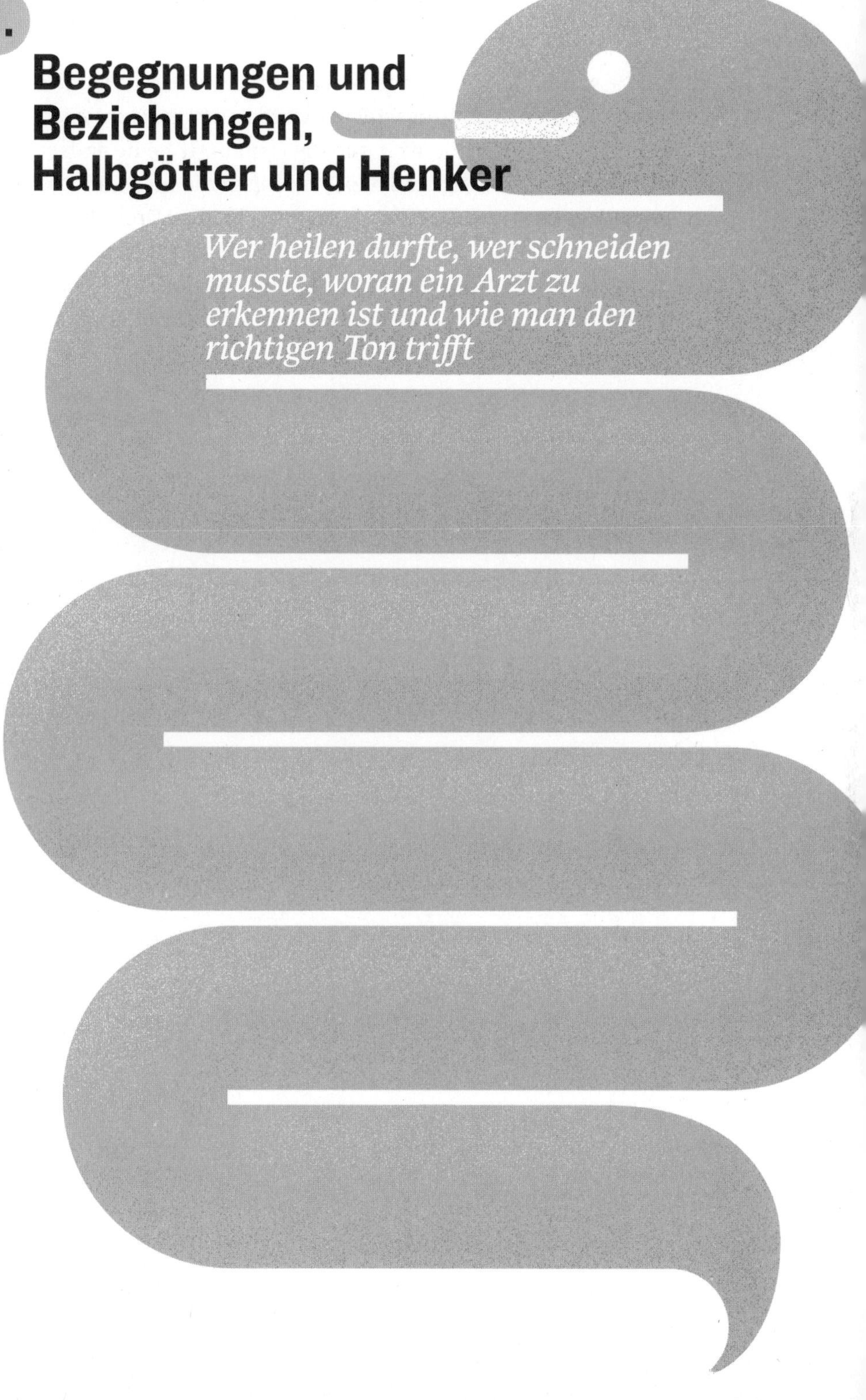

Kommt ein Mann zum Arzt ... Was der klischeehafte Beginn von Medizinerwitzen ist, war in der Geschichte der Heilkunde längst nicht immer selbstverständlich. Das heutige Setting – Patienten suchen eine medizinische Praxis auf, der Arzt empfängt sie in seiner Sprechstunde – ist sogar vergleichsweise jung. Irgendwann aber hat alles seinen Anfang genommen, haben sich die Menschen nicht mehr nur an ihre nahen Angehörigen gewandt, wenn sie Schmerzen hatten, verletzt waren oder anderes Leid erdulden mussten. Irgendwann wurde die Suche nach Rat und Hilfe ausgelagert: zunächst an erfahrene Heiler oder «weise Frauen», die zumeist in der gleichen Siedlungs- oder Lebensgemeinschaft heimisch waren wie die Kranken. Dann sprach es sich herum, wo jene Kundigen zu finden waren, die Krankheiten lindern und womöglich gar heilen konnten. Der Stand der Heilkundigen bildete sich heraus, auch wenn es lange dauerte, bis das Berufsbild des Arztes definiert und gefestigt war. Von den notorischen «Halbgöttern in Weiß», von denen in unseren Tagen sowohl anerkennend als auch despektierlich gesprochen wird, konnte lange nicht die Rede sein. Der soziale Status des Heilers unterlag im Laufe der Geschichte etlichen Schwankungen, und nicht immer war der Heilberuf mit hohem Prestige verbunden. Skepsis und Medizinkritik aus der Gesellschaft begleiteten die Ärzte von Anfang an, das Rollenverständnis prägte sich auf beiden Seiten erst nach und nach aus.

Barbiere und Bader, Heiler und Henker

Dass die meisten Unfälle im Haushalt passieren, davon ahnten die Menschen in der Antike noch nichts. Solche Missgeschicke waren kaum der Rede wert. Zudem war das ärztliche Leistungsspektrum seinerzeit noch stark eingeschränkt. Es gab keine geregelte medizinische Ausbildung, demnach auch weder Kardiologen, Urologen, HNO-Ärzte noch andere Spezialisten. Man muss sich als damals dominierende Facharztrichtung den «Arzt für Kriegs- und Jagdfolgen» vorstellen. Zumindest in Homers (wahrscheinlich 8. Jahrhundert v. Chr.) großen Epen, der «Ilias» und der «Odyssee», waren es ausschließlich Wunden und andere im Kampf erlittene Verletzungen, die einer Behandlung bedurften. Es ging vor allem um medizinische Notfälle, die sich die antiken Helden in kriegerischen Auseinandersetzungen oder auf der Jagd zuzogen.

Andere Leiden und Beschwerden fasste man hingegen oft gar nicht erst als medizinisch relevante Fälle auf. Sie wurden als Einschränkungen oder Behinderungen verstanden, die entweder einer Laune des Schicksals entsprangen oder eine von den Göttern gesandte Strafe waren. Gegen beides war demzufolge auch kein Kraut gewachsen – nicht etwa, weil es keine Abhilfe gegeben hätte, sondern weil man diese Beschwerden akzeptierte und als selbstverständlich hinnahm, statt sie durch menschliches Handeln lindern zu wollen.

Die ersten Ärzte waren Heiler, die Erfahrungswissen angesammelt hatten und die man in der eigenen Gemeinschaft aufsuchte. In den frühen, antiken Quellen ist ansonsten vor allem von Heilkundigen die Rede, die entweder inmitten des Getümmels auf dem Schlachtfeld oder hinter den Frontlinien Erste Hilfe leisteten und Wunden verbanden oder heilsame Kräuter und Tinkturen auftrugen. Antike Waffen wie Schwert, Pfeil, Lanze und Keule führten zwar nicht zwangsläufig zu tödlichen Verletzungen, doch die Wunden waren oft tief und blutig, infizierten sich häufig und verteilten sich besonders über Kopf und Rumpf – sofern man nicht gerade eine überempfindliche Achillesferse hatte.

Zwar gab es immer wieder Bemühungen, die medizinische Ausbildung zu regeln, doch zumeist wurden die heilkundlichen Fähigkeiten von erfahrenen Meistern an ihre Schüler weitergegeben, ohne dass es dafür notwendigerweise einen geregelten Lehrkanon gab. Hatte ein medizinischer Novize genügend Kenntnisse angesammelt, trennte er sich von seinem Lehrer und versuchte den Beruf auf eigene Faust auszuüben. Als Schüler eines berühmten Medicus konnte man zwar zunächst auf dessen Ruf aufbauen, musste sich aber bald selbst behaupten.

An manchen Orten wurde das Wissen der Heilkundigen gesammelt und von ihnen weitergegeben. Das antike Heiligtum des Asklepios auf der griechischen Insel Kos enthielt eine frühe Medizinschule, ebenso gab es die Schule von Knidos und die Alexandrinische Schule, doch die im 10. Jahrhundert entstandene Ärzteschule von Salerno gilt als erste allgemeine Ausbildungsstätte für Mediziner in Europa. Besonders in den Jahren zwischen 1100 und 1180 wurden in der Kleinstadt südlich von Neapel die Grundlagen für die Medizin des Mittelalters gelegt. Hier wurde die auf den antiken Schriften von Hippokrates und Galen beruhende scholastische Medizin begründet und ein hauptsächlich auf theoretischen Studien aufbauender Lehrplan erstellt. Im Jahr 1225 verlieh der Stauferkaiser Friedrich II. (1194–1250) der Hochschule universitätsähnliche Privilegien und schuf Regularien für die Ausbildung von Ärzten, die als eine frühe Approbationsordnung angesehen werden können. Friedrich II. war an den Wissenschaften und Künsten interessiert und baute das Medizinstudium 1240 weiter aus. Er erließ eine Verordnung, die Unterricht in Logik, Medizin (inklusive Anatomie und Chirurgie) und Arzneimittelkunde sowie ein einjähriges Praktikum bei einem Arzt vorschrieb.

Trotz dieser Professionalisierung der Ausbildung in Salerno und an den bald darauf anderswo entstehenden Medizinschulen und Universitäten blieb es bis ins Mittelalter und die frühe Neuzeit hinein uneinheitlich geregelt, wer an Patienten Hand anlegen und Verletzte oder Kranke versorgen durfte. Grundsätzlich unterschieden wurde die Behandlung «innerer» und «äußerer» Leiden. Für die inneren Leiden waren die studierten «Physici» oder «Medici» zuständig. Sie hatten vor allem Empfehlungen zur gesunden Lebensführung sowie Arzneimittel und Kräuter-

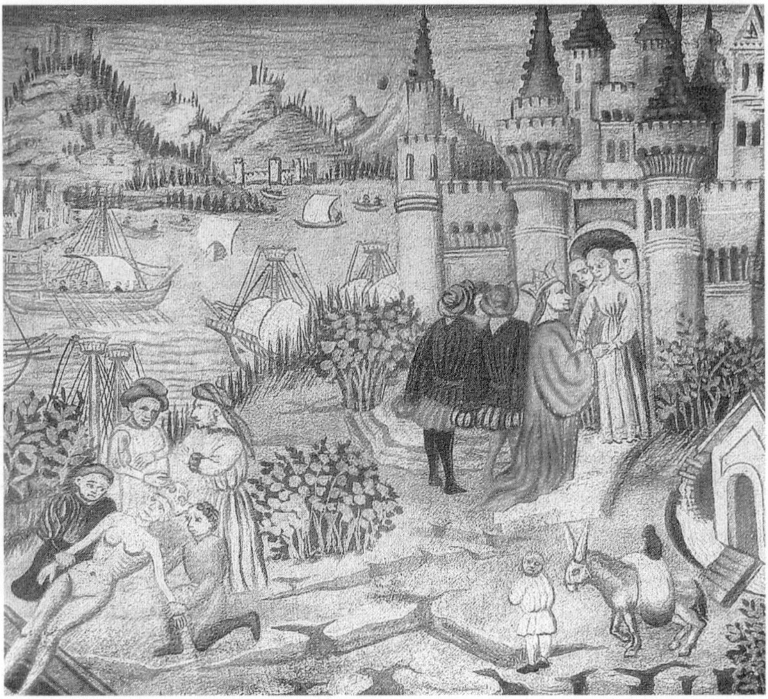

Mittelalterliche Darstellung der Schule von Salerno, die als älteste Medizinschule Europas gilt. Von ihr gingen entscheidende Impulse für die Medizin aus.

mischungen zu bieten. Ansonsten blieben ihnen die Allheilmittel Aderlass, Abführen und Ausbrennen, die sich aber bereits mit der «äußeren» Medizin überschnitten.

Um die Behandlung der äußeren Leiden, die chirurgisch angegangen werden mussten, gab es erhebliche Konkurrenz. Sie waren oft akuter und dringlicher zu versorgen als Beschwerden im Inneren des Körpers, die trotzdem über Jahrhunderte als der Kern der Medizin galten und die Ausbildung an den Universitäten bestimmten. Allerdings umfassten die chirurgischen Tätigkeiten ein größeres medizinisches Feld, fielen doch mindestens die heutigen Fächer der Chirurgie, Orthopädie, Traumatologie, Urologie, Augenheilkunde, Dermatologie und Zahnheilkunde darunter.

Aufgrund der Trennung von äußeren und inneren Leiden waren Chirurgen bis weit in die Neuzeit zumeist keine ausgebildeten Ärzte, sondern Handwerker. Sie boten ihre Dienste in Ergänzung zu oder im Wettbewerb mit dem studierten, medizinischen Stand der Medici an, der sich vor allem auf Rezepturen, Ratschläge und nicht invasive Tätigkeiten wie die Harnschau oder die Anleitung zum Einlauf beschränkte. Den handwerklich geschulten Praktikern ohne geregelte Ausbildung standen also die Theoretiker von den Medizinschulen und Universitäten gegenüber; Können und Wissen klafften in beiden Lagern oft auseinander.

Das mal blutige, mal kraftraubende chirurgische Handwerk wurde hauptsächlich von «körpernahen» Berufen, darunter jenen der Barbiere, Bader, Zahnbrecher und Wundärzte ausgeübt. Beim Haareschneiden, Baden und Zähneziehen fielen ihnen schlecht verheilte Wunden, Eiterbeulen und Abszesse auf, die sie gleich zu kurieren versuchten. Dennoch waren diese Berufsgruppen nicht so geachtet wie die ausgebildeten Doktoren, obwohl sie durch ihre praktische Erfahrung oft bessere Fachkenntnisse und mehr feinmotorisches Geschick besaßen als die Mediziner. Barbier zu sein galt gar als unehrenhafter Beruf, zu dem es anfangs lediglich gehörte, den Kunden Bart und Haare zu schneiden. Allerdings durften die Vorgänger der heutigen Friseure einen Aderlass vornehmen, was bemerkenswert ist für einen Berufsstand, der ansonsten lediglich für die Haarpflege zuständig war, denn die Venen zu punktieren und Blut abzulassen, ist immerhin ein invasives Verfahren. Viele der Barbiere wagten sich sogar an kleinere chirurgische Eingriffe heran und operierten damit buchstäblich in einer standesrechtlichen Grauzone.[1]

Ähnliches galt für die Bader, die den Menschen bei der Körperpflege behilflich waren und deren Aufgaben sich heute mit den Berufsfeldern der Bademeister, Masseure und Fußpfleger überschneiden würden. Auch sie waren darüber hinaus in die Haut-

und Wundversorgung eingebunden. Dem Volk war der Bildungsweg der Behandler zumeist egal. Wer heilte, hatte recht. Und wer besser heilte, wurde beim nächsten Mal als Erster gefragt.

Der Konkurrenzkampf zwischen den Barbieren und den studierten Medici, von denen sich einige der Chirurgie widmeten, zog sich über Jahrhunderte hin, wobei die Barbiere anfangs die Oberhand behielten, weil sie zahlenmäßig überlegen und gut organisiert waren.[2] Das änderte sich im 16. Jahrhundert. In England beispielsweise schlossen sich 1540 die Gilden der Chirurgen und der Barbiere in London unter Heinrich VIII. (1491–1547) zu einer gemeinsamen Vereinigung zusammen, der United Company of Barbers and Surgeons. Innerhalb dieser ersten Standesorganisationen wurde versucht, die Ausbildung zu vereinheitlichen und die Kompetenzen festzulegen.

Diverse Dekrete von örtlichen Behörden oder gar dem englischen König regelten penibel die Befugnisse der in Gilden organisierten medizinischen Praktiker – und wer diese Art von Tätigkeit keinesfalls ausüben durfte. So wurde ihnen gestattet, vier Leichname von hingerichteten Straftätern jährlich zu sezieren, um ihre Anatomiekenntnisse aufzufrischen. Zudem erhielten sie jetzt offiziell die Erlaubnis, äußere Manipulationen am menschlichen Körper vorzunehmen, also beispielsweise Wunden zu versorgen, Gelenke einzurenken und Hautleiden zu behandeln. Hexerei und Zauberei waren den «Barbers and Surgeons» wiederum strengstens untersagt, das wurde ausdrücklich betont. In London mussten zur beruflichen Eignung Prüfungen vor einer Kommission abgelegt werden; die Zulassung nahmen anschließend der Bischof oder der Dekan der St Paul's Cathedral vor.

Der Beruf wurde institutionalisiert und professionalisiert und gewann damit an öffentlichem Ansehen. Ausgeschlossen von der Praxis der Barbiere und Chirurgen waren andere Handwerker, etwa Weber und Schmiede, sowie Frauen. Dennoch gab es auf dem Gesundheitsmarkt auch weiterhin eine Vielzahl von Anbietern, die weder studiert hatten noch anderweitig gut ausgebildet waren.

Als Patient traf man mit Glück auf einen erfahrenen und geschickten Heiler – konnte aber auch ebenso gut in die Hände eines sich selbst überschätzenden Stümpers geraten.

Regeln zur Berufsordnung gab es bald auch außerhalb von England, beispielsweise war in der Nürnberger Medizinalordnung von 1592 festgelegt, dass die Wundärzte und Barbiere Patienten nicht «mit innerlichen Arzneimitteln» behandeln durften, sondern sich im Wesentlichen auf Verbände und Aderlass zu konzentrieren und «bei gefährlichen Verwundungen» verpflichtend einen «richtigen», also einen studierten Arzt hinzuzuziehen hatten.

Es war üblich, dass die Barbiere und Wundärzte zusätzlich als sogenannte Starstecher tätig waren. Bei einer Linsentrübung, dem grauen Star, etablierte sich schon in der Antike und im Mittelalter eine vergleichsweise einfache Behandlungsmethode: Mithilfe einer Sonde oder einer speziellen Nadel wurde die nicht mehr transparente Linse nach unten gedrückt. Im Anschluss an den Eingriff verbesserte sich das Sehvermögen oft schlagartig wieder. Diese Form der Therapie hielt sich lange; erst um 1710 setzte sich ein anderes Vorgehen durch, auch wenn die ältere Behandlungsform weiterhin Bestand hatte: Die getrübte Linse wurde fortan nicht mehr verschoben, sondern mithilfe einer Lanzette, einer Art kleinem Skalpell, aus dem Auge entfernt.[3]

Teilweise gehörten die Starstecher oder «Okulisten» zum fahrenden Volk, hatten keine geregelte Ausbildung durchlaufen und boten ihre Dienste auf Messen und Jahrmärkten an. Allerdings gab es unter ihnen auch Scharlatane und Kurpfuscher, die ihr Handwerk nicht verstanden. Es ist ungewiss, wie viele Menschen nach einem unsachgemäßen Eingriff ihr Augenlicht verloren oder mit hartnäckigen Infektionen zu kämpfen hatten, die ihre Sehkraft gefährdeten. Der angesehene Dresdner Wundarzt Georg Bartisch (1535–1607), der ein Lehrbuch mit dem einprägsamen Titel «Ophthalmodouleia. Das ist Augendienst» verfasst hatte, wetterte gegen die «losen Vetteln, Zahnbrecher, Ratten und Meusemenner, Spitzbuben, Kesselflicker und anderes leichtfertiges und unnützes

Gesindel», das sich «alles dieser edlen Cur aus grosser vermessenheit und Frevel vorsetzglich anmasset und unterstehet» und nicht mit der notwendigen Sorgfalt an die Arbeit ging.[4]

Ein weiterer häufiger Eingriff sowohl der nicht studierten Wundärzte als auch der Chirurgen war die Amputation. Hände, Unterarme und Unterschenkel wurden abgeschnitten, sobald eine größere Wunde oder Quetschung im Bereich der entsprechenden Gliedmaße nicht ausreichend versorgt werden konnte. Verletzungen im Alltag und während der Arbeit konnten der Grund dafür sein, zudem führten Kriege den Heilkundigen immer wieder neue Patienten für diese Art des Eingriffs zu.[5]

Mit der rabiat anmutenden Methode der Amputation sollte verhindert werden, dass Infektionen, Fäulnis und Mangeldurchblutung andere Organe in Mitleidenschaft zogen. Die Vorsicht war durchaus berechtigt, denn sobald sich aus einer infizierten Wunde eine Blutvergiftung entwickelte und auf den gesamten Organismus übergriff, sank die Überlebenschance der Patienten rapide. Das Risiko war beträchtlich: Bis in die zweite Hälfte des 19. Jahrhunderts starben mehr Soldaten an Wundinfektionen als an ihren ursprünglichen Verletzungen.[6]

Allerdings waren auch die Fähigkeiten zur Amputation unter den Heilkundigen unterschiedlich ausgeprägt. Es gab wahre Meister ihrer Kunst, aber auch unachtsame und schlecht ausgebildete Chirurgen, die trotz ihrer professionellen Mängel das Messer ansetzten. Der Wundarzt Wilhelm Fabricius Hildanus (1560–1634) kritisierte beispielsweise das Vorgehen unerfahrener Barbiere: «Die legen die Hand oder die Finger auf einen Tisch oder eine Bank, setzen einen Beitel oder eine Axt darauf und trennen dann zugleich Haut und Fleisch mitsamt den Knochen auf einmal ab.»[7] Hildanus, der zunächst in Köln und später als Stadtarzt von Bern tätig war, entwickelte hingegen differenzierte Operationstechniken, mit denen die Gliedmaßen schonender abgenommen werden konnten. Dazu mussten die verschiedenen Gewebeschichten einzeln und mit unterschiedlichen Techniken versorgt werden.

Die Gleichstellung der chirurgisch tätigen Heiler mit den Medici oder Physici, also den universitär ausgebildeten Doktoren, ging nur zögerlich vor sich. Im Jahr 1731 wurde die Académie Royale de Chirurgie in Paris als eine der ersten in Europa gegründet und erhielt bald danach einen ähnlichen Rang wie eine Medizinfakultät. Damit waren die akademisch ausgebildeten Chirurgen mit jenen Ärzten, die heute als Allgemeinmediziner oder Internisten bezeichnet würden, immerhin auf einer Ebene. Erfahrung und Geschick waren den meisten Patienten jedoch wichtiger als entsprechende Papiere. Aufgrund ihrer Expertise und der Nachfrage durch die Bevölkerung wurden etliche der nicht offiziell geschulten Bader, Barbiere und Wundärzte durch fürstliche oder königliche Dekrete oder staatliche Heilverordnungen als autorisierte Heilpersonen anerkannt und durften ihre Dienste weiter anbieten.

In etlichen Orten war eine Branche chirurgisch tätig, die ein höchst fragwürdiges Ansehen genoss – die Rede ist von Henkern und Scharfrichtern. Diese tatkräftigen Kenner des Körpers waren nicht nur dafür zuständig, mit dem Schwert oder dem Henkersbeil die zum Tode Verurteilten zu enthaupten (wobei der Kopf im Idealfall mit einem Schlag vom Rumpf abgetrennt werden sollte), sondern sie hatten auch Hand anzulegen, wenn Folter oder «Körperstrafen» ausgeführt werden mussten, also Züchtigungen mit der Peitsche oder andere Torturen.[8]

Dieser vielfältigen Berufspraxis verdankten die Henker und Scharfrichter beachtliche anatomische Kenntnisse, die ihnen einen lukrativen Nebenverdienst durch chirurgische Tätigkeiten ermöglichten. Zudem umgab die Henker die geheimnisvolle Aura, über ein Arsenal an magischen Substanzen zu verfügen. In der Volksmedizin wurde Leichenfett und anderen Mitteln, die aus den Überresten von Hingerichteten gewonnen wurden, besondere Kräfte zugeschrieben. Die gesunde wie die kranke Bevölkerung hatte Interesse an den Geheimrezepturen, sei es zur Heilung, zur Linderung von Beschwerden oder als Aphrodisiaka. Dass Henker und Scharfrichter Wunden versorgten, wurde ihnen mancherorts von lokalen Fürsten und Stadtverordnungen gestattet, die Behandlung der inneren Organe blieb ihnen hingegen ähnlich wie den Badern und Barbieren verwehrt. Stellten sie sich geschickter an als der örtliche Medicus, wurden sie von der Bevölkerung allerdings dennoch für diese Art von Leiden zurate gezogen.

Heutige Operateure hören es vermutlich nicht gerne, doch die Branche der Henker und Scharfrichter brachte ideale Voraussetzungen für die Chirurgie mit. Sie wussten in ihrem Berufsalltag einen sauberen Schnitt zu setzen und kannten die Anatomie der abgetrennten Organe aus nächster Anschauung. Deshalb waren sie gut geeignet, das Messer zu führen, auch wenn das Ziel der Behandlung in diesem Fall gegenteilig zur sonstigen Berufspraxis nicht das Sterben, sondern das Überleben der ihnen anvertrauten Klientel war.

Ein Bild von einem Arzt: Harnglas, Stethoskop und Kittel

Lassen Sie mich durch – ich bin Arzt! Während Mediziner heute bei Notfällen in der Bahn, auf der Straße oder im Theater gelegentlich erst ihre berufliche Eignung erwähnen müssen, bevor sie Hilfe leisten können, waren Status und äußere Merkmale früher eng verbunden. Harnglas oder Stethoskop etwa spiegelten als wichtige Insignien des ärztlichen Standes die sinnlichen Erfahrungen im Alltag der Mediziner wider – also das, was der Medicus an seinen Patienten sehen, hören, tasten, riechen und schmecken konnte. Auch wenn Darstellungen von Ärzten aus dem Mittelalter und der frühen Neuzeit oftmals Stilisierungen sind, um die Akteure und ihre Funktion kenntlich zu machen, so zeigen sie doch, wie zentral bestimmte Hilfsmittel im Alltag der Mediziner waren.

Im Mittelalter und bis weit in die Neuzeit hinein war das Harnglas das typische Attribut der Ärzte, ein birnenförmiges, durchsichtiges Gefäß, das es in unterschiedlichen Größen gab. In etli-

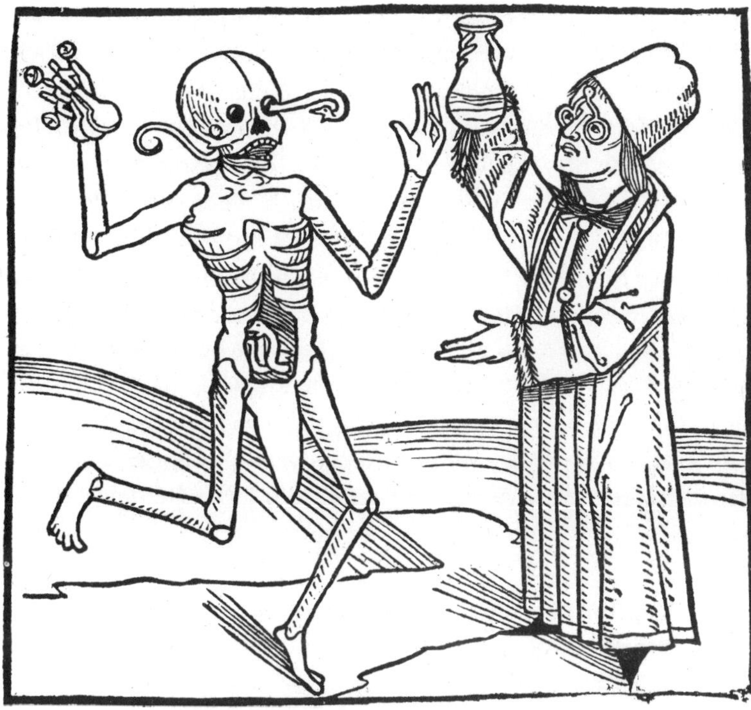

Die Harnschau gehörte über Jahrhunderte hinweg zu den wichtigsten Diagnosemethoden der Ärzte – doch nicht immer konnten die Medici den Kampf gegen den Tod gewinnen, wie dieser Holzschnitt aus dem «Heidelberger Totentanz» (15. Jahrhundert) nahelegt.

chen bildlichen Darstellungen ist der Arzt daran zu erkennen, dass er ein Harnglas am Gürtel oder in seiner Tasche mit sich trägt. Er hält es in der Hand oder hat es neben sich abgestellt, während er einen Patienten untersucht. Oft ist zu sehen, wie er es gegen das Licht hält, um diagnostische Schlüsse aus dem oft noch körperwarmen Inhalt zu ziehen.

Die Idee, Urin zu Diagnosezwecken zu untersuchen, wird Aldobrandino da Siena (gestorben ca. 1299) zugeschrieben, dessen Buch «Le Régime du Corps» 1256 erschienen ist. Auf den Arzt aus

Siena geht auch die alltagsgesättigte Vermutung zurück, dass Bier schlechten Atem verursache und den Kopf, den Magen und die Zähne schädige. Anhand der Farbe, des Aussehens, Geschmacks und Geruchs des Urins, also unter Zuhilfenahme seiner Sinne, konnte der Heilkundige im Mittelalter etliche Krankheiten diagnostizieren. Früh bekannt war, dass sich die Zuckerkrankheit erkennen ließ, wenn der Urin der Patienten süßlich schmeckte. Der Name Diabetes mellitus – wörtlich «honigsüßer Durchfluss» – geht auf Geschmackserfahrungen früher Ärztegenerationen zurück. Doch nicht nur Diabetes, auch andere Leiden waren offenbar an den Eigenheiten des Urins zu erkennen. Gemäß der Viersäftelehre, die im nächsten Kapitel näher beschrieben wird, zeigten sich diverse Störungen der Gesundheit an einem Ungleichgewicht der Körpersäfte, also auch am veränderten Urin. Der frisch gelassene Morgenurin der Patienten galt als besonders aussagekräftig für die Diagnose.

Heute spielt die Urinuntersuchung in der Medizin eine eher untergeordnete Rolle – und fordert in keinem Fall mehr den Geschmackssinn, sondern nur die Überwindungskraft heraus. Zwar wird bei Gesundheitschecks oftmals der «Mittelstrahlurin» auf Bakterien, Proteine, eventuelle Beimischungen von Blut und andere Bestandteile getestet und kann auf Infektionen, Nierenleiden oder eine Schwangerschaft hinweisen. Doch die Blutwerte bestimmen zu lassen, hat mittlerweile einen weitaus größeren Stellenwert als die Urinanalyse.

Gegen Ende des Mittelalters, in der von Seuchen gezeichneten Krisenzeit des 14. Jahrhunderts, waren die Ärzte notgedrungen an anderen Merkmalen zu erkennen. Als die Pest besonders im 14. Jahrhundert die Bevölkerung Europas stark dezimierte, versuchten sich die Doktoren ebenfalls vor der Seuche zu schützen. Schnabelförmige Masken, die mit Kräutern gefüllt waren, kamen erst im 17. Jahrhundert auf, bestimmten aber rückblickend das Bild des Pestarztes, der teilweise gar als «Schnabeldoktor» bezeichnet

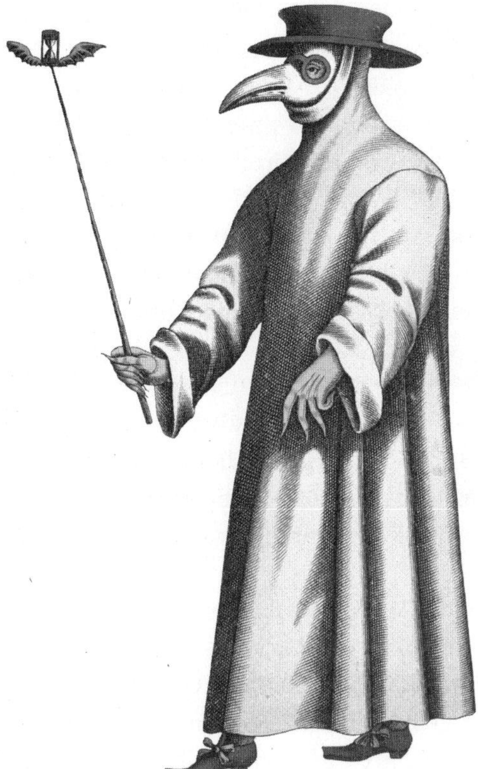

Ein römischer Pestdoktor aus dem 17. Jahrhundert, von Zeitgenossen auch «Dr. Schnabel» genannt. Mithilfe von Maske, Mantel und Stab versuchten Ärzte, die Krankheit auf Abstand zu halten.

wurde. Schutzbrillen, Handschuhe, Pesthüte und Pestmäntel sollten die Krankheit ebenso abwehren helfen wie Sonden mit extra langem Stiel und andere Instrumente für die Untersuchung, die in Stabform gefertigt waren. Noch wusste man ja nicht, wie die Pest übertragen wurde. Distanz zu halten war prinzipiell eine gute Idee, doch der Infektionsschutz war fast immer lückenhaft, sodass Ansteckungen nicht verhindert werden konnten.

Das Ansehen der Ärzte hatte während der Pest stark gelitten. Mit ihren Pesthüten und Mänteln waren die Doktoren äußerlich leicht zu erkennen, und ihr Auftreten signalisierte einen gewissen Aktivismus im Kampf gegen die Krankheit. Da sie keine nennenswerten Erfolge in der Therapie vorzuweisen hatten, schrumpfte ihre professionelle Glaubwürdigkeit jedoch erheblich, und sie genossen kaum einen Vertrauensvorschuss gegenüber den umherziehenden Badern, Barbieren oder allerlei selbst ernannten Wunderheilern. Vertraute man sich jemandem zur Behandlung an, lag dies meist weniger an dessen fachlichem Hintergrund, sondern hatte mehr mit der persönlichen Überzeugungskraft zu tun. Oft wurde über die Doktoren in ihrer aufwendigen Pestkleidung gar gespottet, schließlich konnten sie ja doch nichts gegen die Seuche ausrichten. Weil sich einige Ärzte aus Angst vor einer Erkrankung selbst aus dem Staub machten, statt ihrer Arbeit nachzugehen, litt ihr Ruf zusätzlich, Standeskleidung hin oder her.

Während in Zeiten der Pest die Sinnesorgane teilweise verhüllt wurden, weil sie Eingangspforten für eine Ansteckung sein konnten, blieben Sehen, Tasten, Riechen, Schmecken und Hören in späteren Jahrhunderten die entscheidenden Hilfsmittel des Arztes. Mit Erfindung des Stethoskops 1816 durch René Laënnec (1781–1826) wurde das Hörrohr das zentrale Instrument für den Arzt, der seine Patienten während der körperlichen Untersuchung eben nicht nur abklopfte, sondern auch abhörte, am ganzen Körper berührte und in ihn hineinlauschte.

Der Legende nach waren es spielende Kinder vor dem Pariser Louvre, die Laënnec an einem Nachmittag im Oktober 1815 auf die Idee brachten. Der junge Arzt aus der Bretagne spazierte vor dem berühmten Museum entlang, als er sah, wie ein Junge mit einem Nagel am Ende eines Astes herumkratzte. Seine Kameraden hatten ihre Ohren auf das andere Ende des Astes gelegt und freuten sich über die Geräusche, die sie hören konnten, weil sie vom Holz übertragen wurden.

Ein paar Monate später musste Laënnec an diese Beobachtung denken, als er zu einer Patientin gerufen wurde. Der Arzt hatte erst vor Kurzem eine Stelle am berühmten Hôpital Necker in Paris angetreten, doch eine herzkranke Patientin stellte ihn vor eine scheinbar unlösbare Aufgabe. Aufgrund ihrer Leibesfülle wäre es wenig ergiebig gewesen, die junge Frau abzuklopfen oder ihr gar die Hand auf die Brust zu legen, um eine Diagnose zu stellen, erkannte der Arzt.[9] Die bis dahin gebräuchliche Methode, die «direkte Auskultation» mit dem Ohr auf der Brust der Kranken, verbot sich für Laënnec ebenfalls, da aus seiner Sicht das Geschlecht und das Alter der Patientin dagegensprachen. Andere Mediziner hatten entweder weniger diagnostischen Ehrgeiz oder legten nicht so viel Wert auf Diskretion. Jahrhundertelang war es üblich gewesen, dass Mediziner ihr Ohr auf den Brustkorb der Patienten legten, um Herz und Lunge bei der Arbeit zu lauschen – egal, wie beleibt sie waren oder welches Geschlecht sie hatten.

Laënnec wollte an jenem 17. Februar 1816 jedoch Abstand halten. Er ließ sich ein Papierheft geben, rollte es zusammen und setzte es der Patientin in der Herzgegend auf die Brust. Zu seinem Erstaunen waren Herz- und Atemgeräusche der Lunge – trotz des Abstandes – deutlicher zu hören als mit der direkten Methode. Außerdem bot das neue Hilfsmittel eindeutig Vorteile gegenüber der alten Form der Auskultation: Die von Laënnec beschriebenen und noch heute sogenannten «Rasselgeräusche» der Lunge ließen sich besser von gesunden Lungengeräuschen unterscheiden, die Herztöne auch.

Auf immerhin neunhundert Seiten beschrieb der Arzt die Technik der «mittelbaren Auskultation» («l'auscultation médiate»), und wie damit Leiden von Herz und Lunge diagnostiziert werden konnten. Laënnec, nach Angaben von Zeitzeugen «ein kleiner, hagerer Mensch, der ebenso krank aussah wie seine Patienten», erwies sich als ausgezeichneter Beobachter.[10] Er beschrieb mehrere Erkrankungen als Erster, darunter die Bronchiektasen (eine Erweiterung der Bronchien) und das Lungenemphysem (Lungenblähung), er kategorisierte die verschiedenen Phasen der Lungenentzündung und des Lungenkrebses und identifizierte die Stadien der Tuberkulose bis zum Zerfall des Lungengewebes. Dieser Krankheit sollte er im Alter von fünfundvierzig Jahren selbst erliegen.

Das neue Instrument wurde zunächst starr aus einem durchbohrten Holzstab gefertigt («Ein Zylinder aus Holz, in seinem Centrum 3 Linien Durchmesser gebohrt»[11]) und war für den Gebrauch mit einem Ohr gedacht. Unter Ärzten wurde es schnell populär. Gut zwanzig Zentimeter lang waren die ersten Exemplare, vier Zentimeter im Durchmesser, aus zwei Teilen, die miteinander verschraubt werden konnten und mit abnehmbaren Endstücken. Mitte des 19. Jahrhunderts wurden die starren Rohre zunehmend durch Gummischläuche ersetzt, deren Enden mit Stöpseln in beide Ohren eingesetzt werden konnten, was das Instrument noch flexibler machte. Allerdings benutzen Hebammen und Geburtshelfer bis heute gerne das feste Hörrohr aus Holz oder Kunststoff.

Das Stethoskop war in den ersten Jahren nach seiner Erfindung nicht so verbreitet, wie sein späterer Siegeszug vermuten lassen könnte. Einige Ärzte verweigerten den Gebrauch des Hörrohrs beharrlich. Nach Laënnecs Tod 1826 galt das Stethoskop in manchen Pariser Kliniken eine Weile als so unbeliebt, dass dort nur direkt – das heißt mit dem Kopf auf der Brust – auskultiert wurde. Laënnec habe sich geirrt, indem er sein Instrument für unverzichtbar hielt, urteilten einige Zeitgenossen, wie der Soziologe Jens Lachmund in seinem Buch «Der abgehorchte Körper» nachgezeichnet hat.[12] Andere Mediziner waren irritiert, dass es plötzlich so viele Beschreibungen für Lungengeräusche geben sollte. Die bisherige Nomenklatur der Krankheiten geriet durcheinander: «So gleicht die französische Zeichenlehre immer mehr der chinesischen Schriftsprache, insofern sie nach und nach für jede Krankheit und für jede Modifikation der Krankheit ein bestimmtes Zeichen ausklügelte und schließlich einen solchen Wust von Zeichen haben werden, dass dieselbe nur den wenigen in den Tempeln der

Capitale fungierenden Mandarinen verständlich bleibt», befürchtete ein zeitgenössischer Arzt.[13]

Im Verlauf des 19. Jahrhunderts wurde das Stethoskop dennoch zum wichtigsten Hilfsmittel der Ärzte. Seine Bedeutung für die Diagnostik kann mit den 1895 entdeckten Röntgenstrahlen verglichen werden. Selten noch gab es Skeptiker wie jenen Arzt, den Arthur Conan Doyle, Schöpfer von Sherlock Holmes, 1894 in seiner Kurzgeschichte «Ein Relikt» porträtiert hat: «Er soll sogar abfällige Dinge über Laënnec gesagt und das Stethoskop als ein ‹neumodisches französisches Spielzeug› bezeichnet haben. Er hat ein Stethoskop in seinem Hut, aus Rücksicht auf die Erwartungen seiner Patienten, aber er hört sehr schlecht, so daß es keine große Rolle spielt, ob er es benutzt oder nicht.»[14]

Im ärztlichen Alltag hatte sich das akustische Hilfsmittel längst durchgesetzt. Mit dem Stethoskop hielt eine grundlegende Neuerung Einzug in die Medizin: Direkter Hautkontakt war fortan nicht mehr nötig; das Instrument vergrößerte die Distanz zwischen Arzt und Patienten. Das Stethoskop war zudem das erste Instrument, das innere Körpervorgänge diagnostisch zugänglich machte, ohne dass der Patient dafür bei lebendigem Leib aufgeschnitten oder bereits tot sein musste. «Der lebende Körper war endlich kein Buch mit sieben Siegeln mehr – die Pathologie konnte nun bei Lebenden angewandt werden», vermerkt der Medizinhistoriker Roy Porter.[15] Zuvor hatten sich die Ärzte bei der Untersuchung ausschließlich auf Äußerlichkeiten beschränken müssen – das Abklopfen des Rumpfes, das Abtasten, das Fühlen des Pulsschlags und in mittelalterlicher Tradition: den Geschmack des Urins. Diese Techniken gaben allenfalls indirekt Auskunft über das, was im Inneren der Patienten vorging.

Mit dem neuartigen Instrument wurde der Arzt «zum unumgänglichen Spezialisten» für die Prozesse im Körperinneren, wie Jens Lachmund feststellt.[16] Und er erlangte damit einen neuen Status. Das Sozialprestige des Mediziners war damals keineswegs so gefestigt wie heute, er konkurrierte mit nichtärztlichen Heilern, mit Lebenskundigen wie mit Besserwissern, die mal hilfreiche Kräuter und Tinkturen aus der Familientradition aufboten, mal gefährliche Mixturen. Der Arzt musste sich und sein Tun im Umfeld des Kranken behaupten und rechtfertigen. Das Laienpublikum schaute dem Mediziner kritisch auf die Finger und bewertete das «Geschick» des Doktors.[17]

Mit dem Stethoskop veränderten sich die Rollen, denn die Geräusche aus den Tiefen des Brustkorbs waren nur dem Mediziner mithilfe seiner neuen Technik zugänglich. Schnell wurden sie für die Diagnose wichtiger als die Schilderungen des Patienten selbst. Die subjektive «Krankengeschichte» trat in den Hintergrund. Mit dem Stethoskop wurde zum ersten Mal ein technisches Instrument zur «Grundlage der ärztlichen Wahrnehmung». Mit diesem «komplexen kulturellen Prozess» veränderte sich die Beziehung zwischen dem Kranken, insbesondere dessen Körper, und dem Arzt.[18] War zuvor das «Krankenexamen», also die ausführliche Befragung des Patienten nach seinen Lebensumständen und Beschwerden, wegweisend für die Diagnose gewesen, existierte nun ein technisches Werkzeug, das die Geräusche aus dem Körperinnern nach außen leitete, verstärkte und damit Aufschluss über die Krankheit gab.

Auch bei der Beschreibung von Krankheiten leitete das Stethoskop einen Wandel ein. Bevor die diagnostische Hörhilfe populär wurde, kannten Mediziner beispielsweise sechzehn verschiedene Formen der Schwindsucht, wie die Tuberkulose damals genannt wurde. Für Laënnec lag hingegen nur dann eine Tuberkulose vor, wenn krankhafte Höhlen im Lungengewebe, sogenannte Tuberkel, beim Abhören identifiziert wurden. Mit der Einführung des Stethoskops wurden nebenbei also auch diagnostische Kategorien und Krankheitsstadien neu definiert.

Das schlanke Instrument wurde bald zum innigen Teil der Arzt-Patienten-Beziehung. Zwar konnte man auch andere Körperregionen damit abhören, aber besonders für die Geräusche von Herz und Lunge (und die des Magen-Darm-Trakts) gewann es immer

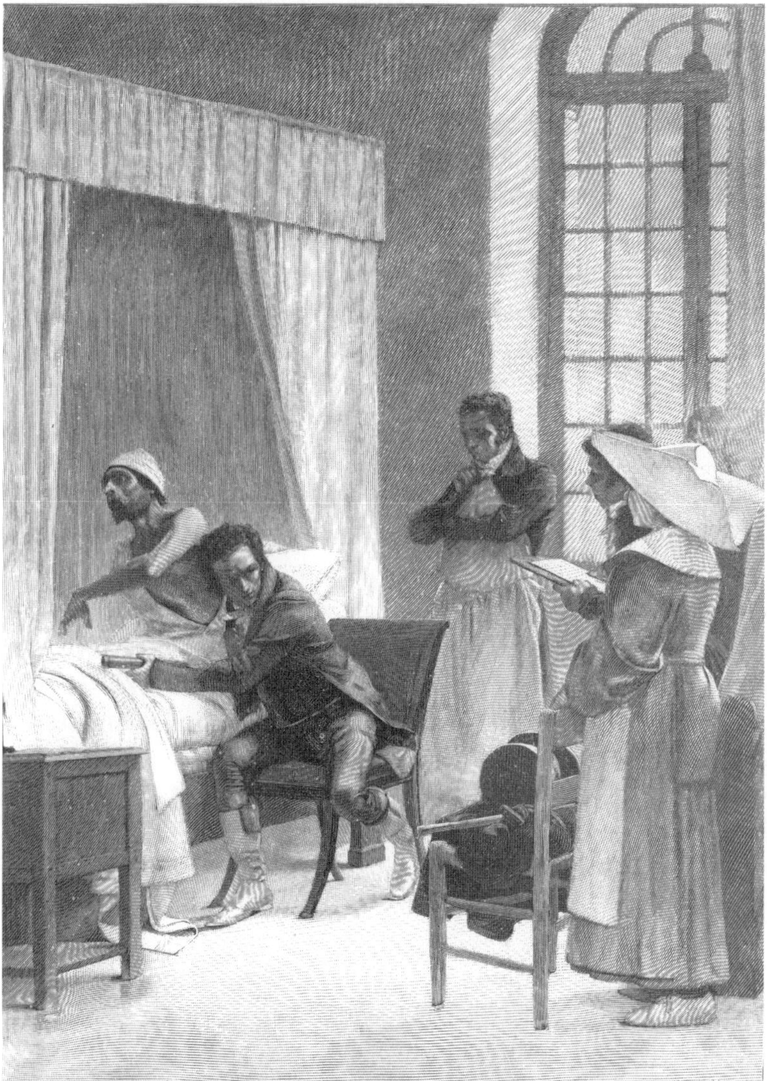

Diagnose über das Ohr: Der Erfinder des Stethoskops René Laënnec untersucht einen Patienten, in seiner linken Hand hält er eine frühe Form des Hörrohrs.

mehr an Bedeutung. Somit stellte das Abhören, die Auskultation, die ideale Methode dar, um die dominierenden Krankheiten des 19. und 20. Jahrhunderts – die Tuberkulose, die Lungenentzündung und die zum Herzinfarkt führende Koronarsklerose – genauer zu untersuchen.

Heute bilden verschiedene Techniken, bei denen der Arzt dem Patienten nahekommt, die Grundlage der ärztlichen Untersuchung. Es handelt sich buchstäblich um Handarbeit. Dazu gehören die Auskultation mit dem Stethoskop sowie die Palpation, also das Abtasten beispielsweise des Bauchraumes, um etwa eine vergrößerte Leber oder Widerstände im Bauch aufzuspüren. Auch die 1761 erstmals vom Wiener Arzt Leopold Auenbrugger (1722–1809) beschriebene Perkussion gehört dazu. Dabei werden Brustwand, Rücken und Bauch abgeklopft, indem mit dem Mittelfinger der einen Hand auf den am Körper anliegenden Mittelfinger der anderen Hand geklopft wird. Ist der Ton beim Abklopfen des Brustkorbs am Rücken dumpfer, kann das für einen Erguss, also eine krankhafte Flüssigkeitsansammlung oder Entzündung sprechen. Das vierte Verfahren ist die Inspektion: Bei genauer Betrachtung des Körpers können Asymmetrien, Einziehungen beim Atmen, Vorwölbungen an Bauch oder Rücken und andere Krankheitszeichen entdeckt werden.

Diese Techniken sind keineswegs veraltet oder modernen Verfahren unterlegen. Erfahrenen Doktoren ist es auf diese Weise und mithilfe einer ausführlichen Krankenbefragung (Anamnese) möglich, neunzig Prozent aller Erkrankungen korrekt zu diagnostizieren. Ein Umstand, an den man sich bei allen Innovationen und technischen Fortschritten in der Medizin (inklusive ihrer Kosten) erinnern sollte – und der die Entdeckung Laënnecs vor mehr als zweihundert Jahren in das richtige Licht zu setzen hilft.

Aktuelle Umfragen ergeben immer wieder, dass ein Stethoskop mit Abstand dasjenige Accessoire ist, das Ärzte am vertrauenswürdigsten erscheinen lässt und ihren Berufsstand symbolisiert.[19] Reflexhammer, Augenspiegel oder Piepser folgen mit großem

Abstand, wenn es darum geht, den guten Ruf des Arztes anzuzeigen.

Das mag an der besonderen Untersuchungssituation liegen. Sobald er das Stethoskop aufgesetzt hat, sind Arzt und Patient einander nahe. Der kalte Metallring mit der aufgespannten Membran dazwischen berührt die Haut am Brustkorb. Alles ist still, jetzt nicht reden, der Patient muss die Luft anhalten. Ein nahezu feierlicher Augenblick. Der Kranke ist womöglich etwas angespannt. Er horcht in sich hinein – und der Arzt in den Kranken. Es ist ein untrügliches Zeichen für den Patienten, dass sich ihm der Arzt jetzt voll und ganz zuwendet und die körperliche Untersuchung begonnen hat.[20] Es ist zwar keine Nabelschnur, die beide verbindet, dennoch stiftet das schlichte Hörinstrument eine geradezu intime Nähe: zwei Ohrstöpsel, zwei Schläuche, und der Kopf mit Glocke und Membran, mehr nicht.

Es ist für jeden Medizinstudierenden eine wichtige Initiation auf dem langen Weg zum Arzt, wenn er das erste Mal einen Patienten mit dem Stethoskop untersucht. Keine komplizierte Technik ist das, dafür eine Verstärkung dessen, was im Körper der Patienten pocht, rauscht, klopft, rasselt und rumort. Ein einfaches Instrument gibt erstaunlich viel Aufschluss darüber, was sich im Inneren des Kranken abspielt. Für den Anfänger ist da nur ein lautes, undefinierbares Rauschen zu hören. Ist das die Lunge oder das Herz? Schwer zu unterscheiden. Und sitzen die Stöpsel überhaupt richtig im Ohr, oder sind das Störgeräusche, weil die Membran an der Wäsche des Patienten oder an seinem üppigen Brusthaar schabt?

Zudem stellt sich die Frage, *wie* sich das, was aus dem Körper des Patienten an das Ohr des Untersuchers dringt, typischerweise anhören sollte. Es ist ein beeindruckendes Erweckungserlebnis für einen angehenden Mediziner, wenn er aus dem eben noch diffusen Klangbrei plötzlich eindeutig die Herztöne heraushört und sich Lungengeräusche als «grobblasig», «fauchend» oder «Rasselgeräusche» unterscheiden lassen. Schon mit ein wenig Übung ist zu hören, wenn eine Herzklappe verengt ist, also «stenotisch» – oder «insuffizient», das bedeutet das Gegenteil, nämlich dass sie nicht mehr richtig schließt. Könner mit geschulten Ohren hören diese Veränderungen der Herzmorphologie genauer, als andere Ärzte sie im Ultraschall sehen.

Heute spielen die Sinne zumindest in der ärztlichen Erstbegegnung mit Patienten oft nicht mehr die entscheidende Rolle. In der Praxis wie im Krankenhaus sehen etliche Patienten zuerst den Röntgenapparat oder die Kernspinröhre, bevor sie dem Doktor die Hand geben – oder der Arzt schaut während des Gesprächs zum Kummer vieler Patienten vor allem auf seinen Bildschirm anstatt ins Gesicht oder auf den Körper der Kranken. Erfahrene Mediziner befürchteten während der Corona-Pandemie wiederum, dass Patienten ihnen nach dem Ende der Seuche nicht mehr die Hand geben würden. Über den Händedruck lassen sich wichtige erste Eindrücke gewinnen, etwa über die Temperatur, die Kraft, oder ob es sich um teigige, trockene oder verschwitzte Hände handelt. Zudem lässt ein energischer oder schlaffer Händedruck gewisse Rückschlüsse auf die Persönlichkeit zu.

Täte nicht jedem Arzt eine Rückbesinnung auf das Sehen, Riechen, Hören, Tasten und Schmecken gut? Braucht es womöglich eine Schulung der Sinne, etwa durch schöpferische, künstlerische und handwerkliche Zusatzerfahrungen? In älteren Lehrbüchern finden sich Beispiele für eine medizinische Zeichenlehre, eine Semiotik des Körpers. Darin gibt es Erklärungen zur Haltung, zur Gesichtsfarbe oder was ein Mundgeruch nach Aceton oder starke Falten neben den Mundwinkeln bedeuten.

Bei aller Konkurrenz ist das Stethoskop bis heute das charakteristische Accessoire der Ärzteschaft geblieben, auch wenn es, wie manche Spötter sagen, den Doktoren vor allem dazu dient, von ihren Patienten nicht für Friseure oder Apotheker gehalten zu werden. Ohne die Leistung moderner Schallgeräte und Tomografen schmälern zu wollen – an die praktische und symbolische Bedeutung des Stethoskops kommen sie nicht heran. Kaum ein Sachbuch über Medizin ohne Stethoskop auf dem Cover, keine

Arztserie ohne das lässig um den Hals oder aus der Kitteltasche baumelnde Abhörinstrument.

Historische Pointe: Gut zweihundert Jahre nach seiner Erfindung ist das Stethoskop längst nicht mehr Sinnbild für eine technisierte Medizin, wie es das in den ersten Jahren nach seiner Erfindung war, sondern steht für das Gegenteil. Es symbolisiert den bodenständigen, aufmerksamen Arzt, die patientennahe, technisch zurückhaltende Heilkunde, in der die Zuwendung auch bildlich – der Doktor beugt sich zu dem im Bett liegenden oder sitzenden Kranken hinunter, um ihn abzuhören – die wichtigste Rolle spielt. Neben seiner weiterhin nicht wegzudenkenden diagnostischen Bedeutung ein Grund mehr, das Stethoskop stärker in den Fokus ärztlichen Handelns zu rücken.

Die Insignien des Arztes erfüllten also nicht nur eine praktische Funktion wie das Harnglas oder das Stethoskop, sondern ihnen kam immer auch psychologische und symbolische Bedeutung zu. Dies zeigt vor allem die Karriere des weißen Kittels. Der Arztkittel verbreitete sich besonders zu Zeiten der Pest im 14. Jahrhundert als Arbeits- und Schutzkleidung. Er bildete zusammen mit Gesichtsmasken eine gewisse Barriere gegen die Keime, wenngleich der Schutz unvollständig blieb. Die Ansteckungswege wurden erst im 19. Jahrhundert entdeckt. Da Kittel und Hände nicht ausreichend und häufig genug gereinigt wurden und eine komplette Keimabwehr unmöglich war, infizierten sich auch etliche Mediziner mit der Pest und starben daran.

In der Neuzeit trugen Ärzte oftmals keinen Kittel, wenn sie Kranke zu Hause besuchten. Chirurgen hingegen schützten sich und ihre Kleidung, sobald sie auf dem Schlachtfeld oder im Krankenhaus ihrem blutigen Handwerk nachgingen. In den Hospitälern war die Arbeitskleidung früh schon stärker verbreitet, doch erst im 19. Jahrhundert setzte sich der Kittel als typisches Kennzeichen für alle Ärzte durch. Das hatte viel mit der Verwissenschaftlichung der Medizin in dieser Zeit zu tun. Obduktionen boomten, und mit der wissenschaftlichen Methode hielt das Experiment – und damit der Laborkittel – Einzug in die Medizin. Berühmte Ärzte in dieser Epoche waren beispielsweise Rudolf Virchow (1821–1902) und Robert Koch (1843–1910), die viel Zeit im Labor und in ihren Forschungsinstituten verbrachten und oft Kittel trugen. Sie prägten das Bild vom Arzt in der Öffentlichkeit entscheidend mit.

Ganz in Weiß – so sehen also nicht nur, wie einst von Roy Black besungen, Hochzeitsträume aus. Auch die Erscheinung des Arztes im weißen Kittel ist inzwischen kulturell tief verankert. Für die Wahrnehmung und Wiedererkennung von Ärzten durch ihre Patienten hat das einfarbige, hell strahlende Kleidungsstück eine enorme Bedeutung.[21] Trotz aller Bemühungen um eine offene Arzt-Patienten-Beziehung, um ein Verhältnis auf der viel zitierten «Augenhöhe», um die gemeinsame informierte Entscheidungsfindung («informed consent») und um weitere vertrauensbildende Maßnahmen in diesem fragilen Miteinander, gehört der weiße Kittel noch immer zu den wichtigsten Ausstattungsmerkmalen eines Arztes, wie Wissenschaftler des Universitätsspitals Zürich feststellten.[22]

Das Team aus der Schweiz hatte mehr als achthundert Patienten gefragt, die in der Dermatologie, Infektiologie und Neurologie behandelt wurden, wie sie das äußere Erscheinungsbild von Ärzten beurteilten. Dabei sollten die Kranken vom Auftreten der Doktoren darauf schließen, wie kenntnisreich, vertrauenswürdig, fürsorglich und nahbar ihnen die Mediziner vorkamen. Einfacher gesagt, wurden sie gefragt, ob es eine angenehme Vorstellung für sie sei, von den jeweiligen Ärzten behandelt zu werden. Dazu wurden den Versuchsteilnehmern Fotos vorgelegt, die Ärzte in unterschiedlichen Dresscodes zeigten.

Mehr als ein Drittel der Probanden gab an, dass die Kleidung des Arztes für sie wichtig sei. Ein Viertel der Teilnehmer fand sogar, dass diese Äußerlichkeiten Einfluss darauf hatten, wie zufrieden sie mit der Behandlung waren. Am besten schnitten in der medizinischen Modenschau jene Doktoren ab, die zusätzlich zum weißen

Kittel weiße Arzthosen trugen – das galt für Männer wie Frauen im Arztberuf.

Auf den nächsten Rängen folgte in der Beliebtheitsskala die Kombination Arztkittel mit Hosen und Hemden im Businessstil, also etwa gebügelte Stoffhosen, Hemden, Blusen und gegebenenfalls Krawatte. Der lässige Look zum weißen Kittel wurde hingegen nicht geschätzt; dieses Outfit wurde schnell als nachlässig verstanden. Ordentlich sollten die Doktoren schon auftreten.

Natürlich ist die Einschätzung von Ärzten durch Patienten auch von den Landessitten, dem kulturellen Hintergrund, dem medizinischen Kontext und anderen Einflüssen abhängig. In England ist es beispielsweise üblich, dass Ärzte mit Anzug und Krawatte in die Klinik kommen und für die Arbeit mit Patienten das Jackett ausziehen, aber mit Anzughose, Businesshemd und Krawatte behandeln, wenn sie nicht invasiv tätig sind. Trotzdem zeigt sich international, dass eine professionelle Kleidung – also Arztkittel oder OP-Hemd – von den meisten Patienten vorgezogen wird und sie dann eher dazu bereit sind, persönliche und intime Details von sich preiszugeben.[23]

Aussehen und Kleidung von Ärzten sind jedoch nicht allein eine Frage modischer Präferenzen, auch wenn es landestypische Unterschiede gibt. Medizin beruht schließlich zu großen Teilen auch darauf, heilsame Erwartungen zu wecken. «Die Beziehung zwischen Patienten und Ärzten ist der Schlüssel zu einer qualitativ hochwertigen Gesundheitsversorgung», so das Team aus Zürich. «In etlichen Studien hat sich gezeigt, dass sich die Zufriedenheit der Patienten und wie sie ihren Arzt wahrnehmen, auf den Genesungsverlauf auswirkt, auf das Risiko einer Wiederaufnahme in die Klinik und sogar auf die Sterblichkeit.»[24] Ärzte haben einen Hang zur Magie, und ihr Kittel ist eines ihrer liebsten Instrumente.

Die Medizin ist, darin vergleichbar mit der katholischen Kirche, von symbolischen Handlungen und Traditionen durchdrungen. Nicht immer ist zu erkennen, ob die Gläubigen – in diesem Fall also die Kranken – einen Nutzen davon haben, und nicht immer wird das Illusionstheater allein für die Patienten aufgeführt, sondern gilt oft auch der Selbstvergewisserung des Berufsstandes. «Weiße Kittel dienen in erster Linie der Psychohygiene der Ärzte», so die Einschätzung von Franz Daschner, der viele Jahre die Abteilung für Hygiene am Universitätsklinikum Freiburg geleitet hat. «Dabei sind Kittel zu fünfundneunzig Prozent für den Arzt-Patienten-Kontakt unnötig und dienen nur dazu, das Namensschild zu befestigen.» Vor Jahren hat der Freiburger Mikrobiologe auch das tägliche Desinfizieren und Wienern der Klinikflure als Teil der «medizinischen Psychohygiene» beschrieben. Aus fachlicher Sicht sei dies überflüssig. Zwar würden sowohl Ärzte als auch Patienten glauben, dass dadurch Krankenhausinfektionen verhindert werden könnten. Man müsse aber, so Daschner, «die Patienten schon mit offenem Bauch über die Flure schleifen, damit sie sich etwas holen».[25]

Professionelle Distanz, schonungslose Aufklärung, Beziehungsmedizin

Patienten reden gerne, sie wollen verstanden werden und ihre Interpretation der Beschwerden zum Besten geben. Trotzdem gab und gibt es Ärzte, die in den Schilderungen der Patienten vor allem lästige Sozialgeräusche sehen. Im «Brockhaus» findet sich bereits vor gut 130 Jahren unter dem Stichwort «Diagnose» die entsprechende Haltung von einigen Vertretern des ärztlichen Standes. So heißt es in der Ausgabe von 1892 – der Passus wurde nahezu wörtlich in die Ausgabe von 1929 übernommen –, dass «Mitteilungen, die der Kranke selbst über seinen Zustand macht, gewöhnlich nur Gefühle und subjektive Empfindungen der verschiedensten Art betreffen, die den Arzt nur selten zu einem sichern und begründeten Urteil über die vorliegende Krankheit befähigen».[26] Dazu passt das zynische Motto, das manche Ärzte bis heute gerne zitieren: «Die Medizin wäre eine schöne Disziplin, wenn es nur die Patienten nicht gäbe.»

Dabei war und ist die Wahrnehmung des Krankseins ein entscheidender Faktor für den Verlauf der Erkrankung. Wie schnell Knochen heilen, wie rasch sich Patienten von Infektionen erholen und wie gut Wunden verschorfen, ist davon abhängig, ob sich Patienten in ihren Ängsten und Hoffnungen verstanden fühlen. Wird eine optimistische Erwartungshaltung auf realistischer Grundlage bestärkt, geht es den Kranken besser. Mittlerweile belegen zahlreiche Befunde auf molekularer, neurobiologischer und klinischer Ebene, dass die mit dem Erleben der Krankheit verbundenen Emotionen eben nicht «nur Gefühle und subjektive Empfindungen» sind, die vernachlässigt werden können. Gelingt die Arzt-Patienten-Beziehung, zeigt sich vielmehr, dass sich Heilungsprozesse beschleunigen, Reparaturvorgänge gelingen und das Immunsystem gestärkt wird. Die Welt der Kranken ist eine andere, wenn sie positiv stimuliert wird.

Das Schicksal der Krankheit führt Arzt und Patient zusammen, und doch lässt sich hier nicht von einer Einheit sprechen. Der Arzt übt lediglich seinen Beruf aus; er entfernt beispielsweise einen Tumor. Anschließend kann er – spätestens am Abend oder am Wochenende – wieder seinem Privatleben nachgehen. Der Kranke bleibt jedoch krank, ohne Pause und Urlaubstag, die Krankheit verfolgt ihn, sie lässt ihn buchstäblich nicht allein.

Diese scharfe Trennung zwischen dem professionellen Auftrag und Arbeitsalltag der Ärzte und dem privaten Leid der Kranken ist eine Konstante in der Medizingeschichte. Allerdings wurde in früheren Zeiten Krankheit meist als schicksalhaftes Unglück oder gerechte Strafe hingenommen, an deren Verlauf – auch bedingt durch die begrenzten therapeutischen Möglichkeiten – nicht viel zu ändern war. Heute kommt dem Arzt eine größere Deutungsmacht über Ursache, Verlauf und Prognose einer Erkrankung zu. Ein skeptischer Blick oder eine zögerliche Antwort des Arztes – und schon kann die Welt der Kranken auf einen Schlag zusammenbrechen.

Von der Erfahrung der zwei Welten, in der sich Ärzte und Kranke doch nur eine kleine Schnittmenge teilen, berichtet eindrucksvoll der Schriftsteller und Zeichner Robert Gernhardt (1937–2006). Im Alter von vierundsechzig Jahren erhält er die Nachricht, dass er an Darmkrebs erkrankt ist. Nachdem er um seine Tumordiagnose weiß, beginnt er, darüber zu schreiben. Im Jahr 2004 erscheinen seine «K-Gedichte», in denen er sich den Themen Krankheit, Krebs und Krieg zuwendet.[27] In dem Gedicht «Schneiden und Leiden» heißt es:

> Einer sagt: Wir müssen schneiden.
> Einer weiß: Ich muß jetzt leiden.
>
> Einer sagt: Jetzt kommt der Schnitt.
> Einer denkt: Da machst was mit.
>
> Einer hat was rausgeschnitten.
> Einer hat nicht ausgelitten.
>
> Einer ist der Scheidende.
> Einer ist der Leidende.
>
> Einer war der Schneidende.
> Einer bleibt der Leidende.[28]

Bei aller Empathie der Behandelnden ist es nur schwer möglich, das Leben und Erleben gerade chronisch Kranker wirklich nachzuvollziehen. Die große amerikanische Intellektuelle und Essayistin Susan Sontag (1933–2004), die früh an Brustkrebs erkrankte, dann ein Gebärmuttersarkom bekam und schließlich an den Folgen einer besonders bösartigen Leukämie starb, hat unter anderem in ihrem Essay «Krankheit als Metapher» (1978) schon früh beschrieben, welchen enormen Unterschied es macht, ob man zu den Gesunden oder zu den Kranken gehört – und dass sich die Übergänge oft fließend und unerwartet vollziehen.[29] Wer krank ist,

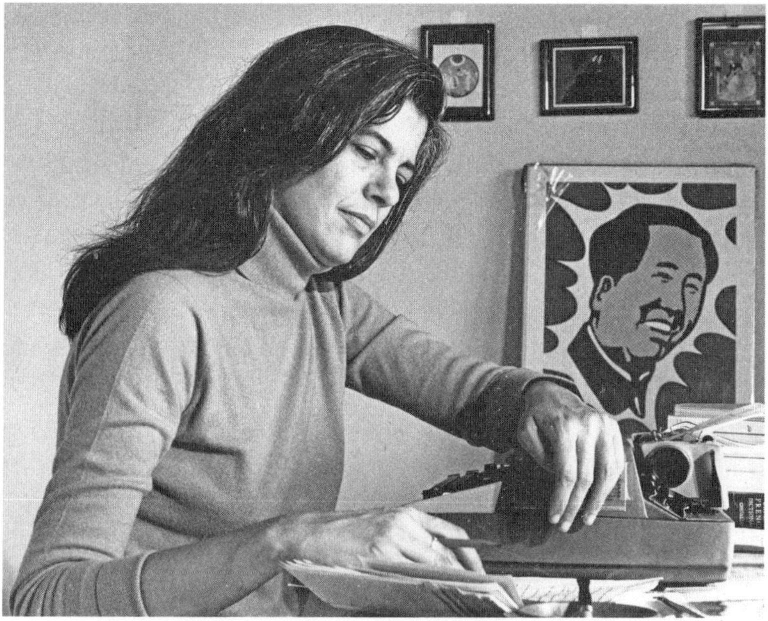

Die Autorin Susan Sontag (hier um 1971) erkrankte mit zweiundvierzig Jahren an Brustkrebs und setzte sich in ihren Schriften intensiv mit der Krankheit auseinander. 2004 starb sie an Leukämie.

erlebt, gerade bei schweren Leiden und chronischen Erkrankungen, die Krankheit fortwährend, als Kontinuum. Auch wenn zwischendurch unbeschwerte Momente möglich sind, gibt es immer wieder Rückschläge, die einen schmerzlich an den eigenen verletzlichen oder gar hinfälligen Zustand erinnern. Sontag kannte dies aus eigener Erfahrung und sprach von «zwei Staatsbürgerschaften», die wir alle besitzen, «eine im Reich der Gesunden und eine im Reich der Kranken». Und mögen wir uns auch wünschen, nur erstere, die mit dem «guten Ruf» nämlich, zu nutzen, so ist «früher oder später (…) doch jeder von uns gezwungen, wenigstens für eine Weile, sich als Bürger jenes anderen Ortes auszuweisen».[30]

Manche Menschen reden zwar ausdauernd über ihre Erkrankungen, trotzdem ist die Gesprächsoffenheit auch davon abhängig, um welche Art Leiden es sich handelt. Manche Krankheiten werden als Trophäen unbedingter Leistungsbereitschaft geadelt und ihre Entstehung wird ausgeschmückt, etwa ein am Alpenhauptkamm gebrochenes Sprunggelenk – andere hingegen verschämt verschwiegen und fälschlicherweise als Schwäche ausgelegt, wie der Nervenzusammenbruch im Moment des beruflichen Abstiegs.

Jede Krankheit ist anders, jeder Mensch erlebt und durchleidet sein Kranksein anders, und trotzdem besteht darin eine große Gemeinsamkeit, die Kranke verbindet und sie von den Gesunden trennt. In medizinischen Diagnosekatalogen und Zuschreibungen spielt das Erleben von Krankheit jedoch kaum eine Rolle. Das Vokabular dafür ist begrenzt und meist auf die technisch-naturwissenschaftliche Erfassung der veränderten Laborwerte oder Organschädigungen ausgerichtet.

Neu ist dieses Phänomen keineswegs. Ärztliche Diagnosen bezogen bereits zu Beginn des 20. Jahrhunderts immer seltener das Erleben der Patienten ein, sondern orientierten sich stattdessen an den technisch erzeugbaren und kontrollierbaren Befunden. Der Mikrobiologe und Erkenntnistheoretiker Ludwik Fleck (1896–1961) beschrieb diese Veränderung der Medizin in seinem Standardwerk über die «Entstehung und Entwicklung einer wissenschaftlichen Tatsache» schon im Jahr 1935. Er zeichnete nach, wie die Syphilis nicht mehr nach den Beschwerden und klinischen Symptomen diagnostiziert wurde, also den Pusteln, Schleimhautgeschwüren und Lymphknotenschwellungen der Patienten, sondern danach, ob die Krankheit mittels des 1906 entwickelten «Wassermann-Tests» in Blut oder Nervenwasser nachgewiesen werden konnte.[31]

Es gibt etliche weitere Beispiele für das Auseinanderdriften von Befinden und Befund aus neuerer Zeit: Auch die Angina Pectoris, eine als bedrohlich empfundene Enge in der Brust, die auf verengte Herzkranzgefäße zurückgeht, wurde lange Zeit ausschließlich durch ein beängstigendes Gefühl und Schmerzen im Brustkorb diagnostiziert. Inzwischen gilt die Diagnose nur als «gesichert», wenn sich eine Engstelle im Blutgefäß in der Koronarangiografie zeigt, die längst zu einem zu häufig praktizierten Routineeingriff geworden ist. Der Bremer Gesundheitswissenschaftler Norbert Schmacke hat auf den «okulostenotischen Reflex» der Kardiologen hingewiesen: Herzexperten sehen ein verengtes Kranzgefäß und sind von der augenscheinlichen Stenose so beeindruckt, dass sie daraus auf die Diagnose schließen – unabhängig davon, wie sich der Patient fühlt und ob er überhaupt Beschwerden hat.[32]

Dabei wird seit den 1970er-Jahren betont, wie wichtig die Patienten und ihre Einschätzung der Krankheit für die Genesung und den weiteren Verlauf sind. Mithilfe des «informed consent» sollen vorab Erwartungen der Patienten geklärt und realistische Ziele abgestimmt werden. Immer mehr Ärzte geben an, ihren Patienten «auf Augenhöhe» begegnen zu wollen – das klingt gut, aber das Verhältnis zwischen beiden Parteien ist nun mal asymmetrisch und in einem entscheidenden Punkt keine Interaktion unter Gleichen. Verständnis, Aufklärung und bei Bedarf umfassende Informationen können Kranke erwarten, aber distanziert und abwägend das beste Vorgehen zu erkennen, bleibt fast immer Privileg des Arztes. Wird dieser Umstand nicht ausreichend berücksichtigt, drohen überzogene Erwartungen das Arzt-Patienten-Verhältnis zu belasten.

Das gilt auch dann, wenn Ärzte selbst erkranken und zwar Fachwissen mitbringen, durch ihr eigenes Leid jedoch ihre kritische Distanz verlieren. Manche lassen sich dann auf unbewiesene Therapien ein, die sie als Arzt jedem Patienten ausgeredet hätten. Doch eine gelungene Arzt-Patienten-Kommunikation ist möglich. Wenn sich die Kranken in der Interaktion mit dem Arzt aufgehoben fühlen, erleben sie die Krankheit positiver und diese Zuversicht ist es, die ihre Genesung fördert.

Ärztliche Aufklärung kann allerdings an Grenzen stoßen – und manchmal brutal sein. Dann trägt die Illusion vom mündigen Patienten oder fehlende Einfühlung dazu bei, dass ein Arzt-Patienten-Gespräch misslingt: Es ist belastend für Ärzte, schlechte Nachrichten zu überbringen. Der Patient bangt um seine Zukunft, seine Familie, sein Leben. Manche Ärzte wissen nicht, wie sie Patienten sagen sollen, dass sie schwer krank sind. Sie spüren nicht, wie viel Ehrlichkeit sie Patienten zutrauen können. Manche wirken aus Selbstschutz kühl oder indifferent – die Gleichgültigkeit der Gesunden. Die Distanz zwischen Gesunden und Kranken erklärt allerdings nicht immer, was sich manchmal zwischen Arzt und Patient abspielt.[33]

Erschütternd liest sich der Bericht von Peter Tautfest aus dem Jahr 2001, einem Journalisten der «taz». «Was Sie in der Brust haben, ist ein Tumor, der ist bösartig, und der hat auch leider schon gestreut», sagte der Stationsarzt einer Lungenklinik zu ihm, als er Tautfest mit der Diagnose konfrontierte. Tautfest schreibt, dass ihm schwarz vor Augen wurde, dann schildert er, wie er die Diagnose empfunden hat: «Dr. K. gehört zu der neuen Generation von Ärzten, die es gelernt hat, Patienten die Wahrheit nicht zu verschweigen. Er spricht leidenschaftslos, direkt, schonungslos und ohne Umschweife. Ja beinahe ein bisschen schnodderig. Rückblickend kommt es mir vor, als hätte er wie von einem großen Spaß gesprochen, wie von einem jener unvermeidlichen Unglücke, die Menschen nun mal widerfahren und über die man gemeinsam scherzen können soll oder können muss. Nicht zu diesem Ton jedoch passen Klagen oder Bedauern. Er hätte auch sagen können: Ich will heute Nachmittag noch Squash spielen gehen und mir die Laune von Ihnen nicht verderben lassen.»[34]

Patienten werden mit der Mitteilung, Krebs zu haben, aus dem Nichts in eine Extremsituation gestoßen. Manche reagieren aufbrausend, ungerecht, andere traurig. Ärzte, die mit Tumorpatienten zu tun haben, wissen das. Doch «viele Ärzte sehen sich nur noch als Informationsüberbringer», sagt der Medizinethiker

Giovanni Maio von der Universität Freiburg. «Sie meinen, sie sind gut, wenn sie den Patienten teilnahmslos aufklären und ihm alle weiteren Entscheidungen überlassen.»[35] Zwar wolle kein Patient den einstigen Paternalismus der Ärzte zurück, die über Kranke hinweg entschieden haben – 1961 gaben neunzig Prozent der amerikanischen Onkologen in einer Umfrage für das «Journal of the American Association» an, sie würden ihre Patienten belügen und ihnen nicht sagen, dass sie an Krebs litten.[36] In der neuen, aufgeklärten Medizin droht die Fürsorge hingegen vernachlässigt zu werden.

Was die meisten Patienten brauchen, ist Hilfe und Begleitung. Unangenehme Diagnosen sind auch mit brillantem Intellekt und angehäuftem Wissen nicht leichter zu bewältigen. Niemand, nicht einmal ein Mensch, «der die Vernunft so liebte (und die Berufung auf das Subjektive so verabscheute) wie meine Mutter», sei in dieser Situation in der Lage, «bis zum Äußersten rational» zu bleiben, schreibt David Rieff in seinem berührenden Buch «Tod einer Untröstlichen» über seine Mutter Susan Sontag. Wenige Laien haben sich so ausführlich mit der Medizin beschäftigt wie sie. Und doch «verirrte auch sie sich, wie fast alle Patienten, im dichten Nebel der medizinischen und biologischen Terminologie» und geriet am Ende in einen «noch dichteren Nebel am Übergang vom autonomen Erwachsenen zum infantilisierten Patienten, der nur noch aus Bedürftigkeit, Angst und Schmerz besteht», schreibt Rieff über seine Mutter.[37] Doch nur wenige Mediziner wissen in einer solchen Lage mit den Emotionen der Betroffenen gut umzugehen. Als seine Mutter erneut erkrankte, so schildert Rieff, sprach der Arzt mit ihnen, «als hätte er Kinder vor sich, aber ohne die Behutsamkeit, mit der ein verständiger Erwachsener im Umgang mit Kindern seine Worte wählt.»[38]

Natürlich haben viele Patienten ein Bedürfnis nach Aufklärung und wollen mehr wissen. «Aber selbst der informierteste Patient braucht Hilfe bei der Deutung und Gewichtung, damit die Informationen handlungsleitend werden können», sagt Medizinethiker Maio. «Wenn man schwer krank ist, hilft alle Bildung nichts. Das ist eine existenzielle Erfahrung, die man nicht wie eine Mathe-Aufgabe lösen kann.» Es geht schließlich oft auch darum, sich zu fragen, wie sich das eigene Leben rundet, was die Vorstellungen vom guten Sterben sind. Im Medizinstudium kommen solche Themen kaum vor, «das Sprechen über letzte Dinge wird reduziert auf Sprachtechnik. Es geht aber nicht um Techniken, sondern um Haltung, Empathie», so Maio.[39]

Der emotionale Prozess, der nach der ersten Begegnung mit der eigenen Krebserkrankung abläuft, lässt sich durch keine noch so gelungene Gesprächsführung des Arztes abmildern. Nachdem die Diagnose «Krebs» gefallen ist, nehmen Kranke kaum noch etwas auf, oft behalten sie nur etwa zehn Prozent von dem Gespräch. Außerdem brauchen Patienten Zeit. Jeder hat seinen eigenen – richtigen – Weg. David Rieff berichtet, wie gerne er seine Mutter in der Endphase ihrer Krankheit getröstet hätte, doch sie redete bis kurz vor ihrem Tod «von ihrem Kampf gegen den Krebs und nie vom Sterben». Rieff wollte sie nicht zu dem Thema drängen, wenn sie es nicht selbst wählte. «Es war ihr Tod, nicht meiner.»[40]

Die Fortschritte der Medizin bringen neben den Tücken der Aufklärungsgespräche weitere Fallstricke mit sich. Aufgrund immer genauerer Diagnosemethoden sehen sich Ärzte wie Patienten zunehmend mit dem Phänomen konfrontiert, dass ein mit ausgefeilter Technik erhobener Befund nicht mit dem Befinden der Kranken zusammenpasst.[41] Der Patient fühlt sich pudelwohl und klagt über keinerlei Beschwerden, das Röntgenbild zeigt hingegen Auffälligkeiten, die «eigentlich» mit starken Schmerzen oder einem baldigen OP-Termin einhergehen müssten.[42] Sagt der Arzt, der Befund sollte regelmäßig kontrolliert werden, fällt der Patient aus allen Wolken. Ihm geht es doch gut.

Umgekehrt kommt es in Kliniken wie Arztpraxen immer wieder zu irritierenden Konstellationen: Dem Patienten geht es schlecht, aber der Arzt kann keine pathologische Veränderung in Blut, Urin oder anderen Körpersäften feststellen, jedenfalls nichts, was die Beschwerden erklären könnte.[43] Auch Röntgen, Kernspin, Computertomografie (CT) oder Endoskopie bringen keine Aufklärung. Der Kranke fühlt sich miserabel, der Arzt denkt: «Das kann doch gar nicht wehtun!»

Der Umgang mit Leiden, bei denen keine körperlichen Ursachen festgestellt werden, ist nicht nur für Patienten, sondern auch für Ärzte schwierig: «Sage ich Patienten, sie haben nichts, sind sie enttäuscht, sage ich ihnen, sie haben etwas, sind sie auch enttäuscht. Deshalb sage ich: Wir finden keine Ursache, aber Sie haben trotzdem Beschwerden», erklären erfahrene Ärzte ihren Umgang mit dem Dilemma. Wenig ist für Patienten schlimmer, als wenn ihnen die Legitimation für ihr Leiden abgesprochen wird. Wer leidet, will zu Recht krank sein – und sich nicht nur krank fühlen.

Die Sichtweisen auf Krankheit und Wohlbefinden sind unterschiedlich. Im Englischen gibt es die Ausdrücke «Disease», «Illness» und «Sickness». Die Begriffe benennen verschiedene Perspektiven auf das, was im Deutschen lediglich als «Krankheit» oder «Erkrankung» bezeichnet wird und daher begrifflich wenig Differenzierungen zulässt.

Mit «Disease» ist jenes Konzept von Krankheit gemeint, wie es in medizinischen Lehrbüchern zu finden ist. Die Beschreibung von Symptomen, Häufigkeit, Diagnostik, Therapie und typischem Verlauf inklusive möglicher Komplikationen. Eben das, was man Ärzte in ihrer Ausbildung zu sehen gelehrt hat, wie es der Psychiater und Anthropologe Arthur Kleinman von der Universität Harvard umschreibt.[44] Der Arzt sieht das, was er als passend zu den Krankheiten einordnen kann, für die er sich zuständig fühlt. Aus dem subjektiven Erleben und Sichkrankfühlen des Patienten und der Wahrnehmung seines Umfelds wird ein technischer Sachverhalt, der sich in die vorgegebenen Diagnose-Schemata einzufügen hat.

Die Bedeutung, die das Leiden für die Kranken und ihr Umfeld hat, wird im Englischen durch den Begriff «Illness» erfasst. Die Psychosomatik versucht sich diesem Konzept mit dem Prinzip der Bedeutungserteilung anzunähern. So wünscht sich ein Patient vielleicht, dass er nach dem operativen Einbau eines künstlichen Hüftgelenks wieder die beiden Stockwerke zu seiner Wohnung beschwerdefrei erreicht – der andere hofft womöglich, wieder Marathon laufen zu können. Für den einen ist mit der Krankheit der Alltag kurzfristig unterbrochen – für den anderen ist die vermeintlich gleiche Krankheit ein enormes Unglück, das einen Bruch im Leben bedeutet und in die Abwärtsspirale führt.

Der Begriff «Sickness» beinhaltet zusätzlich eine soziale Komponente. Hier geht es um das erweiterte Umfeld und die gesellschaftliche Rolle des Patienten, die sich durch die Krankheit gegebenenfalls verändert. Darunter fallen Abwesenheiten am Arbeitsplatz, Krankschreibungen, Frühverrentungen oder eine besondere Rücksichtnahme von Familie, Freunden und Kollegen. Auch der sekundäre Krankheitsgewinn muss in diesem Rahmen erwähnt werden. Damit sind nicht beabsichtigte, aber willkommene Folgen einer Krankheit gemeint, etwa wenn Mitarbeiter mehr auf den Kranken achten, die Familie den bequemsten Platz im Wohnzimmer freimacht oder sich Freunde nach dem Befinden erkundigen und Kranke mehr Aufmerksamkeit bekommen.

Hier liegt ein Grundkonflikt der modernen Medizin: Krankheit wird in erheblichem Maße von Erfahrungen und dem Leiden, aber auch den Erwartungen der Menschen bestimmt und nicht durch ein theoretisches Konzept, auch wenn dieses auf klinischen Studien an Patienten beruhen mag. Das subjektive Erleben bestimmt das Kranksein und entscheidet, ob das Leiden als vorübergehende Unpässlichkeit oder als tragischer Einschnitt wahrgenommen wird.

Schon länger gibt es den Ansatz, die Patientenperspektive in das Konzept von Krankheit aufzunehmen. Der Begriff der Lebensqualität kam in den 1920er-Jahren auf, doch erst seit den 1980er-Jahren gehört es zum erweiterten Konzept der Heilkunde, die Erlebniswelt der Kranken ebenfalls zu erfassen und ihre Einschränkungen stärker zu berücksichtigen. Doch in der kommerzialisierten Medizin haben diese Initiativen wenig Platz, zudem lassen sie sich im Abrechnungssystem der Fallpauschalen (DRG) im ärztlichen Alltag kaum umsetzen. Natürlich erleichtern es normierte Diagnosen Ärzten, die richtigen Schritte in der Versorgung einzuleiten. Wie eindimensional das Konzept jedoch ist, zeigt die rhetorische Frage, die der Chirurg Bernd Hontschik aufgeworfen hat: «Was haben zehn Diabetiker schon gemeinsam außer einem entgleisten Blutzuckerspiegel?»[45]

Dabei können Kranke ungemein davon profitieren, wenn ihre Erwartungshaltung auf positive Weise von Ärzten und dem medizinischen Umfeld stimuliert wird. Äußert der Arzt seine begründete Zuversicht, dass es dem Kranken bald besser gehen wird oder keine Folgen von dem Eingriff zurückbleiben, bedeutet das einen positiven Schub im Krankheitserleben. Auch die Darreichungsform der Medikamente kann helfen. So ist bekannt, dass Patienten nicht von jeder Tablette annehmen, dass sie gleich gut hilft. Sie trauen den Pillen, die sie nehmen, eine umso stärkere Wirkung zu, je größer, greller und bunter sie sind – und einer Spritze umso mehr, je größer sie ist und je tiefer sie in den Körper eindringt.[46] Wird das Medikament also von einem Arzt verabreicht, der ganz in Weiß zur Tat schreitet, den Kittel gewaschen und das Stethoskop lässig um den Hals geschwungen hat, ist der Behandlungserfolg eigentlich nicht mehr zu verhindern.

2.

Die Säfte, die Strafe und das Leiden

Was krank macht, wann die Galle hochkommt, wer Schuld hat und wieso es immer die anderen waren

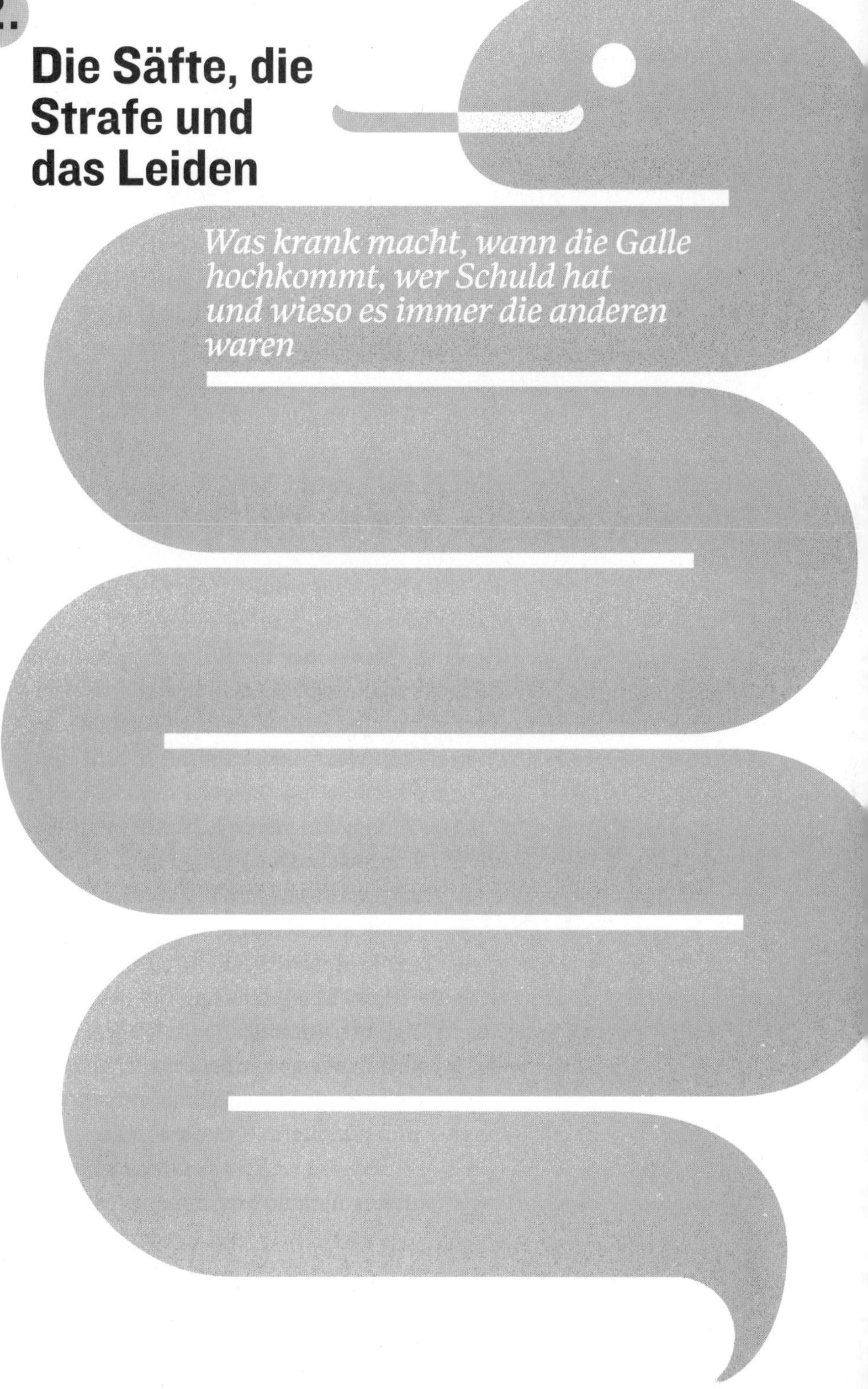

Aus eigener Schuld in Not geraten», stand auf dem Schild, mit dem ein Mann in der Innenstadt um Kleingeld bettelte. Die Botschaft ließ aufhorchen, weil hier die Schuldfrage einmal andersherum geklärt wurde, und regte dazu an, ein paar Münzen in den Becher zu geben. Nun haben Menschen zwar eine Sehnsucht nach Erklärungen und den Wunsch nach Kausalität, wenn sie Not, Krankheit oder anderes Unglück ereilt. Doch gerade für schicksalhafte Wendungen werden zumeist höhere Mächte, schwierige Umstände oder üble Zeitgenossen verantwortlich gemacht – und nur selten eigenes Unvermögen, wie im Fall des Bittstellers aus der Fußgängerzone. Normalerweise sind es immer die anderen, die Schuld tragen.

Die Deutung von Krankheiten, die Erklärung von Leid und Tod folgt in der Geschichte erstaunlich oft diesem Muster. Seuchen bringen immer die anderen ins Land, nie kommen sie von den eigenen Leuten, wie die geografische Zuschreibung etlicher Infektionskrankheiten von der Pest über die Syphilis und die Grippe bis hin zu Corona zeigt. Beliebt ist auch die Begründung von Krankheit als Strafe für Verfehlungen aller Art. Abhängig von den jeweiligen Moralvorstellungen kommt Gottes Gericht oder eine andere höhere Macht mit Wucht auf die Menschen nieder, wenn sie (natürlich waren es die anderen) gesündigt haben. Angesichts dieser Tradition ist es kein Wunder, dass der Gesundheitskult mittlerweile nicht nur der Schadensabwehr dient, sondern zum Religionsersatz geworden ist.

Als weitere Konstante im Verständnis von Gesundheit und Krankheit erfreut sich das Bild vom Gleichgewicht und der Mäßigung anhaltender Popularität. Moderatio, die Mäßigung, ist eine der vier Kardinaltugenden: Das Maß zu halten, sei es beim Essen, Trinken, Schlafen oder bei anderen Tätigkeiten, gilt als unschlagbares Rezept, um gesund zu bleiben. Bereits in der Antike entstand das Modell von der Viersäftelehre, das sich bis zu Beginn des 19. Jahrhunderts hielt: Geraten die Körpersäfte aus der Balance, kommt also einer von ihnen im Übermaß vor, oder besteht umgekehrt ein Mangel, drohen Krankheiten.

Auch im heutigen Diskurs um Achtsamkeit, Entspannungstechniken und Self-Care ist viel davon die Rede, im Gleichgewicht zu bleiben, ins Lot zu kommen, seine Mitte zu finden. Diese Zentrierungsübungen mögen – im Übermaß betrieben – zu Egozentrik führen. Bemerkenswerterweise werden die kontemplativen Metaphern der Mitte gerne mit solchen aus der Informations- oder Elektrotechnik kombiniert. Wenn jemand ständig «unter Strom» steht und der Burn-out droht (brennt da vielleicht eine Sicherung durch?), muss er demnach unbedingt seinen leeren Akku, die Speicher oder die Batterie aufladen.

Vier Säfte, vier Elemente, vier Temperamente

Der römische Arzt Galen (um 129–199), der wohl berühmteste Mediziner der Antike, verfasste mit der Schrift «Methodus medendi» sein bekanntestes Werk. Der umfassend gebildete Mediziner diente verschiedenen römischen Kaisern und war eine Weile für die ärztliche Versorgung der Gladiatoren zuständig. In dieser Funktion soll er beeindruckende Heilerfolge erzielt haben, auch wenn die Lebenserwartung seiner Patienten nicht sehr günstig ausfiel – schließlich ging es ja darum, die Kämpfer so weit wiederherzurichten, dass sie erneut in den Arenen des Römischen Imperiums auf Leben und Tod gegeneinander antreten konnten.

Durch die Behandlung der Verletzten und den Umgang mit zerfleischten oder abgetrennten Körperteilen konnte Galen seine anatomischen Kenntnisse verfeinern. Den Grundstock seines Wissens bezog er allerdings aus dem Studium und der Obduktion von toten Tieren, die er sezierte. Besonders häufig schnitt Galen

Schweine, aber auch Berberaffen auf und übertrug seine dort gemachten Beobachtungen auf die Anatomie des Menschen.

Auf diese Weise gelangen dem Mediziner epochale Entdeckungen, etwa dass in den Adern Blut fließt und nicht Luft, wie zuvor angenommen wurde – der bis heute gebräuchliche Name Arterie stammt vom griechischen Wort «arteria» ab, was so viel wie «Luftrohr» oder «Luftader» bedeutet. Zudem erkannte Galen, welche Funktion wichtige Nervenbahnen hatten. Er irrte sich allerdings auch gewaltig und in vielfacher Hinsicht, zum Beispiel was den anatomischen Aufbau der Gebärmutter, die Beschaffenheit der Leber und die des Verdauungssystems anging.

Trotzdem sollten die Lehren Galens für mehr als 1600 Jahre den medizinischen Ausbildungskanon bestimmen. Ein ungeheuer langer Zeitraum, in dem die Medizin im Wesentlichen auf den Erkenntnissen des antiken Praktikers aufbaute. Der in Pergamon in der heutigen Türkei geborene Arzt schuf ein umfangreiches Werk mit mehr als dreihundert Schriften, die sich auf alle Bereiche der Heilkunde erstreckten und bald zum Standard wurden. Galen galt als äußerst fleißig und ehrgeizig, allerdings auch als nicht sehr kollegial. Auf der Basis der Viersäftelehre, die bereits in der antiken medizinischen Schriftsammlung des «Corpus Hippocraticum» und bei Aristoteles (384–322 v. Chr.) zu finden war, baute er das Konzept der Humoralpathologie weiter aus und lieferte damit ein in sich schlüssiges Modell zur Entstehung und Behandlung vieler Krankheiten.

Im Organismus herrschten demnach die vier Säfte Blut, Schleim, gelbe Galle und schwarze Galle als wesentliche Flüssigkeiten vor. Sie hatten im Körper in einem Gleichgewicht zu stehen, damit der Mensch gesund war und blieb. Die vier Elemente Erde, Feuer, Wasser und Luft waren diesem System ebenso zugeordnet wie die Tageszeiten, die vier Jahreszeiten, die zwölf Tierkreiszeichen und die Zustandsbeschreibungen warm, kalt, feucht und trocken. Bei einem Übermaß oder einem Ungleichgewicht der Säfte mussten diese reguliert werden, sonst entstanden Krankheiten. Vor diesem Hintergrund ist es naheliegend, dass ableitende und abführende Maßnahmen wie Aderlass und Schröpfkuren sowie der Einlauf mithilfe des Klistiers über viele Jahrhunderte die wichtigsten Bausteine der Behandlung waren.

Im Mittelalter wurden dem System der vier Säfte noch vier Gemütszustände des Menschen zugeordnet, deren Bezeichnungen bis heute in der Umgangssprache und der Typenlehre erhalten sind. Zwar gilt diese Einteilung der Temperamente wissenschaftlich als überholt, die Begriffe sind dennoch bis heute populär, wenn es darum geht, die Eigenschaften seiner Mitmenschen zu beschreiben. Demnach hat der Sanguiniker zu viel Blut («sanguis») und ist deshalb aufbrausend und agil, dem Phlegmatiker setzt hingegen ein Übermaß an Schleim («phlégma») deutliche Grenzen und er bleibt zäh und langsam. Der Melancholiker verfängt sich mit einem Zuviel an schwarzer Galle («mélās cholḗ») in den Niederungen des Gemüts, während der Choleriker über zu viel gelbe Galle («cholḗ») verfügt und daher immer wieder zu unerwarteten Ausbrüchen neigt.

Krankheit als Strafe und moralische Erziehungsanstalt

Nicht nur die Deutung des Körpers war in früheren Zeiten anders, sondern auch die Deutung und Erfahrung von Krankheit. Beispielhaft zeigt sich das an dem wohl größten Gesundheitsnotstand, dem die Menschheit je ausgesetzt war: der Pest, die in der Mitte des 14. Jahrhunderts besonders heftig wütete und mit der Hochphase der Pandemie von etwa 1347 bis 1353 den Zusatztitel «Schwarzer Tod» bekam. Die Seuche, die bis zu einem Drittel der Bevölkerung Europas dahinraffte, wurde von den Zeitgenossen fast ausschließlich als Strafe verstanden und gelesen.

«Ich habe am Anfang davon zu berichten, wie das Menschengeschlecht nahezu ausgerottet wurde, und muss daher den Zeitrahmen, die Art und Weise und das Ausmaß dieses Massensterbens darlegen», schreibt der Kaufmann Matteo Villani (1290–1363) über die Pest in Florenz. Villani arbeitet so lange an dem mehrbändigen Bericht, bis er selbst an der Pest stirbt, während eine zweite Krankheitswelle Florenz heimsucht.[1] «Den Urteilsspruch zu beschreiben, den die göttliche Gerechtigkeit mit viel Mitleid über die Menschen verhängt hat, die ihrer Sündenzerfressenheit wegen des Jüngsten Gerichts würdig gewesen wären, ist ein Unterfangen, das abschreckt. Aber wenn ich bedenke, welch heilsame Wirkungen aus dieser Erinnerung für die nach uns kommenden Generationen hervorgehen können, will ich Mut fassen und die Erzählung beginnen.»[2]

Die Pest war für Villani wie für etliche seiner Zeitgenossen ein Strafgericht Gottes, das die sündigen Menschen zu Recht erfasste und angesichts der Verfehlungen der Menschheit noch schrecklicher hätte ausfallen können. Welche Sünden gemeint waren, blieb allerdings ebenso offen wie die Antwort auf die Frage, wofür auch Kleinkinder ihre «gerechte» Strafe erhielten und ob es vielleicht möglich wäre, den Herrscher im Himmel gnädig zu stimmen. Immerhin zweifelte Villani die üblichen Erklärungen der professionellen Sterndeuter an. «Die Konjunktion von drei höheren Planeten im Zeichen des Wassermanns», die von diesen als Ursache der Pest angesehen wurde, habe es schließlich «in der Vergangenheit schon sehr oft gegeben, ohne dass etwas passiert wäre».[3]

Für viele Chronisten war mit der Pest die Zeit gekommen, die große Sündenkartei zu eröffnen und die Schäbigkeit der Menschheit anzuprangern. Während der Seuche zeige sich die moralische Verderbtheit der Menschen, würden ihre Selbstbezogenheit und ihre Betrügereien offenbar. Angst und Egoismus triumphierten tatsächlich: Immer wieder kam es vor, dass Menschen nur sich selbst in Sicherheit brachten, sobald Ansteckung drohte, ihre Nächsten aber im Stich ließen. So starb, wie Villani dokumentierte, «eine unzählige Menge von Menschen, die davongekommen wären, wenn man ihnen in der Not Beistand geleistet hätte».[4]

Offenbar bedienten sich die Verwandten Erkrankter gemeiner Tricks und gaben beispielsweise vor, «nur schnell den Arzt zu holen, um sich danach klammheimlich aus der Tür zu schleichen und auf Nimmerwiedersehen zu verschwinden». Andere stellten abends «etwas Konfekt, Wein oder Wasser» neben das Krankenbett, vorgeblich damit die tagsüber hart arbeitenden Pflegenden nachts nicht geweckt werden mussten, «doch wenn die kranke Person dann eingeschlafen war, stahlen sie sich davon und kamen nicht mehr zurück».[5]

Wer hingegen bei seinen Nächsten blieb, wenn sie erkrankten, und uneigennützig den Tod in Kauf nahm, davon waren zeitgenössische Chronisten überzeugt, hatte die Chance, von der Pest verschont zu bleiben: Das göttliche Strafgericht ließ Gerechtigkeit walten. Wer sich aber schändlich verhielt und nur auf den eigenen Vorteil bedacht war, der kam nicht heile davon. Die Seuche diente so – zumindest in der Theorie – auch zur moralischen Erziehung des Menschengeschlechts.

Einer der berühmtesten Schriftsteller Italiens, Giovanni Boccaccio (1313–1375), verfasste mit dem «Decamerone» ein Meisterwerk über Leben und Alltag während der Pest. Die Handlung der zwischen 1349 und 1353 entstandenen Novellensammlung spielt in einem Landhaus auf den Hügeln über Florenz, wohin sieben junge Frauen und drei Männer im Frühjahr und Sommer 1348 vor dem Schwarzen Tod geflüchtet sind. Zum Zeitvertreib erzählen sie sich zehn Tage lang jeweils zehn Geschichten (daher der Titel des Buchs), die das Leben in seiner ganzen Fülle wie in seinen Abgründen spiegeln.

Zwar gibt es Zweifel, ob der Dichter überhaupt in der Stadt war, als die Krankheit dort besonders schlimm wütete. Doch seine Darstellungen spiegeln im Detail Fragen des Alltagslebens in Zeiten der Seuche wider, etwa die Sorge, dass Anstand und Sitten verfielen:

> Weil die Kranken von ihren Nachbarn, Verwandten und Freunden verlassen wurden und nicht leicht Diener finden konnten, bürgerte sich ein Brauch ein, von dem man nie zuvor gehört hatte: daß nämlich Damen, wie vornehm, sittsam und schön sie auch waren, sich, wenn sie erkrank-

> ten, durchaus nicht scheuten, von Männern, mochten diese jung oder alt sein, bedient zu werden und von ihnen, ganz als ob es Frauenzimmer wären, ohne alle Scham jeden Teil ihres Körpers zu entblößen, sobald die Bedürfnisse der Krankheit es erforderten. Vielleicht hat dieser Brauch bei manchen, die wieder genasen, in späterer Zeit einigen Mangel an Keuschheit veranlaßt.[6]

Reichtum und Armut, Ausschweifungen und Entsagung, des Lebens Vielfalt ebenso wie mancher Menschen Einfalt, zeigen sich in diesem mal übermütigen, mal anzüglichen Hauptwerk Boccaccios. Zugleich deutet bereits die Rahmenhandlung des «Decamerone» die großen sozialen Unterschiede an, die bis heute mit darüber entscheiden, wie heftig sich eine Krankheit auswirkt und wer besonders darunter zu leiden hat. Wer konnte es sich schon leisten, aus der Enge der überfüllten, stinkenden Städte zu flüchten und sich so größere Chancen zu sichern, von der tödlichen Infektion verschont zu bleiben? Und wer musste in den kargen Unterkünften der Städte ausharren und vermochte nur zu hoffen und zu beten, nicht vom Schwarzen Tod dahingerafft zu werden, weil er seinen Mitmenschen und damit einer Infektion nicht aus dem Weg gehen konnte?

Diese zu Pestzeiten sichtbare Zweiklassen-Epidemiologie getrennt nach arm und reich betraf nicht nur die allgemeine Bevölkerung, sondern auch Ärzte. Die einfachen Wundärzte, Bader und Barbiere blieben zumeist in den Städten, kamen ihren chirurgischen Aufgaben nach und öffneten Pestbeulen, brannten Geschwüre aus oder ließen zur Ader. Im Gegensatz dazu waren die studierten Ärzte eher «beratend» tätig, verordneten Medikamente und schrieben weise Traktate. Wenn sie Glück hatten, flohen sie als Leibärzte mit ihren wohlhabenden Patienten aufs Land – der niedrigere Stand der Wundärzte blieb hingegen zurück und versorgte die Armen und Kranken in der Stadt, wenn auch mit unzureichenden Mitteln und meistens vergeblich.

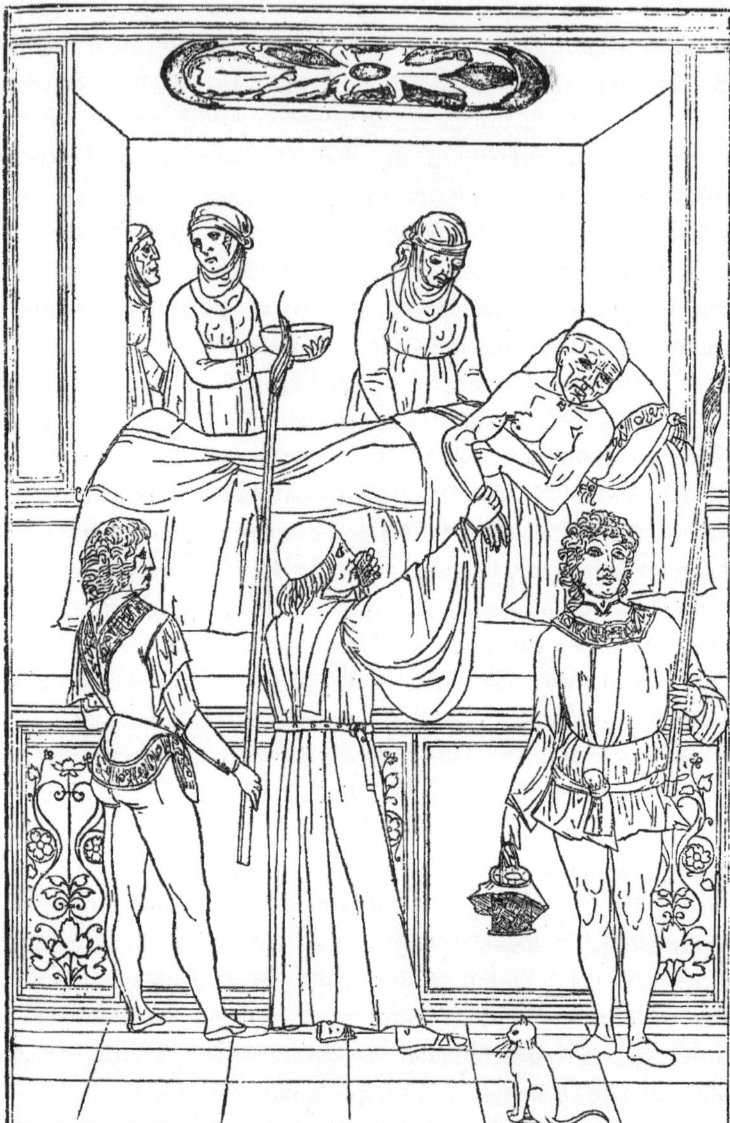

Ein wohlhabender Pestpatient im Krankenbett. Der behandelnde Arzt schützt sich vor den gefürchteten Miasmen, indem er sich einen Schwamm vors Gesicht hält, der mit Weißweinessig getränkt ist.

Aus den kontaminierten Pestorten zu fliehen und in möglichst großer Isolation das Ende der Krankheitswelle abzuwarten, war eine sinnvolle Idee, wenngleich sie damals nur wenige Menschen umsetzen konnten. Boccaccio beschreibt, wie die betuchten Bürger von Florenz versuchten, sich auf diese Weise – und mit einer proklamierten Mäßigung, die ihrem luxuriösen Leben dennoch kaum Schaden zufügte – zu schützen: «Einige waren nun der Meinung, durch ein mäßiges Leben und durch Enthaltsamkeit von allem Überflusse vermöge man besonders, diesem Übel zu widerstehen. Diese bildeten eine Gesellschaft und lebten getrennt von den Übrigen beisammen, verschlossen in Häusern, in welchen kein Kranker sich befand. Hier genossen sie die feinsten Speisen und die ausgewähltesten Weine mit großer Mäßigkeit und ergötzten sich, jede Ausschweifung vermeidend, mit Musik und anderen Vergnügungen.» Hier findet sich das bekannte Muster wieder: Gleichgewicht und Mäßigung sollen vor Krankheit schützen.

Nicht immer waren es Strategien der Mäßigung und der Verzicht auf Ausschweifungen, die den Menschen als passende Heilmittel vorschwebten. Exzesse und Orgien angesichts des drohenden Todes sind aus den Pestjahren ebenso überliefert, aber auch Bußprozessionen. Um sich von den Sünden der Menschheit zu reinigen, zogen sogenannte Flagellanten durch die Lande und geißelten sich mit dornenbesetzten Peitschen bis aufs Blut. Auch Phänomene wie Massenwahn und Tanzwut mit halb nackten Eiferern auf den Straßen, die auf die übrige Bevölkerung wie irre wirken mussten, brachen sich Bahn. Besonders aus den Regionen um Aachen und Lüttich sind solche exaltierten Prozessionen für das späte 14. Jahrhundert dokumentiert. Sie wurden zu einem Ventil für die Ängste und Schrecken der Menschen, die apokalyptische Szenarien wie zu Zeiten der Pest noch nicht erlebt hatten.

Die «Große Pest» des Mittelalters wird zeitlich zumeist auf die Jahre von 1347 bis 1353 eingegrenzt, doch auch in den folgenden Jahrzehnten und Jahrhunderten mussten die Menschen die Erfahrung machen, dass die Seuche nach längeren Pausen in regelmäßigen Abständen wiederkehrte. Mindestens so gewaltig wie die Verwüstungen und die Verluste an Leib und Leben waren daher die geistigen und sozialen Umwälzungen, die Europa und seine Bewohner infolge der Pest miterleben mussten. «Alle dachten, das Ende der Welt sei gekommen», notierte der italienische Chronist Villani im 14. Jahrhundert. Daseinsangst und existenzielle Not zeigten sich in vielen Bereichen. Zudem schien das Wertegerüst der Menschen aus den Fugen geraten zu sein. Einige Zeitzeugen der Pest beschrieben in dramatischen Worten das Bild eines sittlichen Verfalls, das vermutlich nicht selten überzeichnet war und der eigenen moralischen Aufwertung gegenüber den angeblich verkommenen Mitbürgern dienen sollte:

> Da die Menschen nur noch wenige waren, und durch Erbschaften und Übernahme verwaister Grundstücke reich geworden waren, vergaßen sie die vergangenen Dinge, so, als seien sie nie gewesen, und gaben sich Ausschweifungen und einem lasterhaften Leben mehr als zuvor hin. Da sie mehr Zeit als nötig hatten, prassten sie in der Sünde, der Völlerei und Schlemmerei, ließen sich erlesene Fleischspeisen schmecken, frönten dem Glücksspiel, überließen sich der Wollust und dem sittenlosen Kleiderluxus und führten überall neue Sitten ein. Und die kleinen Leute, Männer wie Frauen, hatten keine Lust mehr zu arbeiten, weil sie Überfluss an allem hatten.[7]

Auf individueller Ebene wuchsen Misstrauen und Angst. Feindbilder wurden ausgeweitet, Schuldzuweisungen waren schnell bei der Hand. Wem konnte man überhaupt noch trauen? Ängste wurden geschürt und bösartige Gerüchte in Umlauf gebracht. Hass und Rachegelüste griffen um sich, und natürlich gab es Krisengewinnler, die vom Unglück der anderen profitierten, zum Beispiel durch die Aneignung der etlichen im Laufe der Zeit verwaisten Besitztümer.

Denunziation und die Suche nach Sündenböcken erlebten eine traurige Blüte. Infolge der vielen Toten und des wirtschaftlichen Niedergangs wurden bereits zuvor ausgegrenzte Gruppen weiter marginalisiert und zu Sündenböcken für die Seuche gemacht. Besonders Juden hatten darunter zu leiden. Ihnen wurde vorgeworfen, Brunnen vergiftet und auf diese Weise die Pest erst ausgelöst zu haben. In den heute zu Deutschland gehörenden Gebieten waren Hass und Pogrome ausgeprägter als anderswo in Europa. Hier wurden Zehntausende Juden erschlagen, verbrannt oder auf andere Weise grausam zu Tode gebracht. Schuldeingeständnisse, die unter Folter erzwungen worden waren, heizten die Gerüchte über die Juden als Verursacher der Pest weiter an.

Nicht nur der Glaube an die Integrität des Einzelnen litt zur Zeit der Seuche. Auch die Autorität der Kirche und der Päpste wurde durch die Pest erschüttert. Die Geistlichen hatten das gigantische Unheil weder vorausgesehen, noch konnten sie etwas dagegen tun, dass Städte und Länder überall in Europa vom Schwarzen Tod heimgesucht wurden. Etliche Kleriker flohen selbst vor der Seuche, anstatt Beistand zu leisten, oder sie bereicherten sich im Durcheinander, das die Krankheit mit sich brachte.

Nach der Logik von Krankheit als Strafe bei großer irdischer Schuld hätte aus den Überlebenden der Pest eigentlich ein edles und tugendhaftes Menschengeschlecht hervorgehen müssen, das sich hilfsbereit und liebevoll seinen Nächsten zuwendet. (Ganz ähnliche Hoffnungen auf einen Sinneswandel der Gesellschaft gab es auch zu Beginn der Corona-Pandemie im Jahr 2020, als eine neue Innerlichkeit ausgerufen wurde und es Anzeichen dafür zu geben schien, dass sich die Menschen auf das besinnen würden, was wirklich wichtig ist: auf Altruismus und Gemeinschaft, auf Kontemplation statt Konsum. Doch aus der Abkehr vom Materialismus und der Hinwendung zum Verzicht ist bekanntlich nichts geworden.)

Der Infektionsweg der Pest lag damals im Dunkeln. Erst Ende des 19. Jahrhunderts gelang die Entdeckung, dass das Bakterium

Yersinia pestis zunächst Flöhe befällt, die wiederum Ratten und andere Nager infizieren können. Von den Nagetieren übertragen Flöhe den Erreger auf die Menschen. Von dem mittelalterlichen Weltbild der Kirche ausgehend wäre eine solche Entstehung und Verbreitung der Pest schlicht nicht denkbar gewesen: Dass eine Ansteckung durch niedere Wesen und Kleintiere die selbst ernannte Krone der Schöpfung zu Fall bringen konnte, war mit der damaligen Glaubenslehre nicht vereinbar. Es mussten mindestens höhere Mächte, die Sterne oder eine Strafe Gottes als Begründung herhalten.

Und die Ärzte? Auch sie konnten weder tragfähige Erklärungen noch Heilung für das Leiden und Sterben bieten, im Gegenteil, so der Chronist Villani: «Einige gingen mit ihren Deutungen hausieren, um damit Geld zu machen, und machten durch ihren eigenen Tod deutlich, dass ihre angebliche Kunst null und nichtig war.»[8] Das Vertrauen in die Ärzteschaft schwand dadurch zusehends. Die Schutzmaßnahmen der Doktoren blieben weitgehend wirkungslos, ebenso die Behandlungsversuche, die sich auf Klistiere und Aderlass im Bereich der geschwollenen Lymphknoten und das Verbrennen von Kräutern wie Baldrian oder Wacholder beschränkten. Im besten Falle trugen die Ärzte nutzlose, im schlechten Falle schädliche Salben und Tinkturen auf. Die Hilflosigkeit des zur Heilung ausersehenen Standes steigerte die Angst der Menschen eher noch weiter und tat dem Ansehen der medizinischen Profession nicht gut. Die Pest eröffnete Wunderheilern und Scharlatanen aller Art ein weites Betätigungsfeld. Wer die Pest überlebte, hatte das nicht der Medizin, sondern dem Zufall, seiner Konstitution oder schlicht einem gnädigen Schicksal zu verdanken.

Wenn schon der Rat der Doktoren nichts taugte, hielt man sich eben an populäre Ernährungsempfehlungen gegen die Pest, die allerorten florierten: Zucker, Hühnchen und Eier galten als vorteilhaft, was zur Folge hatte, dass diese Nahrungsmittel kaum noch aufzutreiben und noch weniger zu bezahlen waren. Die Not diktierte den Preis. Allerdings wurden auch manche Lebensmittel

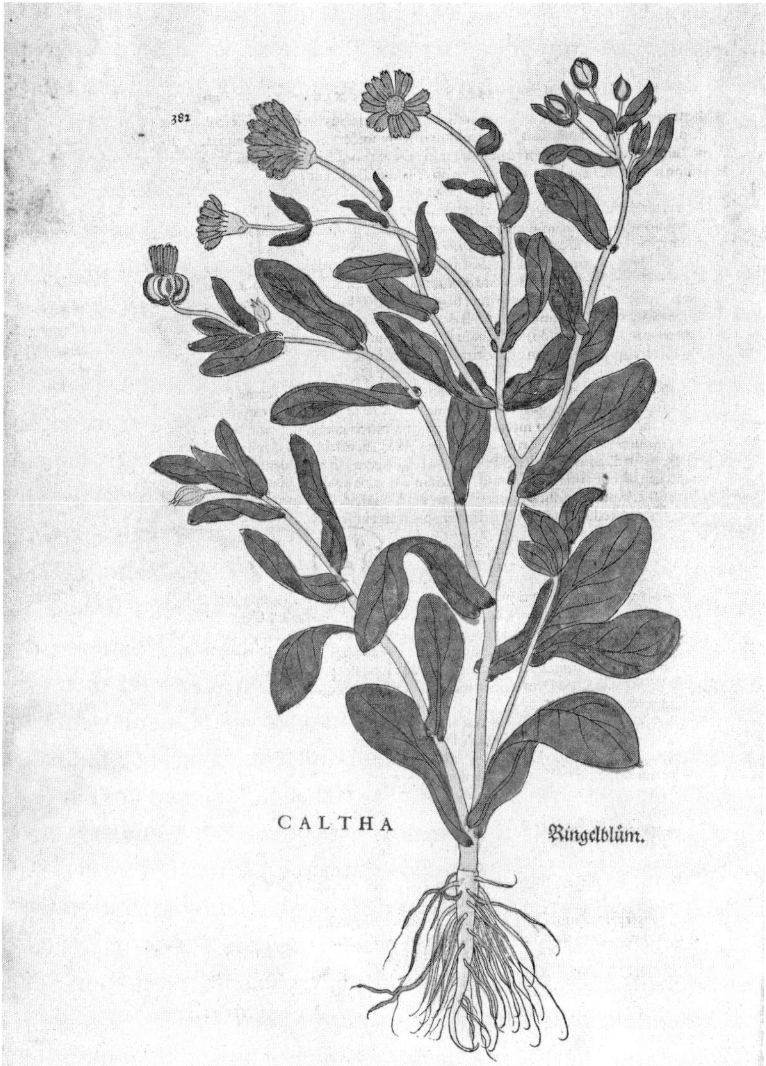

Den getrockneten Blüten der Ringelblume wurde nachgesagt, den Körper von schädlichen Säften zu reinigen. Daher kam sie lange Zeit auch gegen die Pest zum Einsatz.

knapp, weil sie im Ruf standen, der Gesundheit zu schaden. Pflaumen, Mandeln und Feigen wurden ebenso wie andere Früchte nicht mehr importiert, weil sie den Körper im Kampf gegen die Pest angeblich schwächten. Eine Trennkost der ganz eigenen Art.

Krankheit als Tribut: Folgen von Handel, Reisen, Globalisierung

Die Erkenntnis des französischen Denkers Blaise Pascal (1623–1662), wonach alles Unglück der Menschen daher rühre, dass sie nicht ruhig in einem Zimmer bleiben können, trifft auf die Verbreitung etlicher Krankheiten sicher zu. Der Expansionsdrang der Menschheit und der Handel mit fernen Ländern und Kontinenten haben dazu beigetragen, dass Infektionsleiden ihre Reise um die Welt oder zumindest über weite Strecken antreten konnten. Auch dafür ist der Schwarze Tod ein eindrucksvolles Beispiel.

Der genaue Ursprungsort der Großen Pest im Mittelalter ist bis heute unklar. Zwar wird immer wieder berichtet, dass der Schwarze Tod um 1333 in China seinen Ausgang nahm und sich dann von Osten nach Westen ausbreitete (und später in Europa von Süden nach Norden), doch auch das ist lediglich eine Vermutung, die von Grabinschriften und Chroniken über Sterbefälle entlang der vermuteten eurasischen Etappenorte abgeleitet ist.

Auch der von älteren Chronisten erwähnte Zwischenstopp der Epidemie im Jahr 1347 in Caffa (heute Feodossija), einem Handelsposten Genuas auf der Krim, von wo die Seuche nach einer weiteren Visite im Hafen von Konstantinopel in Europa ankam, gehört vielleicht ins Reich der Legende. Womöglich handelt es sich bei der geografischen Zuordnung vielmehr um eine typische Schuldzuweisung, wonach zunächst die «Ungläubigen» am Schwarzen Meer von der Pest getroffen wurden und sich die Christen in Europa erst ansteckten, nachdem der Keim über weitere Handelswege auf den Kontinent gelangt war.

Als weitere Hypothese wird in der Geschichtsschreibung diskutiert, dass sich Erreger der Pest in den Getreidelagern Caffas besonders gut halten und vermehren konnten, weil der Handel mit dem genuesischen Außenposten durch eine Seeblockade des Hafens länger unterbrochen war. Als die Getreidelieferungen wieder einsetzten, hatten sich Flöhe und Ratten als Zwischenwirte des Pesterregers in den Lagern so vermehrt, dass Europa bald darauf buchstäblich eine geballte Ladung der Keime abbekam und die Seuche deshalb besonders heftig wütete.

Eine wenig subtile Form der biologischen Kriegsführung wird ebenfalls mit der Pest in Caffa in Verbindung gebracht. Es gibt Schilderungen von der landseitigen Belagerung der Hafenstadt durch die Tataren, die sich über drei Jahre hinzog. Da die Einwohner über die Seeseite Lebensmittellieferungen erreichten, hielten sie der Abriegelung stand. Die Stadt wollte sich den Belagerern, unter denen sich inzwischen die Pest ausgebreitet hatte, partout nicht ergeben. Da sich die Blockade immer länger hinzog, griffen die Tataren zu neuen Mitteln, insbesondere zu Katapulten: Die Belagerer, «die durch das Unglück und die Krankheit erschöpft, niedergedrückt und völlig ratlos waren und ohne Hoffnung auf Rettung nur noch den Tod erwarteten, [ließen] die Leichen der Pesttoten, die sie mit Maschinen übereinander geschichtet hatten, in die Stadt Caffa schleudern, damit dort alle durch die unerträgliche Ausdünstung zugrunde gehen sollten», notierte ein Chronist.[9]

Der Gestank nach Tod und Verwesung, der sich innerhalb der Stadtmauern ausbreitete, sollte die Bewohner zermürben, zudem war beabsichtigt, sie mit den Krankheitserregern zu infizieren und so ihre Widerstandskraft zu schwächen. Die Bevölkerung ergab sich zwar nicht, aber der B-Waffen-Angriff war wohl dennoch erfolgreich. Vermutlich haben die wenigen Geflüchteten, die aus der belagerten Stadt entkommen konnten, die Pest nach Westen und in die Welt getragen. Womöglich waren es aber auch Seefahrer aus der Stadt, die nach Ende der Belagerung den Handel mit den Metropolen am Mittelmeer wieder aufnahmen und nicht nur

Güter, sondern auch Keime über die Meere transportierten. Auch dies legen zeitgenössische Chronisten nahe: «So entkam aus der genannten Stadt Caffa ein Schiff, von wenigen Seeleuten gesteuert, die ebenfalls von der vergifteten Krankheit angesteckt waren, nach Genua, ein anderes nach Venedig.»[10]

Die Belagerung blieb übrigens am Ende ohne Erfolg, die Tataren zogen wieder davon, aber der Pestkeim blieb vor Ort. Wenn der geografische Übertragungsweg stimmt, ging die Reise des Erregers vom Schwarzen Meer weiter nach Konstantinopel (dem heutigen Istanbul), Griechenland, ins ägyptische Alexandria, nach Zypern, Sizilien und hin zu anderen Handelsstützpunkten an den Gestaden des Mittelmeers. Womöglich war es also eine Frühform des Bioterrorismus, die der Pest über alte Handelsrouten den Weg nach Europa ebnete.[11]

Von 1347 an waren es zunächst die europäischen Hafenstädte, in denen sich die Pesterreger vermittelt durch die Besatzungen der Handelsschiffe ausbreiteten. Genua und Venedig waren früh betroffen, dann Marseille und die spanischen Städte am Mittelmeer. Manche Landstriche blieben hingegen unberührt, etwa Teile Böhmens, Schlesiens und Bayerns. Manchmal verzögerte sich die Ausbreitung der Infektion auf dem Landweg auf schwer erklärbare Weise. So lagen zwischen den Pestwellen in Marseille und Avignon vier bis fünf Monate, obwohl die Distanz zwischen den Städten nur gut einhundert Kilometer beträgt, der nächste Ansteckungsherd also im erweiterten Umfeld der Menschen lag und von einem berittenen Boten innerhalb eines Tages erreicht werden konnte. Ähnliches traf auf die Ausbreitung in Italien zu, wo Rom und Florenz vier bis fünf Monate später mit der Pest zu kämpfen hatten als die Küstenstädte.

War eine Pestwelle vorbei, bestand noch kein Grund zur Sorglosigkeit. Wer einmal die Pest gehabt und sie überlebt hatte, erlangte dadurch zwar eine gewisse Immunität, doch diese hielt nicht dauerhaft an, und so konnte sich niemand sicher sein, von den Infektionswellen, die die Welt bis ins 19. Jahrhundert im Abstand von wenigen Jahrzehnten immer wieder heimsuchten, verschont zu bleiben. «Pocken und Pest, Cholera, Gelbfieber und Grippe sind mobile, gewissermaßen globalisierungstaugliche Krankheiten, Feinde der Menschen mit geradezu militärischen Eigenschaften: Sie greifen an, erobern, ziehen sich wieder zurück», schreibt der Universalhistoriker Jürgen Osterhammel in seiner großartigen Geschichte des 19. Jahrhunderts. «Manchmal bleiben als letzte Hoffnung nur physische Abwehrmaßnahmen: Quarantäne und Barrieren.»[12] Wer würde sich angesichts solcher Zeilen nicht aus dem 19. Jahrhundert in das 21. Jahrhundert versetzt fühlen, als gegen die Corona-Pandemie zunächst vor allem physische Barrieren wie Masken, Handschuhe, Isolation und Lockdown zur Eindämmung der Viren aufgeboten wurden, bis eine Impfung zur Verfügung stand?

Wenn für das 19. Jahrhundert der wachsende Welthandel und der zunehmende Schiffsverkehr als Gründe angeführt werden, warum sich Infektionskrankheiten schneller ausbreiteten, wenn «Menschen, Tiere aber auch Waren (...) infiziert sein und fatale Erreger ausstreuen»[13] konnten, dann gilt das genauso für das 21. Jahrhundert, wo die globalen Verkehrsströme und der Flugverkehr es möglich machen, eine Krankheit binnen Stunden von Asien oder Afrika nach Europa oder in die umgekehrte Richtung zu bringen. Die Globalisierung des Leidens ist seit Langem in vollem Gange.

Hinzu kommt, damals wie heute, dass man Infektionserreger nicht sehen kann, jedenfalls nicht ohne technische Vergrößerungs- oder Visualisierungshilfen. Die Angst vor dem Unsichtbaren, das unbemerkt durch die Welt reist, die uralte Furcht vor Miasmen (s. Kapitel 5) und Ansteckung, also vor etwas, das man weder sehen, riechen, fühlen noch schmecken kann, hält die besondere Irritation aufrecht, die jedes Mal entsteht, wenn irgendwo ein neuer Keim auftaucht oder sich ein alter Bekannter so verändert, dass er zur neuen Gefahr wird. Die Corona-Pandemie in den Jahren 2020 bis 2023 hat eindrucksvoll gezeigt, welche Urängste, Ressentiments und sozialen Verwerfungen auch in vermeintlich modernen Gesellschaften wieder aufflackern, wenn eine neue, unberechenbare Bedrohung entsteht, deren Ursprungsort zunächst oder gar auf Dauer im Dunkeln bleibt.

Unberechtigt ist die Sorge nicht, weder vor alten Seuchen in verändertem Gewand noch vor neuen Leiden oder gar einem Super-Virus, das die gefährlichsten Eigenschaften verschiedener Erreger in sich vereint. In weniger entwickelten Ländern zeigt sich bis heute, wie verheerend Epidemien in einem Gemeinwesen wüten können, das über unzureichende Strukturen verfügt, um eine solche Seuche einzudämmen. Tansanias ehemaliger Präsident Julius Nyerere (1922–1999) hat es in seinen Reden wiederholt auf den Punkt gebracht: «Wenn die Welt niest, bekommen wir eine Lungenentzündung.»

Angesichts der drohenden Gefahr durch alte wie durch neue Seuchen ist es vermutlich nur eine Frage der Zeit, bis die nächste Pandemie um die Welt zieht. Nicht als Strafe für Sünden oder andere Vergehen, sondern als mikrobiologische Konstante der ständigen Veränderungen der Erreger, die sich quer durch die Medizingeschichte zieht. Der Harvard-Zoologe Stephen Jay Gould hat in seinen Büchern betont, dass die Menschheit wahrlich keinen Grund hätte, sich anderen Mitgeschöpfen überlegen oder gar als Krone der Schöpfung zu fühlen.[14] Bakterien, Viren und andere Mikroben sind schließlich viel älter als die Menschheit, zudem gibt es sie in ungleich größerer Zahl und Vielfalt. Und sie sind stärker. Von ihrer Entwicklungsgeschichte her sind sie die erfolgreichsten Organismen der Erde, und nicht etwa Homo sapiens, der bereits von ein paar hartnäckigen Schnupfenviren aufs Lager geworfen wird und vor jeder neuen Seuche zunächst kapitulieren muss.

Die Krankheiten der anderen: Syphilis, Rachitis, Ebola

Wenn Menschen leiden, suchen sie nach Gründen. Das ist bis heute so und hat nichts mit Aberglauben zu tun oder Unwissenheit. Wer eine Kinderkrebsstation besucht, wird eventuell auf Fünfjährige treffen, die glauben, dass sie nur deswegen einen Tumor haben, weil sie «frech zur Oma» waren. Erwachsene sind der festen Überzeugung, dass sie krank geworden sind, weil sie sich sündig verhalten haben (was immer das bedeuten mag) oder weil eine Wasserader, die Kondensstreifen eines Flugzeugs oder der böse Blick des Nachbarn das so wollten. Seit es ansteckende Erkrankungen und Seuchen gibt, sind zahlreiche Mythen und Verschwörungserzählungen entstanden, um den Ausbruch von Infektionskrankheiten zu erklären. Fast immer werden dabei Sündenböcke gesucht und häufig sind es die anderen, die Fremden, die für Krankheiten verantwortlich gemacht werden. Oft betonen solche Erzählungen die vermeintliche Reinheit und Unversehrtheit der eigenen Gruppe oder Nation, während sie im Gegensatz dazu die verschmutzten, hinfälligen und verdorbenen Eigenheiten der anderen Gruppe übertreiben und ins Groteske steigern.

Zuschreibungen, die bestimmte Volksgruppen für eine Krankheit verantwortlich machten oder sie als dafür empfänglich erklärten, gab es zu allen Zeiten, und auch Mediziner waren an ihrer Verbreitung nicht unbeteiligt – im Gegenteil. Der italienische Arzt und Dichter Girolamo Fracastoro (1477–1553) verfasste von 1510 an in Versform das Werk «Syphilidis sive morbi gallici libri tres» («Drei Bücher über die Syphilis oder die gallische Krankheit»). Fracastoros Werk über die Syphilis, die seit dem 16. Jahrhundert länderübergreifend als «Franzosenkrankheit» bezeichnet wurde, aber auch andere geografische Zuschreibungen und Namen hatte, fand große Verbreitung, erlebte etliche Auflagen, wurde europaweit bekannt und in mindestens sechs Sprachen übersetzt:

Singen will ich heut und sagen,
Wie einst durch des Schicksals Mächte
Jener Same ward gesäet
Einer Krankheit, die – gar seltsam –
Ferne Zeiten nie gesehen,
Aber heute ganz Europa,
Asien, das ferne Libyen
Hat durchwütet, wie die Seuche
Ihren Namen hat empfangen,
Durch die Gallier, die damals
Schreckenvollen Krieges Folge
Latium damit beglückten.
Syphilus packt sie als ersten.
Schlimm wird ihm der Leib zerfressen
Von gar garstigen Geschwüren.
Schmerzend reißt es in den Gliedern.
Seine Nächte flieht der Schlaf.
Und nach ihm benennt die Menschheit
Heute noch die gleiche Seuche,
Es empfängt von ihm die Krankheit
Nun den Namen: Syphilis![15]

Obwohl Fracastoro in seinen Versen die Genese der Erkrankung als Rache des Sonnengottes Apollo erzählt, dem der Hirte Syphilus nicht mehr dienen und opfern wollte, erkannte er die Syphilis als eine möglicherweise von Keimen verursachte Krankheit. In seiner Deutung war sie ein «Geschenk» der Gallier, beziehungsweise der Franzosen, die von den Truppen Karls VIII. (1470–1498) während des Italienfeldzugs 1494 von Frankreich auf die Apenninenhalbinsel eingeschleppt wurde.

Um 1500 nahm die Häufigkeit der Krankheit in Europa tatsächlich rapide zu, was aber auch an mangelhaften hygienischen Verhältnissen und der Unterernährung großer Teile der Bevölkerung gelegen haben könnte. Zudem gibt es die Theorie, dass die Krankheit aus der «Neuen Welt» nach Europa gebracht wurde und sich dort anschließend schnell verbreitete, wenngleich auch zuvor schon – vermutlich weniger aggressive – Erreger auf dem «Alten Kontinent» heimisch waren.

Nichtsdestotrotz hielt sich die Bezeichnung der Syphilis als «Französische Krankheit» bis weit ins 20. Jahrhundert hinein. Immer wieder wurden geifernd die Klischees vom liederlichen amoralischen Verhalten der Franzosen verbreitet, deren ausschweifendes Sexualleben zur Ausbreitung der Erkrankung beitrage. Oft wurde die Syphilis mit dem angeblich freizügigen, libertären Lebensstil von verkommenen Großstädtern in Verbindung gebracht. Die Nazis sprachen in diesem Kontext von einer drohenden «Syphilisierung» des Volkskörpers, was gleichbedeutend war mit der Behauptung von Dekadenz und Sittenverfall. Als Gegensatz dazu wurde das «reine», starke Landleben propagiert, das kräftige, gesunde Menschen mit tugendhaftem Verhalten hervorbringen sollte.

Obwohl ihre medizinische Bedeutung stark abgenommen hat, wird die Syphilis immer noch zur sprachlichen Diffamierung politischer oder weltanschaulicher Gegner verwendet. Im Duktus rechtsradikaler Parteien finden sich heute die Kampfbegriffe «linksversifft» oder «linksgrünversifft» für jene Teile der Bevölkerung, deren politische Haltung oder Lebensstil ihnen missfallen.

Im Laufe der Geschichte wurde die Syphilis mit zahlreichen geografischen Etiketten versehen – abhängig davon, wo man den Ursprung des Leidens gerade verortete. Immer waren es andere Nachbarn, nach denen die Krankheit benannt wurde. So war wahlweise auch von der italienischen, neapolitanischen, französischen, spanischen, kastilischen, polnischen, schottischen oder englischen Krankheit die Rede, ohne dass diese Liste Anspruch auf Vollständigkeit erheben könnte.

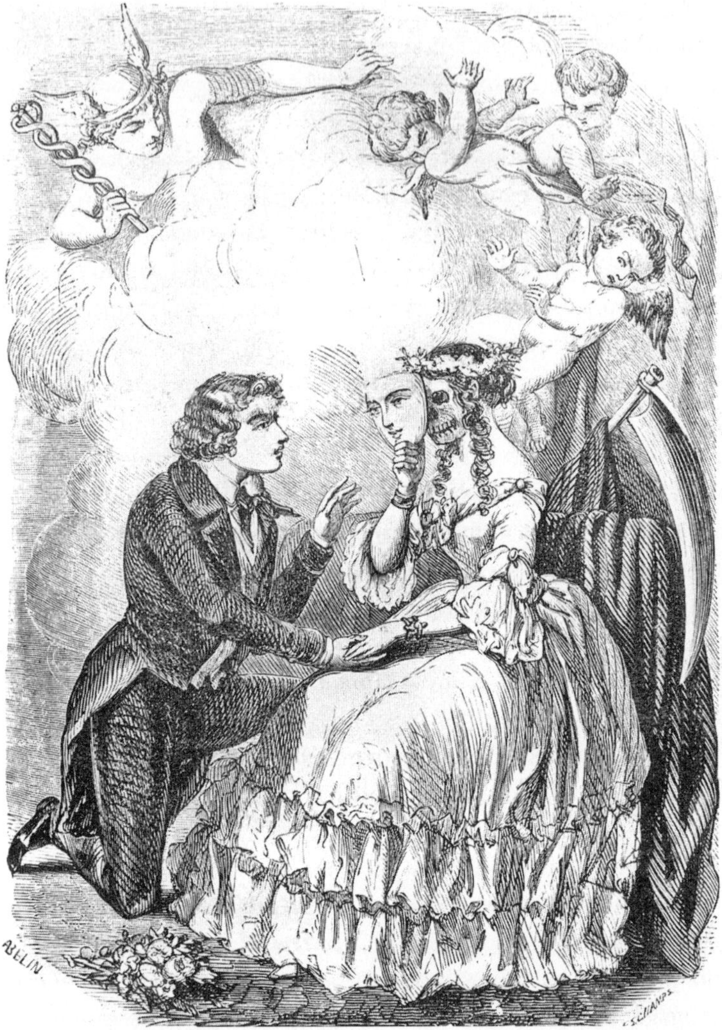

Gefährliches, womöglich gar tödliches Begehren: Illustration aus einer Syphilis-Gedichtsammlung des französischen Dichters Auguste-Marseille Barthélémy von 1851.

Der Begriff «Englische Krankheit» war allerdings ab dem 17. Jahrhundert für ein anderes Leiden reserviert, das als «Morbus Anglorum» auch in die Fachsprache aufgenommen wurde. Gemeint ist damit die Rachitis, eine Erkrankung, zu der es bei Kindern durch eine Kombination von Vitamin-D-Mangel und zu wenig Sonnenlicht kommt. Die geografische Zuordnung war diesmal naheliegend: In England ist das Sonnenlicht weniger stark als beispielsweise in Italien, zudem verdunkelte der Rauch der Köhlereien, Bergwerke und später der Fabrikschlote der früh industrialisierten Insel den Himmel zusätzlich. Viele Kinder wuchsen in ärmlichen Verhältnissen auf, mussten schon im Grundschulalter unter Tage oder in dunklen Hallen arbeiten, sodass sie von Unterernährung und Lichtmangel geplagt waren. Ein eingezogener Brustkorb und verformte Beine waren die typischen Symptome der Rachitis. Das Leiden kam in Europa auch während der Mangeljahre der Weltkriege im 20. Jahrhundert vor. Besonders in Industrieregionen führte die Mischung aus schlechter Ernährung und Luftverschmutzung dazu, dass noch weniger UV-Licht durch die Smogschichten gelangte und für die Umwandlung in aktives Vitamin D in der Haut zur Verfügung stand.

Geografische Zuschreibungen gingen mit Stereotypen oft Hand in Hand. Als «Weichselzopf» wurden bis zu Beginn des 20. Jahrhunderts stark verfilzte, lange Haare bezeichnet. Dabei ging es nicht um eine Mode, wie sie später etwa in Form von Dreadlocks aufgekommen ist. Obwohl das Phänomen im Mittelalter auf dem Gebiet Deutschlands, Belgiens, Ostfrankreichs und des Balkans vorkam, wurde es früh mit dem Bereich des heutigen Polens (im Einzugsgebiet des Flusses Weichsel) in Zusammenhang gebracht. Ältere Medizinbücher verzeichnen gar die Begriffe «plica polonica» und «polish plait» dafür. Medizinisch relevant waren die stark verfilzten Haare deshalb, weil sich darunter oft Ekzeme auf der Kopfhaut bildeten und Läuse ansammelten. Nässender Ausschlag und Schorfbildung konnten schwerere Hauterkrankungen begünstigen und zu chronisch infizierten Wunden führen.

Landsmannschaftliche Klischees und örtliche Begebenheiten führen bis heute zu schnellen Vorurteilen gegenüber verhassten Nachbarn, «Erbfeinden» oder schlicht als fremd empfundenen Volksgruppen. Während der Corona-Pandemie kam immer wieder die «Labor-Hypothese» auf, wonach chinesische Forscher das Virus absichtlich in die Welt gesetzt hätten, um den Westen zu schwächen. Die überzeugendsten Belege sprechen hingegen dafür, dass sich das Virus von einem Nassmarkt in Wuhan aus verbreitet hat, auf dem neben Fischen und Meeresfrüchten auch frisch geschlachtete Marderhunde angeboten wurden, die als mögliche Zwischenwirte für das Virus gelten. Da die genaue Genese der Pandemie vermutlich nie aufgeklärt werden kann, finden jedoch immer wieder Spekulationen und Verschwörungsgerüchte Zuspruch, wonach böse Mächte im Labor für Covid-19 verantwortlich waren.

Wilde Spekulationen über Krankheitsursachen entstanden ebenso während der Pest in Indien 1994. Dort war von pakistanischer Rache die Rede, wahlweise auch von geheimen US-Experimenten, regierungsfeindlichen Ressentiments oder einem obskuren russischen Forscher, der angeblich durchgedreht sei und die Seuche unter das Volk gebracht habe. Hundert Jahre nach Entdeckung des Pesterregers wurden noch immer Verschwörungserzählungen verbreitet und die Schuld bei den anderen gesucht.

Auch die Ebola-Ausbrüche in Zaire in den 1990er-Jahren und die Häufung der Tuberkulose in den Nachfolgestaaten der Sowjetunion im gleichen Jahrzehnt wurden auf ominöse fremde Mächte zurückgeführt. Dabei haben in Zaire die Diktatur Mobutus und die Korruption im Land vermutlich stärker zur Verbreitung von Ebola beigetragen als die Infektiosität des Erregers.

Für jene, die nicht selbst davon betroffen sind, ist ein Leiden immer die Krankheit der anderen. Dies hat Konsequenzen in modernen Gesellschaften. In Bezug auf viele Krankheiten gilt, dass benachteiligte Bevölkerungsgruppen, die ökonomisch schwächer und schlechter ausgebildet sind, stärker darunter leiden. In Deutschland wie auch in den meisten anderen Ländern Europas war Corona vor allem eine Erkrankung, an der Alte, Vorerkrankte und Übergewichtige besonders stark litten.

In Südamerika war das hingegen anders. Dort wurde Covid-19 zumindest zu Beginn der Seuche als «Pest der Snobs» bezeichnet. Corona galt als eine Plage, die vor allem die reiselustigen Wohlhabenden und Vielflieger traf und von ihnen erst ins Land gebracht wurde. Zumindest das Bild von Covid-19 als einer Krankheit der Alten musste dort in den Jahren 2020 und 2021 modifiziert werden. Zwar kam es unter den Senioren ebenfalls häufiger als in anderen Altersgruppen zu schweren Verläufen und Todesfällen. Doch der Anteil der mittelalten und jüngeren Erwachsenen, die heftiger erkrankten, war in den südamerikanischen Ländern zu Beginn höher, als es aus virologischer Sicht und der Altersabhängigkeit der Symptomschwere zu vermuten gewesen wäre. Erst später erreichte das Virus auch die Armen, chronisch Kranken und Alten – und traf sie dann mit voller Wucht.

Victim Blaming: Kranke als Opfer ihrer selbst

Über Jahrtausende waren Krankheit, Siechtum und Tod vor allem eine Frage des Schicksals. Cholera und Pest, Hirnschlag und Blutsturz, aber auch der tödliche Pfeil des Gegners im Kampf trafen den einen und verschonten den anderen. Glück, Pech oder Fügung. Mit dem zunehmenden Wissen über Krankheiten kam die individuelle Verantwortung ins Spiel. Im Ringen um Krankheit, Gesundheit, Wohlergehen ist heute weniger von Schicksal, aber oft von Eigenverantwortung, persönlichen Verfehlungen, kleinen Sünden und großen Lastern die Rede. Es geht darum, was man hätte tun sollen, aber unterlassen hat, und zu welchen unvernünftigen und ungesunden Verführungen man sich hat hinreißen lassen.[16] Reue und schlechtes Gewissen treten auf den Plan, wenn das Leben nicht vorbildlichen Mustern folgt – und wann tut es das schon?

Medizin spielt sich mittlerweile wieder häufig in Kategorien ab, die traditionell der Religion, der Moralphilosophie oder der Juristerei vorbehalten waren. Regelmäßig erscheinen Fachartikel über die Last der Erkrankungen («Burden of Disease»). In solchen Erhebungen wird aufgelistet, wie groß der Anteil «vermeidbarer» Fälle unter dem jeweiligen Leiden ist und welche Belastungen verursacht werden, die von der Gesellschaft, den Krankenversicherungen und Angehörigen geschultert werden müssen.

In der zweiten Hälfte des 20. Jahrhunderts wurden immer mehr Risikofaktoren für die Gesundheit identifiziert, bestimmte Leiden erhielten den Beinamen Wohlstands- oder Zivilisationskrankheiten. Das hieß zugleich auch: Krankheiten konnte vorgebeugt werden, Prophylaxe und Prävention wurden zum erklärten Ziel der Medizin (s. Kapitel 4). Jeder konnte etwas dafür tun, gesund zu bleiben, und sei es, sich auf seine Erkrankungswahrscheinlichkeit testen zu lassen. Heute erstreckt sich die Früherkennung anhand von vorgeburtlichen Tests bei Schwangeren gar auf die nächste Generation. Als «Abschaffung des Schicksals» hat der Freiburger Medizinethiker Giovanni Maio diese Entwicklung charakterisiert.[17]

Die Kehrseite ist: Wer krank wird, gerät schnell in den Verdacht, selbst schuld daran zu sein. Als «Victim Blaming», als eine Beschuldigung der Kranken, Opfer ihrer selbst und ihres unzureichenden Verhaltens zu sein, wird in der Medizintheorie diese Verantwortungsdelegation ins Persönliche beschrieben. Man hätte ja etwas dagegen tun können! Sport treiben, Obst und Gemüse essen, Zahnseide benutzen, nicht rauchen ... Nun kann man mit einem gesundheitsbewussten Verhalten zwar die Risiken für einige Krankheiten etwas verringern, ausschließen kann man sie damit jedoch nicht. Krank oder gesund bleibt weiterhin eine Frage von Glück, Genen, Schicksal – und Wahrscheinlichkeiten.

Wurden früher Leiden wie die Pest als kollektive Strafe für die Verfehlungen der Menschheit insgesamt oder zumindest einer größeren Gruppe verstanden, geht es mittlerweile um die Schuldverlagerung auf die individuelle Ebene. Und diese Entwicklung geht über den notorischen Fall des alkoholsüchtigen Kettenrauchers hinaus, der in seiner Freizeit nur auf dem Sofa sitzt. Die Wahl des Essens und der Lebensmittel zum Beispiel ist heute kaum ohne eine moralische Bewertung möglich. Sich einen Cheeseburger an die Lippen zu halten, sei «mittlerweile moralisch gleichbedeutend damit, jemandem eine Pistole an die Schläfe zu setzen», haben der New Yorker Ernährungswissenschaftler Paul Marantz und sein Team vor Jahren erkannt.[18] Und der Soziologe Friedrich Schorb, der zur gesellschaftlichen Wahrnehmung von Übergewicht geforscht hat, schrieb in seinem Buch «Dick, doof und arm?» über die gängigen Vorurteile: «Die Dicken sind schuld, sie sind zu oft und zu lange krank, sie leisten zu wenig, sie haben sich nicht im Griff. Sie kosten die Gesellschaft Geld – und sie tun es mit Absicht.»[19]

Sogar für Krebs gilt: Etwa nicht zur Früherkennung gegangen? Infarkt, Schlaganfall, Diabetes? Wer sich kaum bewegt und zu viel isst, vor allem diese fettigen Sachen, muss sich nicht darüber wundern. Malignes Melanom? Den ganzen Tag am Strand, ohne ausreichenden Sonnenschutz, das muss doch nicht sein. Auch bei psychischen Krisen und Erkrankungen soll dem schuldigen Subjekt mit dem Schlagwort «Selbstwirksamkeit» auf die Sprünge geholfen werden. So hilfreich dieser Aspekt in der Therapie sein kann, dahinter steht das Dogma: Du kannst es, du schaffst es. Just do it. Und damit wird die Schuldfrage wieder an das hinfällige Individuum zurückgegeben.

Die Definition für Gesundheit, wie sie die Weltgesundheitsorganisation im Jahr 1948 formulierte («Zustand des vollständigen körperlichen, geistigen und sozialen Wohlbefindens und nicht nur das Freisein von Krankheit und Gebrechen»), hat den weit zurückreichenden Trend zur Selbst- und Fremdanklage bei Krankheit womöglich weiter verstärkt. Gesundheit ist längst wieder zu einer Frage von Schuld und Sühne geworden. Die emotionale Wucht der Debatten rund um die Gesundheit nimmt beständig zu.

3. Schauplätze und Räume

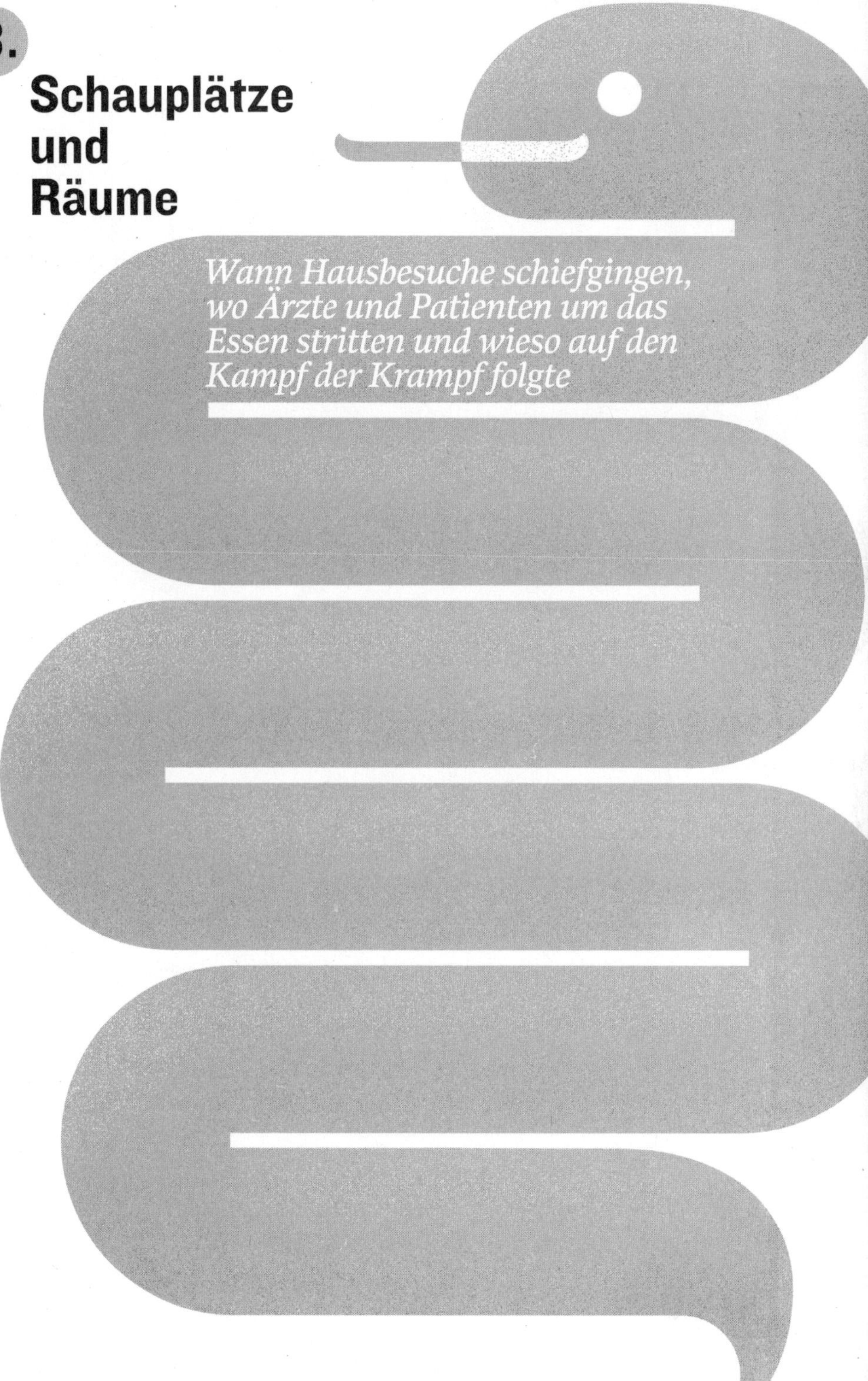

Wann Hausbesuche schiefgingen, wo Ärzte und Patienten um das Essen stritten und wieso auf den Kampf der Krampf folgte

Ich mach dich gesund, sagte der Bär», so lautet der Titel des berühmten Kinderbuchs von Janosch. Der kleine Tiger ist krank und sein Freund, der Bär, pflegt ihn zu Hause, bekocht und verbindet ihn und lässt ihm so viel Herzenswärme zukommen, dass er schon allein davon wieder gesund werden müsste. Doch es ist etwas Ernsteres, und der kleine Tiger muss ins Krankenhaus für Tiere. Dort diagnostiziert Doktor Brausefrosch, dass ein Streifen verrutscht ist, was er operativ aber schnell beheben kann. Anschließend wird der kleine Tiger von seinen Freunden nach Hause begleitet und wieder gesund.

Medizin und Krankenversorgung kennen viele Orte und Konstellationen. In der Kindergeschichte von Janosch sind einige versammelt. Der Pflege und Behandlung am heimischen Krankenbett kam schon immer eine wichtige Rolle zu, zumindest wenn die Krankheit und das Leiden nicht zu schwer waren. Reichte die häusliche Betreuung nicht aus, musste ein Arzt konsultiert werden. In der Antike zogen Ärzte oft von Ort zu Ort, gelegentlich boten sie ihre Dienste aber auch in Praxen an. Eine Empfehlung aus dem alten Griechenland lautete, dass Arzt und Patient auf gleich hohen Stühlen sitzen sollten – um die Augenhöhe zu wahren. Das Krankenhaus war für schwere Verläufe oder aufwendige Pflege zuständig, entwickelte sich in dieser Form aber erst später. Im Umkreis von Medizinschulen und Tempeln gab es zwar Möglichkeiten zur Genesung und zum Heilschlaf. Allerdings entstanden Hospitäler vor allem im Mittelalter und in der Neuzeit. In der Geschichte der Medizin existierten die verschiedenen Schauplätze schon früh parallel nebeneinander, auch wenn das Krankenhaus lange vor allem ein Armenhaus und keinesfalls exklusiv für die Kranken da war.

Im Krieg konnten Soldaten auf eine zugewandte medizinische

Versorgung kaum zählen. Es war von Glück und Zufall abhängig, wenn sie schwere Verwundungen überlebten und überhaupt jemand da war, der Erste Hilfe leisten konnte. Der Krieg war in seiner leiblichen Wucht, mit der ungeheuren Masse der Körper und der Schwere der Verletzungen einer der großen und blutigen Lehrmeister der Medizin. Die Wundärzte und Feldscher auf dem Schlachtfeld mussten sich ständig an die neueste Waffentechnik anpassen, die Wunden, die die Geschosse rissen, wurden größer, tiefer und schwieriger zu behandeln.

So ist es auch dem Krieg zu verdanken, dass die Operationstechniken verfeinert, die Wundversorgung verbessert und die Erste Hilfe beschleunigt wurden. Dass angesichts all des Elends, das Kriege über die Menschen brachten, im 19. Jahrhundert das Rote Kreuz gegründet wurde, erscheint aus heutiger Sicht nur folgerichtig. Diese humanitäre Großtat setzte dem Leiden und Sterben aber weder ein Ende, noch hat sie dazu geführt, dass entsprechend gekennzeichnete Krankentransporte und Lazarette in späteren Kämpfen verschont blieben.

Eine enorme Weiterentwicklung erlebte die Medizin nicht nur durch die praktischen Erfahrungen, die von einer Ärztegeneration an die nächste weitergegeben wurden, sondern auch durch die Erfolge im Labor und in klinischen Studien. Zwar hatte es schon immer Ärzte mit Interesse an der Forschung gegeben, die aus genauer Beobachtung der Patienten ihre Schlüsse zogen oder in den Hinterzimmern von Praxen und Krankenhäusern experimentierten, doch im 19. Jahrhundert setzte sich die wissenschaftliche Methode durch. Diese Entwicklung ging mit einem Aufschwung zunächst der Anatomie und Pathologie, dann der Mikrobiologie und hier besonders der Bakteriologie einher. Zunehmend etablierte sich das, was heute als wissenschaftlicher Standard gilt: die Beweisführung im Labor oder der Vergleich von zwei Patientengruppen in klinischen Studien, die unterschiedlich behandelt wurden.

Am Krankenbett

Die Behandlung von Kranken fand über Jahrhunderte vor allem am heimischen Bett statt. Zwar gab es auch Ärzte, die in ihrer Praxis konsultiert werden konnten, und im Umfeld von Klöstern bildeten sich im Mittelalter, besonders im 11. und 12. Jahrhundert, die Vorläufer heutiger Krankenhäuser aus, doch zumeist kam der Doktor in die privaten Wohnräume des Kranken zum Hausbesuch – zumindest zu jenen, die sich diese Form der persönlichen Visite leisten konnten. Heute ist dieser Brauch in ländlichen Regionen noch anzutreffen, wenn auch eher die Ausnahme. Immer weniger Ärzte haben oder nehmen sich noch die Zeit dafür.

Die Versorgung der Patienten zu Hause stellte Ärzte allerdings vor gleich mehrere Herausforderungen: Häufig war ein großer Kreis an Angehörigen und Freunden um das Bett des Kranken versammelt, selten war der Arzt mit den Patienten allein und konnte Vertrauliches austauschen. Unter den Anwesenden befanden sich immer einige, die Empfehlungen für das beste Vorgehen hatten. Hausmittel sowie die Rezepturen von Kräuterfrauen oder anderen selbst ernannten Fachleuten, die sich für heilkundig hielten, machten die Runde. Der Arzt war nicht automatisch der allseits respektierte Experte, sondern ein Akteur unter vielen, der einerseits hochwillkommen war, weil er hoffentlich helfen würde, andererseits aber skeptisch beäugt wurde und mit paramedizinischer Konkurrenz rechnen musste.

Wegweisend für die Diagnose war zunächst das sogenannte Krankenexamen, also die Befragung der Patienten. Dabei ging es darum, aus den Beschwerden und Berichten des Kranken auf die mögliche Ursache für sein Leiden zu schließen. Es galt, den Kranken in seinen Schilderungen nicht zu unterbrechen und möglichst neutral darauf zu reagieren. Dafür gab es genaue Empfehlungen. «Während der Erzählung soll der Arzt heiter im Gesichte sein, die Achseln nie zucken, das Gesicht verzerren, oder mit einigen bedenklichen Schritten auf- und abgehen», empfiehlt ein

Lehrbuch von 1792.[1] Auf diese Weise und durch geschicktes Fragen könne es gelingen, dem Kranken ein Geständnis zu entlocken, denn womöglich antworte er absichtlich falsch, um «geheime» Krankheiten zu verbergen. Fast klingt diese Gebrauchsanweisung für Ärzte so, als bestünde das Ziel der Befragung darin, einen Betrüger zu überführen.

Trotz der zunehmenden Professionalisierung der medizinischen Praxis blieb der Arztberuf oftmals eine Gratwanderung. Dabei lagen die Fallstricke keineswegs nur im kurativen Bereich. In seiner ebenso düsteren wie kurzen Erzählung «Ein Landarzt» schildert Franz Kafka (1883–1924) die heikle Position des Mediziners. «Rezepte schreiben ist leicht, aber im übrigen sich mit den Leuten verständigen, ist schwer», heißt es in dem Text.[2] Es ist unklar, in welchem Jahrhundert der Schriftsteller die Episode ansiedelt, aber die hier formulierte Erkenntnis bleibt zeitlos: Die Kommunikation zwischen Arzt und Patient stößt oft auf ungeahnte Hindernisse. Damals wie heute stammen beide manchmal aus unterschiedlichen Lebenswelten mit je eigener Wortwahl und eigenen Umgangsformen, die mitunter Distanz schaffen.

Zum anderen sind die Erwartungen an die Begegnung völlig unterschiedlich: Der Arzt will in angemessener Zeit herausfinden, was dem Patienten fehlt, es in seinen Wissens- und Erfahrungsschatz einordnen und daraus Empfehlungen ableiten. Der Kranke verbindet mit dem Arztbesuch hingegen zumeist größte Hoffnungen und Erwartungen, die manchmal so hoch sind, dass sie nur enttäuscht werden können.

Solch übersteigerte Erwartungen werden auch Kafkas Landarzt zum Verhängnis. Allen Widrigkeiten zum Trotz lässt er sich zu einem Patienten rufen, «zehn Meilen entfern[t]», er weiß nicht einmal, wie er im starken Schneegestöber dort hinkommen soll, denn sein Pferd ist «infolge der Überanstrengung in diesem eisigen Winter» die Nacht zuvor verendet. Schließlich trägt ihn ein unter mysteriösen Umständen aufgetauchter Pferdewagen durch die Nacht, hin zu seinem Einsatzort. Doch am Krankenbett angekommen, kann der Landarzt dem Patienten, einem Jungen, nicht helfen, das sieht er auf den ersten Blick. In der große[n] Wunde», die das Kind an der Seite hat, finden sich fingerdicke Würmer. Die Angehörigen und Menschen aus dem Dorf, die hinzukommen, bedrohen den Arzt, wollen ihn entkleiden – was älteren Vorstellungen zufolge zur Heilung der Patienten beitragen und bei einer falschen Therapieentscheidung gar sein Leben kosten konnte: «Entkleidet ihn, dann wird er heilen. Und heilt er nicht, so tötet ihn! 's ist nur ein Arzt, 's ist nur ein Arzt», rufen die Umstehenden. Von Laien vehement vorgetragene Medizinerschelte ist keineswegs ein neues Phänomen.[3]

«So sind die Leute in meiner Gegend. Immer das Unmögliche vom Arzt verlangen», erkennt Kafkas Landarzt nüchtern. Der Doktor denkt bereits an die schwierige Heimfahrt, «dem Froste dieses unglückseligsten Zeitalters ausgesetzt». Was ihm bleibt, ist die Erkenntnis, mit der er die Vergeblichkeit seines ärztlichen Bemühens inklusive der schrecklichen Nebenwirkungen zusammenfasst: «Einmal dem Fehlläuten der Nachtglocke gefolgt – es ist niemals gutzumachen.»[4]

Diese Erzählung Kafkas trägt, nun ja, eindeutig kafkaeske Züge. Doch auch in den auf eigenen Erfahrungen aufbauenden Schilderungen des Internisten Adolf Kußmaul (1822–1902) ist eine ganz ähnliche Stimmung zwischen zupackendem Fatalismus und Resignation auszumachen. Kußmaul hatte sich von 1850 bis 1853 in Kandern, einem kleinen Ort am Südwestrand des Schwarzwalds, als Landarzt niedergelassen. In seinen Erinnerungen schreibt er: «Die Landpraxis stellt größere Anforderungen an die Kraft und Kunst der Ärzte als die Stadtpraxis. Sie verlangt namentlich in den Bergen starke, abgehärtete Menschen, die großen Strapazen bei Tag und Nacht und jeglichem Wechsel der Witterung gewachsen sind.»[5]

Bis zu Beginn des 19. Jahrhunderts waren die meisten Heilkundigen auf dem Land nicht akademisch, sondern handwerklich ausgebildete Wundärzte in der Tradition der Barbiere und Feldscher.

Sie versorgten Quetschungen, Wunden und Verbrennungen. In staatlichen Chirurgenschulen konnten sie ihre Kenntnisse verbessern. Die Ausbildung der Ärzte an Universitäten wurde erst vor etwa zweihundert Jahren vereinheitlicht und vorgeschrieben.

Medizinisch war der Landarzt vollkommen auf sich allein gestellt, es «deckt ihn niemand mit schützendem Schilde, auf eigene Verantwortung muß er entschlossen handeln, wie der Soldat auf einsamem Posten im Feindesland», notiert Kußmaul.[6] Keine Kollegen, keine Fallbesprechung, keine Supervision weit und breit. Dass der Doktor in seinem Tun Widerstände zu überwinden hatte oder auf Behandlungen stieß, die er nicht guthieß, gehörte zu seinem Stellenprofil.

So steht auf den kargen Höhen des Schwarzwaldes, «bei dem Wälder», wie die dortige Bevölkerung genannt wird, weiterhin «die ‹heilsame Dreckapotheke› des gelehrten Paullini von 1696, oder richtiger der Unrat, den er empfahl, noch in großem Ansehen», schreibt Kußmaul, und das Entsetzen über diese Form der «Therapie» ist ihm anzumerken. «Ein Dorfschmied im Gebirge verordnete einem Kranken mit Darmverschlingung und Miserere nach dem Grundsatze Hahnemanns eine Abkochung von Roßäpfeln, aber nicht in homöopathischer, sondern in allopathischer Gabe, gläserweise zu nehmen! Und der schauderhafte Trank wurde getrunken.»[7] Etliche Bewohner der schwer zugänglichen Höfe und Dörfer im Hochschwarzwald waren der Überzeugung, dass ihnen die Zubereitungen aus Mist, Dreck und tierischen Exkrementen helfen würden. Der heute noch gelegentlich geäußerte Vermerk «Dreck reinigt den Magen» mag auf diese Tradition zurückgehen.

Kußmauls Konstitution wird in den Wintern im Schwarzwald ebenso auf die Probe gestellt wie sein Glaube an Medizin und Vernunft, zudem «verfloß kaum eine Nacht, wo ich nicht durch die Hausglocke aus dem Bette getrieben wurde, um zu ordinieren oder Kranke, bald in der Stadt, bald in den Dörfern, zu besuchen».[8] Man hört hier gleichsam das Fehlläuten von Kafkas Nachtglocke anklingen, erst recht, weil Kußmaul bei Schnee und Eis mit seinem

«Pferd, Reit- und Wagenpferd zugleich» bei seinen Hausbesuchen sich «selbst den Kutscher machen» musste. Gleichwohl betont Kußmaul – und das sei allen angehenden Medizinern gesagt, die ihren Studienplatz über die sogenannte Landarztquote erhalten (zur Vermeidung von Praxisschließungen wird derzeit denjenigen, die sich zur Übernahme einer Praxis auf dem Land verpflichten, einer der umkämpften Studienplätze zugesichert): Es war ihm als späterem Kliniker «von großem Nutzen, durch diese Schule gegangen zu sein».[9]

Natürlich hatten Ärzte am privaten Krankenbett nicht ausschließlich mit skeptischen Angehörigen, widerspenstigen Patienten und obskuren Selbstheilungsversuchen zu tun. Und längst nicht alle Mediziner hatten Grund zur Klage. Wer es beispielsweise zum Leibarzt eines Herrschers oder Vertrauensarzt eines vermögenden Kranken gebracht hatte, konnte mit einem lukrativen Verdienst und zumeist auch mit geregelten Arbeitszeiten rechnen. In diesem Zusammenhang ist schon früh in der Geschichte die Geldgier mancher Ärzte ein Thema, die ihren Anvertrauten unnütze Behandlungen aufdrängen – und dafür ordentlich kassieren.

So schildert der französische Schriftsteller Molière (1622–1673) in seiner Komödie «Der eingebildete Kranke» aus dem Jahr 1673, wie auf Rechnung des Apothekers und des Arztes permanent Klistiere verordnet werden, um den nächsten Einlauf vorzubereiten. Toinette, das Dienstmädchen des Titelhelden, beobachtet dies aufmerksam und gibt ihrem Dienstherrn schnell zu verstehen, dass der Arzt Purgon und der Apotheker Fleurant «sich recht lustig über Eure Person [machen]; sie haben an Euch eine gute melkende Kuh gefunden, und ich möchte sie wohl einmal fragen, was Euch denn eigentlich fehlt, daß sie Euch soviel verschreiben.» Das Dienstmädchen durchschaut die Ärzte, doch ihre Warnungen verpuffen. Ihr Herr entgegnet nur: «Schweig, du unwissendes Ding: es kommt dir nicht zu, die Verordnungen der Ärzte zu kritisieren.»[10] Die Honorarfrage war schon immer ein Zankapfel im Verhältnis zwischen Arzt und Patient.

Vom Armenhaus zum Krankenhaus

Kein Mensch geht gerne ins Krankenhaus, aber manche Kliniken haben einen so miserablen Ruf, dass sie aus stabiler Abneigung gemieden werden. Auch die heutzutage weltberühmte Berliner Charité war anfangs kein Ort, an den die Patienten gerne oder gar freiwillig kamen. Wer es sich leisten konnte, ließ sich auch noch im 18. und 19. Jahrhundert zu Hause behandeln. Der Doktor kam zu den Patienten, auch wenn sich im 19. Jahrhundert zunehmend der Brauch etablierte, zur Sprechstunde die Praxis des Arztes aufzusuchen.

Nach Möglichkeit mied man die Armen- und Krankenhäuser, deren Enge, Unrat und Gestank. Denn die miserablen hygienischen Verhältnisse dort und die Keimbelastung durch die Mitpatienten trugen oft dazu bei, dass die vermeintlichen Heilstätten selbst zum Herd für Krankheitsausbrüche wurden. Das, was wir heute als Krankenhaus kennen, war zunächst vor allem ein Auffangbecken für gesellschaftliche Außenseiter, Gestrandete oder Verstoßene – für jene, die nicht die Mittel hatten, anderswo eine noch so bescheidene Bleibe zu finden, und deren Gesundheit durch Armut, Hunger und Verwahrlosung ständig bedroht war. Die Not war gerade in den rapide anwachsenden Städten groß, und das soziale Elend vieler Bewohner zeigte sich in ihrem miserablen Gesundheitszustand.

Viele Armenhäuser waren außerhalb der Städte errichtet worden, um angesichts der wiederkehrenden Seuchen bedürftige Erkrankte aufzunehmen. Manche wurden zu Siechenhäusern, einem Ort für unheilbare Kranke, in denen besonders jene untergebracht wurden, die an der Lepra oder Pest erkrankt waren. In diesen Häusern ging es zwar auch um die Pflege und Behandlung der Infizierten, aber mindestens so wichtig war es, die Patienten an einem Ort zu isolieren und so die Gesunden vor Ansteckung zu schützen.

Auch der 1710 errichtete Gründungsbau der Charité ist der drohenden Pest zu verdanken. Auf Geheiß von König Friedrich I.

(1657–1713) wurde damals vor den Toren Berlins ein sogenanntes Pesthaus mit Quarantänefunktion geplant. Die Zeit drängte, aber Schnee und Eis waren in jenem Jahr in Berlin länger liegen geblieben als üblich. Als der Winter endlich gewichen war, konnten die Bauarbeiten am 13. Mai beginnen. Das neue Gebäude wurde von Kanälen umsäumt, damit «den Armen und Dürftigen geholfen und die Angesteckten von den Gesunden abgesondert werden möchten».[11] Doch Berlin hatte seinerzeit Glück. Der Schwarze Tod, der von Schweden und Polen kommend auf Deutschland vorrückte und fast das gesamte Europa erfasste, machte kurz vor Berlin halt. Die Epidemie kam nur bis in die Uckermark und verschonte die preußische Hauptstadt.[12]

So wurde das Pesthaus zunächst zu einem Schutzraum für Bettler, Waisen und «liderliche Weiber», wie ledige Schwangere damals genannt wurden, und erhielt 1727 die Funktion eines Militärlazaretts. Parallel blieb die Charité bis in die Mitte des 18. Jahrhunderts weiterhin eine Heimstatt für Mittellose und jene, die von der Gesellschaft ausgegrenzt waren. Erst Jahrzehnte später trauten sich auch die etwas wohlhabenderen Berliner dorthin, und einige «Selbstzahler» sind in den Krankenberichten vermerkt. Etwa einhundert Jahre darauf, in der zweiten Hälfte des 19. Jahrhunderts, entwickelte sich die Charité zu einer berühmten Lehr- und Forschungsstätte und wurde mehr als ein weiteres Jahrhundert später schließlich zum größten Krankenhauskomplex Europas.

Die Charité gilt zwar als eines der ältesten Krankenhäuser der Welt, doch schon Jahrhunderte zuvor gab es etliche Einrichtungen, in denen Kranke isoliert und manchmal auch behandelt wurden. In Paris etwa wurde bereits im Jahr 651 das Hôtel-Dieu errichtet. Es diente anfangs als bescheidene Herberge, später zur Unterbringung Kranker.

Aber nicht nur in den größeren Städten, auch entlang der Handels- und Reiserouten sowie an den Wegen der Kreuzfahrer gab es früh Häuser, in denen die Müden und Erschöpften gestärkt wurden und wieder zu Kräften kommen konnten. Diese ursprünglich als Gasthäuser gedachten Einrichtungen – daher leiten sich die Namen «Hospital» und «Hospiz» ab – waren sowohl Unterkünfte als auch Pflegestätten. Nicht immer war die Hauptfunktion klar zu erkennen, und aus etlichen Rasthäusern und Stationen zum Pferdewechsel entwickelten sich später kurative Erholungsorte.

Ein entscheidender Schub für die Versorgung der Kranken und Bedürftigen ging im Mittelalter von den christlichen Orden aus. Zu den Klosterregeln der Benediktiner gehörte es beispielsweise, dass einer der Mönche die Pflege seiner kranken Mitbrüder übernahm. Daraus entwickelte sich ebenso eine Tradition der Krankenpflege wie bei den Orden der Barmherzigen Brüder, den Hospitalitern vom Heiligen Geist und den Johannitern, die es sich zur Aufgabe machten, Tugenden wie Mildtätigkeit und Nächstenliebe den Armen, Kranken und Schwachen gegenüber zu zeigen. Etliche Krankenhäuser gingen so aus den Siechen- und Armenhäusern hervor, die an Klöster angegliedert waren. Auf dem Areal früher Krankenhausgründungen finden sich oft noch Kapellen und Gotteshäuser. Das Heiligen-Geist-Hospital in Lübeck etwa wurde bereits 1286 errichtet und diente der Armen- und Altenpflege nach Vorbild des noch älteren Hospizes und Armenhauses Santo Spirito in Sassia in Rom. Die Einrichtung in Lübeck dient bis heute hauptsächlich der Altenpflege.

In vielen Klöstern, aber auch in städtischen Hospizen und Hospitälern, durften sich zunächst nur Männer behandeln lassen. Klösterliche Frauengemeinschaften wie die Elisabethinerinnen, die Cellitinnen, die Augustinerinnen und die Barmherzigen Schwestern glichen diesen Mangel aus und gründeten eigene Pflegeanstalten für Frauen. Die ausgezeichneten Kenntnisse dieser Mitglieder von Pflegeorden in der Armen- und Krankenversorgung sprachen sich schnell herum. Konfessionell gebundene Fachkräfte wurden von vielen Hospitälern gerne übernommen.

Waren die Pflegeeinrichtungen erst etabliert, erhielten die Physici, also die studierten Ärzte, oder die konfessionell gebundenen Doktoren bald die Auflage, regelmäßig nach den Armen und Siechen zu schauen. Was «regelmäßig» bedeutete, wurde unterschiedlich ausgelegt. In den Ordensregeln der Barmherzigen Brüder hieß es: «Der Medicus und Chirurgus werden die Kranken zwey mal besuchen. Alle Krankenwärter mit dem Apotheker und Barbierer werden allda bey der Untersuchung erscheinen. Ein jeder von ihnen wird sein Buch haben, worein er alles deutlich aufschreibe, was der Medicus an Speise und Trank, auch wegen der Arzneyen verordnen wird.»[13]

Dass diese Regeln immer eingehalten wurden, darf bezweifelt werden. Selbst in modernen Gesundheitssystemen würde das einer bemerkenswert engmaschigen Betreuung entsprechen. In heutigen Krankenhäusern ist es zumeist üblich, dass die Prozession der Chefarztvisite nur einmal pro Woche bei den Patienten vorbeischaut – zumindest wenn es sich um eine Allgemeinstation und nicht um die Privatstation der jeweiligen Abteilung handelt.

Neben der Etablierung der Pflege und Krankenversorgung durch christliche Orden und städtische Wohlfahrtseinrichtungen waren es, wie im Fall der Charité, immer wieder die drohenden Seuchen, die zur Gründung von Kranken- und Armenanstalten führten. Die Lepra wird bereits in der Bibel als ansteckende Krankheit beschrieben und es gab schon seit der Spätantike Leprosorien, die außerhalb der Ortschaften lagen, um die Kranken auf Distanz zu halten. Oft befanden sich die Leprosorien aber an Weggabelungen von belebten Straßen und Handelswegen, damit die notleidenden Bewohner bessere Möglichkeiten hatten, ihren Unterhalt durch Bettelei zu verbessern und von den Fahrensleuten zu profitieren.

Weitaus mehr Opfer als die Lepra forderte jedoch die Pest. Die sich in regelmäßigen Abständen wiederholenden Ausbrüche der Seuche waren in Europa und im Vorderen Orient Anlass, separate Unterkünfte für die Kranken zu errichten. In Venedig dienten während der Pestepidemie von 1575 bis 1577 das Lazzaretto Vecchio und das Lazzaretto Nuovo dazu, Pestkranke einerseits und potenziell Infizierte andererseits unterzubringen, um die weitere Ausbreitung der Seuche zu verhindern. Der Begriff Lazarett wurde bis ins 19. Jahrhundert noch synonym für Krankenhaus oder Hospital benutzt; erst später waren damit ausschließlich Militärkrankenhäuser gemeint.

In Hamburg gab es ab 1606 einen sogenannten Pesthof. Ein Gebäude mit vier Flügeln säumte einen Innenhof, in dem sich die Kranken zumeist aufzuhalten hatten. Der Gebäudekomplex war von einem Kanal umschlossen, sodass die Patienten isoliert blieben. Solche Einrichtungen glichen eher Gefängnissen als Krankenhäusern. Die Patienten waren interniert und durften die Anstalt nicht verlassen. Kontakt zur Außenwelt bestand nicht. Auch wenn die Wege der Ansteckung noch nicht bekannt waren, sollte die Übertragung von Krankheiten auf Gesunde unbedingt verhindert werden.

Fast zeitgleich wurde in Paris mit dem Hôpital Saint-Louis 1607 ebenfalls ein riesiger Pesthof errichtet. Seine Dimensionen übertrafen bei Weitem jene der in Hamburg und später in Amsterdam, Augsburg, München und Berlin entstandenen Gebäude. Paris war kurz zuvor wiederholt, und zwar in den Jahren 1596, 1605 und 1606, von der Pest heimgesucht worden, weshalb die Anlage derart enorme Ausmaße hatte und zudem mit einer Lüftungsanlage ausgestattet war, sodass die verbrauchte Luft durch diverse Ab- und Zuwege sowohl vertikal als auch horizontal abziehen konnte.

Ähnlich wie im Fall der Berliner Charité entwickelten sich auch aus den anderen ehemaligen Pesthäusern mit dem Rückgang der Seuche allgemeine Krankenhäuser oder die Gebäude wurden zu den lange so genannten «Irrenanstalten» umgewidmet. Insgesamt sind mehrere Dutzende solcher Pesthäuser im europäischen Raum bekannt, die später ihre Funktion wechselten. Das zunächst «Lazareth und Hospital vor dem Spandower Thore» genannte Berliner Armenhaus wurde 1726/27 zum Krankenhaus erweitert. «Es soll das haus die Charité heißen», notierte Friedrich Wilhelm I. am 14. Januar 1727 handschriftlich und gab damit das Signal. Ausdrücklich war es als Krankenhaus für alle Bürger und nicht nur für die Soldaten gedacht, wie in vielen Garnisonsstädten üblich. Das Haus sollte dem Zweck dienen, «aus christlicher Liebe denen armen Kranken beyzuspringen».[14] Wie im Ausdruck von den «armen Kranken» schon aufscheint, gingen die Funktionen von Armen- und Krankenhaus fließend ineinander über. Gesunde Arme fanden sich in der Charité anfangs ebenso wie kranke Arme, Ausgestoßene, Waisen, ledige Mütter und verletzte Soldaten. Zunehmend fanden sich auch kranke Berliner dort ein, die nicht unter der Armutsgrenze lebten.

Der Bedarf war groß, die Stadt wuchs. Im Mai 1727 war bereits von dreihundert «Hospitaliten» die Rede, die mit Fieber, Krätze und den damals häufigen Geschlechtskrankheiten in der Klinik Hilfe suchten. Die Charité verstand sich als Auffangstelle für «ohne ihr Verschulden in Armuth gekommene» Menschen. Wem es hingegen «durch übles Leben», also durch vermeintlich eigenes Verschulden schlecht ging, der wurde in Arbeitshäuser nach Friedrichsstadt oder Spandau verwiesen.[15] Die Schuldfrage spielte für Krankheit wie Armut schon früh eine Rolle, wie diese Trennung zeigt.

Im 18. Jahrhundert war die Charité fast immer chronisch überbelegt. Das hatte fatale Folgen für die Gesundheit der Kranken, die sich gegenseitig ansteckten und unter der erbärmlichen Hygiene litten. 1730 lag die Sterblichkeit in der Klinik bei fast dreißig Prozent, weil sich besonders die Soldaten, die etwa vierzig Prozent der Patienten ausmachten, oft erst dann in die Klinik begaben, wenn es ihnen schon sehr schlecht ging. Eine andere große Patientengruppe in dieser Zeit waren ledige Frauen von niedrigem Stand, die mit Geschlechtskrankheiten, nach Fehlgeburten oder missglückten Abtreibungsversuchen in die Klinik kamen und sonst auf wenig Unterstützung hoffen konnten.

Die Ärzte der Charité und das Direktorium gerieten im 18. Jahrhundert häufig in Streit miteinander: Die Ärzte forderten eine bessere Ausstattung für die Klinik, was sich nicht nur auf die Bausubstanz bezog. Auch das medizinische Material wies eklatante Mängel auf. Die Verwaltung rügte hingegen die mangelnde Pflichtauffassung mancher Mediziner. Viele Patienten lagen zeitgenössischen Berichten zufolge wochenlang in ihren Betten, bis sich ein Arzt das erste Mal bei ihnen blicken ließ. Stattdessen kümmerten sich die Mediziner lieber um ihre Privatpatienten, die sie nicht etwa in der Klinik behandelten, sondern in ihren heimischen Gemächern aufsuchten.

Bis heute findet sich kaum ein Krankenhaus, in dem es nicht zum Streit zwischen Ärzten und Kaufmännischen Direktoren kommt; Sparzwang und medizinische Notwendigkeit ergänzen sich nun mal schlecht. In Wien, aber nicht nur dort, ist es noch immer üblich, dass Universitätsprofessoren ihr Salär mit Privatsprechstunden aufbessern, die sie in von der Universität zur Verfügung gestellten Räumlichkeiten abhalten.

Doch zurück zur Charité: Im Jahre 1741 war sogar ein königliches Dekret nötig, um dem Direktorium die Entscheidungsbefugnis zuzubilligen, dass arme Patienten weiterhin dort aufgenommen werden konnten, obwohl das Krankenhaus ursprünglich für sie gedacht war. Die Mediziner murrten gegen diese Art der Bettenbelegung. Denn für sie galt damit als ausgemacht, dass, wer schwer chronisch krank oder dem Tod sehr nahe sei, in der Charité landete. Daher beriefen sie sich auf die schon früh wahrgenommene Aufgabe des Hauses als Lehr- und Ausbildungsstätte. Für den Unterricht der angehenden Ärzte seien solche Patienten unergiebig, kritisierten sie. Der medizinische Nachwuchs werde abgeschreckt. Das ärztliche Bemühen ende doch zu häufig in Frustration, da Heilerfolge bei diesen Kranken sehr oft ausblieben.

In der zweiten Hälfte des 18. Jahrhunderts wurden die Zustände in der Charité immer schlimmer. Die Bauten verfielen, die Hygiene litt und sowohl die Ärzte als auch die Verwaltung forderten von Friedrich dem Großen (1712–1786), dass endlich mehr in das Krankenhaus investiert würde. Der Alte Fritz schrieb den Medizinern 1755 ungerührt zurück, wenn «einige Balcken schadhaft sind, kön-

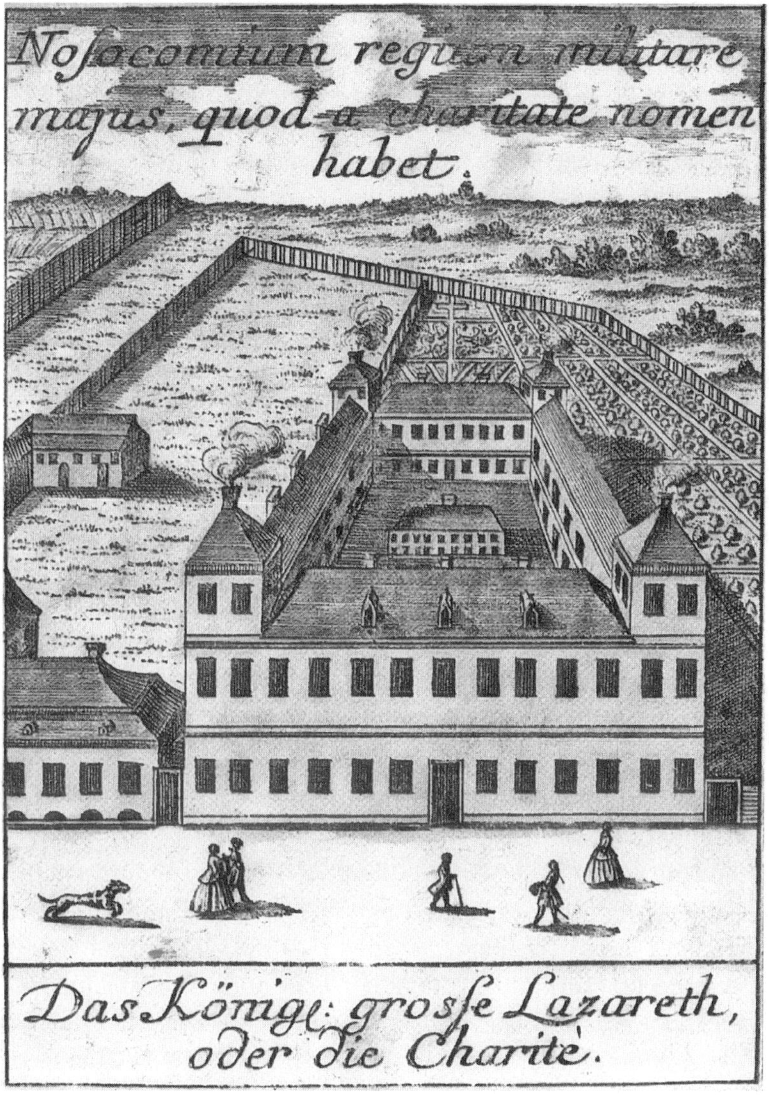

Ein Pesthaus ohne Pest: Da die Seuche Berlin verschonte, diente die Charité 1740 bereits als Militärhospital, das zugleich auch Arme und Kranke versorgte.

nen sie das wohl alleine besorgen». Er hielt die Beschwerden der Ärzte für Jammerei und ein Zeichen ihres mangelnden Engagements.[16]

Da immer mehr Menschen mit Infektionen und Geschlechtskrankheiten eingeliefert wurden und andere Patienten ansteckten, galt die Charité bald als ein Ort, an dem man eher krank als gesund wurde – der schlimmste Ruf, den sich eine Klinik einhandeln konnte. Die schlecht bezahlten Ärzte und die noch geringer entlohnten Krankenschwestern würden den Kranken sogar das Essen wegnehmen, beklagten Patienten und Angehörige. (Angesichts des traurigen Menüangebots in heutigen Kliniken mit Klassikern wie Schmelzkäseecken an Graubrot mit einer vertrockneten Paprika-Trikolore besteht diese Gefahr kaum noch.) Zeitgenossen beschwerten sich darüber, dass es in den Viehställen der Kliniken sauberer aussehen würde als in den Patientenzimmern. Die Charité würde mehr für die Dezimierung der Berliner Bevölkerung tun als die Guillotine in anderen Städten, fasste der Schriftsteller Johannes Daniel Falk den bemitleidenswerten Zustand des Krankenhauses 1798 in einer Notiz zusammen.[17]

Mit Beginn des 19. Jahrhunderts wandelte sich die Klientel der Klinik erneut. Fortan kümmerte sich die Charité nur noch um Kranke und quartierte die Armenhausbewohner in umliegenden Gebäuden ein. Die Gründung der Berliner Universität 1810 auf Betreiben Wilhelm von Humboldts, die Berufung angesehener Gelehrter und mehrere bauliche Erweiterungen waren die Grundlage für das weltweit anerkannte Schaffen von Charité-Ärzten wie Robert Koch und Rudolf Virchow, Paul Ehrlich und Emil Adolf von Behring in der zweiten Hälfte des 19. Jahrhunderts.

Zwar wurden nun regelmäßig neue Klinikgebäude und Institute errichtet und alte erweitert, doch der Mangel und die Beschwerden hatten Bestand: Rudolf Virchow trug 1874 vor dem Abgeordnetenhaus im Reichstag vor, dass Chirurgie und Geburtshilfe, «in der die am leichtesten verletzbaren und am meisten der Gefahr der Spitalluft ausgesetzten Personen sich befinden», in einem desolaten Zustand seien und die Studenten «in ihnen nicht mal erfahren, wie denn eigentlich eine solche Einrichtung sein sollte».[18]

Und noch 1893 beklagten sich viele Berliner in einem von der SPD organisierten Streikaufruf gegen die Charité über den dortigen «Kasernenton der Ärzte» und bemängelten überfüllte Krankensäle mit bis zu achtzehn Betten in einem Raum – aber ohne abgetrennte Sanitäreinrichtungen. In dieser Zeit weigerten sich die gerade erst entstandenen Krankenkassen sogar, für Behandlungen in der Charité die Kosten zu übernehmen, weil die Zustände dort als katastrophal und nicht als heilbringend galten. Wieso für etwas zahlen, was die Menschen nicht gesünder machte?

Heute befindet sich die Charité nicht mehr in einer Randlage der Stadt, sondern zentral unweit von Reichstag und Hauptbahnhof. Sie gilt nach mehreren Fusionen der Berliner Krankenhäuser als größtes Klinikum Europas, in dem stationär fast 140 000 Patienten jährlich von etwa 23 500 Mitarbeitern versorgt werden. Ungefähr 800 000 Menschen suchen jedes Jahr ambulant Hilfe in der Charité. Das Großklinikum hat mehrere Nobelpreisträger und zahlreiche herausragende Persönlichkeiten hervorgebracht. Gleichzeitig gilt die Charité mit ihrem riesigen, sanierungsbedürftigen Gebäudekomplex, dem 100-Meter-Bettenhaus und der bloßen Anzahl der Patienten jedoch als Symbol für ein anonymes Mega-Krankenhaus, in dem leider auch die Skandale nicht ausbleiben und immer wieder von stundenlangen Wartezeiten und Bettenbelegung auf den Fluren oder in Abstellkammern zu hören ist.

Auf dem Schlachtfeld: Der Krieg als Lehrmeister

Schon immer schlugen sich Menschen die Köpfe ein, führten Kriege und schon immer war der Krieg einer der wichtigsten Lehrmeister der Medizin – besonders für die Chirurgen. Die Verletzungen in Kampfhandlungen waren so häufig, so vielfältig und mit jeder Weiterentwicklung der Technik so neuartig, dass aufmerksame Beobachter je nach daraus resultierenden Funktionsausfällen und Schädigungen viel über den Körper und seine anatomischen wie physiologischen Zusammenhänge lernen konnten. Die Wundbehandlung musste sich ebenfalls zwangsläufig mit dem Wandel der Verletzungen fortentwickeln.

Aufgrund der großen Anzahl an Hieb-, Schnitt- und Stichverletzungen, später an Schuss- und Splitterwunden, an Einschüssen, Streif-, Steck- und Durchschüssen mussten die Feldscher, wie die nicht studierten Wundärzte auf den Schlachtfeldern genannt wurden, ihr chirurgisches Können ständig erweitern. Die ungeschützte Berufsbezeichnung ist eine Verkürzung von «Feldscherer», also von jenen, die auf dem Kriegsschauplatz verletzte Gliedmaßen «abscherten», das heißt abschnitten und also amputierten.

Schon eine der frühesten Bilanzen der Kriegswunden fällt blutig aus: Der Kampf um Troja ging nicht ohne Verluste ab und zeigt, welche Körperregionen damals besonders häufig zu versorgen waren. In der «Ilias» des griechischen Dichters Homer werden insgesamt 141 Verletzungen beschrieben. Trotz Schutz, Schild und Helm werden besonders oft die Ohrengegend (achtmal) getroffen, die Stirn (siebenmal) und der Schädel (sechsmal), aber auch Wade (einmal), Fußwurzel (einmal) und Fußknöchel (einmal) bleiben nicht verschont.

Die Verletzungen der Kämpfer waren oft tödlich und werden von Homer (dessen Existenz umstritten ist) oder einem anderen frühen Chronisten in drastischer Anschaulichkeit geschildert: «und es drang aus dem Nacken die eherne Lanze durchbohrend / Unter dem Hirn ihm hervor und zerbrach die Gebeine des Hauptes; / Und ihm entstürzten die Zähn', und Blut erfüllte die Augen / Beid, auch atmet' er Blut aus dem offenen Mund und der Nase / Röchelnd empor, und dunkles Gewölk des Todes umhüllt' ihn.»[19] Mit einer ausgeprägten Vorliebe für anatomische Details erläutert Homer, wie der Speer offenbar nicht nur die Mundhöhle, sondern auch die Augenhöhlen verletzt und auf seinem Weg durch den Kopf hinten angekommen schließlich die Halswirbel zertrümmert.

Ärztliche Hilfe war auf dem Schlachtfeld vor Troja rar. Therapeutische Empfehlungen oder Kniffe der Kriegschirurgie finden sich in der «Ilias» selten, trotzdem gibt es Berichte über die Wundversorgung der antiken Helden. «Aber errette du mich, zum dunklen Schiffe mich führend; / Schneid' aus der Lende den Pfeil, und rein mir laulichem Wasser / Wasche das schwärtzliche Blut; auch lege mir lindernde Salb' auf, / heilsame, welche du selbst von Achilleus, sagt man, gelernet.»[20] Mit diesen Worten bittet der verwundete Eurypylos seinen Kampfkollegen Patroklos um Hilfe.

Die schönen Verse können nicht darüber hinwegtäuschen, dass der tapfere Krieger vermutlich unendliche Schmerzen erdulden musste. Patroklos leistete wie gewünscht Erste Hilfe, er streute die «bittere Wurzel / Drauf, mit den Händen zermalmt, die lindernde, welche die Schmerzen / Alle bezwang; und es stockte das Blut in erharschender Wunde».[21] Dass Eurypylos zunächst überlebte, scheint eine medizinhistorische Ungerechtigkeit gewesen zu sein, soll er doch den Arzt Machaon erschlagen haben, einen geschätzten Heilkundigen und Sohn des Asklepios, von den Römern Äskulap genannt, des Gottes der Heilkunst. Der von einer Schlange umwundene Stab, auf den sich der Gott stützt, ist als Äskulapstab bis heute das Symbol der Ärzte und Pharmazeuten. Wenn sie ein V wie Veterinärmedizin dazuschreiben, dürfen Tierärzte das Zeichen auch nutzen.

Die Schlange gilt in vielen Überlieferungen als mythisches Tier, das den Gottheiten nahesteht. Ihre Bedeutung für die Medizin ist vermutlich weniger in ihrem Gift zu sehen, obwohl das Tier als gleichermaßen tod- wie heilbringend gilt. Wahrscheinlich ist die Schlange für die Ärzteschaft so populär, weil ihr ausgeprägte Scharfsicht und eine gute Beobachtungsgabe zugesprochen werden – Fähigkeiten, wie sie auch viele Ärzte gerne hätten. Zudem hat sie die Eigenschaft, sich zu häuten: Aus Alt mach Jung. Mediziner hat diese Gabe schon früh fasziniert und manche auf die Idee gebracht, ihren Patienten Verjüngungskuren und andere Verheißungen der Anti-Aging-Medizin anzudienen.

Unter den zahlreichen Kriegen, die vor dem 20. Jahrhundert stattfanden, nimmt der Dreißigjährige Krieg (1618–1648) eine herausragende Stellung in negativer Hinsicht ein – was seine Dauer, seine Vehemenz und die Zahl der Opfer unter den Soldaten wie in der Zivilbevölkerung angeht. Andreas Gryphius' (1616–1664) Sonett «Tränen des Vaterlandes Anno 1636» mit den Versen «Wir sind doch nunmehr ganz, ja mehr denn ganz verheeret! / Der frechen Völker Schar, die rasende Posaun / Das vom Blut fette Schwert, die donnernde Kartaun, / Hat aller Schweiß und Fleiß und Vorrat aufgezehret»[22], lässt erahnen, wie schlimm die Menschen litten, wie viel die Wundärzte und Feldscher in den drei Jahrzehnte währenden Kämpfen zu tun hatten – und wie oft sie machtlos waren.

«Die ganze Zeit über, in der wir unter Kanonendonner und dem Heulen und Jaulen der heranfliegenden Kanonenkugeln nach dem Schlachtplan aufmarschierten, feuerte der Feind in unsere Reihen, wo die Geschosse, wie man sich vorstellen kann, große Verluste hervorriefen», notiert der Söldnerführer Robert Monro in seinen «Kriegserlebnissen» über die Schlacht bei Breitenfeld, in der sich im September 1631 mehr als 75 000 Soldaten gegenüberstanden und die als blutigster Kampf dieses Krieges gilt.[23] Etwa 12 000 Soldaten sollen bei dieser Schlacht getötet worden sein, die Zahl der Verwundeten lag schätzungsweise noch höher.

Im Durcheinander des Blutvergießens irrten die Verletzten auf dem Schlachtfeld umher, sofern sie es noch konnten, und suchten Schutz vor der nächsten Angriffswelle. Wer nicht gleich verblutete und den Schüssen, Stichen und Hieben erlag, musste damit rechnen, in den nächsten Tagen an einer Wundinfektion zu sterben. Zwar gab es Wundärzte und Feldscher, aber nie waren sie in ausreichender Zahl vorhanden. Zudem verfügten die Heilkundigen nur über begrenzte Möglichkeiten. Zwar waren sie in der Lage, Kugeln und Splitter mit Zangen zu entfernen, auch konnten sie Blutungen notdürftig stillen. Bei Bauchschüssen, die in der Leber stecken blieben, die Gedärme zerfetzten oder Schlagadern trafen, waren sie jedoch ebenso machtlos wie bei Brustschüssen in Lunge und Herz oder gar bei Kopfschüssen, die das Haupt nicht nur oberflächlich gestreift hatten. Versuche der Feldärzte, hier zu helfen, waren zum Scheitern verurteilt.

Noch mehr Opfer als in der blutigsten Schlacht des Dreißigjährigen Krieges forderte die Eroberung und Zerstörung Magdeburgs durch die vom Feldherrn Tilly (1559–1632) angeführten kaiserlichen Truppen im Mai 1631. Die Stadt zählte zuvor 25 000 Einwohner, anschließend lebten noch etwa 5000; das Morden und Brandschatzen wurde zynisch als «Magdeburger Bluthochzeit» oder als «Magdeburgisieren» bezeichnet. Die Einwohner wurden totgeschlagen, vergewaltigt, «nidergehawe, beydes der Weiber und kleinen Kinder, auch schwanger Weiber in Häusern und Kirchen, ingleichen an Geistlichen Personen also tyrranisiret und gewütet».[24] Die wenigen Ärzte in der Stadt wurden ebenfalls erschlagen, sodass sich niemand um die zahlreichen Verletzten kümmern konnte. Jeder versuchte, seine eigene Haut zu retten; nur wenigen gelang es. Tausende Tote wurden in die Elbe geworfen.

Verstümmelungen, Tod und Elend wurden von Zeitgenossen als unabänderliches Schicksal hingenommen und oft als Strafgericht Gottes betrachtet. Die Wundärzte und Feldscher holten zwar Geschosse aus dem Körper, verbanden Wunden und amputierten Gliedmaßen, doch angesichts der Vielzahl und der Wucht der Verletzungen konnte nur ein geringer Teil der Versehrten mit Linderung rechnen. In dem 1668 erschienenen Schelmenroman «Der abenteuerliche Simplicissimus Teutsch» von Hans Jakob Christoffel von Grimmelshausen (1622–1676) zeigt sich die Verrohung im und nach dem Krieg. Der Autor hinterlässt der Nachwelt, «was vor abscheuliche und ganz unerhörte Grausamkeiten in diesem unserm teutschen Krieg hin und wieder verübet worden».[25] Und die medizinischen Helfer mussten es hilflos mitansehen.

Der Krieg zeigte deutlich, dass sich die Erstversorgung von Wunden verbessern musste, um Soldaten eine höhere Überlebenschance zu bieten. Der Ulmer Stadtarzt Johannes Scultetus (1595–1645) verfasste noch während des Krieges ein Werk mit dem

Titel «Armamentarium Chirurgicum», das postum im Jahr 1655 erschien. Scultetus widmete sich darin nicht nur der Heilkunst im Allgemeinen, sondern besonders ausführlich der Behandlung von Wunden und stellte neben den bisherigen Gerätschaften der Chirurgen auch neue Instrumente vor, die er eigens zu diesem Zweck entwickelt hatte. Mit den verbesserten Werkzeugen ließen sich Kriegsverletzungen wirksamer und schonender kurieren und präzisere Operationen ausführen.

Die Medizin versuchte, mit dem Krieg Schritt zu halten, hinkte aber immer hinterher. Schon als das Schießpulver ab 1330 in Europa Verbreitung gefunden hatte und im Hundertjährigen Krieg zunehmend eingesetzt wurde, standen die Feldärzte und Chirurgen vor der Aufgabe, zuvor gänzlich unbekannte Arten von Wunden zu versorgen.

Eine Anleitung dazu gab es von Guy de Chauliac (1298–1368), der es vom Bauernsohn aus der Auvergne zum Leibarzt gleich dreier Päpste gebracht hatte. Er war einer der berühmtesten Mediziner seiner Zeit und für die Operation des grauen Stars bekannt. Große Verbreitung fanden seine Schriften über chirurgische Techniken und Operationsmethoden, von denen die bekannteste, die wohl 1363 entstandene «Chirurgia magna», in mehrere Sprachen übersetzt und für die nächsten zweihundert Jahre verwendet wurde. Zur Behandlung von Schusswunden empfahl de Chauliac, sie zunächst von dem vermeintlichen Gift zu reinigen. Mithilfe von Reizmitteln sollte therapeutischer Eiter erzeugt werden, dem der französische Arzt irrtümlicherweise eine reinigende Wirkung zuschrieb. Gegebenenfalls mithilfe von Amputationen, durch Abschnüren der Gliedmaßen sowie unter Einsatz weiterer Operationstechniken wurden die Soldaten anschließend chirurgisch versorgt. Wenn sie Glück hatten, überlebten sie nicht nur die Verletzung, sondern auch die Behandlung.

Gegen Wundinfektionen und den gefürchteten Wundstarrkrampf (Tetanus) konnten allerdings auch die besten Operateure nichts ausrichten. Wenn die Soldaten daran starben, krümmten sie sich zumeist auf dem Boden, den Rumpf verkrampft nach hinten gebogen. Der Ausdruck «ins Gras beißen» ist darauf zurückzuführen, dass bei einer Tetanusinfektion alle Muskeln maximal angespannt sind. Die Rückenmuskeln sind beim Menschen stärker als jene am Bauch und biegen den Torso so weit zurück, dass sich der Erkrankte nicht mehr auf den Beinen halten kann. Da sich auch die Gesichtsmuskeln verkrampfen, sieht es so aus, als ob der Betroffene teuflisch grinsen würde («Risus sardonicus») – oder eben mit gebleckten Zähnen ins Gras beißen.

Schon Homer hat dieses auf eine Infektion mit dem Bakterium Clostridium tetani zurückgehende Leiden am Beispiel der griechischen Helden im Kampf um Troja beschrieben. Anstelle des Grases kann allerdings auch der Sand, der Staub (wie es im Song der Popgruppe «Queen» heißt: «Another one bites the dust») oder die Erde treten. In der «Ilias» ist davon die Rede, «den Staub mit den Zähnen zu beißen»[26], was wohl der Bodenbeschaffenheit der Mittelmeerregion und den Küsten rund um das antike Troja geschuldet ist, dessen Lage auf halber Strecke zwischen Istanbul und Izmir zu verorten ist.

Der zunehmende Gebrauch von Bleikugeln in der frühen Neuzeit erzeugte ein bis dato unbekanntes Muster an Verletzungen. Die typischen Zerreißungen und Zerstörungen großer Gewebebereiche erforderten eine andere Art der Behandlung als jene kleiner Schusswunden. Um 1517 hatte Hans von Gersdorff (um 1455–1529), ein Wundarzt aus Straßburg, ein «Feldtbuch der Wundartzney» verfasst. Auf der Frontseite waren zwar noch Schmerzensmänner abgebildet, die von Pfeilen, Messern, Hieb- und Stichwaffen durchlöchert und durchbohrt waren. Doch da der Feldscher Gersdorff in den Jahren 1476/77 an den Schlachten der Schweizer Eidgenossen gegen die Burgunder teilgenommen und das Leiden und Sterben der Soldaten hautnah miterlebt hatte, beschrieb er mithilfe aufwendiger Zeichnungen, wie die neuartigen, großflächigen Verletzungen zu behandeln waren.

Der Rat Gersdorffs an die Kollegen fiel manchmal rabiat aus.

«So sollst du vor allen dingen lugen, ob spreuszel do seynd, oder beyn, die sollst du abnehmen mit einer sägen oder beisszangen.»[27] Schusswunden waren also von Splittern und Knochenstücken zu säubern. Auch in dem Bereich, der amputiert werden sollte, waren solche Verunreinigungen zu entfernen. Zwar wusste Gersdorff, dass «Schlaftränke» und «Schlafschwämme» mit schmerzstillenden Essenzen die Beschwerden ein wenig lindern konnten, trotzdem soll er mehr als einhundert Amputationen ohne entsprechende Betäubungsversuche vorgenommen haben. Die Fortschritte der Medizin mussten von den Patienten manchmal schwer erkauft werden.

Es gab allerdings auch Ärzte, deren Ziel nicht nur ein besseres medizinische Ergebnis und der richtige Schnitt waren, sondern die auch die Linderung für die Verwundeten stärker im Blick hatten. Ein erstes 1497 auf Deutsch erschienenes Buch des Straßburger Wundarztes und Botanikers Hieronymus Brunschwig (1450–1512/13) gibt nicht nur Hinweise für die richtige Schnittführung bei Amputationen und anderen Eingriffen. Im Buch der «Cirurgia» (sic!) steht auch, wie der Patient am besten auf den Eingriff vorzubereiten und währenddessen zu behandeln sei: Man schließe ihm die Augen und rede ihm ein, dass die Blutung gestillt sei.

Schon früh stellte sich die Frage, welche Verletzten die Feldscher und Wundärzte zuerst behandeln sollten, wenn sie inmitten einer Vielzahl blutender und stöhnender Verwundeter auf dem Schlachtfeld Erste Hilfe leisteten. Es gab schließlich nur wenige Helfer, und sie hätten Tausende Hände haben müssen, um die größte Not zu lindern. Der französische Chirurg und Militärarzt Dominique-Jean Larrey (1766–1842) wollte dem massenhaften Leiden und Sterben der Soldaten nicht länger tatenlos zusehen und kam auf gleich mehrere hilfreiche Ideen.

Während der Koalitionskriege (1792–1815) entwickelte Larrey 1793 im napoleonischen Heer «fliegende Lazarette». Zunächst hieß das lediglich, dass auf Pferden Körbe für chirurgisches Material mitgeführt wurden, mit deren Hilfe die Verletzten schneller versorgt werden konnten. Schon bald wurden die provisorischen Hilfstransporte durch leichte, von Pferden gezogene Wagen ersetzt. Darin konnten Verwundete transportiert und vom Schlachtfeld weggebracht werden, um sie in den Feldlazaretten besser behandeln zu können. Zuvor hatten viele Soldaten es gar nicht bis dorthin geschafft, sondern waren schon auf dem Weg ins Lazarett ihren Verletzungen erlegen.[28]

Um seine Transporte möglichst effektiv zu organisieren, begann Larrey, die Verletzten nach der Schwere ihrer Leiden und den vermuteten Erfolgsaussichten einzuteilen. Jene Soldaten, bei denen die Prognose gut war, wurden als Erste behandelt. Die nur leicht verletzten Kämpfer, die ohnehin überleben würden, kamen erst später dran – ebenso wie jene, bei denen es trotz medizinischer Behandlung kaum einen Grund zur Hoffnung gab. Larrey prägte den Begriff «Triage» für diese dreiteilige Einteilung nach dem Grad der Verletzung.

Diese Klassifikation der Kranken in drei Gruppen wurde in späteren Zeiten gelegentlich als zynisch oder gar unmenschlich bezeichnet – besonders als während der Corona-Pandemie zwischenzeitig die Intensivbetten knapp wurden und es darum ging, wer dafür vorgesehen wurde und wer nicht. Das Gegenteil ist der Fall. Für den Einzelnen mag es den Anschein einer unmenschlichen Auswahl haben, besonders wenn man selbst betroffen ist, doch schon zu Larreys Zeiten zeigte sich schnell der Erfolg. Die Einteilung der Verwundeten steigerte die statistische Überlebensrate der Operierten deutlich. Etliche Verwundete wurden gerettet, die vor Einführung der Triage dem Tod nicht hätten entgehen können.

Larrey galt als exzellenter Chirurg und wurde bald zum Leibarzt von Napoleon Bonaparte (1769–1821). «Larrey ist der redlichste Mann und der größte Freund der Soldaten, den ich je gekannt habe», urteilte dieser über ihn. «Wachsam und unermüdlich in der

Pflege der Verwundeten, sah man ihn auf dem Schlachtfeld nach einer Aktion, von einem Train junger Chirurgen begleitet, sorgfältig nachforschen, ob in den Körpern noch ein Lebenszeichen zu entdecken ist. In der rauesten Witterung, in der Nacht wie am Tage, wurde er so unter den Verwundeten gesehen.»[29]

Larrey diente Napoleon fast achtzehn Jahre lang und war während fünfundzwanzig Feldzügen und vierhundert Schlachten dabei. Gut möglich, dass die Erfolge Napoleons nicht nur auf das militärische Geschick des Korsen, sondern auch auf die medizinischen Künste Larreys zurückzuführen sind.[30] Nach Napoleons Verbannung 1815 verlor der Chirurg zwar seine Ämter, wurde jedoch 1818 vom französischen König rehabilitiert. Fortan stand er wieder an der Spitze der Militärmedizin in Frankreich. Sein Ruf war legendär, und das sprach sich auch unter den Gegnern Frankreichs herum.

Während der Kampfhandlungen verschonten die Feinde Napoleons dessen Arzt Larrey und seine Lazarette. Bei Dresden soll der Chirurg den verwundeten Sohn des preußischen Generals Gebhard Leberecht von Blücher versorgt haben. Larrey galt als einziger Soldat Frankreichs aus den Revolutionskriegen, dem nicht nur Napoleon, sondern auch Blücher und der britische General Wellington ihren Respekt zollten. Den gegnerischen Heerführern war nicht verborgen geblieben, wie sehr Larrey das Wohlergehen der Soldaten am Herzen lag. Zudem zeigte Larrey, dass für ihn nur die bestmögliche Behandlung und nicht das Ansehen der Person und auch nicht die Farbe der Uniform im Vordergrund standen, wenn es um die Versorgung von Kranken ging. Bald wurden die Hilfstransporte auf dem Schlachtfeld und die Triage auch von anderen Nationen übernommen.

Unter dem Roten Kreuz: Augenzeugen des Gemetzels

> Eine große weiße Fahne (…) markierte das Feldlazarett. Ein zweites Lazarett befand sich bei Clum, ein drittes weiter links. Dies waren die humanitären Symbole der Genfer Konferenz. Wie zum Spott über die Mildtätigkeit der Menschen, deren Bestreben, die selbstverantworteten Schrecken des Krieges zu lindern, durchaus etwas Heuchlerisches hat, wurden die Orte, an denen diese Flaggen wehten, im Laufe des Gefechts besonders gern beschossen. Bald nach Beginn der Schlacht lagen dort nur noch Tote, und solange in der Hitze der Schlacht noch etwas zu sehen war, flatterten die Fahnen, als wollten sie die kriegsführenden Philanthropen verhöhnen.[31]

Diese Worte stammen von dem irischen Kriegsreporter William Howard Russell (1821–1907), der für die «Times» in London Szenen aus dem Deutschen Krieg 1866 beschreibt. Nahe der kleinen tschechischen Ortschaft Clum (heute Chlum und zu Všestary gehörig) trafen am 3. Juli 1866 mit der Armee Preußens, die gegen die Armeen Österreichs und Sachsens kämpfte, insgesamt fast 400 000 Soldaten aufeinander. Das Gemetzel spielte sich auf einem Gelände von etwa zehn mal fünf Kilometern Größe ab und ging als «Schlacht bei Königgrätz» in die Geschichtsbücher ein. Zehntausende Soldaten starben oder wurden schwer verwundet; die Schlacht gilt als die bis dahin verlustreichste in der Geschichte.

Russell selbst betrachtete das Schießen, Hauen und Stechen mit dem Fernglas vom Kirchturm von Königgrätz aus. Seine Kriegsbeobachtungen zeigen, dass die gut gemeinte medizinische Hilfe auf dem Schlachtfeld den Verwundeten und Sterbenden nicht immer Schutz bot, sondern dass die gekennzeichneten Orte manchmal sogar gezielt angegriffen wurden. Attacken auf Lazarette, Organisationen oder Fahrzeuge, die mit dem Zeichen des Roten Kreuzes oder anderweitig als Stützpunkte der medizinischen Versorgung gekennzeichnet waren, galten zwar als Kriegsverbrechen. Doch die kämpfenden Parteien hielten sich längst nicht immer an das Gebot der Neutralität. Das war in der Vergangenheit so und stimmt leider bis heute.

Am 22. August 1864 war die erste Genfer Konvention zum Schutz der Verwundeten verkündet worden. Sie sollte sicherstellen, dass die «leichten und die Haupt-Feldlazarette (...) als neutral anerkannt und demgemäß von den Kriegführenden geschützt und geachtet werden, solange sich Kranke und Verwundete darin befinden», wie es in Artikel 1 der Erklärung heißt. Weiterhin gilt nach Artikel 2: «Das Personal der leichten und Haupt-Feldlazarette, inbegriffen die mit der Aufsicht, der Gesundheitspflege, der Verwaltung, dem Transport der Verwundeten beauftragten Personen, sowie die Feldprediger, nehmen so lange an der Wohltat der Neutralität teil, als sie ihren Verpflichtungen obliegen und als Verwundete aufzuheben oder zu verpflegen sind.»[32]

Die Helfer und die Orte der Hilfe sollten nicht nur nicht angegriffen, sondern zudem mit einem roten Kreuz auf weißem Grund als solche gekennzeichnet werden. Bei der Farbgebung handelt es sich um die Umkehrung der Schweizer Fahne, vermutlich zu Ehren des Schweizers Henri Dunant (1828–1910), auf den die Initiative zu einer Hilfsorganisation zurückging. Zuvor waren oft schwarze Fahnen verwendet worden, die anzeigen sollten, wo die Verletzten versorgt wurden. Die Grundfarbe Weiß war ebenfalls schon in Kriegen in Gebrauch gewesen und signalisierte, dass die Träger nicht oder nicht mehr zur kämpfenden Truppe zählten. Während sich das Symbol des Roten Kreuzes schnell verbreitete, wurde der Name für die Organisation erst einige Jahre später übernommen.

Ein weiterer Passus der Genfer Konvention, Artikel 6, lautete: «Die verwundeten oder kranken Militärs sollen ohne Unterschied der Nationalität aufgenommen und verpflegt werden.»[33] Diese Vorgabe stieß nicht überall auf Zustimmung. Zwar gab es auch zuvor schon selbstlose Helfer, die dem Gebot der Menschlichkeit folgten und allen Verwundeten gleichermaßen beistanden, egal von welcher Seite sie kamen. Die Praxis sah in vielen Kriegen jedoch anders aus und die Gegner wurden, auch wenn sie schwer verletzt waren, manchmal erst recht schändlich behandelt oder gar nicht mehr medizinisch versorgt.

Der Genfer Philanthrop und Geschäftsmann Henri Dunant hatte auf seinen Reisen 1859 zufällig das Ende eines äußerst verlustreichen Gefechts miterlebt. Er war nach Castiglione und damit in die Nähe der Schlacht von Solferino in der Lombardei gekommen, in der die Entscheidung im Krieg zwischen Österreich und dem Königreich Sardinien fiel, das mit Frankreich verbündet war. «Durch ein Zusammentreffen besonderer Umstände hatte ich, als einfacher Tourist und diesem großen Kampf völlig fern stehend, die einmalige Gelegenheit, den erschütternden Szenen beiwohnen zu können, die ich hier aufzeichnen will», notiert Dunant in seinen 1862 erschienenen «Erinnerungen an Solferino».[34] Nachdem er die Kampfhandlungen und die schrecklichen Folgen für die Soldaten miterlebt hat, wird es zu seinem Lebensziel, die medizinische Versorgung auf dem Schlachtfeld grundlegend zu verbessern.

Bei dem Zusammentreffen der österreichischen Armee und der gegnerischen französischen Streitmacht standen sich damals etwa 300 000 Soldaten gegenüber. Dunant berichtet von den furchtbaren Ereignissen und den Leiden der Verwundeten, die er auf dem Schlachtfeld sieht. Etwa 40 000 Kranke und Verletzte bleiben zurück, etliche von ihnen sterben innerhalb von Minuten oder Stunden, andere während des Transports und wiederum andere Tage später in den Spitälern und Notunterkünften, die in den norditalienischen Ortschaften spontan eingerichtet worden sind. «Es gibt keinen Pardon. Es ist ein allgemeines Schlachten, ein Kampf wilder, wütender, blutdürstiger Tiere. Selbst die Verwundeten verteidigen sich bis zum letzten Augenblick. Wer keine Waffen hat, packt den Gegner und zerreißt ihm die Gurgel mit den Zähnen»[35], beschreibt Dunant das unvorstellbare Gemetzel und Sterben während des Krieges. Sogar wenn sich der Pulverdampf verzogen hat und keine Schüsse mehr fallen, dauert das Leiden an. Denn längst nicht alle Verwundeten können vom Schlachtfeld gerettet werden. «In der Stille der Nacht hört man Stöhnen, erstickte Angst- und Schmerzensschreie, herzzerreißende Hilferufe. Wer könnte jemals die Todeskämpfe dieser schrecklichen Nacht beschreiben!»[36]

Bevor erste Versuche unternommen wurden, die Versorgung der Verletzten zu organisieren, waren diese auf die Gunst und Hilfe der ortsansässigen Bevölkerung angewiesen gewesen. Je nach Sympathie für eine der Parteien, aber oft auch unabhängig davon, eilten manche Anwohner sogar auf das Schlachtfeld und kümmerten sich um die Leidenden. Frauen verbanden Wunden und brachten Trinkwasser; in Schulen und Kirchen wurden provisorische Lazarette eingerichtet – doch geordnet ging die Versorgung der Versehrten nicht vor sich. Wie die Hilfe ausfiel, war vom Schicksal und dem Mitleid der Anwohner abhängig, manchmal unterstützten auch Durchreisende: «Marketenderinnen eilen wie einfache Soldaten im feindlichen Feuer nach vorn. Sie wollen den armen Verletzten beistehen, die unaufhörlich nach Wasser schreien. Doch während sie ihnen zu trinken geben und versuchen, sie zu pflegen, werden sie selber verwundet», notiert Dunant.[37]

Die stationäre Versorgung fiel in dieser Zeit unterschiedlich aus, je nachdem, was die jeweilige Umgebung, in der die Schlachten stattfanden – heute würde man Infrastruktur dazu sagen –, für Möglichkeiten bot:

> Während des Kampfes waren überall, in den Gutshöfen, Häusern, Kirchen und Klöstern der Umgebung oder auch im Freien, im Schatten der Bäume, behelfsmäßige Verbandstätten eingerichtet worden. Hier legte man am nächsten Morgen verwundeten Offizieren, Unteroffizieren und Soldaten Notverbände an. Die französischen Ärzte hatten unermüdliche Hingabe gezeigt. Viele von ihnen gönnten sich während mehr als vierundzwanzig Stunden keinen Augenblick Ruhe. Zwei von ihnen, die bei dem Verbandplatz waren, der

> dem Doktor Méry, dem Chefarzt der Garde, unterstand, mussten so viele Amputationen vornehmen und so viele Verbände anlegen, dass sie ohnmächtig wurden.[38]

Zwar gab es durchaus manchmal eine Kennzeichnung für Feldlazarette und Orte, an denen die behelfsmäßige Versorgung der Verwundeten stattfand, doch die Erste Hilfe war weder geregelt noch sicher: «Während einer Schlacht bezeichnet gewöhnlich eine schwarze Fahne, die auf einem erhöhten Punkt aufgepflanzt ist, die Verbandplätze oder Feldlazarette der kämpfenden Regimenter, und auf Grund gegenseitiger stillschweigender Übereinkunft wird auf diese Stellen nicht geschossen. Nichtsdestoweniger schlagen auch dort zuweilen Bomben ein, und dann bleiben auch die Verwaltungsbeamten und Wärter nicht verschont und ebenso wenig die Wagen, die mit Brot, Wein und Fleisch beladen sind, aus dem Suppe für die Verletzten gekocht werden soll.»[39]

Die Bergung der Verletzten war nicht nur vom Gelände abhängig, sondern auch vom Material. Vor allem von der Körperkraft von Mensch und Tier, die dafür nach einem verlustreichen Kampf und der allgemeinen Erschöpfung und Verzweiflung noch zur Verfügung stand: «Die Feldintendantur ist unermüdlich bemüht, Verwundete zu bergen; teils verbunden, teils noch ohne Pflege, werden sie auf Mauleseln, die Bahren oder Körbe tragen, nach den Verbandplätzen gebracht. Von dort verteilt man sie auf Dörfer oder Flecken, welche dem Ort, wo sie gefallen sind, oder wo sie aufgefunden wurden, am nächsten liegen. In diesen Ortschaften sind überall in Kirchen und Klöstern, in Privathäusern, auf öffentlichen Plätzen, in Höfen, Straßen und Promenaden behelfsmäßig Feldlazarette eingerichtet worden.»[40]

Die Ärzte und Helfer bemühten sich, mit dem Fortschritt der Waffentechnik Schritt zu halten, der die Einschüsse, die Zerreißungen des Gewebes, die Zerstörungen der Knochen und die Schädigungen der Organe veränderte. Nicht nur zerschmetterten die zylindrischen Kugeln die Knochen nun oft vollständig, auch

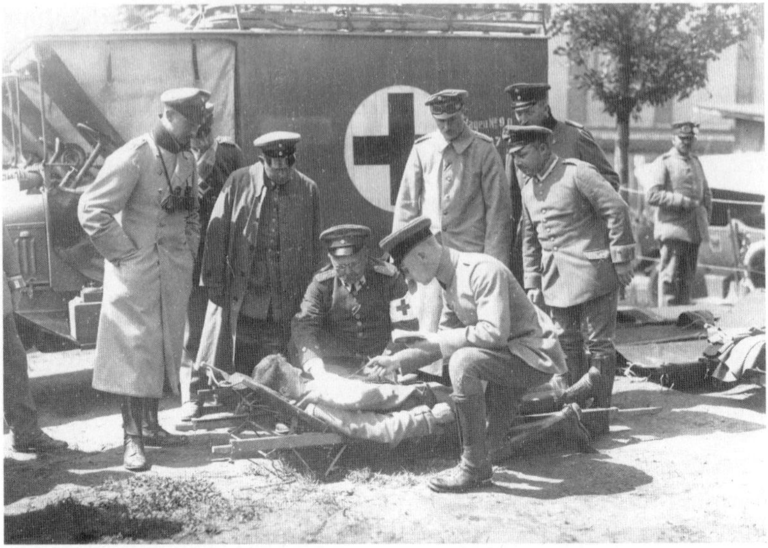

Das Deutsche Rote Kreuz im Einsatz während des Ersten Weltkriegs. Für die Etablierung der Institution hatte ihr Begründer Henri Dunant lange gekämpft.

«Splitter aller Art, Knochenstücke, Fetzen von Kleidern, Schuhen, Ausrüstungsstücken, Erde, Bleiteilchen, alles reizt die Wunden der Leidenden, macht die Heilung komplizierter und verdoppelt die Qualen», erkannte Dunant.[41]

Immer wieder sind die Schilderungen des Genfer Philanthropen mit blutigen Details durchsetzt, die aus heutiger Sicht nicht nur realistisch, sondern in der intensiven körperlichen Nahaufnahme fast schamlos direkt wirken. In nahezu jedem Absatz geht es um durchbohrte Körper, abgetrennte Schädelkalotten und verspritzte Gehirnmasse. Die Darstellung trägt jedoch in der Fülle, mit der die grausamen Einzelschicksale beschrieben werden, entscheidend dazu bei, dass sich in vielen Ländern Europas die Überzeugung durchsetzt, dass es höchste Zeit ist, etwas zur besseren Versorgung der Verletzten und Kranken zu tun. Schließlich sind die Helfer auf dem Schlachtfeld bisher überhaupt nicht geschützt, und ob Verwundete auf Hilfe hoffen können oder als wehrlose Opfer bei der nächsten Angriffswelle abgeschlachtet werden, ist von Zufall und Gnade oder der Willkür des Stärkeren abhängig.

Dunant finanziert und verlegt die erste Auflage seiner Schrift von 1600 Stück selbst, ursprünglich will er das Buch gar nicht in den Verkauf bringen.[42] Er verteilt es vielmehr direkt an Politiker, Wissenschaftler und Geschäftsleute, kurz: an alle, auf deren Einfluss er hofft. Viel wichtiger ist aber wohl, dass Dunant das Buch gezielt den Frauen dieser männlichen Funktionsträger zukommen lässt. Sie sind offenbar nicht so abgestumpft gegenüber den Kriegsgräueln, und manche von ihnen haben selbst früher im Krankendienst gearbeitet oder sich schon länger für wohltätige Zwecke engagiert. Die Schrecken des Krieges und das Elend nach dem Ende der Gefechte schildert Dunant so eindringlich, dass sich die Leiden der Verwundeten und die Notwendigkeit einer besseren Versorgung schnell überall in Europa herumsprechen und bald weitere Auflagen des Buches notwendig werden.

Dunant tritt unermüdlich dafür ein, dass sich die Hilfe für die Verletzten verbessert. Er hält Vorträge, verteilt seine Schrift, versucht in persönlichen Audienzen bei Politikern und in Herrscherhäusern seine Gesprächspartner von einem europaweiten Vorgehen zu überzeugen. Ihm ist es ein humanistisches Anliegen, dass jedem Verwundeten die gleiche medizinische Hilfe zukommt, egal, welcher Nationalität er angehört und welche Fahne er trägt. Nachdem die Genfer Konvention zum Schutz der Verletzten und ihrer Helfer 1864 verabschiedet worden ist und sich eine ständige Hilfseinrichtung gebildet hat, erhält diese ab 1876 den Namen «Internationales Komitee vom Roten Kreuz».

Aufgrund ständiger Rivalitäten und Konflikte mit dem Genfer Juristen Gustave Moynier und infolge seines persönlichen finanziellen Bankrotts muss Dunant jedoch 1867 aus dem «Internationalen Komitee der Hilfsgesellschaften für die Verwundetenpflege» ausscheiden, wie die Vereinigung damals noch heißt. Dunants Ruf leidet erheblich unter seinen finanziellen Schwierigkeiten, er zieht aus seiner Heimatstadt Genf fort, lebt zunächst verarmt in Paris, später in der Schweiz in einem kleinen Ort im Appenzeller Land.

Erst spät erhält Dunant die Anerkennung, die er für seine humanitäre Großtat verdient. Von 1895 an erscheinen vermehrt Zeitungsartikel, in denen er «wiederentdeckt» und seine Bedeutung für die Entstehung des Roten Kreuzes gewürdigt wird. Zeitgenossen erinnern sich daraufhin an Dunants Verdienste, Politiker und Friedensfreunde betonen seine wichtige Rolle und lassen ihm eine, wenn auch bescheidene, finanzielle Unterstützung zukommen. Die vollständige Rehabilitation und größtmögliche Anerkennung erfährt Henri Dunant jedoch erst vierunddreißig Jahre nach seinem unrühmlichen Abschied aus Genf. 1901 wird ihm der erste Friedensnobelpreis zuerkannt. Immerhin gelingt es einem Unterstützer Dunants, die Preissumme von umgerechnet gut 100 000 Franken so anzulegen, dass die Gläubiger des hoch verschuldeten Wohltäters es nicht dezimieren können und Dunant für den Rest seiner Tage ein bescheidenes Auskommen hat. Doch trotz zahlreicher Befürworter ist auch die Nobel-Auszeichnung anfangs umstritten. Schließlich trägt das maßgeblich auf Dunants Initiative hin entstandene Rote Kreuz dazu bei, dass dem Krieg ein wenig von seinem Grauen genommen wird. Deshalb könnte es – so die Argumentation der Kritiker – künftig womöglich weniger abschreckend für Politiker und Heerführer sein, einen bewaffneten Konflikt zu beginnen. Die Folge wäre mehr Krieg statt Frieden. Das Leiden würde demnach kein Ende nehmen, sondern sich nur noch ausweiten.

Im Labor: Klinische Studien

DOCTOR: Die Natur kommt, die Natur kommt! Die Natur! Hab ich nicht nachgewiesen, dass der Musculus constrictor vesicae dem Willen unterworfen ist? Die Natur! Woyzeck, der Mensch ist frei, in dem Menschen verklärt sich die

> Individualität zur Freiheit. Den Harn nicht halten können! (*Schüttelt den Kopf, legt die Hände auf den Rücken und geht auf und ab.*) Hat er schon seine Erbsen gegessen, Woyzeck? – Es gibt eine Revolution in der Wissenschaft, ich sprenge sie in die Luft.[43]

Der Arzt und Schriftsteller Georg Büchner (1813–1837) karikiert in seinem fragmentarisch gebliebenen Drama «Woyzeck» einen namenlosen Arzt, den «Doctor». Der Mediziner ist nicht am Befinden seines Patienten interessiert, er sieht ihn nur als Experimentiermasse für abstruse Forschungsfragen, als Menschenmaterial. Damit nimmt Büchner früh die Bedrohung durch eine verwissenschaftlichte oder gar pervertierte Medizin vorweg, die den Kranken zum Versuchsobjekt degradiert. Forschung, Fortschritt oder auch nur persönlicher Ruhm sind darin wichtiger als der dem Arzt anvertraute Mensch.

«Er tut noch alles wie sonst, rasiert seinen Hauptmann!», herrscht der Doktor Woyzeck an. «Ja, wohl», antwortet dieser. Der Arzt hakt weiter nach: «Isst seine Erbsen?» Woyzeck antwortet, «Immer ordentlich Herr Doctor», schließlich bekommt er Geld dafür, dass er an diesem irrsinnigen Menschenexperiment teilnimmt. «Er ist ein interessanter Casus. Subjekt Woyzeck er kriegt Zulage. Halt er sich brav! Zeig er seinen Puls! Ja.»[44]

In der Figur des Doktors verarbeitet Büchner vermutlich die Experimente des Chemikers Justus von Liebig (1803–1873) in Gießen. Dieser hatte versucht, Fleisch durch günstigere Hülsenfrüchte als Eiweißquelle in der Nahrung zu ersetzen. Dazu wurde mittellosen Freiwilligen gegen geringe Bezahlung eine einseitige Diät nur aus Erbsbrei vorgeschrieben. «Sehen sie der Mensch, seit einem Vierteljahr isst er nichts als Erbsen; bemerkten sie die Wirkung, fühlen Sie einmal was ein ungleicher Puls, da und die Augen», beschreibt Büchner, wie es dem Probanden Woyzeck geht.[45]

Die literarische Figur des Woyzeck hört Stimmen, kann den Harn nicht halten, halluziniert und verliert den Verstand. Ob es die Wesensveränderungen sind oder die Eifersucht, ist ungewiss – jedenfalls ersticht Woyzeck seine Geliebte und bringt kurz darauf sich selbst um. Aus heutiger Sicht können die Symptome Woyzecks als Nebenwirkung der einseitigen Kost gesehen werden. Von einer bestimmten Sorte Erbsen, den Platterbsen, ist bekannt, dass sie eine Substanz produzieren, die als Nervengift wirkt.[46] Gefühls- und Blasenfunktionsstörungen nach einseitigem Genuss wurden in der Fachliteratur beschrieben und lassen Parallelen zur Figur des Woyzeck erkennen.

In Spanien wie auch in anderen europäischen Ländern wurden in Notzeiten, zum Beispiel während der Napoleonischen Kriege, vermehrt Platterbsen gegessen. Giftig ist das Neurotoxin dieser alten Kulturpflanze nur dann, wenn es als nahezu einziges Lebensmittel dient. Wird es zusammen mit anderen Getreidesorten verzehrt, ist die Wirkung der schädlichen Inhaltsstoffe hingegen vermindert, weil das Toxin durch die anderen Nahrungsbestandteile neutralisiert wird.

In Büchners Drama geht es allerdings weniger um die chemische Zusammensetzung der Erbsen als vielmehr um das skrupellose Vorgehen des Doktors, der trotz der zunehmend schweren Symptome des Patienten Woyzeck («er hat die schönste Aberratio mentalis partialis»[47]) nicht von seinem Vorhaben lassen will. Anstatt zu helfen, beobachtet der Arzt fasziniert den Ausgang seines Menschenexperiments: «Courage Woyzeck noch ein paar Tage, und dann ist's fertig», lässt Büchner ihn sagen.[48] Doch das Ganze geht nicht gut aus, wie wir wissen.

Mit seinem Dramenfragment zeichnet Büchner Entwicklungen nach, die prägend für die Medizin im 19. Jahrhundert wurden: Ihre Erforschung verlagerte sich zunehmend vom Krankenbett und der Praxis am Patienten ins Labor. Auch wenn die meisten Ärzte selbst nicht im Labor tätig waren, wurden die Erkenntnisse, auf denen sie ihre Arbeit aufbauten, von den Kollegen in den Laboratorien, den pathologischen Instituten und Versuchskellern gewonnen.

Die medizinische Versorgung wurde weiterhin von den Praktikern, den Landärzten, den Hausärzten und den Klinikärzten getragen. Unter den «großen», bis heute bekannten medizinischen Namen des 19. Jahrhunderts finden sich jedoch vor allem Wissenschaftler: Rudolf Virchow, Robert Koch, Emil Behring oder Louis Pasteur (der kein Mediziner, sondern Chemiker war) verbrachten ihre Arbeitszeit weniger mit Patienten, jedenfalls nicht mit lebenden, sondern zum Großteil mit anatomischen und feingeweblichen Präparaten oder mit Bakterienkulturen in Forschungsinstituten.

Ärztliche Erfahrung zählte bald weniger als wissenschaftliche Expertise. Ein bemerkenswerter Grenzfall ist das Beispiel des ungarischen Geburtsmediziners Ignaz Semmelweis (1818–1865). Sein Schicksal wird später ausführlich geschildert (s. Kapitel 4), und sein Scheitern hat vielerlei Gründe, hier nur so viel: Als Arzt im Allgemeinen Krankenhaus Wien konnte er mittels genauer Beobachtungen der Patientinnen nachweisen, warum bis Mitte der 1840er-Jahre so viele Frauen an Kindbettfieber starben. Mit seinem Aufruf, dass sich die angehenden Mediziner die Hände desinfizieren sollten, bevor sie die Wöchnerinnen untersuchten, senkte er die Sterblichkeit an dieser Infektion von fast zwanzig auf unter zwei Prozent.

Doch seine ärztliche Erfahrung, untermauert mit sorgfältig erhobenen Daten, kam gegen das etablierte – wenn auch falsche – Erfahrungswissen der anderen Ärzte nicht an. Obwohl Semmelweis zwei Gruppen von Patientinnen vergleichen konnte, die unterschiedlich behandelt worden waren, und damit eine nahezu wissenschaftliche Beweisführung vorlegte, setzte sich seine rettende Idee nicht durch. Schließlich widersprach ihm auch Rudolf Virchow. Obwohl beide ähnlich alt waren, stand damit wissenschaftliche Autorität gegen Semmelweis' ärztliche Erfahrung. Virchow, der Pathologe, der kaum Kranke behandelte, sondern vor allem Leichen untersuchte, verdächtigte Thrombosen oder «den Winter» als Ursachen für das Kindbettfieber – das waren zwar unbewiesene Spekulationen, die sich später als falsch herausstellen sollten, doch die renommierte Stimme aus dem Labor hatte mehr Gewicht in der medizinischen Hierarchie als die des Klinikers, auch wenn Letzterer Ergebnisse vorweisen konnte, die die Fachwelt eigentlich hätten überzeugen müssen.

Herauszufinden, was hilft und was schützt, war für Semmelweis entscheidend. Ist die eine Behandlung oder Untersuchungsmethode besser als die andere? Schon früh waren Ärzte und andere Heiler mit der Frage konfrontiert, ob ihre Therapien überhaupt nützlich waren. Zwar konnte man es ärztlicherseits als Erfolg verbuchen, wenn es einem Patienten mit der Zeit besser ging, und oft gilt dieser Blick auf den Einzelfall bis heute als Kriterium für eine gelungene Behandlung. Dabei bleibt jedoch unklar, ob sich Besserung und Genesung mit der Zeit nicht auch von allein eingestellt hätten, gemäß dem keineswegs nur zynisch gemeinten Motto: Medizin ist die Kunst, den Patienten die Zeit zu vertreiben, während der Körper mit der Selbstheilung beschäftigt ist.

Der Wahrheit über den Nutzen und Schaden von Behandlungen kommt man hingegen näher mit dem Vergleich von zwei sich in ihren Eigenschaften ähnelnden Patientengruppen, von denen eine die betreffende Behandlung bekommt, die andere eine Vergleichstherapie oder gar eine Scheinbehandlung mit Placebo. Werden die Teilnehmer in solchen klinischen Studien zufällig den Gruppen zugeordnet («randomisiert») und wissen selbst nicht, zu welcher sie gehören, sondern nur der Versuchsleiter (dann ist die Studie «verblindet»), sind bereits einige Qualitätskriterien erfüllt. Diese Maßstäbe werden jedoch auch gegenwärtig nicht in allen publizierten klinischen Studien erreicht.

Dabei gibt es schon früh in der Medizingeschichte Hinweise auf Vergleichsstudien. Von Friedrich II., dem Stauferkaiser, ist bekannt, dass er an den Künsten, der Wissenschaft und der Falkenjagd interessiert gewesen sein soll. Womöglich geht auf ihn eine der ersten medizinischen Studien mit einer Kontrollgruppe zurück, auch wenn die Gruppengröße mit jeweils n=1 ziemlich klein ausfiel. Demnach durften sich zwei Ritter morgens nach Herzenslust an einer reich gedeckten Tafel bedienen. Sie hatten sogar den Befehl, so viel zu essen, wie sie konnten. Einer der Ritter wurde daraufhin auf die Jagd geschickt, denn er sollte den ganzen Tag körperlich aktiv sein. Der andere musste hingegen ruhen und durfte sich nur wenig bewegen. Abends kam es zum blutigen Vergleich: Der Herrscher befahl, beiden Untergebenen den Bauch aufzuschneiden. Er wollte auf diese Weise herausfinden, bei wem die Verdauung weiter fortgeschritten war.[49]

Diese Geschichte aus dem 13. Jahrhundert ist nicht ausreichend mit historischen Beweisen belegt. Doch selbst wenn die Erzählung vom Menschenexperiment ein Gerücht gewesen sein sollte, um Friedrich II. zu diskreditieren, ist in dem Versuchsaufbau schon so etwas wie eine wissenschaftliche Methode sichtbar: Unter definierten Bedingungen wird eine medizinische Fragestellung experimentell untersucht. Die Teilnehmer ähneln sich, die Intervention ist jedoch unterschiedlich, abschließend wird das Ergebnis verglichen.

Kleiner Exkurs zum Inhalt: Tatsächlich modulieren die beiden Gegenspieler des vegetativen Nervensystems die Verdauung. Sie werden als Sympathikus und Parasympathikus (mit dem Nervus vagus als Hauptakteur) bezeichnet. Der Sympathikus, der im Kampf und auf der Flucht aktiviert wird, um alle Energien zu mobilisieren, hemmt die Verdauung. Der Parasympathikus, der in Ruhe und bei Erholung überwiegt, versetzt den Körper zwar in einen schläfrigen Zustand, fördert aber die Tätigkeit der Gedärme. Bei dem Ritter, der sich den ganzen Tag lang ausruhte, müsste die Verdauung also weiter fortgeschritten gewesen sein.

Im Kampf gegen den Skorbut, eine Vitamin-C-Mangelkrankheit, gab es tatsächlich schon früh eine klinische Studie, die viele der heutigen Qualitätsmaßstäbe erfüllte. Der schottische Arzt James Lind (1716–1794) ließ im Jahr 1747 den Seeleuten, die auf der HMS Salesbury erkrankt waren, unterschiedliche Diäten zukommen. Alle Kranken erhielten die gleiche Grundnahrung, aber während einige zusätzlich Essig oder Apfelwein zu sich nahmen, bekamen andere jeden Tag zwei Orangen und eine Zitrone.[50] Letzteren ging es schon nach wenigen Tagen besser. Der Nutzen einer Vitamintherapie aus natürlich gewachsenen Pflanzen war damit erwiesen. Der Nutzen einer Vitamintherapie mit Zusatzstoffen in Form von Tabletten, Pulvern und Injektionen ist es hingegen bis heute nicht (s. Kapitel 4).

Medizin fand zwar auch im Zuge ihrer Verwissenschaftlichung weiterhin am Krankenbett statt, sei es im heimischen Umfeld des Patienten, in der Arztpraxis oder stationär in der Klinik. Zur Beweisführung und für den medizinischen Fortschritt wurden aber mehr und mehr die Daten und Erkenntnisse aus Laborstudien herangezogen. Im 19. Jahrhundert stiegen zunächst die Pathologie und dann die Bakteriologie zu den Leitwissenschaften der Medizin auf. Nun erkannte man, dass Patienten nicht länger «irgendwie krank» waren, sondern es wurden konkrete Auslöser und Ursachen für ihr Leiden entdeckt, sei es der Thrombus, der das Blutgefäß verstopfte, oder das Tuberkelbakterium, das zur Schwindsucht führte. Das Kausalitätsprinzip und die wissenschaftlichen Methoden nahmen konkrete Formen an. Krankheit war kein diffus ganzheitliches Geschehen mehr, sondern wurde eindimensional auf einen Ursache-Wirkungs-Zusammenhang zurückgeführt.

Gerade die Bakteriologen zeigten das in ihrer Argumentationskette für einen Krankheitsbeweis: Aus erkrankten Tieren wurden bakterielle Erreger gewonnen und isoliert, um zunächst im Labor angezüchtet und vermehrt zu werden. Damit verfügten die Forscher über eine ausreichende Menge Keime für weitere Experimente. Die auf diese Weise gewonnene Bakterienkultur wurde dann gesunden Tieren gespritzt, woraufhin diese erkrankten. Der experimentell erzeugte Infektionszyklus diente als wissenschaftlicher Nachweis dafür, dass die jeweilige Krankheit durch den untersuchten Erreger entsteht, und das Labor war dabei unumgänglich. Diese Arbeitsweise mochte umständlich wirken, war aber

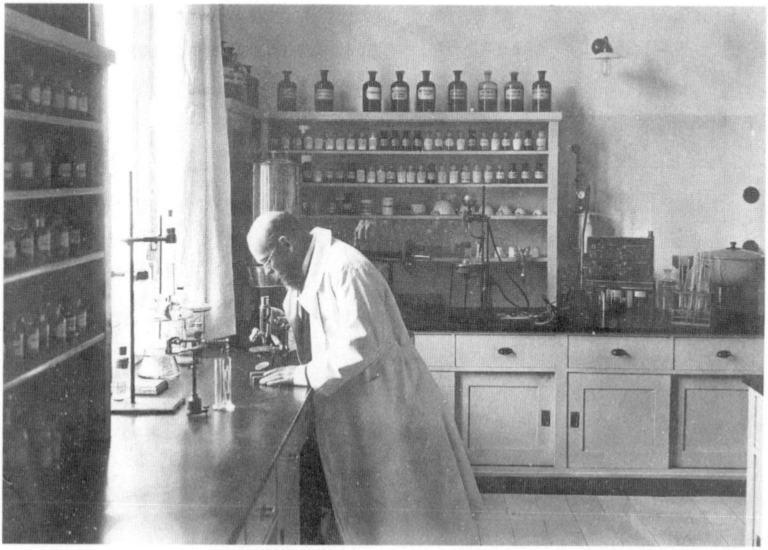

Ein Leben für die Forschung: Robert Koch 1905 in seinem Labor im Kaiserlichen Gesundheitsamt in Berlin, das direkt gegenüber der Charité lag.

die Beweisführung für die Infektionshypothese – also dafür, dass ein spezifischer Keim eine Infektion auslöst – und damit ungleich spezifischer als das ungefähre Geraune von Miasmen und anderen pathologischen Dämpfen, die aus Erdspalten drangen (s. Kapitel 5).

Obwohl es anfangs unter Medizinern wie Laien zahlreiche Skeptiker gab, die an der Infektionshypothese zweifelten, setzte sie sich ab den 1880er-Jahren schnell durch. Der Bakteriologe Robert Koch trug entscheidend dazu bei, wie im Kapitel «Eindringlinge und Entgrenzungen» ausführlich gezeigt wird. Er entdeckte oder beschrieb nicht nur die Erreger von Milzbrand, Tuberkulose und Cholera, sondern bediente sich auch neuester Techniken der Visualisierung und Fotografie, um die mikroskopische Darstellung der Bazillen sowohl für das Fachpublikum als auch für die interessierte Bevölkerung vergrößert aufzubereiten und auf diese Weise zugänglich zu machen.

Dass Leiden vielfältige Dimensionen hat und die Krankheitserfahrung und der Verlauf der Erkrankung nicht nur von Keimen, Zellen oder verstopften Gefäßen abhängig ist, sondern auch vom Umfeld, der seelischen Verfassung und anderen Faktoren, wurde erst in der zweiten Hälfte des 20. Jahrhunderts stärker in die Deutung von Krankheit und Gesundheit einbezogen. Dass beispielsweise ein Patient bei einer Keimbesiedlung des Magens mit Helicobacter pylori eine Gastritis entwickelt, während ein anderer trotz einer ähnlichen Menge Keime keinerlei Beschwerden verspürt, ist rein wissenschaftlich nicht zu erklären.

Zur irritierenden Ambivalenz der modernen Medizin gehört auch, dass es einerseits eine große Sehnsucht nach dem Arzt als zugewandten Kümmerer und Deuter des Befindens gibt; andererseits messen Patienten ihren Laborbefunden und den diversen Bildgebungsverfahren eine enorme Wichtigkeit bei. Kranke vertrauen weniger ihrem Körpergefühl oder dem Wort des Arztes («Das muss Sie nicht beunruhigen»), sondern unterwerfen sich dem Diktat des Kernspinbildes oder des Blutwertes, auch wenn diese keine krankhafte Bedeutung haben.

Fachleute wissen das längst: Neurologen haben schon vor Jahren den Ausdruck UBO («Unidentified Bright Objects») für unklare Aufhellungen im Kernspin geprägt, die keinerlei Krankheitswert haben. Krebsexperten reden von «just another boring tumor marker», wenn zu den mittlerweile mehr als tausend Tumormarkern, die gemessen werden können, ein weiterer hinzukommt. Denn meistens haben diese Laborwerte keine Bedeutung, weil sie zwar auf Krebserkrankungen oder deren Verschlechterung hinweisen können, aber so unspezifisch sind, dass es auch viele andere Gründe für einen erhöhten Wert geben kann. Patienten klammern sich dennoch oft an diese Werte und lesen daraus – fälschlicherweise – den Verlauf ihrer Erkrankung ab. Der Deutungsraum für Krankheiten hat sich vom heimischen Bett oder dem Untersuchungszimmer des Arztes wegverlagert. Die Wahrheit über das eigene Befinden wird im Labor und in der abstrakten Welt der Studien gesucht.

4.

Körper, Geist und das große Ganze

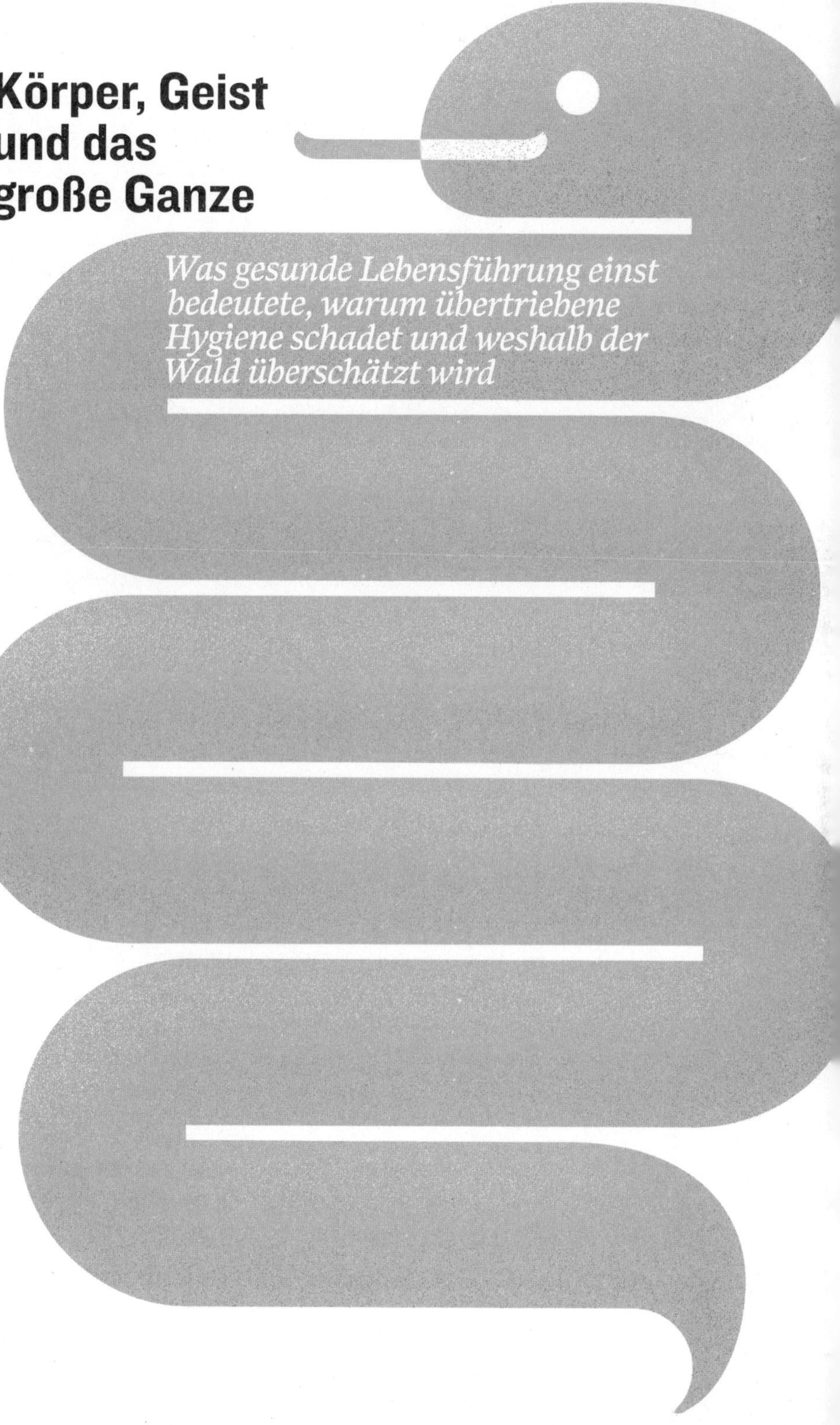

Was gesunde Lebensführung einst bedeutete, warum übertriebene Hygiene schadet und weshalb der Wald überschätzt wird

Warum wird man krank? Weshalb bleibt man gesund? Oft lassen sich dafür konkrete Gründe benennen, doch das Bedürfnis nach einem größeren Zusammenhang begleitet die Menschen schon seit Jahrhunderten. Bei der Suche nach neuem medizinischem Wissen ging es nicht zuletzt auch um die Erklärung der Welt und die Verortung des Individuums im großen Ganzen. Bereits in der Antike haben sich die Menschen ein Gerüst an Regeln gegeben, um gesund zu bleiben und sich in eine göttliche Ordnung oder andere übergeordnete Strukturen einzufügen. Ausgleich und Balance, Maß und Mäßigung waren das Ziel und galten als Garanten für ein gelungenes Leben. Heute populäre Schlagworte wie «Diät» und «Hygiene» meinten ursprünglich die ganze Vielfalt der Lebensführung. Diese allgemeinen Strategien der Gesunderhaltung wurden erst in den letzten Jahrhunderten auf Fragen der Ernährung und der Sauberkeit reduziert.

Die Empfehlungen zur Lebenskunst umfassten früh schon das Verhältnis des Menschen zur Natur und zu den Geheimnissen seiner Seele. Die Natur wurde zum Heilsbringer: in der konkreten Anwendung in Form von Heilkräutern und lindernden Pflanzenextrakten ebenso wie in der Vorstellung eines gelungenen Lebens im Einklang mit der Natur. In der Medizin wurde sie zu einem überwölbenden Ordnungsprinzip, nach dem es sich zu richten galt. Auch das Bedürfnis nach Einssein mit der äußeren Welt oder die Beziehung zu einer «Weltseele» spiegelte sich in den Konzepten der Medizin. Die Medizin griff verschiedenste geistige, ideologische und philosophische Strömungen auf, die als Stichwortgeber für eine Epoche fungierten, wodurch sich etwa die romantische Medizin herausbildete. Ebenso bemerkenswert ist es, wie sich aus theoretischen Überlegungen zur Gesunderhaltung der Präventionsgedanke entwickelte, der sich bald nicht nur auf öffentliche

Einrichtungen wie die Reinhaltung des Wassers oder die Kanalisation bezog, sondern sich in die ärztliche Praxis verlagerte und Vorsorgebemühungen des Einzelnen vorsah.

Die Hygiene machte im Verlauf der Jahrhunderte einen erstaunlichen Wahrnehmungswandel durch. War damit in der Antike noch ein gesunder Lebensstil gemeint, wurden darunter in der Neuzeit zunehmend sowohl öffentliche Gesundheitsfürsorge als auch individuelle Reinlichkeit verstanden. Als «Rassenhygiene» pervertiert, wurde das Prinzip der Hygiene im frühen 20. Jahrhundert auf die Bevölkerung als Ganzes, den sogenannten «Volkskörper», übertragen, den es zu reinigen galt; ein Irrweg, der Verfolgung, Massenmord und Krieg nach sich zog.

Spätestens im 19. Jahrhundert zeigte sich, wie schwer die Medizin sich damit tat, wenn Menschen aus dem Gefühl der Überforderung oder der Entfremdung krank wurden. Obwohl – oder gerade weil? – die Heilkunde immer wissenschaftlicher wurde und sich auf vermeintlich objektivierbare Ergebnisse stützte, blieben unerklärliche Leerstellen: Warum fühlten sich manche Patienten schlecht und wurden krank, obgleich kein auffälliger körperlicher Befund erhoben werden konnte? Aus verschiedenen Strömungen entwickelten sich Psychologie und Psychotherapie, die sich den Ruf der Wissenschaftlichkeit erst erkämpfen mussten.

Von der Diätetik zur Diät

Es gab eine Zeit, da haben die Menschen noch nicht ständig über ihre Ernährung geredet. Essen wurde nur dann zum Thema, wenn keines da war. Über Jahrtausende diente die Nahrungsaufnahme vor allem einem Ziel: satt zu werden. In der Frühzeit, als unsere Vorfahren noch nicht sesshaft waren, gab es auf der Jagd tagelange Phasen, während derer sie nichts oder nur wenig zu essen hatten. Die guten Futterverwerter hielten das aus und legten sich – wenn es nach längeren Pausen wieder Nahrung gab – Reserven zu, auf die sie während der nächsten Mangelphase zurückgreifen konnten. Evolutionär waren sie im Vorteil, denn sie hielten auch dann durch, wenn es längere Zeit nichts zu essen gab.

Was ursprünglich ein wichtiger Mechanismus zum Überleben war, hat sich heute zum Nachteil verkehrt. Er trägt dazu bei, dass Menschen in den wohlhabenden Ländern und mit der energiereichen modernen Ernährungsform schnell zunehmen und sich schwer damit tun, Gewicht zu verlieren. Sie leiden an ihren überflüssigen Pfunden und vor allem an den damit verbundenen Zivilisationskrankheiten. Die Urzeitmenschen würden sich vermutlich vor Lachen am abgenagten Mammutkotelett verschlucken, wenn sie wüssten, dass es unter ihren Nachfahren im 21. Jahrhundert einige gibt, die auf die Paleo-Diät schwören und den Speiseplan der Steinzeit nachahmen. Was damals der Not gehorchte, ist heute zu einer Ernährungsmode geworden.

Schon in der Antike kamen Empfehlungen zur ausgewogenen Lebensführung auf, wonach bestimmte Kostarten zu befolgen waren, und sei es nur, um die Verdauung zu heben. Von dort war es allerdings ein weiter Weg bis zum Kalorienzählen, zu Proteinshakes und Weight Watchers. Die «Diätetik» der Antike war nicht reduziert auf Ernährungsformen, Strategien zum Abnehmen oder die Arbeit an der Figur, sondern bezog das große Ganze des Lebens ein. Der ursprüngliche Begriff stammt vom Griechischen «díaita», was so viel wie «Lebensstil» bedeutet. Das Prinzip umfasste im hellenistischen Griechenland wie im alten Rom die Lehre von einer geregelten Lebensweise, die sich auf alle Zustände des Leibes und der Seele erstreckte. Ausgewogenheit im Tun und Lassen sollten im Alltag die Gesundheit stärken und Krankheiten verhüten. Harmonie in den «natürlichen Dingen», den «res naturales», war das Ziel. Dazu gehörte die richtige Dosis an Speis und Trank, an Licht und Luft, Arbeit und Ruhe, Schlafen und Wachen, Auffüllen, Ausscheiden und Beischlaf, sowie Anregungen für die Seele und das Gemüt. Es galt, Maß und Mitte, Mäßigung und Norm zu finden, um gesund zu bleiben. Nur nicht übertreiben, lautete die Devise. Zusätzlich konnten äußere Anwendungen wie Bäder und Massagen dabei helfen, das Gleichgewicht zu wahren oder wiederherzustellen.

Die Diätetik war so wichtig, dass sie neben der Gabe von Medikamenten und der Chirurgie die dritte therapeutische Säule bildete, auf die sich antike Ärzte stützten, um Kranke zu behandeln. Ein idealer Tagesablauf zur Gesundheitspflege, wie ihn etwa der Arzt Diokles von Karystos im vierten vorchristlichen Jahrhundert empfahl, sah beispielsweise vor, früh aufzuwachen, aber erst dann aufzustehen, wenn sich «Schwere und Benommenheit der Nacht verflüchtigt» hatten, anschließend das Gesicht mit kaltem, reinem Wasser zu waschen und «möglichst vor Sonnenaufgang» einen Spaziergang zu machen.[1] Ebenfalls um 400 v. Chr. wird in der Schrift «De victu», was so viel wie «Über die Lebensweise» bedeutet, auf die Wirkung einzelner Nahrungsmittel hingewiesen, etwa den Einfluss von Hafer oder Honig auf die Säfte des Körpers. Der Text stammt von einem anonymen Autor, wird aber dem «Corpus Hippocraticum» zugerechnet.

Im Mittelalter wurde die von den griechischen und römischen Gelehrten überlieferte diätetische Tradition fortgesetzt. Isidor von Sevilla (um 560–636), der als letzter westlicher Kirchenvater gilt, fasste in seinem umfangreichen Werk das Wissen der Antike zusammen. In seiner Schrift über die Heilkunde («De medicina») leitete er fälschlicherweise sogar den Begriff Medizin vom lateinischen «modus», also Maß ab. Die Klostermedizin nahm sich dieser Prinzipien an und ergänzte sie um die christlichen Ordensregeln, die unter anderem Benedikt von Nursia (um 480–547) aufstellte. Die Empfehlungen sahen einen auf Ausgleich, Enthaltsamkeit, Gehorsam und einen geregelten Tagesablauf ausgerichteten Lebensstil vor.

Diese Ratschläge zur Lebenskunst fanden sich über die Jahrhunderte in vielerlei Ausprägungen wieder, etwa im Lehrgedicht «Regimen Sanitatis Salernitanum», das um 1180 im Umkreis der

Medizinschule von Salerno entstanden ist. Darin gab es Empfehlungen zum gesunden Leben in Reimform, die sich auf die Qualität des Weines («Prüfe am Weine die Farbe zart, des Geschmacks, des Geruchs, des Gefunkels Art»), den Genuss des Bieres («Trinken mit mäßigem Schluck, härtet den Magen vor Druck»), aber auch mögliche Ausnahmen vom Aderlass bezogen:

> Kalte Naturen, das Kind wie den Greis,
> bei rasendem Schmerz, bei Klima wie Eis,
> Jene, so unlängst im Bade geschwitzet,
> oder bei Liebeswonnen erhitzet.
> Jene, so liegen schon länger krank,
> oder so voll sind von Speise und Trank.
> Wann zu empfindlich ihr Magen,
> und schwächlich und nichts kann vertragen,
> wann es sie grauet und ekelt bass,
> solche verschone vom Aderlass.[2]

Im Mittelalter wurde noch nicht zwischen Heilkunst und Lebenskunst unterschieden. Die «ars medica» und die «ars vivendi» gehörten vielmehr zusammen und ergänzten sich – ebenso wie die «ars moriendi», die Sterbekunst. Ein ausgewogener Lebensstil galt auch in der Neuzeit, während des Barocks und der Aufklärung als Schlüssel, um gesund zu bleiben. Dabei entwickelte sich ein neues Genre, die «Hausväterliteratur», eine frühe Form der Ratgeberliteratur, die vom 15. Jahrhundert an immer populärer wurde. In den Büchern fanden sich nicht nur Regeln zur sparsamen Haushaltsführung, zu Imkerei und Ernte, sondern auch Kochrezepte und Empfehlungen zur gesunden Ernährung. Über die Jahrhunderte hinweg sammelten die Menschen immer mehr Erkenntnisse darüber, welche Ernährungsformen gesund und welche schädlich sein konnten.

Waren in Mittelalter und früher Neuzeit Völlerei und Maßlosigkeit im Essen vor allem Privilegien des Adels und der Herrschergeschlechter, wurden ein Wohlstandsbauch und üppiger Konsum im 19. und 20. Jahrhundert zunehmend zum Zeichen der Arbeiter und kleinen Angestellten – sofern sie es sich denn leisten konnten. Die seit der Antike ergangenen Aufrufe zur Mäßigung stießen naturgemäß nur in jenen gut situierten Schichten auf Widerhall, die alles im Übermaß hatten, sodass sie überhaupt in der Lage dazu waren, zu verzichten und sich einzuschränken. Andere waren froh, wenn sie satt wurden.

Was auf den Tisch kam und wie die Menschen sich ernährten, war schon immer schichtenspezifisch und von starken Unterschieden geprägt. Wenn die Mitte des 19. Jahrhunderts in Italien erschienene Schrift «Die Kunst der Einladungen für das Volk» die Kritik formulierte, dass «Einladungen zum Mittagessen von so unerträglicher Länge sind, daß so viele Dinge aufgetischt werden, daß sie zur Sättigung von Elefanten und Walen geeignet scheinen», dann handelte es sich um ein Luxusproblem, das nur die schmale oberste Bevölkerungsgruppe betraf.[3]

Bis weit ins 20. Jahrhundert litten auch in Europa noch viele Menschen Mangel, hatten nicht genügend zu essen oder ernährten sich einseitig von dünnen Suppen oder Kohlgerichten. Fleisch auf dem Tisch war eine Ausnahme und den wohlhabenden Schichten vorbehalten. Nahrungsmittel wurden bis in die zweite Hälfte des 20. Jahrhunderts vom Großteil der Bevölkerung nicht nach Kriterien wie «gesund» oder «ungesund» bewertet. Insofern das Essen nicht verdorben und frei von bakteriellen Verunreinigungen war, was in Deutschland mit dem ersten Nahrungsmittelgesetz 1879 sichergestellt werden sollte, ging es um Stärkung und Sättigung. In weniger wohlhabenden Kreisen galten Fleisch und Fett als energiereiche Nährstoffquelle, die Kraft gab und das harte Arbeitsleben erträglicher machte. Salz war über Jahrhunderte das wichtigste Konservierungsmittel. Zucker hatte nicht, wie heute, ein negatives Image als Krankmacher, sondern stand aus anderen Gründen unter Beschuss: «Zucker wurde im späten 18. und frühen 19. Jahrhundert attackiert, weil er von Sklaven geerntet wurde», sagt Frank Trentmann vom Birkbeck College der Universität London. «Es gab den Boykott von ‹Sklaven-Zucker› und Massenkampagnen auf beiden Seiten des Atlantiks.»[4] Evangelikale Christen argumentierten, dass sich Konsumenten in Europa zu Komplizen des Bösen und der Sünde machten. Erst im 20. Jahrhundert rückte in den Debatten um Zucker der Aspekt der Gesundheit in den Fokus.

Auch die Naturheilkunde, die gegen Ende des 18. Jahrhunderts aufblühte, war zunächst ein Angebot für die kleine Gruppe derer, die sich dieses Privileg leisten konnten. In seinem Buch «Makrobiotik, oder die Kunst das Leben zu verlängern», stellte Christoph Wilhelm Hufeland (1762–1836), einer der Gründerväter der Naturheilkunde, Maximen zur ausgewogenen Lebensführung auf. Demnach ist «[d]er Mittelton in allen Stücken (…) auch zur Verlängerung des Lebens am zuträglichsten. In einer gewissen Mittelmäßigkeit des Standes, des Klimas, der Gesundheit, des Temperaments, der Leibesconstitution, der Geschäfte, der Geisteskraft, der Diät usw. liegt das größte Geheimnis, um alt zu werden. Alle Extreme (…) hindern die Verlängerung des Lebens.»[5] Hier klingen die antiken Regeln der Diätetik wieder an. Doch wie sollten jene sich mäßigen und enthaltsam sein, die kaum etwas hatten?

Andere litten hingegen am Überfluss. Lord Byron (1788–1824) reiste 1807 in Begleitung eines Arztes durch Italien, der ihm die Mahlzeiten, vor allem aber Fasten und Hungerkuren penibel vorschrieb. Dadurch verlor er 24 Kilogramm an Gewicht, was er als «Beweis seiner guten Gesundheit» ansah.[6] Diverse Berühmtheiten des 19. Jahrhunderts hatten mit Übergewicht und Völlerei zu kämpfen. Über Otto von Bismarck (1815–1898) wird berichtet, dass er schon zum Frühstück erhebliche Mengen an Roastbeef, Gänsebraten, Beefsteak, Hering und Kaviar vertilgte, dazu gab es Champagner und schwere Weine. Seine Frau vertraute dem Chef der Reichskanzlei, Christoph von Tiedemann, 1880 an, dass der Reichskanzler «unendliche Massen von Waldmeister-Bowlen-Eis zu sich genommen und dazu sechs harte Eier mit Butter gegessen» habe.[7] Nun ja, der Mann war eine Erscheinung und 1,93 Meter groß. Sein Gewicht soll er auf Rat der Ärzte von 1879 bis 1881 immerhin von 124 Kilogramm auf 116 Kilogramm reduziert haben. Seit 1886 wog der Eiserne Kanzler offenbar nie mehr als 103 Kilogramm.

Um Bismarck besorgt waren nicht nur die Ärzte. Um seine Gesundheit fürchtete auch eine Verehrerin, Hildegard Freifrau von Spitzemberg, Frau des Württembergischen Gesandten in Berlin und eine der «grandes dames» im Salonleben der Kaiserzeit.[8] Sie notierte 1872 über den großen, schweren Mann: «Wenn diese Riesennatur nur einigermaßen vernünftig Diät hielte im Essen und Trinken und Schlafen, er würde uns alle überleben. Aber jahrelang mittags 2 Uhr aufstehen, von da bis abends dreimal aufs reichlichste essen und trinken, dazwischen aufregende Staatsgeschäfte bis 11 /, dann rauchen und Leute sehen bis nachts 1,2 Uhr, natürlich darauf schlaflos im Bette liegen bis gegen morgen und die Nachtruhe unter Tage nachholen.»[9] Ein gesunder Tagesablauf war das nicht, doch immer wieder schlug Bismarck den Rat seiner Ärzte wie seiner Familie und Freunde in den Wind.

Es ist überliefert, dass den preußischen Politiker zahlreiche Beschwerden quälten. Gallenkoliken, Magenschmerzen, zudem Rheuma, Rückenschmerzen und eine Gürtelrose. Einige Symptome lassen sich auf seine üppige Ernährung zurückführen. Dennoch scheint ihm seine Vielfraß-Diät nur bedingt geschadet zu haben. Der Eiserne Kanzler hatte eine eiserne Konstitution – er wurde 83 Jahre alt.

Parallel zu Überfluss und Völlerei gab es Gesundheitsbewegungen in diversen Ausprägungen, die Mäßigung bis hin zur Askese und Naturheilkunde verbanden. Der im 19. Jahrhundert um sich greifenden Angst vor «Dekadenz» und «Degenerierung» setzten sie Verzicht, karge Kost und den elementaren Umgang mit Sonne, Wasser, Luft entgegen. Johann Schroth (1798–1856), ein Fuhrmann, der sein vom Hufschlag eines Pferdes steif gewordenes Knie nach der geduldigen Behandlung mit kalten Umschlägen angeblich wieder bewegen konnte, begründete daraufhin die: Schrothkur. Ganzkörperwickel gehörten ebenso dazu wie «Trink- und Trockentage», eiweißarme Kost und trockene Brötchen, was Schroth den Spitznamen «Semmeldoktor» einbrachte. Zum «Wasserdoktor» brachte es Vincenz Prießnitz (1799–1851), ein Bauernsohn, der kaum lesen und schreiben konnte. Als er mit siebzehn Jahren einen Arbeitsunfall mit mehrfachem Rippenbruch erlitt und diesen erfolgreich mit kalten Wickeln kurierte, sprach sich das schnell herum. Prießnitz galt fortan wahlweise als Wunderheiler oder Kurpfuscher, erweiterte aber sein therapeutisches Arsenal um Trinkkuren und Bäder, was ihm bis zu seinem Tod ein Millionenvermögen einbrachte.

Erst in der zweiten Hälfte des 20. Jahrhunderts hatten die meisten Menschen in Europa genügend auf dem Teller. Nach dem Zweiten Weltkrieg und Jahren des Mangels wurde mit dem Wirtschaftswunder üppiger Konsum für die breite Masse der Bevölkerung möglich. Gehaltvolle Produkte wurden geschätzt: Butter statt Margarine, echter Bohnenkaffee statt «Muckefuck» (einer Verballhornung von «Mocca faux», also «falschem Kaffee»), reichhaltige Saucen und Cremetorten. Auf karge Zeiten folgte der Überfluss. Schon bald wurde vor den Folgen einer ungezügelten Ernährungsweise gewarnt, die «Fresswelle» drohte die Gesundheit zu belasten, was auch in der Populärkultur anklang, etwa in Udo Jürgens' Schlager «Aber bitte mit Sahne» (1976). In den 1970ern setzte denn auch der gegenteilige Trend ein: Nun ging es darum, Kalorien einzusparen und Gewicht zu verlieren. Low Fat und Low Carb, Süßstoffe und Ersatzprodukte kamen auf den Markt, einzelne Nahrungsbestandteile wurden verdammt. Erst Fett und Salz, dann auch Zucker mussten in die ernährungssensible Schmuddelecke.

Der Imagewandel des Zuckers illustriert Ernährungsmoden, aber auch die ideologische Überhöhung dessen, was wir zu uns nehmen: Über Jahrhunderte wurde Zucker als «weißes Gold» geschätzt, galt gleichermaßen als Köstlichkeit und Kostbarkeit.

Sogar heilende Wirkung wurde den glitzernden Kristallen zugeschrieben. Heute wird verklärt, was als natürlich gilt, deshalb genießt brauner Zucker einen Vertrauensvorschuss gegenüber weißem, obwohl die braunen Kristalle kein bisschen gesünder sind. Doch egal welche Zubereitungsform, Zucker ist längst «aus gesundheitlicher Perspektive fragwürdig geworden», sagt Stefan Wahlen, Ernährungssoziologe an der Universität Gießen.[10] Die Debatten um das Essen taugen längst als Appetitverderber.

Das Ringen um eine optimale Ernährung hat zum Ende des 20. und mit Beginn des 21. Jahrhunderts teils exzessive Ausmaße angenommen – und sich weit von den umfassenden antiken Lebensregeln der Diätetik entfernt. Gegessen wird nicht mehr, was auf den Tisch kommt, dafür wird jede Mahlzeit in ihre Bestandteile zergliedert. Was mit Ernährungspyramiden anfing, die über eine gesunde Zusammensetzung der Nahrung aufklären sollten, ist zu einer Trennkost ganz eigener Art geworden: Kaum noch eine Abendeinladung ohne die Frage nach Allergien oder Unverträglichkeiten, die es zu berücksichtigen gilt. Zwischenzeitlich sind auch seit Jahrtausenden etablierte Lebensmittel wie Weizen (Gluten), Milch (Laktose) und Fleisch (alles Übel dieser Welt) unter Verdacht geraten und werden für Störungen des Wohlbefindens verantwortlich gemacht. Tatsächliche Allergien gegen die genannten Substanzen liegen weitaus seltener vor, als es angegeben wird, doch das Unbehagen angesichts einer zumeist industriellen Nahrungsmittelproduktion ist groß. Einen populären Stoff zum Sündenbock zu erklären, ist da allemal einfacher, als auf das komplexe Wechselspiel von wenig Bewegung, ungünstigen genetischen Faktoren und Umwelteinflüssen einzugehen.

Als pathologische Steigerung wird neuerdings das Phänomen der Orthorexie beobachtet, wozu gehört, sich bei der Nahrungsaufnahme fast ausschließlich nach Nährwert- und Kalorientabellen zu richten und im Zweifel mit Vitaminpräparaten und anderen Nahrungsergänzungsmitteln nachzuhelfen. Geschmack und Genuss stehen bei dieser Ernährungsform nicht im Vordergrund –

Betroffene sind vielmehr «besessen vom gesunden Essen». Diese Auswüchse spiegeln vermutlich das jahrhundertealte Streben nach Ausgeglichenheit und Balance wider. Das Schlagwort von der «ausgewogenen» Ernährung greift diesen Wunsch auf, der ähnlich stark ist wie die Sehnsucht nach «natürlichen» oder naturbelassenen Lebensmitteln. Was auf den Tisch kommt, war zumindest in den wohlhabenden Ländern noch nie so sicher, so vielfältig und so nährstoffreich wie heute.

Melancholie, romantische Medizin und Frankensteins Monster

Literatur und Wissenschaft der Romantik strebten in besonderem Maße nach Einheit und dem Verständnis des großen Ganzen – eben danach, «was die Welt im Innersten zusammenhält»[11], wie Goethe seinen Faust sagen lässt. Sie interessierten sich um 1800 hauptsächlich für die verbindenden Elemente, erforschten Prozesse der Synthese und Zusammensetzung. Der naturphilosophische Zugang der Romantiker war auch für die Medizin bedeutend. Sie setzte dazu an, die Strömungen der Seele, die Stimmungen des Menschen in den ärztlichen Blick aufzunehmen, und wollte ihren Einfluss auf Gesundheit und Krankheit verstehen.

Carl Gustav Carus (1789–1869) und anderen romantischen Ärzten ging es um die Erkundung der Wechselwirkungen zwischen der Natur und dem Seelenleben der Menschen, die ausschlaggebend dafür waren, ob jemand gesund blieb oder krank wurde. Eben dieses Miteinander spiegelte auch die Kunst wider; häufig war hier von den Schwingungen, die Menschen in der Natur erfahren, von der beseelten Natur oder eben von «Seelenlandschaften» die Rede. Oder es ging gar gleich um die «Weltseele», wie sie Friedrich Wilhelm Schelling (1775–1854) beschrieb, der eine Einheit von Natur und Geist vermutete. «Wie ziehende Wolken im steten Wandel begriffen, so die inneren Zustände des Menschen. Alles, was in seiner Brust widerklingt, ein Erhellen und Verfinstern, ein Entwickeln und Auflösen, ein Bilden und Zerstören, alles schwebt in den Gebilden der Wolkenregionen vor unseren Sinnen», hielt Carus fest, der auch Maler und ein Freund von Caspar David Friedrich war.[12] Neben seinen künstlerischen wie naturwissenschaftlichen Tätigkeiten interessierte sich Carus zudem für psychologische Themen – und arbeitete zeitweise als Leibarzt des sächsischen Königs. In seinem Buch «Psyche» führte er schon 1846 nicht nur diesen Begriff, sondern auch das «Unbewusste» in die Heilkunde ein – ein halbes Jahrhundert bevor Sigmund Freud sein komplettes Lehrgebäude auf diesem Konzept aufbaute.

Die von den Romantikern beobachteten Seelenzustände waren nicht nur heiter. Sie konnten auch düster sein und im Einklang mit der «Nachtseite» der Natur schwingen. Das Naturerleben war mystisch aufgeladen, Albträume kündeten von den Schattenseiten des Denkens und Fühlens, romantische Künstler malten es als Nebel, Nacht und Dunkelheit aus. Melancholie und Schwermut waren für das Individuum womöglich schwer zu ertragen, gleichzeitig aber auch ein Zeichen für eine besonders sensible Beziehung zur Welt und ihren Abgründen.

Dies führte zu einer Aufwertung der Andersartigkeit, von Zuständen, die medizinisch nicht fassbar waren und wissenschaftlich nicht erklärt werden konnten: Geisteskranke und Schlafwandler, die Somnambulen, galten nicht als pathologische Abweichungen von der Norm, sondern man sprach ihnen tiefere Einsichten in das Wesen der Natur und das Weltgeschehen zu. Die Insassen der damals so genannten «Irrenanstalten» profitierten zumindest mittelfristig davon, denn psychisch Kranke wurden von manchen Ärzten nicht mehr nur als «abartige» Kreaturen wahrgenommen, die von der Gesellschaft abgesondert werden sollten, sondern als anders empfindende Geschöpfe. Ihre Unterbringung und Behandlung verbesserten sich jedoch nur äußerst schleppend. Es galt immer noch die aus der Viersäftelehre übernommene Logik: Zuführen, Abführen, Dichten, Verflüssigen – wenn die Patienten

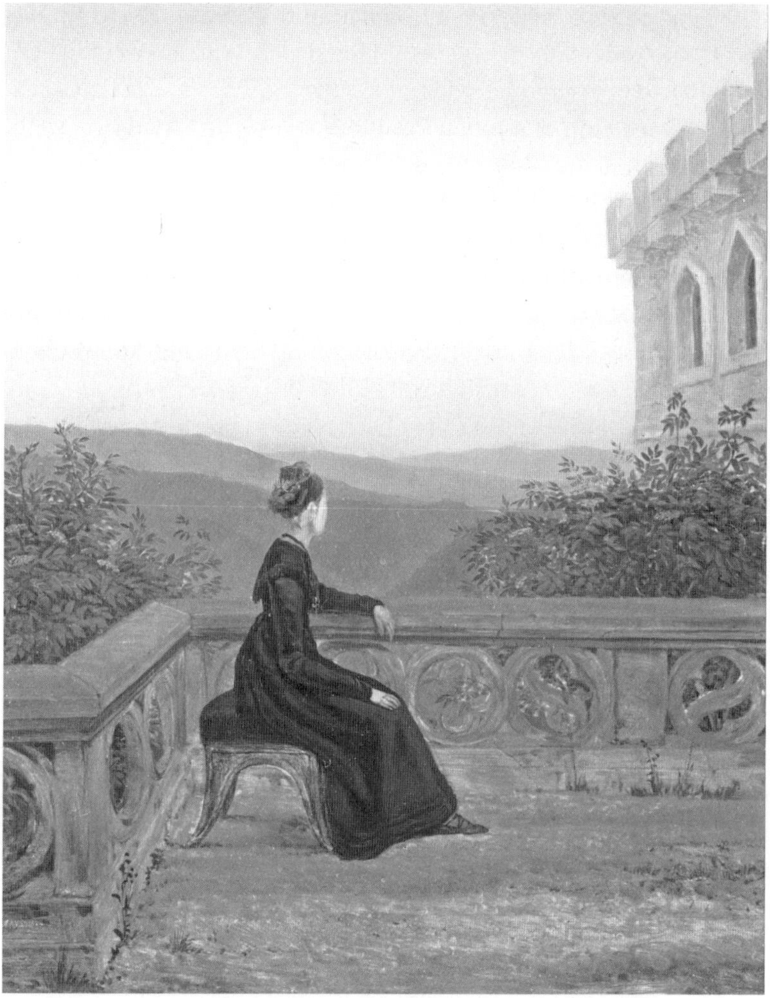

Der melancholische Blick in die Ferne: Neben der Kunst interessierte sich auch die Medizin der Romantik für die Abgründe der Seele. Die «Frau auf dem Söller» (1824) des Arztes und Malers Carl Gustav Carus erinnert an die Arbeiten Caspar David Friedrichs.

nicht ihrem Schicksal in den Anstalten überlassen blieben, wurden sie mit kalten Güssen und Einläufen traktiert, bis der Pegel der Säfte wieder zu stimmen schien.

Zugleich nahm das medizinische Interesse für Menschen mit Fehlbildungen und sogenannte «Monstrositäten» zu, wie es in Jean Pauls (1763–1825) Buch «Dr. Katzenbergers Badereise» aus dem Jahr 1809 satirisch überzeichnet ist. «Eine Mißgeburt ist mir als Arzt eigentlich für die Wissenschaft das einzige Wesen von Geburt und Hoch- und Wohlgeboren; denn ich lerne mehr von ihm als vom wohlgeborensten Manne», heißt es dort. «Aus demselben Grunde ist mir ein Fötus in Spiritus lieber als ein langer Mann voll Spiritus; und Embryonengläser sind meine wahren Vergrößergläser des Menschen.»[13]

In dieser Zeit intensiv erforschte Phänomene wie Magnetismus und Elektrizität wurden als neue Techniken begrüßt, um Verbindungen zum Anderen, Fremden, herzustellen. In Séancen versuchten die Teilnehmer, übersinnliche Kräfte zu beschwören, Medien galten als Künder übergeordneter Wahrheiten und Vermittler zu einer anderen Welt. Der Arzt Franz Anton Mesmer (1734–1815) nahm diese Tendenzen auf und ergänzte die Heilkunde um den «thierischen» Magnetismus, was so viel wie «lebendig» bedeutete. Er prägte damit eine neue Behandlungsrichtung: Der Mesmerismus bediente sich der Hypnose, der Suggestion und der Aura des Namensgebers, der von seiner «magnetischen Wirkung» auf andere überzeugt war. Mesmer ging von einem «magnetischen Fluidum» aus, das jedem Menschen und Tier innewohne und das er kraft seiner Persönlichkeit beeinflussen könne, um die Gesundheit zu erhalten. Während er anfangs noch mit Magneteisen arbeitete, übertrug Mesmer das Fluidum bald direkt von Körper zu Körper, wobei er Streichbewegungen an den Handflächen und in der Luft ausführte.

Nach der erfolglosen Behandlung der blinden Pianistin Maria Theresia Paradis in Wien wurde Mesmer als Betrüger und Scharlatan verspottet, was ihm jedoch nicht schadete – er siedelte nach Paris um und wurde dort schnell berühmt. Seine Séancen rund um einen «magnetischen Kübel» galten als spektakuläres gesellschaftliches Ereignis. Die romantische Medizin und die Naturphilosophie nahmen Mesmers Methode auf und betonten besonders den Aspekt der Seelenerkundung. Der Mesmerismus wirkte – trotz der sich wandelnden Gesundheitstheorien – noch lange nach und beeinflusste den Mitte des 19. Jahrhunderts populärer werdenden Hypnotismus und die um 1900 entstehende Psychoanalyse Sigmund Freuds.

Die Psyche erhielt in der romantischen Medizin ihren festen Platz. Die Grenzen zwischen gesund und krank verschwammen. Wer nur angemessen empfindsam war, der spürte die Verwerfungen des Lebens und der Natur nun mal in seiner Seele. Ängste, Unruhe, Niedergeschlagenheit und psychische Ausnahmezustände konnten daher auf ein tieferes Weltverständnis hinweisen. Traum, Vision und Krankheit bildeten ein Kontinuum, das sich in den fantastischen Erzählungen E. T. A. Hoffmanns ebenso zeigte wie in den nebeligen, wolkenverhangenen Traumbildern Caspar David Friedrichs. Und manchmal gewannen die Geister und der wohlige Grusel auch die Oberhand.

Zu dem Wunsch nach Ganzheit gab es allerdings auch einen mächtigen Kontrapart. In der Wissenschaft gewannen kleinteilige Methoden des Erforschens, des Zergliederns und Trennens mit dem Boom von Pathologie und Anatomie immer mehr an Bedeutung. Dies waren fortan die Techniken, mit denen die Krankheitsbeschreibung verfeinert wurde. Zu Beginn des 19. Jahrhunderts etablierten sich Anatomie und Pathologie als akademische Fächer in Europa und übernahmen die Führung in der Medizin, gleichzeitig aber blieben Magie, Magnetismus und Naturempfinden als Nebenpfade der Heilkunde weiterhin beliebt.

Im Roman «Frankenstein oder Der moderne Prometheus», den die zwanzigjährige Mary Shelley (1797–1851) im Jahr 1818 veröffentlichte, geht es um diese in der Geisteswelt damals intensiv diskutierten Gegensätze. Das Ringen zwischen den Polen des Zergliederns und Zusammenfügens, zwischen Natur und Wissenschaft,

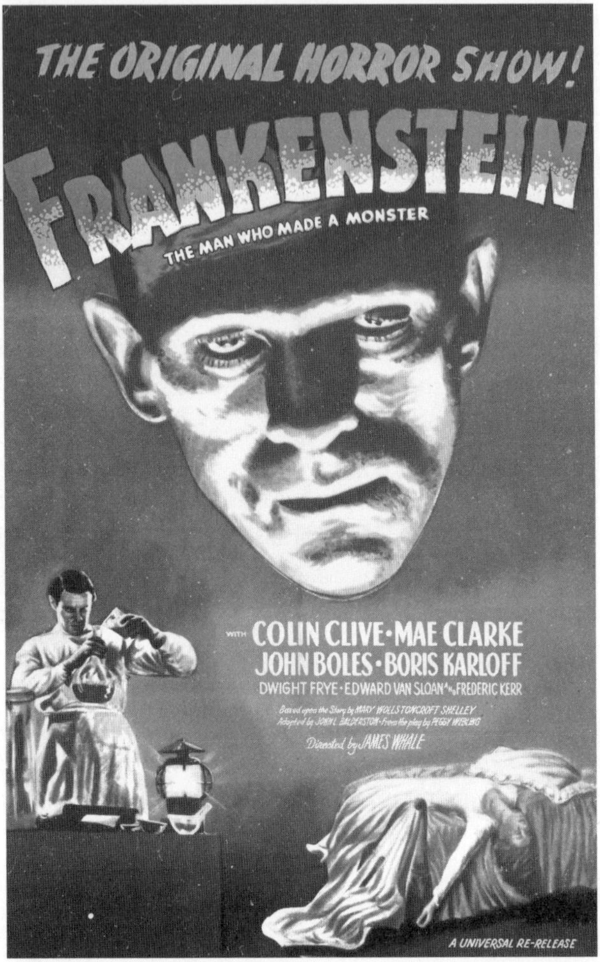

Filmplakat zur ikonischen Verfilmung von 1931, mit Boris Karloff in der Rolle des Monsters. Durch ihn wurde der Begriff «Frankenstein» erstmals mit dem Monster selbst assoziiert, sein Schöpfer trat in den Hintergrund.

zwischen rationaler Analyse und tiefem Empfinden brachte Shelley in ihrer berühmten Gruselerzählung zusammen.

An Regentagen im Sommer 1816 entstand in Lord Byrons Villa

am Genfer See die Geschichte des Forschers Victor Frankenstein: Der rastlose Wissenschaftler sucht nach dem «Elixier des Lebens». Fasziniert von Alchemie und Magie setzt er aus Leichenteilen ein Geschöpf zusammen, das äußerlich dem Menschen gleicht, aber keiner sein kann, obwohl es sich nichts sehnlicher wünscht. Shelley griff damit ganz konkret populäre Strömungen der damaligen Forschung auf – inklusive ihrer Schattenseiten: Der steigende Bedarf an «Material» für anatomische Studien führte dazu, dass Grabräuber oder Mörder Nachschub besorgten (s. Kapitel 7), und auch Frankensteins Assistent schreckt vor Mord nicht zurück, um Leichenteile für seinen Vorgesetzten zu besorgen.

Das letzte Experiment Frankensteins, in dem das Monster zum Leben erweckt wird, spiegelt ebenfalls die zeitgenössische Wissenschaft wider: Der Kreatur wird durch einen gewaltigen Lichtblitz Leben eingehaucht. Der Forscher, Schriftsteller und Staatsmann Benjamin Franklin hatte 1752 den Blitzableiter erfunden. Die Versuche des Arztes, Anatomen und Naturforschers Luigi Galvani, der um 1770 die tierische Elektrizität an zuckenden Froschschenkeln untersuchte, lagen zur Entstehungszeit des Romans nicht weit zurück. Und mit den ersten Batterien, die ab 1800 durch Experimente von Alessandro Volta möglich wurden, konnten immerhin Spannungen von bis zu 100 Volt erzielt werden.

Mit Frankenstein wurde das beliebte Stereotyp des überforderten Forschers etabliert, der nicht bemerkt, dass er sich einem größenwahnsinnigen Projekt verschrieben hat, und daran trotz guter Absichten zu scheitern droht. Durch eine Kopie des Lebens will er den Tod besiegen – und geht dabei über Leichen. Frankenstein ist auch deshalb eine bis heute moderne Parabel der Wissenschaftsskepsis. Er verkörperte einen der Urmythen über jene Eigendynamik, die entsteht, wenn der Mensch mit neuen Techniken und Kräften hantiert, die er nicht mehr beherrschen kann.[14]

In mehr als 120 Filmen, Adaptionen und Serien spielte das von Frankenstein geschaffene Monster seitdem eine Rolle. Am bekanntesten ist wohl die Verfilmung von James Whale aus dem Jahr 1931 mit Boris Karloff in der Hauptrolle. Das meisterhafte Maskenbild, die expressionistische Schwarz-Weiß-Ästhetik und das notdürftig zusammengeflickte Monster mit seinen groben Narben auf den Hautfetzen sind längst in die Populärkultur eingegangen.

Mensch und Maschine, tot und lebendig, künstlich und natürlich – etliche Gegensatzpaare rief Mary Shelley bereits auf, die heute in Debatten um neue Technologien wie Gentechnik, künstliche Intelligenz und den möglichen Kontrollverlust der Wissenschaft wieder aufscheinen: Frankenstein glaubt zwar, sein Monster im Griff zu haben. Die Kreatur weiß es im Vorausblick auf das tragische Ende jedoch besser und klärt den Forscher über die wahren Kräfteverhältnisse auf: «Du bist mein Schöpfer, aber ich bin dein Herr.»[15]

Heilsame Natur

Schon früh wussten Heilkundige, die Natur für medizinische Zwecke zu nutzen, und stellten Salben, Öle, Sud und Aufgüsse aus Kräutern, Wurzeln, Blättern und Blüten her. Für die Pflanzenheilkunde prägend war von der Antike bis ins 18. Jahrhundert das Werk des aus Griechenland stammenden römischen Arztes Dioskurides, der im ersten Jahrhundert nach Christus lebte. In «De materia medica» («Über Heilmittel») charakterisierte er in fünf Bänden etwa tausend Arzneimittel, von denen mehr als achthundert zu den Kräutern, Gewürzen und Pflanzensäften gehörten, und beschrieb den Nutzen von etwa hundert tierischen Produkten sowie hundert mineralischen Stoffen wie Steinen, Erzen und Erden.

Das über Jahrhunderte maßgebliche Werk der Pharmazie und Pflanzenheilkunde wurde dutzendfach nachgedruckt und mit aufwendigen Farbtafeln und Illustrationen versehen. Über Zubereitungen mit Kamille ist dort bereits zu erfahren, dass sie «erwärmende und verdünnende Kraft» haben, «im Trank und Sitzbade befördern sie die Menstruation, treiben den Embryo aus wie den

Stein und den Urin. Sie werden ferner gegen Darmverschlingung getrunken, vertreiben die Gelbsucht und heilen Leberleiden.»[16] Erst mit den Fortschritten von Chemie und Pharmazie im 19. Jahrhundert wurden die Lehren des Dioskurides langsam verdrängt.

Auch die Heilkraft des Wassers wurde schon früh intensiv genutzt, wie die zahlreichen Thermen und Badehäuser im Römischen Reich belegen. Die größte Anlage waren die im Jahr 216 errichteten Caracalla-Thermen in Rom, in denen Luftbad, Heißluftraum, Kaltbad, Dampfbad und Warmbad zur Verfügung standen. Die Bäder dienten nicht nur der Körperhygiene, sondern wurden therapeutisch genutzt, etwa um die Nerven zu stärken oder Hitze aus dem Körper zu leiten. Viele deutsche Kur- und Heilbäder, etwa Aachen, Baden-Baden, Badenweiler und Wiesbaden gehen auf antike römische Badeanstalten zurück.

In Klostergärten wurde das Wissen um heilsame Pflanzen und Kräuter bewahrt und ausgebaut; bald entwickelten sich Klosterapotheken daraus. Da im Mittelalter viele Pflegeeinrichtungen und die Vorläufer von Krankenhäusern an Klöster angegliedert waren, wuchsen die therapeutischen Mittel direkt vor der Tür. Der Klosterfrau Hildegard von Bingen (1098–1179) werden etliche Empfehlungen und Praktiken aus dem Bereich der Pflanzenheilkunde zugeschrieben. Die gebildete Äbtissin vom Benediktinerinnenkloster auf dem Rupertsberg verfasste naturkundliche Schriften und vermengte die Heilkräfte der Natur mit dem göttlichen Heilsplan. Hildegard ergänzte Elemente aus der Volksmedizin um die Erkenntnisse aus der Kräuterkunde und dem antiken medizinischen Wissen und äußerte sich offen und detailliert zu Fragen der körperlichen Begierde und der Sexualität.

Allerdings kam um 1970 das Etikett «Hildegard-Medizin» als Marketingbegriff auf und fand vor allem für Kräuterrezepturen und naturheilkundliche Verfahren Verwendung, die sich längst nicht alle auf die Nonne aus dem Mittelalter zurückführen lassen. In einschlägigen Büchern wird ein «sanftes», pflanzenbasiertes Sammelsurium an Ratschlägen vermittelt, das angeblich auf

Hildegard zurückgeht. Über welches Heilwissen die fromme Frau tatsächlich verfügte und welche Schriften ihr zugeordnet werden können, wird unter Historikern jedoch kontrovers diskutiert.

Die Wahrnehmung der Natur änderte sich gegen Ende des 18. Jahrhunderts, als die romantische Medizin die Erfahrung der Natur und das Einssein mit der Schöpfung als Teil einer gesunden Lebensführung postulierte. Etliche Geistesgrößen hatten dafür den Boden bereitet. Jean-Jacques Rousseaus (1712–1778) verkürzt wiedergegebener Aufruf «Zurück zur Natur!» wurde vielfach aufgenommen. Christoph Wilhelm Hufeland ging als Vertreter des Vitalismus vom Prinzip der Lebenskraft aus. Der Vitalismus war noch zu Beginn des 19. Jahrhunderts die wirkmächtigste Denkrichtung innerhalb der Medizin. Ihr populärster Vertreter Hufeland war so anerkannt, dass er zeitweilig Goethe und später den preußischen König als Leibarzt betreute. Die Vitalisten setzten sich zum Ziel, die Heilkräfte der Natur zu stärken. Gottesfürchtig und bibelfest versuchte der Arzt und Volkserzieher Hufeland seine Patienten mit gesunder Kost und therapeutischen Wasseranwendungen wieder zu Kräften zu bringen. Neben der makrobiotischen Ernährung empfahl er Anwendungen von Bädern (Hydrotherapie) sowie andere «sanfte» Heilmethoden.

Wie eine Heilung gemäß Hufeland gelingen sollte, beschreibt die Autorin Andrea Wulf anschaulich am Beispiel der Erkrankung Caroline Schellings (1763–1809), die damals noch Schlegel hieß: Als im März 1800 das Fieber, der starke Husten und die Kopfschmerzen der Patientin immer schlimmer wurden, diagnostizierte Doktor Hufeland ein «Nervenfieber» und verordnete zweimal täglich heiße Bäder, Einläufe und Wickel. Das «Senfpflaster», für dessen Herstellung Hufeland dreißig Gramm Senfkörner mit Meerrettich, Sauerteig und Essig zu einer Paste verrührte und auf Carolines Bein schmierte, führte aber nicht etwa zur Heilung, sondern zu einer Entzündung.[17]

Eine kräftige Brühe, Chinin, Moschus und Laudanum sollten zusätzlich Linderung bringen. Im Laufe der Therapie stellte sich jedoch ein anderer Notstand ein: In Jena, wo Caroline damals lebte, wurden die Vorräte an ungarischem Wein knapp, sodass aus dem benachbarten Weimar Nachschub angeliefert werden musste. Der Grund war medizinischer Natur. Doktor Hufeland hatte Caroline empfohlen, zur Genesung möglichst viel Rotwein zu trinken. Die Patientin hörte pflichtschuldig auf ihren Arzt und begab sich anschließend zur Kur. Danach ging es ihr tatsächlich etwas besser – ob dies an Hufelands lebensnahen Vorschlägen lag oder an der Alkoholkarenz während der Kur, ist ungewiss.

Mit dieser Mixtur an Behandlungsmethoden wurde Hufeland bald zum Schutzpatron der Naturheilkundigen. Anfangs förderte er Samuel Hahnemann (1755–1843), der zu dieser Zeit das Lehrsystem der Homöopathie aufbaute und dies 1796 erstmals in Hufelands «Journal der practischen Arzneykunde» verbreiten durfte. Sein Grundsatz lautete, Gleiches durch Gleiches zu heilen – wobei gelte: «Man ahme der (sic!) Natur nach, welche zuweilen eine chronische Krankheit durch eine andre hinzukommende heilt».[18] Auf die Idee dieses Simile-Prinzips war Hahnemann gekommen, nachdem er Chinarinde genommen hatte, seinerzeit die übliche Therapie gegen «Wechselfieber» (Malaria). Durch das Medikament entwickelte er ähnliche Symptome, wie sie bei der Krankheit vorkamen, und dies schien ihm der Weg zur Heilung zu sein.

Die naturphilosophische Strömung trug auch zur Idealisierung des Waldes bei, die in der Zeit der Romantik ihren Höhepunkt erlebte, aber bis heute anhält und bemerkenswerte Therapierichtungen wie das «Waldbaden» hervorbrachte. Während in anderen Ländern Europas der Wald als potenziell bedrohlicher Ort gilt, in dem Wildschwein, Bär und Wolf lauern, ist der dunkle Tann in Deutschland Quell der Lebenskraft und des Wohlgefühls; ein Ort der Schwärmerei, in dem man «frei durchatmen» und «auf andere Gedanken kommen» kann – oder den man für den Hausgebrauch als Fichtennadelschaumbad genießt. Der lichte Hain mit Vogelgezwitscher, in dem eine Quelle entspringt oder durch den der Wildbach rauscht, ist die idyllische Wunschvorstellung für Körper und

Geist. Gegen diese brutale Überhöhung kommen medizinische Warnungen vor Gefahren wie Borreliose und Fuchsbandwurm, Allergien und Pollenmix kaum an.

Etliche medizinische Nebenströmungen entwickelten sich im 19. Jahrhundert aus der ersehnten und romantisierten Nähe zur Natur, die jetzt auch ihre gesunden Seiten zeigte. Erwähnt seien die Wasseranwendungen des hauptsächlich in Wörishofen tätigen katholischen Priesters Sebastian Kneipp (1821–1897), dessen Anlagen zum «Wassertreten» bis heute in vielen Kurorten herumstehen. Als «Badearzt» nahm Kneipp immerhin die alte Tradition der «Bader» wieder auf, auch wenn er nicht chirurgisch tätig war und sich nicht zum Wundarzt fortbildete.

Zu Beginn des 20. Jahrhunderts waren es vor allem die «Lebensreformer», die Luft und Licht feierten und in kooperativen Lebensgemeinschaften die Nähe zur Natur zelebrierten. Das Gelände am Monte Verità, einem Hügel nahe Ascona im Schweizer Kanton Tessin, wurde zwischen 1900 und 1920 als eine Mischung aus Landkommune und Künstlerkolonie bekannt, in der sich zumeist Mitglieder des gehobenen Bürgertums – oft unbekleidet – dem kontemplativen Gemüseanbau und der Obstbaumveredelung hingaben. Zur Erholung und Stärkung standen «Luft-Licht-Hütten» bereit, zudem wurde Ausdruckstanz geboten.

Aus den diversen Strömungen, die naturheilkundliche Verfahren nutzten, hat sich bis heute ein riesiger Vertrauensvorschuss gegenüber allem erhalten, was als «natürlich» apostrophiert wird. Von pflanzlichen Arzneimitteln erwarten viele Menschen nur Gutes, sie gelten als «sanft» und harmlos. Im Gegensatz dazu bietet die Pharmaindustrie «böse Chemie» an. Wie falsch diese Vorurteile sind, zeigen unzählige Beispiele, denn auch zahlreiche Medikamentenklassiker der «Schulmedizin» (ein Kampfbegriff von Homöopathen aus den 1870er-Jahren) sind pflanzlicher Herkunft.[19]

Die Heilkundigen im antiken Griechenland wussten bereits, dass ein Sud aus Weidenrinde Entzündungen und Schmerzen lindern kann. Acetylsalicylsäure, das Bayer seit den 1890er-Jahren als

Aspirin verkauft, ist ein aus Weidenrinde abgeleiteter Wirkstoff. Das Gichtmittel Colchizin wiederum ist aus der Herbstzeitlosen extrahiert worden; die meisten Antibiotika werden aus Pilzen gewonnen. Die Substanzgruppe der Taxane, die in der Krebsmedizin verwendet werden, stammt ursprünglich aus der Eibe. Die ersten Mittel, mit denen die Herzschwäche behandelt wurde, sind Digitalis-Präparate und Bestandteile des giftigen Fingerhuts. Darüber hinaus bietet der Urwald ein großes Reservoir an potenziellen Arzneimitteln. Doch mit dem Raubbau an der Tier- und Pflanzenwelt gehen die Schätze der Dschungelapotheke verloren. Die Menschen glauben, ihre Gesundheit sei nur Angelegenheit ihrer eigenen Art, hat der Harvard-Biologe Edward Wilson (1929–2021) angemerkt – doch weniger Artenvielfalt bedeutetet zugleich weniger Medikamente.

Denn nicht nur Pflanzen bergen Rohstoffe für Medikamente in sich, auch aus Tieren lassen sich Arzneien gewinnen. Der Magenbrüter, eine unansehnliche Froschart aus dem australischen Urwald, sondert eine Substanz ab, die verhindert, dass Magensäure produziert wird – die Säure würde die Eier der Amphibien zerstören, die diese im Magen ausbrüten. Wissenschaftler hatten gehofft, aus dem Froschsekret ein Mittel gegen Magengeschwüre und Sodbrennen entwickeln zu können. Vor wenigen Jahren ist die Amphibienart ausgestorben.

In manchen Fällen führt auch ein unbegründeter Heilglaube dazu, dass Arten verschwinden. Bibergeil – ein Drüsensekret des Nagers – wird seit der Antike gegen Krampfanfälle und Nervosität eingesetzt. Später galt es als Mittel gegen Impotenz und so wären die Tiere im 19. Jahrhundert wegen der großen Nachfrage fast ausgerottet worden.

Noch immer gilt, dass natürlich mit gesund gleichgesetzt wird. Wortbestandteile wie «bio», «vita» oder «san» versprechen das Beste aus der Natur.[20] Um für eine zusätzliche Dosis Natur zu werben, ist eine Mangelrhetorik hilfreich. Überall fehlt es demnach: Die Speicher sind leer, Menschen müssen auftanken, Akkus oder

Batterien aufladen, ihre Depots auffüllen. Das Vertrauen, das die Naturheilkunde in Deutschland genießt, ist groß. Naturheilkundler setzen Gift und Galle ein, Homöopathen Arsen und Quecksilber. Je nach Umfrage sind trotzdem etwa sechzig Prozent der Deutschen aufgeschlossen für alternative Heilverfahren.[21] Natürliche Medizin muss ihr Tun kaum rechtfertigen; ihre Vertreter berufen sich auf eine jahrtausendealte Tradition. Der Misstrauensvorschuss gegenüber der als kühlen Apparatemedizin verunglimpften konventionellen Heilkunde ist hingegen groß.

Die Homöopathie kann seit ihrem Bestehen auf treue Anhänger vertrauen. Obwohl sie nicht wissenschaftlich nachweisen kann, dass sie wirkt, wird sie von der Politik geschützt. Der Gesetzgeber räumt der Homöopathie – wie der anthroposophischen Medizin und der Phytotherapie – einen Sonderstatus als «besondere Therapierichtung» ein. Derartige Arzneimittel müssen nicht wie konventionelle Pharmaka in klinischen Studien ihren Nutzen beweisen, um erstattet zu werden. Ihre Bewertung erfolgt stattdessen im «Binnenkonsens» von Vertretern der jeweiligen Therapierichtung. Dabei gibt es viele Argumente, den Sonderstatus zu beenden.[22] In den Kügelchen, Tropfen und Tinkturen ist kaum Wirksubstanz enthalten. Nach Schüttelritualen und Verdünnungsschritten ist irgendwann kein einziges Molekül mehr nachweisbar. Das soll der Rezeptur aber nicht schaden, im Gegenteil. Erst dadurch gelange sie zu voller Entfaltung, und das Mittel werde umso potenter, so die Theorie.

Dieses Muster funktioniert seit mehr als zweihundert Jahren. Das Lehrgebäude der Homöopathie ist starr und seit Samuel Hahnemanns Zeiten weitgehend unverändert. Seriöse Belege sind Fehlanzeige, Studien zum Thema von schlechter Qualität.[23] Anders als die Mehrzahl der Homöopathen behauptet, geben etliche von ihnen dennoch vor, auch bei schweren Krankheiten Hilfe zu bieten. Eine Untersuchung hat gezeigt, wie sich Krebspatienten verhalten, die auf alternative Verfahren setzen.[24] Von Tumorkranken, die komplementäre Behandlungen zuließen, verweigerten sieben Prozent eine empfohlene Operation, 34 Prozent eine Chemotherapie und 53 Prozent eine Bestrahlung, während in der Vergleichsgruppe fast alle Patienten Therapien zustimmten, wenn ihnen dazu geraten wurde. So versäumen Patienten mit heilbaren Tumoren womöglich wichtige Behandlungen.

Doch Kritik perlt an Homöopathen ab. Entweder wird die Wissenschaft als unzulänglich erklärt, um die Homöopathie erklären zu können. Oder die Forschung sei noch nicht so weit. Schon oft habe sich gezeigt, dass große Geister, die lange unverstanden blieben, am Ende doch recht behielten – ein wasserdichtes System. Zwischen «Schulmedizin» und «Komplementärmedizin» zu unterscheiden, ist allerdings fragwürdig. Es gibt erwiesenermaßen gute und schlechte Medizin.

Alle Menschen wollen wissen, was ihnen im Falle schwerer Krankheit hilft. Der Topos von der heilsamen Natur bestand schon in der Antike und hat seitdem nichts von seiner Attraktivität eingebüßt. Im Gegenteil, in einer von Technik und industrieller Produktion bestimmten Lebenswelt bietet «die Natur» einen idealisierten Rückzugsraum, der Ruhe, Erholung und Genesung bietet. Das Gefühl, mit entsprechenden Mitteln und Methoden selbst auf die Krankheit Einfluss nehmen zu können, trägt zusätzlich dazu bei, dass «natürliche» Verfahren so beliebt sind. Weil sie mit Etiketten wie «sanft» und «ganzheitlich» werben, ist das Vertrauen groß. Was aus der Natur kommt, kann ja nicht schlecht sein.

Von der Dreck-Apotheke zu Hygiene und Rassenwahn

Manche Ideen sind und bleiben Scheiße. Der Mensch hat zu seinen Ausscheidungen aber offenbar ein besonders inniges Verhältnis. Vielleicht hat er sich das von den Tieren abgeschaut, von denen einige ihren eigenen Kot fressen, wenn es ihnen schlecht geht. Anleitungen dieser Art finden sich in dem 1696 erschienenen Werk die «Heylsame Dreck-Apotheke». Darin verkündete der Eisenacher Stadtarzt Christian Franz Paullini (1643–1712): «Im Koth und Urin liegt Gott und die Natur». In seinem Buch trug er allerlei volkstümliche Rezepte zusammen und im Untertitel versprach das Werk zu zeigen, «wie nemlich mit Koth und Urin fast alle, ja auch die schwerste, gifftigste Kranckheiten und bezauberte Schäden vom Haupt biß zun Füssen, inn- und äusserlich, glücklich curiret worden».[25]

Die Exkrementemedizin wurde beispielsweise gegen Zahnschmerzen eingesetzt, indem «Rabenkoth in einen hohlen Zahn gethan» dazu führen sollte, dass dieser ausfiel und die Schmerzen verschwanden. Urin, «und zwar des Patienten eigenen», sollte gegen Taubheit und Ohrensausen helfen, wahlweise taten es auch «Morgens und Abends etliche Tropffen Knabenurin».[26] Gegen beide Therapiemethoden ließen sich erhebliche Bedenken anführen, doch noch eineinhalb Jahrhunderte später beklagte Adolf Kußmaul, in den 1850er-Jahren als Landarzt am südwestlichen Rand des Schwarzwalds tätig, dass «die Wälder» immer noch Ratschläge aus der Dreck-Apotheke befolgten (s. Kapitel 3).

Über Jahrhunderte hatte die Medizin allerdings nicht mit der gewollten, sondern mit der ungewollten Übertragung von Keimen zu kämpfen, manchmal mit letalem Ausgang. Mangelnde Hygiene begünstigte Krankheiten, sei es, weil sich Wunden infizierten, Essen verdorben war oder Keime in das Wasser gelangten. Ein ärztlicher Eingriff mochte gelingen, doch wenn die Instrumente oder Hände verschmutzt waren, konnte sich trotzdem eine tödliche Blutvergiftung entwickeln. Diese Bedrohung durch Infektionen begleitete den Menschen von Anfang an.

Manchmal kam der Tod direkt nach der Geburt: Kaum war das Kind auf der Welt, musste die Mutter gehen. Zumeist dauerte es nicht einmal 24 Stunden. Schon kurz nach der Entbindung fühlten sich die Frauen schwach und unwohl. Sie klagten über Schmerzen im Unterleib, ihre Temperatur stieg bedrohlich an, ihr Zustand verschlechterte sich rapide. Im Fieberwahn, matt und entkräftet, schieden sie dahin. Noch Mitte des 19. Jahrhunderts starb in vielen europäischen Kliniken bis zu ein Viertel der Frauen am Kindbettfieber.

Im Allgemeinen Krankenhaus Wien, einer im Geist der Aufklärung gegründeten Einrichtung, die die besten Ärzte ihrer Zeit anzog, war das nicht anders. Hier betrug die Sterblichkeit der jungen Mütter in den Jahren nach 1840 manchmal bis zu zwanzig Prozent. Anders hingegen die Quote der Frauen aus der Oberschicht, zu denen die Ärzte in die herrschaftlichen Wohnungen und Palais kamen, um sie während der Hausgeburt zu unterstützen. Hier lag die Sterblichkeit am Kindbettfieber deutlich geringer, sie betrug nur ungefähr ein Prozent.

Der ungarische Arzt und Geburtsmediziner Ignaz Semmelweis wollte sich mit dem Sterben der jungen Frauen nicht abfinden. Der Ursache dafür kam er durch einen tragischen Zwischenfall auf die Spur. Der unerwartete Tod eines befreundeten Mediziners am 13. März 1847 schien mit dem Müttersterben zu tun zu haben. Die geburtshilfliche Klinik, in der Semmelweis seit Juli 1846 Assistenzarzt war, bestand aus zwei Abteilungen – eine war für die Ausbildung der Medizinstudenten vorgesehen, in einer anderen taten ausschließlich Hebammen Dienst. Zwischen beiden Stationen gab es erhebliche Unterschiede. Am Kindbettfieber starben deutlich mehr Frauen in jener Abteilung, in der die Studenten Hand anlegten. Das sprach sich herum. Schwangere baten zu dieser Zeit in Wien panisch darum, nicht in die falsche Abteilung zu geraten. Es konnte ihr Todesurteil bedeuten.

Semmelweis hatte im März 1847 erfahren, dass sein Freund Jakob Kolletschka überraschend gestorben war. Ein Student war bei der Sektion einer Leiche nachlässig gewesen und hatte dem Gerichtsmediziner versehentlich mit dem Skalpell in den Zeigefinger geschnitten. Zuerst schenkte Kolletschka der Wunde kaum Beachtung, dann entzündete sie sich. Infolge der Blutvergiftung, die sich entwickelte, starb Kolletschka innerhalb weniger Tage. Die Obduktion der Leiche Kolletschkas ergab, dass alle wesentlichen

Organe, zudem die Brusthöhle, der Herzbeutel und die Bauchhöhle voller eitriger Abszesse, also entzündlich befallen waren.

Der Tod des Freundes öffnete Semmelweis die Augen. Ähnliche Entzündungen und Eiterherde hatte er Dutzende Male während der Obduktion der an Kindbettfieber gestorbenen Wöchnerinnen gesehen; die Parallele war offensichtlich. Das Fieber der Frauen entstehe durch «kadaveröse Partikel», also «Leichenteilchen», die sich «an den Händen von Ärzten und Medizinstudenten» fanden, vermutete Semmelweis. Die Studenten kamen schließlich direkt aus dem Seziersaal zur Untersuchung der Frauen in die Geburtshilfe und infizierten sie mit dem «Mordgift», das sie an ihren ungewaschenen Fingern trugen.[27]

Um Leichenteile oder Mordgift handelte es sich bei den tödlichen Mitbringseln aus dem Seziersaal nicht, doch das Prinzip der Übertragung hatte Semmelweis richtig erkannt. Mit ihren keimbesetzten Händen brachten die Studenten eine Vielzahl von Erregern mit, die geeignet waren, die jungen Mütter während der vaginalen Untersuchung zu infizieren. In etlichen Fällen kam es im Verlauf der Infektion zu einer Blutvergiftung; dann endete der Aufenthalt auf der Geburtsstation für die Frauen tödlich.

Schon wenige Wochen später, im Mai 1847, führte Semmelweis die verpflichtende Händedesinfektion mit verdünnter Chlorlösung in der Wiener Geburtshilfe ein. Ärzte, Pflegepersonal und Studenten mussten sich – oft widerwillig und ablehnend – die Hände reinigen, bevor sie Frauen während oder nach der Entbindung untersuchten. Für die Frauen war der Zwang zur Sauberkeit ein Segen: Die Hygieneregeln retteten etlichen Müttern das Leben. Innerhalb weniger Wochen sank die Sterblichkeit der jungen Frauen um mehr als die Hälfte, dann noch deutlicher: Im April 1847 hatte sie bei 18,2 Prozent gelegen, im Mai waren es nur noch 12,2 Prozent und im Juni gar nur 2,2 Prozent.[28]

Wenig später, im Oktober 1847, kam es erneut zu einer unerklärlichen Häufung an Todesfällen. Hatte Semmelweis einen Ansteckungsweg übersehen? Er entdeckte, dass es nicht nur «Leichengift» aus dem Sektionssaal war, mit dem die Wöchnerinnen infiziert werden konnten, sondern dass die Ansteckung bei mangelnder Hygiene auch von Lebenden ausgehen konnte. Seit Längerem lag eine Patientin mit infektiösem Gebärmutterkrebs in der Wiener Frauenklinik. Die Ärzte und Studenten untersuchten diese Frau zuerst, bevor sie sich den Wöchnerinnen zuwandten. Beim Betreten der Abteilung hatten sie zwar keimarme Hände, doch mit der Untersuchung nahmen sie die Erreger der Patientin auf und steckten die frisch entbundenen Frauen an.

Nachdem Semmelweis den Zusammenhang erkannt und die Desinfektionsregeln weiter verschärft hatte, sank die Sterblichkeit wieder und blieb auf niedrigem Niveau. In manchen der folgenden Wintermonate 1847/48 starb keine einzige Frau in der Klinik am Kindbettfieber. Ein eindeutiger Triumph für Semmelweis, der sich spätestens im März 1848 statistisch einwandfrei nachweisen ließ.

Die Erkenntnisse von Semmelweis und seine Erfolge hätten zu einer völligen Neuausrichtung der Medizin führen müssen. Stattdessen änderte sich wenig. Die Revolution von 1848, die besonders im März viele Opfer forderte («Märzrevolution»), trug dazu bei, dass die Entdeckung kaum wahrgenommen wurde. Mitteleuropa, besonders Wien und Berlin, wurde von Kämpfen erschüttert; für medizinische Fortschritte blieb wenig Aufmerksamkeit übrig.

Obwohl Semmelweis nach seinem Tod als «Retter der Mütter» gefeiert wurde, schlug ihm in den ersten Jahren nach seiner Pioniertat vor allem Widerstand und Hass entgegen. Führende Ärzte lehnten seine Theorie ab. Hygiene galt den meisten als unnötige Zeitverschwendung, zudem reizte die zur Desinfektion verwendete Chlorlösung die Haut, weswegen viele Ärzte einen Widerwillen dagegen entwickelten. Die Bakteriologie und damit das Verständnis für Infektionen durch Keime fanden erst im letzten Drittel des 19. Jahrhunderts Anerkennung und Verbreitung.

Der Widerstand gegen seine Hygiene- und Desinfektionsregeln fiel auch deswegen so entschieden aus, weil Semmelweis zeigte, dass es der medizinische Berufsstand selbst war, der den

Frauen die gefährlichen Keime überbrachte. Viele Ärzte wollten nicht wahrhaben, dass es an ihrer Nachlässigkeit und dem Dreck an ihren Fingern lag, dass junge Frauen litten und starben. Nur wenige Kollegen unterstützten den jungen Arzt mit seinen revolutionären Ideen. Die meisten lehnten Semmelweis' Entdeckung jedoch als «spekulativen Unfug» ab, obwohl er den Rückgang der Mortalität unter nahezu perfekten Studienbedingungen belegen konnte. Das zählte in der damaligen konservativen Medizin jedoch wenig. Semmelweis, der für mehr Sauberkeit eintrat, galt als Nestbeschmutzer.

Auch Rudolf Virchow irrte gewaltig in der Bewertung von Semmelweis' Theorie, indem er Thrombosen oder das Winterwetter für die Ursache des Kindbettfiebers hielt. Die Entgegnung von Semmelweis auf Virchows Fehleinschätzung fiel unbarmherzig aus. «Ein Schreckensbild für die Naturforschung» nannte er Virchow in seinem 1861 erschienenen fünfhundertseitigen Hauptwerk «Die Aetiologie, der Begriff und die Prophylaxe des Kindbettfiebers». Das Buch war schwerfällig geschrieben, eher für die Fachwelt als für Laien geeignet – und eine gnadenlose Abrechnung des Arztes mit seinen Gegnern. Und davon gab es viele.

Es ist erstaunlich, wie hartnäckig sich die Ablehnung der von Semmelweis erbrachten Befunde in der Fachwelt hielt. Die Pariser Akademie der Wissenschaften wollte seine Erkenntnisse 1851 und erneut 1858 nicht anerkennen. Die Zunft der Chirurgen, die seit Kurzem über effektive Möglichkeiten der Narkose verfügte, machte sich erst zwei Jahrzehnte später die Prinzipien von Desinfektion und Asepsis zu eigen, obwohl ihr Fachgebiet und ihre Patienten enorm davon hätten profitieren können.

Zwar wurde Semmelweis 1850 in Wien zum Privatdozenten ernannt, doch lediglich für «theoretische Geburtshilfe», das heißt mit Übungen am Modell. Empört über diese Zurücksetzung und zermürbt von Anfeindungen, zog er sich wenige Tage nach seiner Ernennung nach Pest, dem heutigen Budapest, zurück. An der dortigen Universität wurde er 1855 zum Professor für Geburtshilfe ernannt, doch seine Schrift über das Kindbettfieber erschien erst einige Jahre später.

Semmelweis war von der Ignoranz seiner Kollegen tief gekränkt. Er antwortete den Gegnern, die seine Großtat nicht anerkennen wollten, in immer drastischeren Worten. Einem Kontrahenten schrieb er nach Wien: «Das Morden muß aufhören, und damit das Morden aufhöre, werde ich Wache halten, und ein Jeder, der es wagen wird, gefährliche Irrtümer über das Kindbettfieber zu verbreiten, wird an mir einen rührigen Gegner finden. Für mich gibt es kein anderes Mittel, dem Morden Einhalt zu tun, als die schonungslose Entlarvung meiner Gegner, und niemand, der das Herz auf dem rechten Fleck hat, wird mich tadeln, dass ich diese Mittel ergreife.»[29]

Der frühe Tod des Geburtsmediziners ist ungeklärt. Älteren Berichten zufolge sei Semmelweis 1865 körperlich, aber vor allem seelisch in desolatem Zustand gewesen, dem Alkohol verfallen und geistig umnachtet in die staatliche «Landesirrenanstalt Döbling» in der Nähe von Wien eingewiesen worden, wo er mit nur 47 Jahren starb. Andere Ärzte und Historiker vermuten aufgrund neuerer Unterlagen, dass Semmelweis gegen seinen Willen in die Psychiatrie gebracht wurde. Dort sei er misshandelt worden, sodass er etliche Knochenbrüche erlitt und anschließend einer Blutvergiftung erlag, die auf unbehandelte Verletzungen folgte.[30]

Ein wenig postume Wiedergutmachung widerfuhr Semmelweis ab 1865, als der schottische Chirurg Joseph Lister (1827–1912) zeigte, dass sich mit der Desinfektion des Operationstisches die Sterblichkeit bei chirurgischen Eingriffen senken ließ. Der Begriff Antisepsis setzte sich durch, womit Maßnahmen bezeichnet werden, die die Keimzahl vermindern. Konkret bestand Listers neuer Ansatz darin, Phenollösung («Karbolsäure») über dem Operationsgebiet zu vernebeln, sodass die Wunde, die Instrumente und die Hände der Chirurgen desinfiziert wurden. Die Sterblichkeit an Wundinfektionen im Rahmen von Operationen sank daraufhin von etwa fünfzig auf fünfzehn Prozent.

Allerdings kam dieser Ruhm wiederum nicht Semmelweis, sondern Lister zugute, obwohl Letzterer seine Theorie hauptsächlich aus Befunden des ungarischen Arztes sowie den neueren Erkenntnissen Louis Pasteurs (1822–1895) zu Keimen und Gärungsprozessen gewonnen hatte. Einmal mehr wurde Semmelweis zum tragischen Helden. Seine Pioniertaten und Verdienste wurden erst nicht gewürdigt – und später einem anderen zugerechnet.

Im Englischen wird in Anlehnung an die tragische Lebensgeschichte des Retters der Mütter vom Semmelweis-Reflex gesprochen.[31] Damit ist gemeint, dass neue Erkenntnisse reflexhaft von Fachkollegen abgelehnt werden, ohne dass die Theorie ernsthaft überprüft worden ist. Statt Ruhm erntet der Entdecker Spott und Schande. Dazu mag es kommen, wenn neue Befunde der gängigen Lehrmeinung entgegenstehen oder sich nicht in das dominante Weltbild einfügen lassen. Ein anderer Auslöser ist vermutlich eine rechthaberische Präsentation der Ergebnisse. Im Fall des unglücklichen Ignaz Semmelweis kamen wohl mehrere dieser Faktoren zusammen.

Vermutlich hat sich in keiner Phase der Geschichte ein so grundlegender Wandel der Medizin vollzogen wie im Verlauf des 19. Jahrhunderts. Die naturphilosophischen und romantischen Krankheitskonzepte wurden grundlegend von einer spezialisierten Hygiene abgelöst, die sich nun hauptsächlich auf die Bekämpfung von Keimen und die Verhütung von Infektionskrankheiten bezog. Stand der Begriff, der auf Hygieia, eine der Töchter des Heilgottes Asklepios, zurückgeht, lange Zeit für die gleichwertige Stärkung von Körper und Seele, wie sie die Antike zum Ideal erhob, so wurde zum Ende des 19. Jahrhunderts hin «die Hygiene zur Technik, die Diätetik zur Diät reduziert».[32] Es ging nicht mehr um allgemeine Lebensführung und Regeln zur Gesunderhaltung, sondern um spezifische Maßnahmen, die mehr und mehr in den Zuständigkeitsbereich der Medizin fielen. Die wissenschaftliche Medizin entdeckte für etliche Leiden eine spezifische Ursache, seien es mikrobielle Erreger oder pathologische Veränderungen des Gewebes. Daraus wurden unterschiedlich schnell Strategien zur Prävention und Therapie entwickelt, die erfreulicherweise vielen Leiden ihren Schrecken nahmen.

Es verfestigte sich politisch wie wissenschaftlich die Einsicht, dass sozialmedizinische Maßnahmen und sanitäre Verbesserungen entscheidend zur Gesundheit beitrugen. In städtebaulichen Projekten und unter erheblichem finanziellem Aufwand wurden die Trinkwasserhygiene verbessert, Kanalisationssysteme errichtet, Straßenreinigung und Müllabfuhr organisiert. In vielen Metropolen gab es in der zweiten Hälfte des 19. Jahrhunderts entsprechende Bemühungen; europaweit, aber auch auf anderen Kontinenten begannen Reformen der öffentlichen Hygiene.

Obligatorische Trichinenschau, also die Untersuchung von Fleisch auf Würmer, Lebensmittelgesetze, Reinheitsgebote und Putzmittel, Desinfektion im Krankenhaus, Waschpulver und Seifen – etliche Neuerungen im Kleinen bewirkten im Bereich der öffentlichen wie auch der privaten Hygiene Verbesserungen im Alltag und einen gesünderen Lebensstil. Hinzu kamen im frühen 20. Jahrhundert Erfindungen zur Konservierung und Haltbarmachung wie der Kühlschrank und die Gefriertruhe.[33]

All diese Faktoren aus dem Bereich der Hygiene haben die Lebensbedingungen und die Lebenserwartung massiv verbessert. Analysen zufolge geht der von 1880 bis heute zu beobachtende Anstieg der Lebenserwartung um mehr als dreißig Jahre eben nicht zum Großteil auf medizinischen Fortschritt im engeren Sinne zurück, also nicht primär auf bessere Therapien, Medikamente oder schonende Operationstechniken. Vielmehr sind wesentliche Gründe dafür, dass die Menschen in Deutschland heute im Mittel mehr als achtzig Jahre alt werden, stark gestiegener Wohlstand, bessere Bildung und damit einhergehend gesündere Lebensverhältnisse.[34]

Zum Ende des 19. und Beginn des 20. Jahrhunderts wurde der Hygienegedanke politisch und weltanschaulich instrumentalisiert und übersteigert, indem er – mit völkischen Konzepten vermischt – auf missliebige Bevölkerungsgruppen oder politische Gegner übertragen wurde. Letztere wurden als «Schädlinge» oder «Ungeziefer» bezeichnet, die es auszurotten gelte. Der Ideologie des Nationalsozialismus lag eine grotesk übersteigerte Vorstellung von Reinheit zugrunde. Diese ging von einem imaginären «Volkskörper» aus, der von fremden, störenden Elementen – gemeint waren Menschen – gesäubert werden musste. Während des «Dritten Reichs» ermordeten und quälten die Nazis und ihre Handlanger Millionen Menschen – unter tätiger Mithilfe von Ärzten. Die Idee, dass nicht nur der Einzelne krank sein konnte, sondern auch ein Volk als Ganzes, überzeugte offenbar viele Mediziner. Indem sie halfen, die Kranken, Schwachen oder auch schlicht die Gegner des Regimes «auszumerzen», nahmen sie teil an etwas vermeintlich Größerem, das der «Reinhaltung» der Volksgemeinschaft und dem «germanischen Blut» dienen sollte.

Die ideologischen Grundlagen, um Juden, Sinti und Roma, Homosexuelle, politische Gegner und angebliche «Ballastexistenzen» zu vernichten, waren bereits lange vor 1933 gelegt worden. Eugenik und «Rassenhygiene» entstanden im späten 19. Jahrhundert und wurden zu internationalen Bewegungen. Der Begriff «Rassenhygiene» wurde 1895 von dem Arzt und Anthropologen Alfred Ploetz (1860–1940) eingeführt.[35] Ziel war es, den «gesunden Volkskörper» als eine «lebendige Erhaltungs- und Entwicklungseinheit» zu verstehen.[36] 1905 wurde die «Deutsche Gesellschaft für Rassenhygiene» gegründet, die 1910 bereits sechzehn Ortsgruppen in Deutschland und vier in Österreich umfasste. Zum Anlass der 1. Internationalen Hygiene-Ausstellung 1911 in Dresden gaben die beiden Rassenhygieniker Max von Gruber (1853–1927) und Ernst Rüdin (1874–1952) vor, was für die Gesundung des Volkskörpers nötig war: Einerseits sollten «untüchtige» potenzielle Eltern durch «Unfruchtbarmachung, Ausmerzung, Ausjätung» eliminiert werden, andererseits galt es, die «Volkskonstitution» zu stärken, indem die «Fortpflanzungskräfte» erhalten und gefördert wurden.[37] Beliebt waren Vergleiche aus dem Tierreich und der Botanik; mit diesen biologistischen Analogien sollte der politischen Ideologie der Anschein objektiver Wissenschaft verliehen werden.

Die Rassenhygiene wurde zu einer universitär gelehrten Disziplin und in dem 1925 gegründeten «Deutschen Bund für Volksaufartung und Erbkunde» popularisiert. 1936 wurde sie zum Prüfungsfach für Ärzte. Von 1904 bis 1941 bestand das «Archiv für Rassen- und Gesellschaftsbiologie» als Fachmagazin für die seit Anfang des 20. Jahrhunderts bestehenden eugenischen oder rassenhygienischen Fachgesellschaften, die es in verschiedenen Ländern, wie den USA, Deutschland, England und Skandinavien, gab. Ärzteorganisationen hatten schon in den 1920er-Jahren eugenisch geprägte Sterilisationsgesetze gefordert. Ähnliches gilt für die Euthanasie, die «Beendigung» von «lebensunwertem Leben» – hier gab es bereits zu Beginn des 20. Jahrhunderts entsprechende Forderungen. Im Nationalsozialismus wurden jedoch die politischen und gesetzlichen Grundlagen geschaffen, um die in der Ärzteschaft schon länger zirkulierenden Ideen radikal umzusetzen.

Das Verhältnis zwischen Politik und Medizin beruhte auf Gegenseitigkeit – Ärzte entwickelten Ideen und Programme und die Machtübernahme der Nazis ermöglichte deren Verwirklichung. Dadurch eröffneten sich für Ärzte Möglichkeiten zum beruflichen Aufstieg, etwa in Gesundheitsämtern zur «Erb- und Rassenpflege». In Fachzeitschriften begrüßten Präsidenten der Fachgesellschaften nach der Machtübernahme 1933 die «neue Zeit». Sie erwarteten, dass die Gesundheits- und Sozialpolitik nach den Gesetzen der Biologie und Medizin in ihrem Sinne reorganisiert werden würde. Dies geschah so umfassend, dass Hunderttausende dafür mit dem Leben bezahlten. «Ärzte wurden von Engeln der Hoffnung zu Todesboten», wie Zion Hagay, Präsident der israelischen Ärzteorganisation, diese Verwandlung der Heilkundigen 2023 nannte.[38]

Der Harvard-Psychiater Robert Jay Lifton, der 1986 mit dem Buch «The Nazi Doctors» eine erste Studie über die Verwicklung der Ärzte in die NS-Mordmaschinerie vorgelegt hat, sprach von der «Perversion des Heilens zum Töten».[39] Im Namen der Medizin kam es zu Exzessen brutaler Ärzte wie Sigmund Rascher (1909–1945) in Dachau oder Josef Mengele (1911–1979) in Auschwitz-Birkenau, die jede Menschlichkeit missachteten und an ihren Opfern kaum vorstellbare Grausamkeiten verübten. Solche Schandtaten Einzelner prägen womöglich das Bild von der Medizin im Nationalsozialismus, doch eine Kommission unter Obhut des Fachmagazins «Lancet» zeigte 2023 nach fast dreijähriger Forschungsarbeit auf, wie eng die Ärzteschaft insgesamt im «Dritten Reich» in die Verbrechen eingebunden war.[40] Sie bildeten einen wichtigen Teil des Systems. Es gab eben nicht einige brutale Schlächter mit Doktortitel, die quälten und mordeten. Ein ganzer Stand, noch dazu jener, der von Berufs wegen helfen, heilen und lindern sollte, war in Theorie wie Praxis Unterstützer, Akteur und Profiteur der Vernichtungsideologie.

Die Rassenhygiene in der täglichen Praxis umzusetzen, war offenbar das Ziel vieler Ärzte. Sie waren auf diversen Ebenen involviert, etwa in Form von Zwangssterilisationen an mehr als 300 000 Menschen, der Ermordung von mindestens 230 000 Patienten mit psychischen Krankheiten oder Behinderungen, erzwungenen Menschenversuchen und als Mitarbeiter in den Konzentrations- und Vernichtungslagern, wo einige von ihnen die Gelegenheit zu Menschenversuchen nutzten. Wie massiv gerade die Ärzteschaft das NS-Regime unterstützte und aktiv daran teilnahm, belegt auch die hohe Zahl an Mitgliedschaften in NSDAP, SA und SS – mit 55 bis 60 Prozent waren Ärzte die am stärksten vertretene Berufsgruppe.[41] Mediziner waren nicht gezwungen, in die Partei einzutreten – ihr Anteil lag dennoch weit höher als etwa der von Juristen oder Lehrern, der vergleichsweise geringe 25 bis 35 Prozent betrug.

Der Medizinhistoriker Paul Weindling hat mehr als dreihundert Experimente und Menschenversuche mit mindestens 27 000

Opfern dokumentiert, seine Arbeit ist noch nicht abgeschlossen.[42] Auch die Gehirne von Opfern des NS-Regimes wurden von Ärzten und Wissenschaftlern – angeblich zu Forschungszwecken – untersucht, etwa an Instituten der Kaiser-Wilhelm-Gesellschaft, dem Vorläufer der Max-Planck-Gesellschaft.[43] Von den Menschenversuchen in den Konzentrationslagern erfuhr die Öffentlichkeit im Nürnberger Ärzteprozess 1946/47, als die Details der tödlichen Erfrierungs- und Höhenversuche, der absichtlichen Infektionen mit Typhus, Malaria und anderen Erregern, der Verletzungen und Verstümmelungen zur Erprobung von Sulfonamiden und der Knochentransplantationen geschildert wurden. In Auschwitz sollten in Versuchsreihen Methoden zur massenhaften Sterilisation entwickelt werden. Viele dieser Versuche dienten militärischen Zwecken.

Erzwungene Experimente gab es jedoch auch außerhalb von Konzentrationslagern an Orten, an denen Ärzte die durchaus existierenden juristisch-ethischen Regeln zur Forschung ignorieren konnten. In psychiatrischen Anstalten und Krankenhäusern der besetzten Gebiete etwa machten sie Versuche mit Impfstoffen oder zur Übertragbarkeit der Multiplen Sklerose. Außerdem wurden in großem Umfang Menschen getötet oder sterilisiert, die von Ärzten als «lebensunwertes Leben» klassifiziert worden waren.

Unter diesen Ärzten waren etliche Professoren, die nach dem Krieg ihre Karrieren fortsetzten oder später sogar Präsidenten ihrer Fachgesellschaften wurden. Zahlreiche Ärzte waren zu willigen Handlangern des Systems geworden oder hatten die NS-Ideologie begeistert aufgenommen und verinnerlicht. Unter einer fehlgeleiteten Vorstellung von Hygiene nahmen sie teil an den Verbrechen gegen die Menschlichkeit. In einem kranken System hingen sie der Ideologie eines Volkskörpers an, der nur gesunden konnte, wenn er von allen als schädlich etikettierten Gegnern systematisch gereinigt wurde.

Auch nach den Exzessen der NS-Zeit gehörten Hygiene und Sauberkeit zu den bestimmenden Dogmen der Medizin. Sie blieben darüber hinaus gesellschaftlich wirkmächtig, etwa wenn vom «Großreinemachen» für grundlegende Veränderungen oder dem «Persilschein», einem Schreiben zur Entlastung ehemaliger Beteiligter am NS-Regime, die Rede war.

Für Patienten verbesserten sich die hygienischen Bedingungen in der zweiten Hälfte des 20. Jahrhunderts zunächst kontinuierlich. Penicilline und Cephalosporine gab es zwar schon seit den 1930er- und 1940er-Jahren, aber erst in den 1950er- und 1960er-Jahren waren diese Medikamente zur Keimbekämpfung ausreichend verfügbar und weitere neu entdeckte Antibiotika kamen hinzu. In dieser Phase stand der Seuchen- und Infektionsschutz im Fokus der Hygienebemühungen. Noch gab es gefährliche Infektionserreger in Deutschland, die Typhus, Paratyphus, Shigellenruhr, aber auch Pocken und Poliomyelitis auslösten. 1962 kam es in Krankenhäusern in der Nähe von Aachen und im Sauerland zu den letzten Pockenausbrüchen mit Todesfällen.

Anfang der Siebzigerjahre nahmen die nosokomialen Infektionen zu, das heißt die im Krankenhaus erworbenen ansteckenden Krankheiten. Es war ähnlich wie zu den Zeiten von Ignaz Semmelweis: Patienten wurden durch Versäumnisse des medizinischen Personals krank, etwa weil beim Wechsel von Infusionen und Kathetern nicht ausreichend auf Sauberkeit geachtet wurde oder hochinfektiöse Patienten nicht genügend von anderen Kranken abgeschirmt wurden. Der Schwerpunkt der Hygiene verlagerte sich auf die Krankenhaushygiene, die sich der Herausforderung von immer neuen Antibiotikaresistenzen und jährlich bis zu 600 000 im Krankenhaus erworbenen Infektionen in Deutschland gegenübersieht.

Angesichts dieser Probleme ist es verständlich, dass die Hygienebemühungen in Krankenhäusern intensiviert wurden, «Nicht nur sauber, sondern rein» – der bekannte Slogan aus der Werbung wurde zum Ziel in der Medizin. Zugleich mehrte sich die Kritik am Ideal der absoluten Reinlichkeit. In der zweiten Hälfte des 20. Jahrhunderts wurden Allergien gegen Pollen und andere Substanzen in nahezu allen wohlhabenden Ländern häufiger. Worin diese Entwicklung begründet ist, wissen Ärzte nicht genau. Die meisten Forscher gehen gemäß der «Dschungel-Hypothese» davon aus, dass der Trend zu mehr Sauberkeit bei zugleich weniger Infektionskrankheiten dazu führt, dass die Immunabwehr seltener gefordert wird und der Körper deshalb überschießend auf Fremdstoffe aller Art reagiert. Kinder auch in Matsch und Dreck spielen zu lassen, soll dagegen vorbeugen.

Für diese Vermutung sprechen Studien aus ärmeren Regionen der Welt, denn Menschen in Entwicklungsländern, die traditionell eng mit ihrem Vieh auf dem Land leben, leiden seltener an Allergien.[44] Mit der Verstädterung steigt die Häufigkeit von Allergien. Demzufolge könnte nicht nur der Kontakt mit Pflanzen und Tieren das Allergierisiko senken, auch Parasiten tragen womöglich dazu bei. Die Schmarotzer regen Zellen des Immunsystems dazu an, die Allergiereaktion zu dämpfen.

Auch dass Kinder, die auf Bauernhöfen aufwachsen, kaum Allergien bekommen, spricht dafür, dass regelmäßiger Kontakt mit Dreck, Tieren und Pflanzen vor Allergien bewahrt. Sie sind besser vor Unverträglichkeiten geschützt als reizärmer lebende Kinder im selben Ort. Die Luft im Stall, der Kontakt zu Tieren und andere Faktoren auf dem Bauernhof senken das Risiko für Heuschnupfen, Neurodermitis und Asthma.

Allergievergleiche in Ost und West bestätigten die Forscher. Zum Zeitpunkt der Wiedervereinigung 1990 gab es in Ostdeutschland weniger Allergien als im Westen. Im Osten wurden mehr Kinder in Krippen betreut, große Gruppen begünstigten den Austausch von Keimen wie von potenziellen Allergenen. Nach der Wende glichen sich die Lebensverhältnisse an – die Wiedervereinigung hat sich allergologisch schneller vollzogen als politisch. Es dauerte wenige Jahre, dann wurden ähnlich viele Allergien in Ost wie West verzeichnet.

Vorbeugen statt heilen?
Das Zeitalter der Prävention

Rituale der Schadensabwehr existieren schon so lange, wie es Menschen gibt. Der Brauch, die Götter mit Tier- oder gar Menschenopfern gnädig zu stimmen, findet sich bereits in der Frühzeit. Die Ziele dieser Praktiken waren unterschiedlich, mal ging es darum, für einen günstigen Ausgang des nächsten Feldzugs, der nächsten Ernte oder für das Wohlergehen des Stammes oder der Familie zu bitten, mal sollte eine Seuche die eigene Hütte oder Siedlung verschonen. Gebete und Beschwörungen sind keine Prävention im engeren Sinne, gemein haben sie mit dieser jedoch den Blick in die Zukunft und die Hoffnung, durch gezielte Vorkehrungen Unheil abzuwehren.

Auch die Empfehlungen zur ausgewogenen Lebensführung, zu Maß und Mitte, wie sie seit der Antike populär waren, lassen sich als Vorformen der Gesundheitsvorsorge lesen. Dennoch unterschieden sie sich stark von den präventiven Vorschlägen, die in der Moderne hervortraten. Neben die Initiativen zur öffentlichen Hygiene traten aktive Vorsorgebemühungen, die sich an das Individuum richteten, und auch die medizinische Vorsorge, wie etwa Früherkennungsuntersuchungen. Die erste geht auf den griechischstämmigen, in New York tätigen Pathologen und Gynäkologen George Papanicolaou (1883–1962) zurück. Er entwickelte den Scheidenabstrich zur Früherkennung von Gebärmutterhalskrebs – mithilfe seiner Frau. Diese arbeitete mit ihm im Labor und stellte Papanicolaou 21 Jahre lang als «special case» täglich Scheidensekret zur Analyse zur Verfügung. Anfangs wurde die Entdeckung nicht beachtet. Nachdem der Forscher 1941 einen Artikel in einem hochrangigen Journal publiziert hatte, erkannte die Fachwelt den diagnostischen Wert der Untersuchung jedoch und der «Pap-Test» wurde zum Standard der gynäkologischen Früherkennung.

Das 18. Jahrhundert markiert einen Wendepunkt, denn seinerzeit wurde erstmals der Nutzen präventiver Mittel erkannt. Die prophylaktischen medizinischen Maßnahmen, die auf den Schutz vor einer bestimmten Krankheit zugeschnitten waren, zeigten sich im Kampf gegen den Skorbut. Bis die Ursache erkannt war, forderte die Vitamin-C-Mangelkrankheit bei langen Seereisen zahlreiche Opfer. Sir Francis Drake (1540–1596) soll 1585 beispielsweise 600 seiner 2300 Seeleute durch den Skorbut verloren haben. Zahlreiche Theorien kursierten und unterschiedliche Therapieansätze wurden erprobt: Salz und Brunnenkresse sollten ebenso dagegen helfen wie Meerrettich, Senf oder Apfelwein. Neben Hühnerbrühe wurde auch Meerschweinchenblut als Behandlungsmöglichkeit diskutiert.

Erst dem schottischen Arzt James Lind gelang es, wie in Kapitel 3 beschrieben, den Skorbut mit seiner Vitamintherapie erfolgreich zu bekämpfen.[45]

Obwohl Linds Beweise und therapeutische Erfolge offensichtlich waren und er sie 1753 in einem Buch über den Skorbut der Öffentlichkeit zugänglich machte, setzte sich die Idee von der hilfreichen Vorbeugung noch nicht durch. In der britischen Marine gehörte Zitronensaft erst 1795 obligatorisch zur Verpflegung. In der französischen Marine dauerte es bis 1856, bis Vitamine für die Seefahrt vorgeschrieben wurden. Dass es Vitamin C war, das den Seefahrern fehlte und sie bei Mangel krank machte, war damals noch nicht bekannt. Die Substanz wurde erst im 20. Jahrhundert entdeckt.

Der Präventionsgedanke, der sich langsam herausbildete, war umfassend. Der Arzt Johann Peter Frank (1745–1821), der in Göttingen, Pavia und Wien tätig war, skizzierte 1779 in einem sechsbändigen Werk das «System einer vollständigen medicinischen Polizey». Darin propagierte er eine Vielzahl von Leibesübungen zur persönlichen Gesunderhaltung, darunter Wandern, Fechten, Reiten, Werfen, Schlittschuhlaufen, Schlittenfahren, Tanzen, Klettern und Stelzengehen. Diese Vorschläge verschränkte er mit seinen Bemühungen um ein öffentliches Gesundheitswesen. Frank gilt als Vorreiter der Sozialmedizin und der öffentlichen Hygiene, der Fragen von Gesundheit und Krankheit auf nahezu alle gesellschaftlichen Felder ausdehnte.

Öffentliche Sauberkeit und Hygiene wurde zwar von Ärzten wie Max von Pettenkofer und Rudolf Virchow im 19. Jahrhundert vorangetrieben; es handelte sich dabei aber um kommunale oder staatliche Projekte. Der Gedanke, dass der Einzelne aktiv für seine Gesundheit zu sorgen hatte und sich Ärzte vorbeugend um die Menschen kümmern müssten, wurde von der Medizin erst nach und nach systematisch aufgegriffen. Dahinter stand nicht zuletzt auch eine politische Zielsetzung. Dem Staat ging es schließlich darum, die Arbeitskraft der Bürger (und im Kriegsfall die Wehrkraft) zu erhalten und Kosten zu sparen, weshalb Vorsorge oft staatlich unterstützt wurde.

Im Jahr 1923 stellte der Arzt Haven Emerson (1874–1957), damals Vorsitzender der US-Gesundheitsbehörde in New York, fest, dass er und seine ärztlichen Kollegen gerade Zeugen einer Zeitenwende wurden. In seinem Aufsatz über «Regelmäßige medizinische Untersuchungen von anscheinend gesunden Personen» führte Emerson aus, dass in der Vergangenheit «Patienten für gewöhnlich den Arzt aufsuchten, weil sie Symptome einer Krankheit hatten und Erleichterung durch eine Behandlung wünschten oder weil sie eine Krankheit befürchteten, obwohl sie keine Symptome hatten oder weil sie sich gegen eine vermeidbare Infektion wie Masern, Typhus oder Diphtherie impfen lassen» wollten.[46] Inzwischen hätten sich die Bedürfnisse der Patienten aber verändert: «Heutzutage sehen wir Menschen, die zu Ärzten kommen», so Emerson, «weil sie wollen, dass ihr Gesundheitszustand eingeschätzt wird, oder sie Empfehlungen brauchen, wie sie ihn verbessern können».[47]

Aus seinen Erfahrungen mit Untersuchungen von vordergründig Gesunden zog Emerson den Schluss, dass fünf Störungen so oft in der Bevölkerung vorkamen, dass ärztlicher Rat zu deren Vermeidung nötig wäre: Er konstatierte, dass es Schlaflosigkeit, Verstopfung, Übergewicht, Untergewicht und arterieller Bluthochdruck waren, denen aufgrund ihrer Häufigkeit vorbeugend beigekommen werden müsse.

Etwa zur gleichen Zeit, genauer 1924, wird Dr. Krokowski im «Zauberberg» von Thomas Mann (1875–1955) als glühender Anhänger der Vorsorge gezeichnet. Der Arzt reagiert auf Hans Castorps Selbsteinschätzung zu Beginn seines Besuchs in Davos, dass er «gottlob, ganz gesund sei», mit der lakonischen Antwort, er sei dann wohl «eine höchst studierenswerte Erscheinung». Ihm sei «nämlich ein ganz gesunder Mensch noch nicht vorgekommen».[48] Später findet sich bei Castorp tatsächlich eine «feuchte Stelle» in der Lunge, die auf Tuberkulose hindeuten könnte. Dr. Krokowski nimmt den Gedanken wieder auf und erklärt «allgemeiner, philosophischer», dass er von Anfang an Zweifel daran gehabt habe, «dass ‹Mensch› und ‹vollkommene Gesundheit› überhaupt Reimworte seien».[49]

Von dieser Erkenntnis aus Thomas Manns Jahrhundertroman ist es nicht weit zu dem zynisch klingenden, aber längst in die ärztliche Praxis übersetzten Bonmot heutiger Ärzte: Es gibt keine Gesunden, nur Menschen, die nicht gründlich genug untersucht worden sind. Dieser Ausspruch beinhaltet, dass nur genügend diagnostische Tests aufgeboten werden müssen, um eine Anomalie oder Normabweichung aufzuspüren. Ob dieser aktuell, später oder nie Krankheitswert beigemessen wird, ist unerheblich. Regelmäßige Kontrollen und damit Arztbesuche erfordern sie auf jeden Fall.

Nach dem Zweiten Weltkrieg etablierte sich in der Medizin das Risikofaktoren-Modell. Wegweisend dafür war die 1948 begonnene Framingham-Studie. Die Untersuchung bezog die Einwohner einer Kleinstadt nahe Boston ein und ging prospektiv der Frage nach, was die Ursachen für koronare Herzkrankheit (KHK) und Herzinfarkt sind. Dabei zeigte sich, dass Zigarettenrauchen, Bluthochdruck, erhöhte Blutfette wie Cholesterin und ein hoher Blutzuckerspiegel bis hin zum Diabetes dazu beitragen. Da diese

Risikofaktoren oft mit Übergewicht und Bewegungsmangel einhergehen, war bald von Zivilisationskrankheiten oder «Wohlstandsleiden» die Rede.

Später kam die Erkenntnis hinzu, dass eine depressive Neigung und negativer Stress («Disstress») ebenfalls Gefäßverengung, Infarkt und Schlaganfall begünstigen. Die Framingham-Studie und entsprechende Nachfolgeuntersuchungen dauern bis heute an und haben zu mehr als dreitausend Fachveröffentlichungen geführt – zumeist verbunden mit dem Aufruf, entsprechende Risiken präventiv durch einen gesünderen Lebensstil oder Medikamente zu senken. Wehret den Anfängen!

Für das Verständnis von krank und gesund hat dieser Imperativ zur Vorsorge Folgen. Denn Risikofaktoren, Frühformen von Krankheiten und manifeste Krankheiten werden in der Medizin oft als zwangsläufige, unvermeidliche Entwicklung konzeptualisiert.[50] «Gesundheit, physiologische Alterungsprozesse, Risiken für Krankheit und eigentliche Krankheit verschwimmen zunehmend in Kontinuen», so die Kritik.[51] Doch sollte man überhaupt von Krankheit sprechen, wenn von Bluthochdruck, Hypercholesterinämie oder Osteoporose die Rede ist?[52] Der Patient spürt weder erhöhte Blutfette noch zunehmenden Druck in den Adern und auch nicht seine verminderte Knochendichte. Zumindest aus diagnostischer Sicht aber spielen sich in seinen Organen oder Blutgefäßen längst krankhafte Veränderungen ab, die bereits darauf zu warten scheinen, sich klinisch zu manifestieren.

Da der Blick hauptsächlich krank machenden Faktoren galt, gewann in den 1970er-Jahren als Gegenreaktion die Frage an Bedeutung, was gesund erhält. Der Soziologe Aaron Antonovsky (1923–1994) entwickelte das Modell der Salutogenese, wonach Selbstwirksamkeit, Sinnhaftigkeit im Leben und «Kohärenz», also eine Einsicht in die Zusammenhänge des Lebens, der Gesundheit zuträglich sind.

In der praktischen Umsetzung wurde die Medizin allerdings in erster Linie im Namen der Risikosenkung durch Früherkennungstests aktiv – nach Ansicht mancher Kritiker hyperaktiv. Beispiele sind das Screening auf Prostatakrebs mittels PSA-Test und auf Brustkrebs mittels Mammografie. Ein eindeutiger Nutzen der Reihenuntersuchungen konnte bisher nicht belegt werden. Auch die Vorteile für Teilnehmerinnen eines Mammografie-Screenings, das in Deutschland ab 2005 für Frauen zwischen 50 und 69 Jahren eingeführt wurde, werden gemeinhin überschätzt. Die Nutzen-Schaden-Bilanz fällt gemischt aus.[53]

Ähnliches zeigt sich im Fall der populären Gesundheitschecks. Zwar nimmt durch Check-ups die Anzahl neuer Diagnosen zu, infolge der ärztlichen Untersuchungen steigt die gemessene Krankheitshäufigkeit, aber die Sterblichkeit und das Ausmaß des tatsächlichen Leidens bleiben unverändert.[54] Diese Entwicklung hält ein paradox anmutendes Fazit bereit: «Mehr ärztliche Tätigkeit führt zu mehr Morbidität. Eigentlich müsste es umgekehrt sein.»[55] Ein anderer Schluss lautet: Die Medizin hat ein untaugliches Konzept von Krankheit – und damit sind auch die Kriterien fragwürdig, nach denen Milliarden für Diagnostik und Behandlung zugeteilt werden.

Dieses System hat Folgen. Es führt dazu, dass Patienten in Deutschland einem Übermaß an Medizin ausgesetzt sind. So verwenden schon Hausärzte bei Patienten mit unkomplizierten Rückenschmerzen zu viel bildgebende Diagnostik und sind zu oft invasiv tätig.[56] Dem steht der Appell kritischer Mediziner gegenüber, «diagnostische Unsicherheit auszuhalten», damit Patienten nicht unnötige Tests und Therapien über sich ergehen lassen müssen.[57] Es geht um die Kunst des Weglassens – nicht um zu sparen, sondern um Kranken überflüssige Medizin zu ersparen. «Unterbleibt diese Begrenzung, auch dies ein merkwürdiges Paradox, droht der medizinische Fortschritt die Lebensqualität der Patienten erheblich zu senken.»[58]

Es sind jedoch nicht nur die Ärzte, die unnötige Untersuchungen forcieren. Der Glaube, medizinische Probleme ließen sich beheben oder verhindern, wenn der Körper wie ein Auto in die Inspektion zum «Gesundheits-TÜV» gebracht werde, treibt Menschen ohne Beschwerden zum Arzt. Blutuntersuchungen, ein Test auf Herz und Nieren – der Gesundheitscheck beruhigt das schlechte Gewissen, besonders wenn der bisherige Lebensstil Anlass zur Sorge gibt.

Ende der 1970er-Jahre wurde von Fachleuten schon kritisiert, dass solche Tests falsche Sicherheit vermittelten. Ernste medizinische Probleme decke die Untersuchung nicht auf, dazu sei sie zu unspezifisch. Man müsse schon schwer krank sein, damit im Rahmen der Untersuchung etwas auffalle. Die kanadische Ärztevereinigung erklärte den jährlichen Gesundheitstest bereits 1979 für nutzlos.[59] Fachvereinigungen aus den USA folgten 1996, andere Länder schlossen sich an.[60] Mittlerweile gilt als gesichert: Der Check-up bei Gesunden ist aus medizinischer Sicht meist überflüssig.

Mindestens so populär wie Check-ups sind in Deutschland die sogenannten IGEL. Der Begriff steht für «Individuelle Gesundheitsleistungen» – und diese werden von Ärzten angeboten, die ihren Umsatz steigern wollen.[61] Ende der 1990er-Jahre hat das Geschäft mit privaten Zusatzleistungen in der Arztpraxis begonnen. Auf 2,4 Milliarden Euro wurde das jährliche Volumen 2024 geschätzt. IGE-Leistungen sind Wunschleistungen, deren Kosten nicht von der Krankenkasse übernommen werden – weil zumeist der Nutzen nicht erwiesen ist. Patienten müssen sie selbst bezahlen.

Aber hört jemand auf die von Medizinern immer wieder geäußerte Kritik? Manchmal hören ja selbst die eigenen Angehörigen nicht auf die Ratschläge eines Fachmannes. Dabei ist Francis Collins nicht irgendein Arzt. Er war von 2009 bis 2021 Direktor der Gesundheitsinstitute der USA (NIH), hat zur Entschlüsselung des Genoms im Jahr 2000 beigetragen und gilt als Anwärter auf den Medizinnobelpreis.[62] Aber auch der vermutlich mächtigste Arzt Amerikas kann nichts dagegen tun, wenn Mitglieder seiner Familie regelmäßig Vitaminpräparate schlucken, obwohl er öffentlich davor warnt.

2019 hat Collins in einem Blogbeitrag erörtert, dass Vitamine aus gewachsenen Lebensmitteln wie Obst, Fleisch oder Getreide zwar gesund sind und zu einer ausgewogenen Ernährung gehören, weil sie der Körper nicht selber herstellen kann. In Form von Vitaminpräparaten – egal ob Pillen, Brausetabletten, Säfte oder Spritzen – haben sie jedoch keinen Nutzen.[63] Nahrungsergänzungsmittel und Vitaminpräparate ersetzen keinen gesunden Lebensstil. Die Versprechungen der Hersteller und der Glaube an die Vitamine sind jedoch so mächtig, dass ein Milliardenmarkt damit entstanden ist. Bewohnern der USA bescheinigen Spötter, den teuersten Urin der Welt in die Kanalisation zu spülen. Schließlich wird ein Großteil der aufgenommenen Vitamine unverändert ausgeschieden, ohne im Körper Wirkung zu entfalten.

Studien zeigen, dass Vitaminpräparate sich nicht positiv auf die Lebenserwartung oder die Sterblichkeit an Krebs oder Herzleiden auswirken, im Gegenteil.[64] Immer wieder wird über einen leichten Anstieg von Krebserkrankungen berichtet, wenn Erwachsene regelmäßig Vitaminprodukte schlucken. Urologen beobachten eine Zunahme von Prostatakrebs bei Männern, die regelmäßig zu den Pillen griffen.[65] Vermeintlich harmlose Substanzen wie Nahrungsergänzungsmittel können also schaden. Die Nebenwirkungen werden als «Hypervitaminosen» beschrieben: Zu viel Vitamin A, D oder C kann zu Herzrhythmusstörungen, Erbrechen und entkalkten Knochen führen und – in der Schwangerschaft konsumiert – die kindliche Entwicklung stören.

Wie kommt es, dass trotz dieser seit 2008 bekannten Nebenwirkungen zwanzig bis dreißig Prozent der Erwachsenen in industrialisierten Ländern Vitaminpräparate nehmen? In den USA sind es vierzig bis fünfzig Prozent. Der Glaube, durch Prävention Krankheit und Leid verhindern zu können, ist wirkmächtig. Der verführerische Begriff Vitamin trägt dazu bei; er enthält «vita» für das Leben und klingt so nach etwas, das der Körper dringend braucht. Zudem ist es schwer nachzuvollziehen, wie ein Stoff gesund und lebensnotwendig sein kann, wenn er in Tier oder Pflanze enthal-

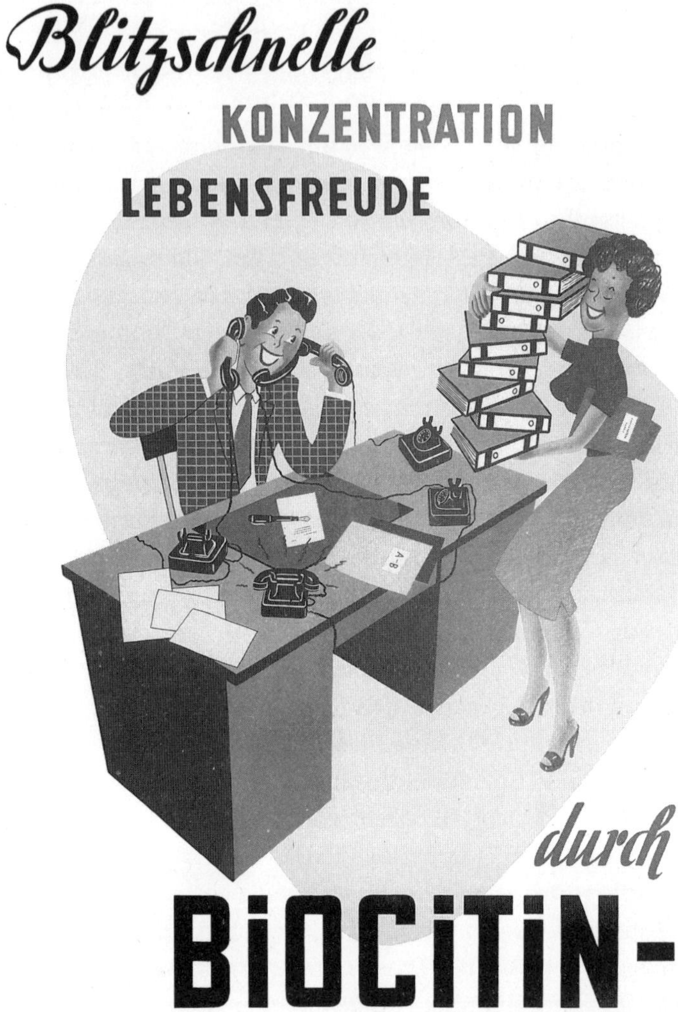

Gesundheit und Energie zum Einnehmen: Im 20. Jahrhundert erlebten Nahrungsergänzungsmittel, wie dieses 1957 beworbene Medikament zur Stärkung der Nerven, einen Boom.

ten ist, in Pulver- oder Tablettenform dem Organismus jedoch schaden soll.

Lebensmittelchemiker illustrieren den Sachverhalt mit einem Apfel. Darin sind Hunderte Substanzen enthalten, nicht bei allen ist ihre Bedeutung im Detail bekannt. In einem Vitaminpräparat befindet sich ein Stoff; in einem Multivitaminpräparat sind es vielleicht ein Dutzend. Offenbar braucht es die Interaktion der Inhaltsstoffe im gewachsenen Lebensmittel, damit Vitamine ihre positive Wirkung entfalten. Die Natur bekommt das hin, der Industrie gelingt es nicht.

Die Versprechungen, mit dem Vitaminkick aus der Dose die Gesundheit zu erhalten, sind verlockend. Geboten wird ein moderner Ablasshandel. Nach vermeintlichen Diätsünden wird das schlechte Ernährungsgewissen mit Nahrungsergänzungsmitteln beruhigt. Dieser Glaube hat sich zwar als Ernährungsirrtum erwiesen, der Mythos rund um die künstlichen Vitamine scheint jedoch unzerstörbar zu sein.

Von der Seelenerkundung zur Psychosomatik

Das Streben nach Gesundheit umfasste immer auch das Streben nach Balance und Ausgeglichenheit. Gleichzeitig ging es darum, schädliche Einflüsse vom Menschen fernzuhalten, was sich in der Geschichte von Prävention und Hygiene zeigt. Der «Psychohygiene» kam daher ebenfalls große Bedeutung zu, auch wenn dieser Begriff neueren Datums ist und im 19. Jahrhundert in den USA (als «mental hygiene») und in Deutschland um 1900 erstmals Verwendung fand. Stärkendes zu fördern und Schwächendes zu unterdrücken, bezog sich allerdings schon früh auf beides, Körper *und* Geist.

Bereits Heraklit (520–460 v. Chr.) wird ein Zitat zugeschrieben, das Körper und Seele in ihrer Verbundenheit darstellt. Es kann körperlich nicht nur kränken, sondern krank machen, wenn die Psyche leidet – was genauso umgekehrt gilt: «Wie die Spinne, die in der Mitte ihres Gewebes sitzt, es merkt, sobald eine Fliege einen Faden zerstört und daher schnell dorthin läuft, als wenn sie sich über die Zerstörung des Fadens grämte, so eilt die Seele des Menschen, wenn ein Teil seines Körpers verletzt ist, schnell dorthin, als ob sie durch die Verletzung des Körpers gekränkt sei, mit dem sie fest und in einem bestimmten Verhältnis verbunden ist.»[66]

Um 1700 entwickelte Georg Ernst Stahl (1659–1734) ein Konzept einer Leib-Seele-Medizin. Er unterstrich die Bedeutung der Seele («Anima»), die entscheidend für die Entstehung von Krankheiten sei. Laut Stahl galten der Blutkreislauf, die Gewebespannung und die Größe der Poren als Verbindungsglieder zwischen Körper und Seele. Damit arbeitete er eine Vorform der Psychosomatik heraus, derzufolge Störungen der Seele erst zu Defekten auf körperlicher Ebene, dann zu Krankheit führten.

Eine Seele, die durch eine Verletzung des Körpers ebenfalls verletzt wird, und ein kranker Körper bei gekränkter Seele – solches Denken war bis zum Beginn des 19. Jahrhunderts weit verbreitet. Der Schriftsteller und Arzt Friedrich Schiller (1759–1805) ging von einer psychosomatischen Wechselwirkung und gegenseitiger «Sympathie» von Leib und Seele aus,[67] und das autobiografisch gefärbte Stück «Anton Reiser» des Autors Karl Philipp Moritz (1756–1793) vermerkte 1785 im Untertitel sogar eine neue Gattungsbezeichnung: «Ein psychologischer Roman». Durch die radikale Selbstbeobachtung (und Selbstverdammnis) des Protagonisten stellte dieses Werk selbst in Zeiten der Romantik eine Besonderheit dar. «Sein Selbstbewußtsein mit dem Gefühl von *Verächtlichkeit* und *Weggeworfenheit* wurde ihm ebenso lästig, wie sein Körper mit dem Gefühl von Nässe und Kälte; und er hätte diesen in dem Augenblick ebenso willig und gerne wie seine durchnetzten Kleider abgelegt», schreibt Moritz.[68] Schonungslose Selbstanalyse, Entfremdungsgefühle und psychosomatisches Leid klingen hier an. Moritz gründete 1783 das «Magazin zur Erfahrungsseelenkunde als ein Lesebuch für Gelehrte und Ungelehrte», das als die erste psychologische Zeitschrift gilt und frühe Beschreibungen des Gemüts und der psychischen Verfassung aufnahm.

Bald jedoch löste das naturwissenschaftliche Denken in der Medizin die naturphilosophisch und idealistisch geprägten Vorstellungen von Körper und Gesundheit ab. An die Stelle von vitalistischen Spekulationen und Tiefenbohrungen in den Abgründen der Seele traten in dieser Zeit die Erkenntnisse aus Obduktionen und physikalischen oder chemischen Analysen der Körpersäfte. Doch obwohl sich die Medizin spätestens seit Mitte des 19. Jahrhunderts streng an die vermeintlich objektiven Naturwissenschaften hielt, warfen die unberechenbaren Schwankungen des Gemüts immer wieder neue Fragen auf. Es war offensichtlich, dass sich der psychische Zustand auf das Wohlbefinden und die Gesundheit auswirken konnte. Oftmals wurden die seelischen Erschütterungen, die den Körper schwächten und krank machten, mit der Zunahme äußerer Reize und der rasanten technischen Fortentwicklung der Lebenswelt in Verbindung gebracht.

Die «Eisenbahnkrankheit» etwa wurde vor 140 Jahren zu einer populären Diagnose, da sie einer von den Umbrüchen der Zeit verunsicherten und unter «Nervosität» leidenden Gesellschaft ein Erklärungsmodell für diffuse Ängste und ihre körperlichen Ausprägungen bot. Die Eisenbahnkrankheit fand Eingang in die Lexika und Medizinbücher in der zweiten Hälfte des 19. Jahrhunderts. Als Auslöser wurde vor allem die körperliche Überforderung beschrieben, die eine seelische nach sich zog. Im Brockhaus aus dem Jahr 1892 etwa wird es so beschrieben: «Die äußern Einflüsse, denen das Maschinen- und Fahrpersonal der Eisenbahnen (...) ausgesetzt ist, wirken auf den Organismus in besonders ungünstiger Weise ein und führen verhältnismäßig frühzeitig Gebrechlichkeit und Dienstunfähigkeit herbei. (...) Infolge des Stehens auf der Maschine, des Dröhnens derselben und der fortgesetzt auf den Körper einwirkenden Erschütterungen zeigt sich nach längerer Dienstzeit vielfach dumpfer, anhaltender (...) Schmerz in den Beinen.»[69]

Ärzte vermuteten eine Erschütterung des Rückenmarks, standen jedoch weitgehend ratlos vor den Folgen für das Nervensystem, da sich den Symptomen keine Verletzung zuordnen ließ. Die Medizin stand vor der Herausforderung, «auf die neue Realität des industrialisierten Lebens» zu reagieren.[70] Anfangs wurde noch diskutiert, ob die körperlich unverletzten, aber offenbar von Eisenbahnfahrten (und leichteren Unfällen) traumatisierten Patienten simulierten oder tatsächlich litten. Erst langsam setzte sich die heute selbstverständliche Erkenntnis durch, dass Traumatisierungen und andere einschneidende psychische Erlebnisse tatsächlich die Gesundheit zerrütten können.

Auch die Beschwerden der «Kriegszitterer» wurden in der Medizin lange nicht ernst genommen. Unzählige Rückkehrer aus dem Ersten Weltkrieg klagten über nervöse Anspannung und motorische Unruhe und zitterten am ganzen Körper – heute würde man von einer posttraumatischen Belastungsstörung sprechen. Da sich für diese Beschwerden aber keine somatische Ursache finden ließ, wurden die Betroffenen als Simulanten abgetan und erhielten keine finanzielle Entschädigung.

Die «Eisenbahnkrankheit» verschwand Ende des 19. Jahrhunderts; die Menschen gewöhnten sich an die Geschwindigkeit und das Gerumpel der Züge. Das Empfinden der Erschütterung wurde physikalisch durch Sitzpolster, aber auch seelisch abgefedert und zum Genuss geadelt. Die irritierende Wahrnehmung der plötzlich so schnell vorbeiziehenden Landschaft geriet durch Panoramafenster zum besonderen Erlebnis. Speisewagen und Bedienung am Platz vermittelten während der eben noch ungeheuren Beschleunigung Entspannung und Komfort.

Diese Phänomene und medizinischen Diagnosen mögen aus heutiger Sicht irritieren, doch vermutlich verhält es sich mit moderneren Leiden ganz ähnlich. Die Angst vor Elektrosmog, die Überempfindlichkeit gegen Chemikalien und Umweltstoffe kann vorhandenen Angebote den Patienten zahlreiche Möglichkeiten, ihrer Seelenpein abzuhelfen.

Menschen erwarten, auch in ihrer psychischen Not wahr- und ernst genommen zu werden. Sie fühlen sich zwar womöglich körperlich diagnostisch ergründet, doch der seelische Faktor kommt zwischen Laborwerten, Röntgenbildern und modernen Operationsverfahren manchmal zu kurz. Statistiken der Krankmeldungen zeigen es: Während organische Diagnosen seltener werden, nimmt die Zahl psychischer Diagnosen, unklarer Befindlichkeitsstörungen und Überlastungssyndrome zu. Das Etikett einer psychosomatischen oder gar psychiatrischen Erkrankung hat für viele Organmediziner jedoch einen negativen Beigeschmack. Es ist gleichbedeutend mit: schwer zu behandeln, langwieriger Therapieverlauf, unklare Prognose oder schlimmer: nur eingebildet.

Auch rüttelt es am Selbstverständnis der Organmediziner, dass psychischen Beschwerden kein eindeutig zu fassender Gesundheitsbegriff zugrunde liegt. Das Ziel ist subjektive Erleichterung von subjektiv erfahrenem Leid. Die Erfolgskontrolle lässt sich nicht objektivieren. Die Beurteilung, ob jemand gesund oder krank ist, bleibt nicht mehr das Deutungsmonopol der Ärzte und Therapeuten, es liegt in der Hand der Patienten.

Die moderne neurobiologische und molekulare Forschung findet jedoch immer mehr Belege dafür, dass psychische Reaktions- und Leidensmuster auch physisch erklärt werden können. Die Reaktion auf Stress oder das Gefühl der Überforderung lassen sich auch auf Ebene der Rezeptoren, Moleküle und Nervenverbindungen nachvollziehen. Damit finden sich die Vorreiter der Psychosomatik bestätigt. Die enge Interaktion von Umwelt, Psyche und Körper betonte der Neurologe Viktor von Weizsäcker (1886–1957) bereits in der ersten Hälfte des 20. Jahrhunderts. In seiner Lehre vom «Gestaltkreis» forderte er 1932, die gesunden und krankhaften Funktionen des Menschen nicht allein naturgesetzlich aufzufassen, sondern immer auch als «Kette von Erfahrungen, eigentlich eine Erzählung von Erfahrenem» zu verstehen. Als einer der

Begründer der psychosomatischen Medizin und medizinischen Anthropologie erschloss er früh die psychosoziale Dimension von Krankheit.

Und die zeigt sich auch bei den modernen Schmerzensmännern, die an sich und ihrem unerfüllten Leben leiden, ausführlich darüber Auskunft geben, aber eben doch wenig Hilfe von der Medizin erwarten können. «Was gab es denn noch, das er nicht schon versucht hatte?» Seit dem Auftreten seiner Schmerzen hatte er «bei drei Orthopäden, zwei Neurologen, einem Physiotherapeuten, einem Chiropraktiker, einem Vitamindoktor, einem Akupunkturspezialisten und jetzt auch bei diesem Psychoanalytiker» vorgesprochen.[75] Nathan Zuckerman probiert in Philip Roths Roman «Die Anatomiestunde», 1983 erschienen, alles aus, doch gegen seine ebenso hartnäckigen wie unklaren Beschwerden ist kein Kraut gewachsen.

Zuckerman ist in der Krise, doch von den zwölf Nadeln, die bei jeder der fünfzehn Akupunkturbehandlungen in ihn hineingestochen wurden, von im Ganzen also 180 Nadeln hat «keine einzige etwas genützt». Die Spritzen des Vitamindoktors helfen ebenso wenig wie die Schnellschuss-Injektionen des einen Orthopäden, die Streckungen und heißen Bäder des anderen, bis sich Zuckerman die berechtigte Frage stellt: «Wenn dir einmal etwas wirklich Furchtbares passiert, was dann?»[76] Offenbar ahnt der Held in Roths Roman, dass er vor allem an sich selbst leidet, an einer Schaffenskrise, an unerfüllten Wünschen und Schuldgefühlen. Das Leiden ist zweifellos da, und noch nie zuvor hatte er so viele Ärzte aufgesucht, «noch nie so viel Wodka getrunken, so wenig gearbeitet und sich in einem so verzweifelten Zustand befunden», erkennt der Protagonist. Und doch war bei ihm «keine ernstzunehmende Krankheit» festzustellen.[77]

Krank ohne Befund – das ist eine der häufigsten Befindlichkeitsstörungen der Gegenwart und Patienten mit unklaren Beschwerden suchen nicht nur im Fachgebiet der Psychosomatik nach Hilfe. Wenn das Herz rast, die Verdauung durcheinandergerät, das Kreuz schmerzt und sich diffuse Schmerzen ausbreiten, ist die Verunsicherung groß. Bis zu vierzig Prozent aller Menschen, die einen Haus- oder Facharzt aufsuchen, leiden an derartigen psychosomatischen Störungen. Die Symptome werden auch als somatoform oder funktionell bezeichnet – was seriös und fachlich klingt, aber nichts anderes bedeutet, als dass niemand weiß, woher sie genau stammen.

Wer nicht objektivierbar krank ist, sich aber schlecht fühlt, leidet selbstverständlich trotzdem. Das ist keine Paradoxie, sondern zeigt das Unbehagen mit sich selbst, seinem Privatleben oder der Arbeit, das zu Befindlichkeitsstörungen aller Art führen kann, die sich manchmal zu Krankheiten auswachsen. Kein Wunder, dass bei dieser Form von Leiden auch Therapieversuche scheitern können. Doch manchmal stellen sich Ausgeglichenheit und Heilung wieder ein. Die Balance ist da, das ausgewogene Miteinander von Körper und Geist, Soma und Seele, das die Menschen seit jeher anstreben, obwohl es für die Medizin und angrenzende Fachgebiete weiterhin eine große Herausforderung bleiben wird.

5.

Eindringlinge und Entgrenzungen

Weshalb Keime klein, aber gemein sind, was die «Weiße Pest» bedeutet und welche Leiden es bis ins Theater schafften

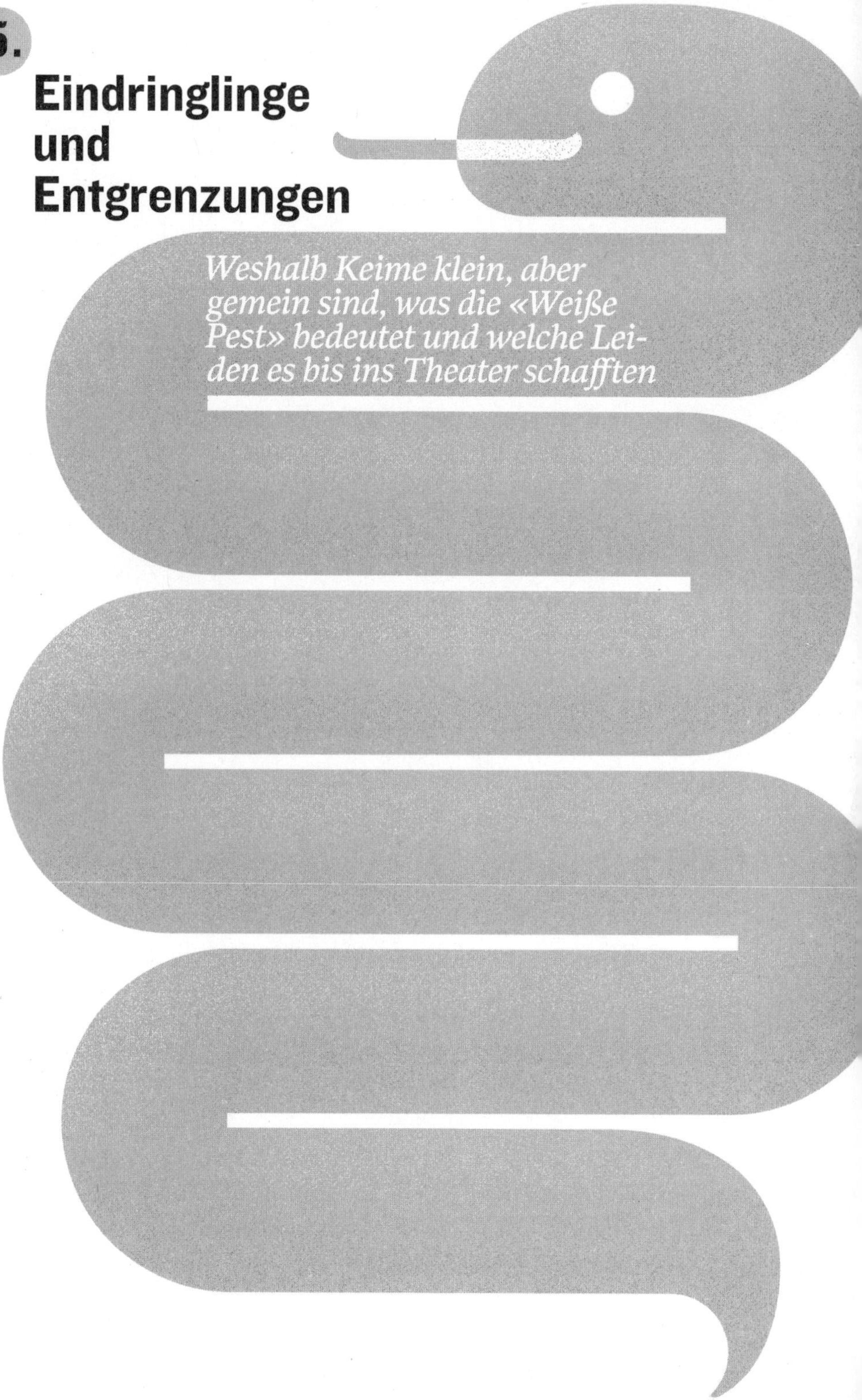

Klein, aber gemein – der menschliche Körper ist ständig bedroht, und zumeist sind diese Bedrohungen unsichtbar. Keime, die allenfalls unter dem Mikroskop zu erkennen sind, können von außen eindringen, das Immunsystem schwächen, die Blutgerinnung lahmlegen oder Organe zerfressen. Eben noch das blühende Leben, bald schon dem Tod geweiht. Mindestens so tückisch sind die Angriffe von innen. Wenn sich Zellen verändern, erst entarten, dann wuchern und schließlich Grenzen einreißen und überschreiten, verdrängen sie gesundes Gewebe oder berauben lebenswichtige Organe ihrer Funktion. Der Körper ist in Not, wird von Krebszellen ausgezehrt, der Mensch stirbt schließlich an Entkräftung.

Die Geschichte der Infektionskrankheiten und der Krebsleiden ist auch eine Geschichte der Machtlosigkeit der Medizin. Keimen und Tumoren standen Ärzte lange hilflos gegenüber. Sie konnten nur die Symptome beschreiben und das Leid ein wenig lindern, kannten aber keine kurative Behandlung. Die großen Seuchen brachten enorme Verluste an Menschenleben mit sich – und in vielen Regionen der Welt tun sie das noch immer. Tod durch Krankheit gehört zu unserer Realität. Das gilt insbesondere auch für Krebs. Ja, es gibt enorme Erfolge in der Therapie, dennoch bleibt manchmal nur das Eingeständnis: Hier können wir nichts mehr tun.

Seit dem Aufstieg der Bakteriologie in der zweiten Hälfte des 19. Jahrhunderts, die sich schnell zur Leitwissenschaft der Medizin entwickelte, wurden zwar nach und nach immer mehr Erreger identifiziert und Krankheitsursachen entschlüsselt. Man wusste endlich, warum ein Mensch krank wurde. Doch trotz dieser Fortschritte und der Entdeckung der Antibiotika stellen Seuchen und Pandemien bis heute eine immense Herausforderung dar. Längst nicht alle Infektionskrankheiten können erfolgreich behandelt werden, gegen viral ausgelöste Leiden gibt es weiterhin kaum zuverlässige Arzneimittel. Zudem verändern sich viele Erreger, bilden Resistenzen und werden unempfindlich gegen zuvor wirksame Medikamente.

Trotz aller ungelösten Fragen und Rückschläge kann der enorme Erkenntniswandel und Wissensfortschritt, den die Medizin über die vergangenen hundertfünfzig Jahre hinweg zu verzeichnen hat, kaum genügend gewürdigt werden. Noch in der Mitte des 19. Jahrhunderts waren bakterielle Erreger nahezu unbekannt. Populär war vielmehr die alte Theorie von den Miasmen, also von der schlechten Luft und den schädlichen Dämpfen und Gasen aus den Sümpfen oder aus imaginären Erdspalten, die Krankheiten hervorbringen würden. Heutzutage selbstverständliche mikrobielle Unterscheidungen in Bakterien, Viren, Einzeller und Pilze gab es noch nicht. Doch langsam etablierten im späten 19. und frühen 20. Jahrhundert medizinische Fächer wie die Infektiologie, Hygiene oder Bakteriologie an den Universitäten. Innerhalb weniger Jahre kam es zur Umwälzung der Denksysteme, und neue Erklärungsmodelle hielten Einzug in die Heilkunde. Die Entdeckung von immer mehr spezifischen Krankheitsursachen stellte auch die medizinische Praxis auf den Kopf. Die noch aus der Antike übernommenen allgemein ableitenden, abführenden oder stärkenden Behandlungen wie Aderlass, Klistier oder spezielle Diäten stellten sich als zu ungenau heraus. Es dauerte allerdings, bis sich aus dem verbesserten Wissen um die Krankheitsentstehung auch spezifische Therapien, etwa die Antibiotika, entwickelten.

Gefahren aus der Hexenküche: Üble Dünste, unheilvolle Dämpfe

Die Gefahr kam aus dem Boden, dem Wasser oder der Luft. Der nähere Kontakt zu einem Infizierten, der eine übertragbare Krankheit beherbergt, oder zu seinen Ausscheidungen wurde zwar schon während der Pest im Mittelalter als mögliche Krankheitsursache ins Spiel gebracht. Doch dominant blieb über Jahrhunderte hinweg die Miasmen-Theorie, die sich bereits in den Schriften des Hippokrates (um 460–370 v. Chr.) findet. Demnach waren die Menschen vor allem durch gefährliche Ausdünstungen bedroht, die «mit den Winden» umhergetragen wurden und ihre Opfer fanden. «Miasma» bedeutet wörtlich Verunreinigung. Diese konnte überall entstehen, wurde aber besonders im fauligen Wasser, dem Pesthauch in der Luft oder dem besudelten Boden verortet.

Im Erdinneren gärt es, so die damals populäre Vorstellung, und die unheilvollen Dämpfe, die sich dort zusammenbrauen, sind in der Lage, eine Vielzahl von Krankheiten auszulösen und Unheil über das Land zu bringen. Das Bild von einer brodelnden Hexenküche und unterirdischen Gaswerken, in denen Krankheiten ausgebrütet wurden, besitzt eine bis in die Antike zurückreichende Tradition. Typisch sind bildhafte Beschreibungen, die an Garvorgänge in der Hölle erinnern: «Unter der Einwirkung des zentralen Feuers ist die Erde dauernden Gärungen ausgesetzt: daher all die Ausdünstungen, deren Beschaffenheit je nach Untergrund variiert», schreibt ein französischer Geistlicher um 1750.[1] Ein weiterer zeitgenössischer Naturbeobachter erklärt die Vorgänge im Jahr 1754 noch genauer: «Aufgrund der unterirdischen Hitze steigt von der gesamten Erdoberfläche ein mehr oder weniger reichlicher Dunst auf, dichter als die Luft, der sich, wenn ihm nichts im Wege steht, ausbreitet und sich am Abend niederschlägt.»[2]

Überall dort, wo Risse entstanden, Fugen klafften und sich Zwischenräume bildeten, lauerten demnach Verderbnis bringende Dünste und Dämpfe, die, wenn sie entwichen, Krankheit und Tod über die Menschen brachten. An den Kanten und Nahtstellen der Erdkrusten war die Gefahr für solche Verwerfungen besonders groß. Daher war auch der Gedanke naheliegend, dass Erdbeben im Nachgang unzählige weitere Opfer durch Seuchen forderten, da aus den nun geöffneten Erdspalten und Furchen faulige Dämpfe entweichen und die Gärungsvorgänge ganze Städte verschlingen konnten. Man ahnte, dass verpestete Luft Krankheiten mit sich bringen konnte. Was der Überträger von derlei Unbill war und wie die Leiden entstanden, wusste man hingegen nicht. Entsprechende Theorien, die als Vorläufer der Bakteriologie gelten könnten, gab es zwar immer wieder, sie wurden aber nicht entschieden aufgegriffen.

Während beispielsweise in den Hippokrates zugeschriebenen Textfragmenten die Tuberkulose für eine Erbkrankheit gehalten wird, stellte der antike Mediziner Galen bereits die Überlegung an, dass die Krankheit irgendwie «übertragen» werde. Der italienische Arzt Girolamo Fracastoro vermutete, dass wie auch immer geartete «Partikel» dazu beitragen, dass manche Krankheiten auf andere Menschen übergehen. Auch der englische Arzt Benjamin Marten (1690–1752) entwickelte um 1720 die Hypothese, dass es «wunderbar winzige Lebewesen» («wonderfully minute living creatures») seien, die eine Schwindsucht auslösen. Es gebe vermutlich so etwas wie eine «kontagiöse, lebende Flüssigkeit».[3]

Der Arzt schlussfolgerte weiter, dass es Gesunden dann wohl auch passieren könne, sich die Krankheit einzufangen. Dies sei unter bestimmten Voraussetzungen möglich, etwa wenn sie das Bett mit jemandem teilten, zusammen aßen und tranken oder sich im Gespräch so nahekämen, dass sie die Luft aus den Lungen des Kranken in sich aufnehmen würden. Würde es hingegen nur zu einer gelegentlichen Konversation mit ausreichend Abstand kommen, drohe keine Ansteckung. Die Analogien zu Kontaktsperren und Distanzgeboten aus der Zeit der Corona-Pandemie mit auf den Meter genau berechneten Abstandsvorschriften sind offensichtlich, auch wenn dreihundert Jahre dazwischenliegen.

Obwohl Marten typische Wege der Infektionsausbreitung konkret und richtig beschrieben hatte, führte dies nicht dazu, dass die Naturforscher ihrer Zeit nach pathogenen Erregern suchten. Erste technische Voraussetzungen dafür hätte es durchaus schon gegeben. Die Brille war Ende des 13. Jahrhunderts in Norditalien erfunden worden, Lupen folgten. Doch erst im 17. Jahrhundert waren

Gerätschaften verfügbar, die ein wirklich ausreichendes Ausmaß an Vergrößerung und Scharfsicht boten.

Der holländische Tuchhändler Antoni van Leeuwenhoek (1632–1723) etwa hatte um 1673 mehrere Mikroskope anfertigen lassen und bekam höchste wissenschaftliche Ehren dafür zugesprochen, etwa die Aufnahme in die 1660 gegründete Royal Society in London. Seine Entdeckerlust war groß, und die neuen Vergrößerungshilfen unterstützten auch seine Selbsterkundung. «In meinem Mund gibt es mehr Lebewesen als in den Niederlanden» – mit dieser verblüffenden Feststellung hatte er die honorigen Mitglieder der Londoner Fachgesellschaft 1683 überrascht.[4]

Leeuwenhoek inspizierte seinen Körper und sah unter seinen selbst gebastelten Lichtmikroskopen Einzeller und Bakterien. Er untersuchte seine Spermien und hielt seine Erkenntnisse in mehr als dreihundert Briefen an die Royal Society fest, die in den «Transactions» der Wissenschaftsgesellschaft abgedruckt wurden. Diese Veröffentlichungen genossen damals größte Anerkennung unter Gelehrten, ähnlich wie heute ein Fachaufsatz in Zeitschriften wie «Nature», «Lancet» oder «Science». Etliche solcher «Animacula», wie er die Kleinstlebewesen nannte, hatte Leeuwenhoek gesehen, als er seinen Zahnbelag unter die Lupe nahm. Im Wasser, das er aus nahe gelegenen Tümpeln holte, und in Proben aus dem Erdboden entdeckte er ebenfalls die wimmelnde Vielfalt dessen, was heute als die Welt der Mikroben bezeichnet wird.

Trotz dieser beeindruckenden Erfolge und obwohl Leeuwenhoek Mikroben sichtbar machen konnte, kam niemand auf die Idee, auch nicht Leeuwenhoek selbst, dass diese «kleinen Tierchen» in der Lage sein sollten, eine mächtige und zerstörerische Krankheit wie die Tuberkulose oder andere Infektionskrankheiten hervorzurufen. Zu dominant war die Theorie von den Miasmen – und sie sollte es noch gut weitere zweihundert Jahre bleiben.

Man muss sich vergegenwärtigen, dass viele Voraussetzungen für die Entstehung eines neuen Wissens- und Forschungszweiges wie der Bakteriologie tatsächlich schon damals, Ende des

17. Jahrhunderts, erfüllt gewesen wären. Leeuwenhoek hatte mit neuartigen Instrumenten die kleinen «Lebewesen» entdeckt und beschrieben. Er konnte sie anderen zeigen und zugänglich machen. Zudem war er ein angesehener Forscher, der mit der Royal Society in London im Austausch stand. Allein, die Zeit war noch nicht reif, und andere Wissenschaftler nahmen Leeuwenhoeks Ideen nicht auf.

Aus heutiger Sicht scheint es von der Miasmen-Theorie mit ihren gefährlichen Dämpfen auf den ersten Blick nicht allzu weit zu sein zur modernen Infektionslehre mit den möglichen Ansteckungsformen der Tröpfchen-, Kontakt- oder Schmierinfektion. Doch der Eindruck trügt. Diese Assoziation ist nur naheliegend mit dem heutigen Wissen um Bazillen, Viren und Co. in den verunreinigten Elementen. Denn erst mit der Entdeckung der Erreger, der Isolation von Bakterien und anderen Keimen wurde ein spezifischer Krankheitsgrund erkannt und definiert.

Der entscheidende Schritt zur Entwicklung der Bakteriologie gelang im 19. Jahrhundert und ist wesentlich dem Chemiker Louis Pasteur (1822–1895) zu verdanken. Pasteur erkannte die Leistungen seines Kollegen Robert Koch zunächst an, später trat er jedoch zu ihm in Konkurrenz, was durch den Krieg 1870/71 und den sich verstärkenden Nationalismus auf beiden Seiten verschärft wurde.[5]

Der vielseitige Forscher aus dem französischen Jura untersuchte anfangs die Gärungsprozesse in Lebensmitteln. Dabei erkannte er, dass es winzige Lebewesen gibt, die ohne Sauerstoff auskommen, und begründete die bis heute gültige Unterscheidung in aerobe und anaerobe Mikroben. Aus seinen Untersuchungen über «Krankheiten des Weines» (1863) und «Krankheiten des Bieres» (1876) schloss er, dass eine kurze Erhitzung auf Temperaturen von mindestens 72 Grad die meisten Erreger abtöten würde.

Damit war das Prinzip der Pasteurisierung begründet, das sich

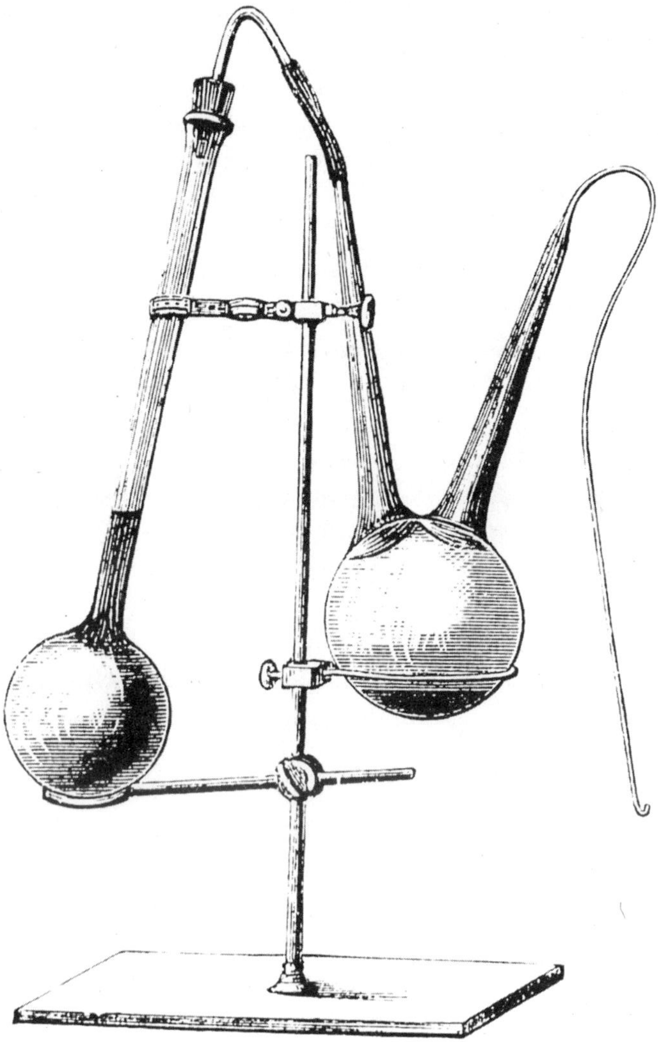

Apparat von Louis Pasteur, mit dem er die Prozesse zur Reinhaltung von Bier erforschte: Die Bierwürze (linker Kolben) wurde samt Schläuchen und Korken erhitzt, die Hefekultur im rechten Kolben wurde ohne Kontakt zur Außenluft hinzugegeben.

als segensreich erwies, um Lebensmittel haltbar und sicher zu machen. Wenn sie verdarben, lag das zumeist an der Besiedlung mit Keimen – und die konnten mit der neuen Methode weitgehend vernichtet werden, ohne dass zu viel Geschmack und Nährstoffe verloren gingen. Das Prinzip von Ursache und Wirkung wurde gleichsam mikrobiologisch dingfest gemacht und setzte so dem nebulösen Ungefähren ein Ende, dem die Miasmen-Theorie stets verhaftet gewesen war. Als willkommene Nebenwirkung erkrankten Menschen seltener an verdorbenem Essen und konnten, erst recht nachdem Kühlschrank und Gefriertruhe erfunden waren, auf Lebensmittel vertrauen, die nicht ihre Gesundheit gefährdeten.

Doch längst nicht alle Experten waren von der neuen Sicht auf die Prozesse der Ansteckung überzeugt, was zweifellos dazu beigetragen hat, dass sich die, nun ja: aufkeimende Bakteriologie langsamer entwickelte. Auch unter Legenden gab es ein gewisses Zögern: Rudolf Virchow, ein Held der Medizin im 19. Jahrhundert und Pathologe von Weltruf, erkannte nicht die infektiöse Entstehung des Kindbettfiebers an, die der ungarische Arzt Ignaz Semmelweis Ende der 1840er-Jahre in Wien nachgewiesen hatte. Er verhielt sich auch zögerlich angesichts der Erkenntnisse von Louis Pasteur und ließ Robert Koch anfangs regelrecht auflaufen.[6]

Die Kontroverse zwischen Kontagionisten und Antikontagionisten dauerte das gesamte 19. Jahrhundert über an – auch dann noch, als die ersten Bakterien experimentell nachgewiesen waren – und erreichte mit dem Selbstversuch Max von Pettenkofers 1892 (von dem wir später mehr erfahren) wohl ihren populären Höhepunkt. Die Antikontagionisten leugneten zwar nicht, dass es ansteckende Krankheiten wie die Pocken oder die Syphilis gab, doch die Erkrankung konnte ihrer Ansicht nach nicht allein auf das Wirken des Erregers zurückgeführt werden. Andere Infektionskrankheiten wie die Cholera oder die Lepra schätzten sie schlicht als nicht ansteckend ein und hielten damit an der Miasmen-Theorie fest. So hat die Lehre von den Miasmen nicht nur den Umgang mit Seuchen lange geprägt, sondern blieb weit bis ins 19. Jahrhundert hinein der Hauptansatzpunkt für die medizinische Behandlung von Infektionskrankheiten – womit den Kranken nicht wirklich geholfen war.

Der Schwarze Tod legt an: Die Pest

Schlund und Zunge fühlen sich an «wie roh». Und dann ist da diese unerträgliche Hitze im Kopf. Die Augen sind rot und entzündet. Niesen, Heiserkeit und Husten stellen sich ein, doch damit nicht genug. Die Beschwerden wandern im Körper von oben nach unten, bis sie schließlich den gesamten Organismus erfassen. Erbrechen, Krämpfe und wässriger Durchfall kommen hinzu, die Haut ist übersät von kleinen, dichten Blasen und Geschwüren.

Dabei sieht man zunächst nur eine unscheinbare Einstichstelle, die sich bläulich verfärbt. Hier hat der Floh zugebissen. Ein paar Tage später bilden sich in der Leiste, im Nacken oder unter den Achseln schmerzhafte Beulen – das sind geschwollene Lymphknoten, die so groß werden, dass sie durch die Haut hervortreten und der Beulenpest ihren Namen gegeben haben. Sie werden mit der Zeit lila oder schwarz und schmerzen stark. Kurze Zeit später fangen die Finger, die Zehen und andere Gliedmaßen an zu faulen, verfärben sich, schließlich sterben sie ab. Der Tod kommt schnell. Ohne Behandlung sterben die Kranken schon nach zwei oder drei Tagen.

Die ersten stichhaltigen Belege für die Pest stammen aus dem 6. Jahrhundert nach Christus. Die Justinianische Pest (541–544), die sich von Ägypten bis nach Konstantinopel ausbreitete, forderte in den ersten Jahren besonders viele Opfer und flammte bis zum Jahr 770 immer wieder periodisch auf. «Als alle vorher gemachten Gräber und Grabkeller voll von Leichen waren, begrub man auf allen umliegenden Äckern, wo man konnte, und wo dies nicht ausreichte, stieg man auf die Türme der Sycäischen Mauern, deckte deren Dächer ab und warf die Leichen hinein. Als die Türme fast alle mit Leichen gefüllt waren, setzte man die Dächer wieder auf, der Gestank wurde den Einwohnern von Tag zu Tag lästiger», notiert der Geschichtsschreiber Prokop über die Pest in Konstantinopel.[7]

Wie viele Menschen der Krankheit seinerzeit erlagen, ist ungewiss, da Grabfunde und schriftliche Zeugnisse aus der Epoche spärlich sind. Schätzungen schwanken im Bereich von zwanzig bis dreißig Prozent der lokalen Einwohnerschaft bis hin zur Hälfte der Gesamtbevölkerung des Römischen Reichs, was eine enorme Zahl an Toten bedeuten würde.

Aus europäischer Sicht ist die Pest trotz dieser frühen Nachweise vor allem eine Krankheit des Mittelalters. Allein zwischen 1347 und 1353 starben in Europa 25 bis 30 Millionen Menschen an der verheerenden Seuche. Von ihren Anfängen gibt es berühmte Zeugnisse, die viel über die damalige Vorstellung von der Krankheit erzählen.

Oftmals kam das Unheil über das Meer. «So geschah es also, dass im Monat Oktober des Jahres 1347, gegen Anfang des Monats Oktober, zwölf Galeeren der Genuesen, auf der Flucht vor der Rache, die Gott unser Herr wegen ihrer Unrechtstaten über sie verhängt hatte, im Hafen der Stadt Messina festmachten. Und sie trugen eine in ihren Knochen festgesetzte Krankheit mit sich, so dass derjenige, der mit einem von ihnen gesprochen hatte, von dieser tödlichen Ansteckung ergriffen wurde und dem unmittelbar darauffolgenden Tod nicht entkommen konnte.»[8] Diese Sätze über das erste Auftreten der Pest in Europa werden dem Franziskanermönch Michele da Piazza zugeschrieben, der in seiner «Historia Sicula» 1361 festhält, wie die Seuche in Sizilien ihren Anfang nahm. Etliche Elemente, die für Epidemien über die Zeiten hinweg charakteristisch sind, lassen sich in der Schilderung des frommen Mannes erkennen. Da ist das oft bemühte Motiv, dass es immer die anderen sind, die Fremden, die eine Krankheit über die bisher unschuldigen Gesunden bringen. Göttliche Rache und eine unheilvolle Konstellation der Gestirne sind ebenfalls beliebte Muster, um das Unerklärliche zu erklären.

Schon in diesen frühen Schilderungen lässt sich erkennen, dass der direkte Kontakt mit den Kranken offenbar als wichtigster Faktor galt, um an der Pest zu erkranken. So viel wussten die Zeitgenossen, auch wenn sie noch keine Keime kannten. In diesem Fall reichte offenbar bereits ein Gespräch, damit es zur tödlichen Ansteckung kam. Die Beschreibung zeigt, dass zwar noch nicht der genaue Infektionsweg, aber durchaus der Modus der Verbreitung über die Luft vermutet wurde.

Sind Menschen mit der Pest infiziert, kann der Erreger mittels Tröpfcheninfektion tatsächlich von Mensch zu Mensch weitergegeben werden. Heute weiß man jedoch auch von der Übertragung durch eine Zoonose, die infolge eines Flohstichs entsteht, nachdem das Insekt zuvor eine infizierte Ratte gestochen hat. Es gibt also mindestens zwei Infektionswege, was die Krankheit noch gefährlicher macht. Dass die Seuche mit erbarmungsloser Wucht zuschlägt und nicht so leicht loszuwerden ist, deuten die Zeilen da Piazzas ebenfalls an, die Krankheit hatte sich schließlich in den «Knochen festgesetzt».[9]

Ob es Michele da Piazza überhaupt gegeben hat oder ob er vielmehr eine fiktive Figur war, ist unter Historikern umstritten.[10] Lokalisiert werden können die Schilderungen, die unter seinem Namen kursierten, dennoch. Vermutlich handelt es sich bei dem realen oder erdachten Autor um einen Kirchenmann aus Catania, der die ebenfalls auf Sizilien gelegene Konkurrenzstadt Messina schon deswegen hasste, weil diese im Handel mit dem Osten Europas und den reichen Städten Norditaliens seinem Heimatort überlegen war. Klar, dass die gierige Kaufmannsstadt Messina von Gott mit einer Geißel der Menschheit bestraft werden musste, wie es sie in diesem Ausmaß zuvor nicht gegeben hatte. Hier, in Messina, hüpften die infizierten Ratten und Flöhe offenbar zuerst an Land. Begonnen hatte die Seuche allerdings weder in Sizilien noch in Genua oder Konstantinopel, sondern in China, wo die Krankheit vermutlich um 1333 während einer Hungersnot ihren Ursprung hatte. Dort sank die Bevölkerungszahl in den 1330er-Jahren rapide ab, und zwar von 125 auf 90 Millionen Einwohner.

Seit 1347 breitete sich die Pest vom Schwarzen Meer aus erst in Sizilien und anschließend in ganz Italien und bald auch auf dem restlichen Kontinent aus. Gabriele de Mussis (1280–1356), ein Notar aus Piacenza, einer Stadt in der Po-Ebene, dokumentierte eindrucksvoll die Verheerungen, die die Seuche mit sich brachte. De Mussis wird häufig als weit gereister Augenzeuge zitiert. Vieles spricht allerdings dafür, dass er seine oberitalienische Heimat nie verlassen hat, sondern vielmehr die Schilderungen anderer aufnahm und verarbeitete.[11]

Besondere Bedeutung erlangte de Mussis dadurch, dass er die verschiedenen Manifestationsformen der Pest genauer erfasste, obwohl er kein medizinischer Fachmann war. Bei den «harten und dicken Hautflecken», die sich nach wenigen Tagen deutlich vergrößerten, handelte es sich um geschwollene Lymphknotenpakete, die sich auf zehn Zentimeter ausdehnen konnten und oft geschwürig zerfielen. Bei dieser Verlaufsform war die Prognose zwar etwas günstiger, doch auch diese Beulenpest genannte Ausprägung überlebte nur ein Viertel der Erkrankten.

Stand die Beteiligung der Atemwege im Vordergrund, die sich aus einer Beulenpest entwickeln oder direkt nach einer Tröpfcheninfektion von Mensch zu Mensch auftreten konnte, kam es hingegen zu «Blutspucken», hohem Fieber, inneren Blutungen und schnellem Verfall, was zum Namen Lungenpest führte. «Gegen das Spucken des Blutes konnte kein Heilmittel verordnet werden», notierte de Mussis. War die Lunge befallen, verlief die Krankheit ausnahmslos tödlich.[12]

Auch der Arzt Guy de Chauliac beschrieb zwei Erscheinungsformen der Krankheit. Er hatte selbst mehrere Pestwellen überlebt und verfasste 1365 rückblickend mehrere Schriften über die Seuche. Darin schilderte er die «durch dauerhaftes Fieber und das Spucken von Blut gekennzeichnete» Pest, die hauptsächlich die

Atemwege befiel, und bemerkte zur Prognose lapidar: «Die davon Betroffenen starben innerhalb von drei Tagen.» Die andere Krankheitsform raffte die Menschen nicht ganz so schnell dahin und zeigte sich «ebenfalls mit permanentem Fieber und mit Ausschlägen und Beulen auf den äußeren Gliedmaßen, vor allem zwischen den Achseln und in der Gegend der Leisten».[13]

Eine dritte Verlaufsform war seltener und wird in mittelalterlichen Quellen deshalb auch nicht so häufig beschrieben. Dabei handelt es sich um die septisch verlaufende Pest, bei der es zum Tod infolge einer Blutvergiftung, also einer Sepsis, kam. Die Erreger gelangten in den Blutkreislauf, störten die Blutgerinnung und gaben ein Toxin ab, das alle Organe schädigte. Die Folge waren innere Blutungen, die besonders Leber und Nieren betrafen, sowie Blutungen der Haut und Schleimhäute. Die auftretenden schwarzen und blauen Flecken brachten der Krankheit den Namen «Schwarzer Tod» ein.

Für die enormen Opferzahlen durch die Pest war allerdings vermutlich nicht allein die Schwere der Krankheit verantwortlich. In Europa hatte sich zu Beginn des 14. Jahrhunderts, also vor Beginn der Pest, das Klima abgekühlt, die Temperaturen sanken. In Teilen des Kontinents kam es zu Hungersnöten, sodass der Pesterreger womöglich auf eine geschwächte Bevölkerung traf und deshalb leichtes Spiel hatte. Die Sterblichkeit war in etlichen Städten bereits vor Auftreten der Pest erhöht, etwa in Pisa und Florenz. Der Freskenzyklus «Triumph des Todes» auf dem Camposanto in Pisa ist beispielsweise vor 1340 entstanden und dokumentiert Tod und grassierendes Elend, *bevor* die Pest mit aller Macht über die Menschen und den Kontinent kam.[14]

Florenz war von der Seuche extrem betroffen. Die Pest verheerte zwar weite Landstriche, wütete in den Städten aber besonders schlimm. Die blühende Metropole der Toskana galt zwischen 1300 und 1500 als das ökonomische, kulturelle und intellektuelle Zentrum Italiens und der gesamten westlichen Welt, als Stadt des Handels, der Textilien und der Künste. Um 1340 hatte Florenz zwischen 100 000 und 120 000 Einwohner und war eine der größten des Abendlandes. Gemäß ihrer Führungsposition in so vielen Bereichen war es nur folgerichtig, dass Florenz, diese Stadt, «die sich wie eine kranke Frau im Bett hin- und herwirft, weil sie keine bequeme Ruheposition findet»[15], auch führend war, was das Leiden an der Pest anging.

«Etwas mehr als drei von fünf Personen» jeden Geschlechts und jeden Alters sollen in Florenz an der Pest gestorben sein. Mit Fortdauer der Pest wurden immer mehr Gräben am Ufer des Arno ausgehoben, «in die die Toten bei Nacht und Nebel wie Abfall hineingeworfen wurden». Notdürftig wurden sie mit Erde bedeckt, am nächsten Tag kam die nächste Lage Toter darauf, «genauso, wie man Käseschichten in Lasagne anordnet», wie ein Chronist kulinarisch anschaulich erläutert.[16]

Zugleich sind dem kulturellen Schmelztiegel Florenz mit seinen Dichtern und Denkern die lebhaftesten Schilderungen des Leidens und Sterbens der damaligen Bevölkerung zu verdanken. Die Berichte der Kaufleute und Schriftsteller, die Debatten und Ideen, die sich mit Ankunft der Pest entsponnen und mit ihren Folgen verknüpft wurden, ergeben für Florenz eine besonders reichhaltige Quellenlage. «Das habe ich mit eigenen Augen mehr als einmal und damit aus eigener Erfahrung gesehen», heißt es in Giovanni Boccaccios «Decamerone» über die verheerende Lage. «Man hatte die Lumpen eines armen Mannes, der an dieser Seuche gestorben war, auf die offene Straße geworfen, und dort fanden sie zwei Schweine, welche sie nach der Art dieser Tiere anfangs lange mit dem Rüssel durchwühlten, dann aber mit den Zähnen ergriffen und hin und her schüttelten; nach kurzer Zeit aber fielen sie beide, als hätten sie Gift gefressen, unter einigen Zuckungen tot auf die Lumpen hin, die sie zu ihrem Unheil erwischt hatten.»[17] Es bleibt, wie zuvor erwähnt, fraglich, ob Boccaccio während der Pest tatsächlich in einem prekären Stadtviertel von Florenz eine Stunde lang ausgeharrt hat, bis die Tiere verendet waren.[18]

Nichtsdestotrotz spiegelt sich in dieser wie in etlichen weiteren zeitgenössischen Beschreibungen der Krankheit deutlich wider, mit welcher Wucht und Plötzlichkeit die Pest die Menschen heimsuchte. Das Entsetzen über das Leid war groß – und die Mediziner mussten dem Sterben rat- und machtlos zusehen.

Auf Anordnung von König Philipp VI. (1328–1350) verfasste die Medizinfakultät von Paris 1348 eine erste «wissenschaftliche» Einschätzung der Seuche, die zeigt, dass selbst die Gelehrten nicht wussten, woher die Ansteckungen kamen. Die geballte Kompetenz der Ärzte mündete «nach reiflicher Überlegung und gründlicher Durchsprechung des herrschenden Sterbens und Ablebens» in den Schluss, dass Wasser, das «durch verendete Fische verdorben ist und nicht in heilsames Wasser oder Hagel oder Schnee oder Reif verwandelt werden» kann, mit Ausdünstungen einhergeht, die zur Pest führen – wenn die «Sonne im Zeichen des Löwen steht». Eine Einschränkung wurde gemacht: Die Regeln und Empfehlungen galten besonders für jene, die «an den Gestaden des Meeres oder auf Inseln wohnen, wohin der verderbliche Wind gedrungen ist».[19]

Die Ratschläge der Medizinfakultät zur Schadensabwehr umfassten Feuer, in denen Weinreben, Kamille und Lorbeer verbrannt werden sollten. Zu meiden seien zudem kalte, feuchte und wässrige Speisen sowie «das Ausgehen zur Nachtzeit bis um drei Uhr morgens». Fisch sollte man nicht essen, Bewegung könne schaden, «Olivenöl zur Speise ist tödlich, fette Leute sollen sich der Sonne aussetzen». Bewegung, Fisch, Olivenöl – gerade von Dingen, die heute klassische Ratschläge für eine gesunde Lebensführung ausmachen, wurde während der Pest strikt abgeraten. Ansonsten galt: «Durchfälle sind bedenklich, Bäder gefährlich. Man halte den Leib mit Klistieren offen. Umgang mit Weibern ist tödlich; man soll sie weder begatten, noch in einem Bette mit ihnen schlafen.»[20]

Wie auch heute in vielen Fällen üblich, waren sich die Ärzte längst nicht einig, was eine optimale Behandlung beinhaltete, und das betraf in Bezug auf die Pest nicht nur Fragen der sexuellen Enthaltsamkeit. «Unzucht mit alten Weibern» war ein gelegentlich gehörter Rat zur Abwehr der Pest, der jedoch wiederum den Weisheiten des Pariser Ärztekollegiums widersprach, «Weiber» nicht zu begatten und nicht einmal das Bett mit ihnen zu teilen. Zudem wurden Volksarzneien wie Schlangengift und Krötenpulver als verzweifelte Heilversuche empfohlen.[21]

Ein weiterer therapeutischer Rat, der erheblichen Aufwand erforderte, wenn man ihn umsetzen wollte, kam aus der Freien Reichsstadt Nürnberg: Demnach sollte ein junger Hahn gerupft und mit seinem Hinterteil auf einer Pestbeule platziert werden. Starb der Gockel, wurde das nächste Federvieh auf die Beule gesetzt und der Vorgang wiederholte sich so lange, bis endlich eines der Tiere überlebte – dann galt die Krankheit als geheilt. Die Redensart, dass man mit jemandem noch ein Hühnchen zu rupfen habe, geht allerdings, soweit bekannt, nicht auf diesen bemerkenswerten Therapievorschlag zurück.[22]

Spätere Behandlungsideen können aus Sicht des nachträglichen Besserwissens ebenfalls als wenig zielführend betrachtet werden. Als die Pest 1708/09 wiederum in Europa wütete, wurde aus Warschau ein innovativer Heilansatz mit Eiter bekannt. Als den Kranken nichts gegen die Pest helfen wollte, «hätten sie endlich die Beulen von den Verstorbenen herausgeschnitten und den Kranken eingegeben, welches praesentissime geholfen» habe. Dies hatten offenbar einige «arme Leute» gesehen, daraufhin «wären viele so herzhaft gewesen, dass sie, sobald sie krank worden, die Eitermaterie selber eingetrunken». Immerhin: «Zwei oder drei Patienten haben sich durch das Eytersaugen aus ihren eigenen reifen Pestbeulen geheilt.»[23]

Die Macht der Ärzte war und blieb noch lange äußerst gering. Gegen die pathogene Wucht der Pest konnten sie wenig ausrichten, und bis ins 20. Jahrhundert war die Krankheit dem Können der Ärzte weit überlegen. Immerhin wurde in Danzig den Doktoren ebenso wie den Lehrern und Predigern im frühen 18. Jahrhundert auf Anweisung des zuständigen Pastors verboten, ihre Stadt zu verlassen. Zusammen mit ihren wohlhabenden Patienten aus

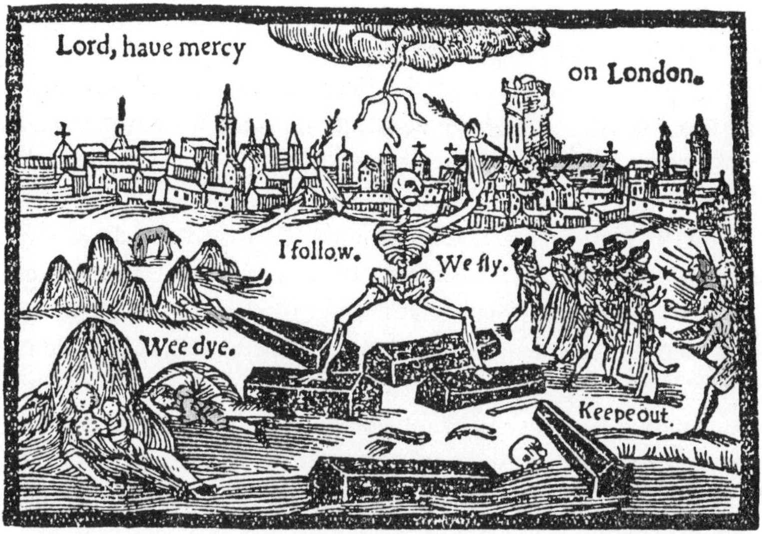
Lord, haue mercy
on London.
I follow.
We fly.
Wee dye.
Keepe out.

Vom Schwarzen Tod gejagt: Kaum war eine Welle der Seuche überstanden, suchte die Krankheit London erneut heim. Von dem Leid und der Ohnmacht, die sie auslöste, erzählt diese Grafik von 1625. In der folgenden «Großen Pest von London» starb ein Fünftel der Bevölkerung.

überfüllten Orten zu fliehen, war über Jahrhunderte eine bewährte Präventionsmaßnahme vieler Ärzte gewesen – zumindest ihr eigenes Leben mögen einige von ihnen auf diese Weise gerettet haben.

Obwohl es bis heute Uneinigkeit darüber gibt, wie viele Opfer der Schwarze Tod gefordert hat, stimmen Fachleute darin überein, dass mindestens 25 Prozent der Bevölkerung in Europa Mitte des 14. Jahrhunderts der Pest erlegen sind. Die meisten Wissenschaftler nehmen an, dass sogar ungefähr ein Drittel der damaligen Einwohner Europas an der Pest gestorben ist. Andere Schätzungen gehen davon aus, dass sich regional, etwa in England, den Niederlanden und Frankreich, die Bevölkerungszahl sogar um fast die Hälfte dezimiert habe und erst um 1700 wieder den Stand aus dem Mittelalter erreichte.

In den Jahren 1665 und 1666 trat mit der «Großen Pest von London» die letzte derartig verheerende Epidemie im Westen Europas auf. Sie forderte im Süden Englands etwa 100 000 Todesopfer, davon allein 70 000 in der Metropole London. Vermutlich waren die Pestbakterien mit infizierten Ratten und Flöhen auf Handelsschiffen aus den Niederlanden nach England gekommen. Täglich machten die Frachter in London fest. Die Hafenarbeiter in ihren ärmlichen Baracken und Unterkünften an der Themse steckten sich als Erste an.

Die Gegenmaßnahmen bestanden unter anderem darin, Tag und Nacht Feuer in der englischen Hauptstadt brennen zu lassen – in der Hoffnung, dass dadurch die Luft gesäubert wurde und die schädlichen, aber unbekannten Stoffe entfernt würden. Intensiv duftende Kräuter wurden verbrannt, das sollte den luftreinigenden Effekt verstärken und für angenehmeren Geruch sorgen. Entsprechend dieser Logik galt zudem der Rat an alle Bewohner Londons, vermehrt Tabak zu rauchen. Auch Kinder wurden aufgefordert, sich ein Pfeifchen anzustecken, um sich vor der Pest zu schützen. Dies ist wohl eines der wenigen Präventionsbeispiele, das Rauchen als Gesundheitsvorsorge für Minderjährige vorsah.

Die Pest wütete über viele Monate in London. Auch dieses Mal suchten all jene das Weite, die es sich leisten konnten. Im Juli 1665 war König Karl II. (1630–1685) inklusive seiner Mätressen und dem übrigen Gefolge aus der City of London nach Oxford geflohen, um einer Ansteckung zu entgehen. Ähnlich abgängig verhielt sich Thomas Sydenham (1624–1689), der als berühmtester Arzt seiner Zeit galt und als «englischer Hippokrates» verehrt wurde. Statt Kranke zu behandeln, verließ er seine Praxis in London während der Pest für einige Wochen. Nachdem die Ansteckungen und Todesfälle im September ihren Höhepunkt erreicht hatten, sanken die Infektionszahlen wieder und im Februar 1666 kehrte der König mit seiner Familie in die Metropole zurück.

Endgültig gebannt war die Gefahr allerdings erst, nachdem der «Große Brand von London», der am 2. September 1666 ausbrach und bis zum 5. September andauerte, erhebliche Teile der Stadt zerstört hatte und damit auch die infizierten Flöhe und Ratten ausgeräuchert wurden. Ob rauchende Kinder das verheerende Feuer ausgelöst hatten, ist bis heute ungeklärt.

Der Schwarze Tod kam noch lange über die Menschen. 1678/79 wütete die Seuche in Wien, 1720 fielen ihr in Marseille 50 000 Menschen zum Opfer, zwischen 1738 und 1742 kam es zu einem größeren Pestausbruch in Ungarn und Kroatien. 1770/71 wurde Moskau von der Pest heimgesucht, es kam zur Revolte und «es starben ja weiterhin und noch bis in den Winter hinein so viele an der Pest, dass am Ende die Hälfte der Einwohner Moskaus tot waren.»[24] Selbst 1910/11 starben in der Mandschurei noch 50 000 Menschen an der Lungenpest. Sie wurde vermutlich durch Läuse in Murmeltierfellen ausgelöst. Arbeiter hatten beim Bau der Transsibirischen Eisenbahn die Vierbeiner wegen ihrer Pelze gejagt. Dass zumindest Zentraleuropa ab Mitte des 18. Jahrhunderts pestfrei blieb, hatte mehrere Gründe. Einerseits wurden die großen Häfen besser gesichert und kontrolliert, sodass die Seuche über Handelsschiffe nicht mehr so leicht auf den Alten Kontinent gebracht werden konnte. Zudem schottete sich Österreich von 1770 an in einem «Cordon sanitaire» durch Grenzkontrollen zur Eindämmung von Seuchen gegenüber dem Balkan ab. Und schließlich wurde den Hausratten zunehmend ihr Habitat entzogen, als im 18. Jahrhundert in Europa immer weniger Holz- und Fachwerkbauten, sondern vermehrt Steinhäuser errichtet wurden.[25] Der entscheidende Wendepunkt aber war um 1900 erreicht: Der Schweizer Forscher Alexandre Yersin (1863–1943) isolierte 1894 den Erreger der Krankheit – nach ihm wurde das Bakterium Yersinia pestis genannt – und Wissenschaftler entdeckten, dass es besonders Flöhe und Ratten waren, die den Keim an Menschen weitergeben.

Heute hat die einstige Geißel der Menschheit zumindest in wohlhabenden Ländern viel von ihrem Schrecken verloren. Denn mithilfe von Antibiotika kann die Pest einfach und effektiv geheilt werden. Ausgestorben ist die Pest aber keineswegs. In medizinisch schlecht versorgten Regionen Afrikas und Asiens flammt das Leiden immer wieder auf. In Indien etwa forderte die Pest in den 1990er-Jahren Hunderte Opfer rund um die Stadt Surat, etwa 500 000 Einwohner verließen binnen einer Woche panisch die Metropole. Auf Madagaskar sind 2008 mindestens achtzehn Menschen an der Seuche gestorben. Kleinere lokale Ausbrüche gibt es immer wieder.

Obwohl sie aktuell nirgendwo auf der Welt eine große Bedrohung darstellt, sondern verglichen etwa mit der Malaria oder der Tuberkulose nur noch wenige Opfer fordert, ist die Pest weiterhin allgegenwärtig. Tief hat sie sich in unser kulturelles Gedächtnis und unsere Sprache eingegraben. Metaphorisch steht sie für das größte Übel überhaupt. Die Pest ist in ihrer Symbolhaftigkeit *die* Krankheit schlechthin, gleichbedeutend mit massenhaftem Leid und einer unberechenbaren Verbreitung. Albert Camus (1913–1960) hat diesen Topos in seinem nach der Seuche benannten Roman von 1947 literarisch verarbeitet. In «Die Pest» schildert er, wie sich in einem nur ungefähr auf die 1940er-Jahre festgelegten Zeitrahmen, nämlich «194. in Oran», die Krankheit auf unheimliche Weise in der Stadt ausbreitet: «Am Morgen des 16. April trat der Arzt Bernard Rieux aus seiner Wohnung und stolperte mitten auf dem Flur über eine tote Ratte. Im Augenblick schob er das Tier beiseite, ohne es zu beachten, und stieg die Treppe hinunter. Aber auf der Straße fiel ihm ein, die Ratte sei dort oben nicht recht am Platz, und er kehrte zurück, um den Hauswart zu benachrichtigen. An der Reaktion des alten Herrn Michel merkte er erst, wie ungewöhnlich seine Entdeckung war.»[26] Das plötzliche massenhafte Auftauchen von Ratten steigert sich im Zusammenspiel mit ungeklärten Krankheitsfällen zu einer unheimlichen Bedrohung durch einen anfangs noch unbekannten Feind, die Camus über das Zusammentreffen von Nagern und Arzt meisterhaft in Szene setzt: «Das Tier blieb stehen, schien sein Gleichgewicht zu suchen, wendete sich gegen den Arzt, blieb wieder stehen, drehte sich mit einem leisen Schrei im Kreis und fiel schließlich zu Boden, wobei aus den halbgeöffneten Lefzen Blut quoll. Der Arzt betrachtete es einen Augenblick und ging hinauf.»[27]

Camus geht es nicht primär um die medizinischen Aspekte der Krankheit. Vielmehr zeigt sich in dem Aufbegehren der Bevölkerung von Oran gegen die Pest, das der Autor beschreibt, ein symbolischer Kampf gegen das Böse schlechthin. Er lässt sich auf die Unterdrückung der Franzosen während der deutschen Besatzung ebenso beziehen wie auf ihren Zusammenhalt in der Résistance. Die nüchterne Sprache von Camus hält fest, was aus zeitgenössischen Beschreibungen der Pest immer wieder von Chronisten überliefert worden ist: Das medizinische Übel und das gesellschaftliche Übel überlagern sich. Der unheimliche Schrecken, den die Seuche auslöst, erhält so eine überzeitliche Dimension.

Die Pest dient auch im Bereich der Gesundheit als bedeutungsgeladene Chiffre. Die Tuberkulose wurde beispielsweise als «Weiße Pest» bezeichnet, die Cholera zu Beginn des 19. Jahrhunderts als «Neue Pest». Nachdem sich in den 1980er-Jahren herausgestellt hatte, dass die Immunschwäche Aids der Grund für die «atypische Lungenentzündung» war, an der zunächst vor allem homosexuelle Männer erkrankten, wurde in den Medien diffamierend von einer «Schwulen-Pest» oder «Gay plague» berichtet. Es gibt zahlreiche Beispiele, die zeigen, dass die Pest-Analogie schnell bei der Hand ist, wenn größte Gefahr droht.

Mittlerweile kann alles – eine schwere Krankheit, die weltpolitische Lage, aber auch die Niederlagenserie des Lieblingsvereins oder der missliebige Kollege – zu einer «Pest» erklärt werden. Eine Steigerung der Misere ist dann nicht mehr möglich. Der Fachbegriff wird längst entgrenzt verwendet, herausgelöst aus seinem mikrobiologischen Kontext, denn die Pest als Krankheit lässt sich behandeln. Wer den Terminus dennoch verwendet, signalisiert damit: Schlimmer geht es wirklich nicht mehr.

Milzbrand – oder die Verachtung der Provinz

Ein Sommer in Berlin, in den Tagen zuvor hat es geregnet, aber jetzt ist es angenehm heiter, immer wieder lugt die Sonne zwischen den Wolken hervor. Robert Koch hat sich aus der Provinz Posen in das 240 Kilometer entfernte Berlin aufgemacht. Von diesem Samstag, dem 3. August 1878, hängt viel ab. Er kann zu einem Triumph im Leben des jungen Landarztes werden. Angenehme 24 Grad sind es in der Hauptstadt, und Koch hat wichtige Unterlagen dabei. Heute kann er, der Doktor aus der Provinz, endlich die Anerkennung bekommen, nach der er sich so sehnt und die er unbedingt verdient. Das sieht vor allem Koch selbst so, aber er kann sich auch der Unterstützung seines Förderers Ferdinand Julius Cohn sicher sein, eines angesehenen Botanikers der Universität Breslau.

Heute geht es allerdings darum, den Fixstern der deutschen Heilkunde zu überzeugen. Koch ist bei Rudolf Virchow eingeladen, dem Wissenschaftler von Weltruf, dessen Forschungen die Medizin in den vergangenen drei Jahrzehnten auf ein wissenschaftliches Fundament gestellt haben. Im Dienstzimmer des berühmten Pathologen in der Charité darf Koch seine Präparate vorführen.[28] Und der Vierunddreißigjährige hat nicht nur einmaliges Anschauungsmaterial dabei, er hat auch theoretische Vorarbeiten geleistet. Knapp zwei Jahre zuvor, im Oktober 1876, hat Koch einen wissenschaftlichen Artikel über Bacillus anthracis, den Milzbranderreger, und dessen erstmalige Anzüchtung im Labor in einer Fachzeitschrift veröffentlicht, die Cohn herausgibt.

Die immense Bedeutung dieses Aufsatzes kann Virchow unmöglich entgangen sein. Zudem sind sich die beiden Mediziner schon einmal flüchtig begegnet, 1875 war das, als Virchow, der «nebenbei» archäologische und anthropologische Forschung auf höchstem Niveau betreibt, sich an Ausgrabungen in Wollstein in der Provinz Posen beteiligt hatte, also genau dort, wo Robert Koch zu dieser Zeit als Kreisphysikus und damit als eine Art Amtsarzt tätig war.

Koch ist trotzdem nervös, als er das Zimmer des zweiundzwanzig Jahre älteren Virchow betritt, eines strengen Gelehrten mit mächtigem Vollbart und unerbittlichem Verstand, dessen Wort in der Fachwelt von enormer Bedeutung ist. Koch hingegen kommt vom Land, ist großstädtischen Umgang nicht gewohnt und auch nicht nach der neuesten Berliner Mode gekleidet – im Gegensatz zu einigen von Virchows Mitarbeitern, die sich eingefunden haben und skeptisch darauf warten, was ihnen der Kollege aus der Provinz wohl zu erzählen hat.

Der Raum im Pathologischen Institut der Charité, in dem die Zusammenkunft der Mediziner stattfindet, gleicht einem Labyrinth, nur dass man sich den Weg vorbei an Knochen anstatt entlang von Hecken bahnen muss. Zudem ist er vollkommen überfüllt. Virchows Arbeitszimmer sieht aus wie die bis zur Decke vollgestopfte Asservatenkammer eines anatomischen Museums. Dutzende Skelette stehen herum. In Regalen, auf Kisten und auf dem Schreibtisch sind eine Vielzahl menschlicher Schädel aufgereiht. Dazwischen stapeln sich Bücher und Manuskripte.

Da passiert es. Kaum dass er eingetreten ist, stößt Koch einen der Totenköpfe um. Natürlich aus Versehen, doch Virchow ist verärgert über die Ungeschicklichkeit seines Besuchers und schaut ihn grimmig an. Als Koch anschließend vor der versammelten Medizinerschaft seinen Vortrag über den Milzbranderreger hält, den er im fernen Posen entdeckt haben will, hört ihm der große Pathologe kaum noch zu.

Die mitgebrachten Präparate, auf denen der isolierte Erreger des Milzbrandes zu erkennen ist, betrachtet Virchow nur kurz und oberflächlich. Von Keimen und Bakterien hält er zu dieser Zeit nicht viel. Es ist ein kühler Empfang, den Virchow dem Kollegen Koch bereitet. Alles, was er nicht auch mit einer trockenen Linse sehen könne, sei nicht der weiteren Betrachtung wert, ist Virchow überzeugt.[29]

Koch ist zudem rhetorisch wenig talentiert. Er ist alles andere als ein mitreißender Redner, auch später, an der Universität, wer-

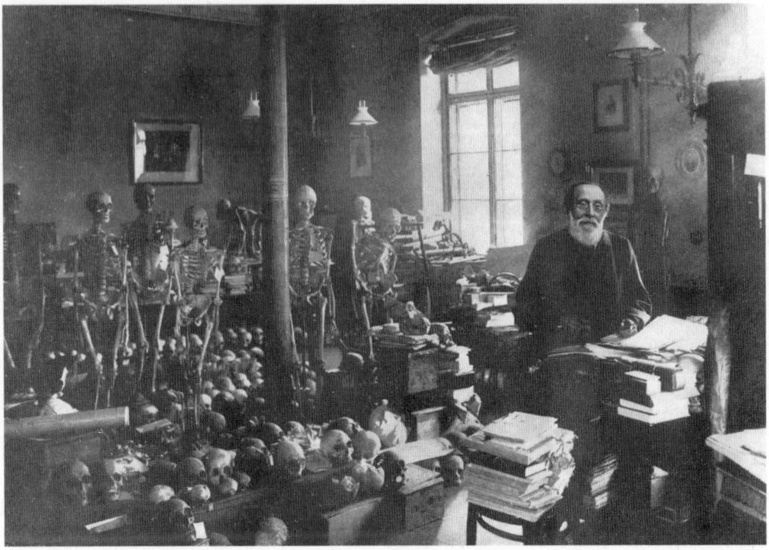

Rudolf Virchows Arbeitszimmer in der Berliner Charité hätte auch als Gruselkabinett durchgehen können. Hier empfing er auch Robert Koch, der ihm seine bahnbrechenden Ergebnisse zum Milzbranderreger vorstellte – damit jedoch scheiterte.

den Vorlesungen und Seminare nicht seine Stärke sein. Nachdem Robert Koch seine Demonstration beendet hat, fragt er höflich und der wissenschaftlichen Konvention entsprechend, ob einer der Herren zu seinem Vortrag noch eine Frage habe. Stille, keinerlei Reaktion. Auch Virchow schweigt und signalisiert sein Desinteresse. Dann meldet sich einer seiner Assistenten zu Wort. «Können Sie mir vielleicht die Adresse Ihres Schusters verraten?», fragt er in das dröhnende Gelächter seiner Kollegen hinein.[30] Die Demütigung für Koch könnte kaum größer sein.

Um ein Haar hätte die Arroganz der Hauptstädter die Entdeckung der Keime und Erreger entscheidend ausgebremst und damit jener Mikroben, die den Menschen seit Jahrtausenden Seuchen und Plagen beschert hatten. Doch Koch ließ sich von dieser Erniedrigung nicht beirren. Er verfolgte seinen Weg, entdeckte weitere Krankheitserreger und wurde in den 1880er-Jahren zum weltweit gefeierten Star der Medizin, gegen den selbst der große Rudolf Virchow verblasste.

Der Milzbrand hat heute als Erreger für den Menschen zwar kaum noch eine Bedeutung, kann aber für die Tierhaltung eine erhebliche Bedrohung darstellen. In der Bakteriologie ist mit ihm ein Meilenstein verbunden: Robert Koch gelang 1876 mit der Isolierung und Anzüchtung des Milzbranderregers erstmals die Beschreibung eines Keims und des Infektionsverlaufs im Detail, also wie der Milzbranderreger sich im Milchvieh ausbreitete, wie sich Menschen infizierten und es nach der Ansteckung zur manifesten Erkrankung kam.

Auch wenn Rudolf Virchow die revolutionären Entdeckungen des jungen Arztes nicht gleich richtig einzuschätzen wusste, ließen sich die Befunde über infektiöse Keime nicht länger aufhalten. Schon bald folgten weitere Entdeckungen, die Isolierung des Tuberkuloseerregers gelang Koch 1882. Der Erreger der Cholera war zwar schon vorher beschrieben worden, doch Koch schaffte es 1884 erstmals, Vibrio cholerae in Reinkultur anzuzüchten.

Das, was heute als selbstverständlich gilt, nämlich dass bestimmte Erreger auch bestimmte Krankheiten verursachen, war in den 1860er- und 1870er-Jahren keineswegs allgemein anerkannt. Sollten die Erreger überhaupt eine Rolle spielen, dann allenfalls als Mitverursacher, so die Einschätzung, die in den 1870er-Jahren noch viele Ärzte und Wissenschaftler teilten. Nachdem jedoch immer mehr Bakterien (und später auch Viren und Einzeller) entdeckt, isoliert und angezüchtet worden waren und sich ihr Infektionszyklus beschreiben ließ, konnte nicht länger geleugnet werden, dass es spezifisch die Keime waren, die bei entsprechender Disposition Menschen krank machten oder gar töteten. Mit diesen Erkenntnissen war die Grundlage geschaffen worden, auf der sich Medikamente und Impfungen – mit Ausnahme der Vakzination gegen die Pocken, die gab es schon – entwickeln ließen.

Die Geißel des 19. Jahrhunderts: Tuberkulose

Es war eine Seuche von geradezu apokalyptischen Ausmaßen. Sie befiel Alte wie Junge, Männer wie Frauen, Arme wie Reiche – obwohl die Armen, die in beengten Wohnverhältnissen lebten, besonders großer Gefahr ausgesetzt waren, zu erkranken, zusehends zu zerfallen und schließlich zu sterben. Vielleicht waren die Menschen auf dem Land, in den weniger dicht besiedelten Ortschaften, etwas seltener betroffen als jene in den überfüllten Städten, doch auch die Flucht in die Dörfer bot keinen sicheren Schutz.

Die Rede ist nicht von einer fernen Pandemie, etwa der Pest im Mittelalter, die vor fast siebenhundert Jahren wütete. Das massenhafte Leiden und Sterben, um das es geht, liegt erst gut einhundert Jahre zurück. «Der siebte Teil der Menschheit erliegt der Lungenschwindsucht», notierte 1891 «Die Gartenlaube», damals die auflagenstärkste Illustrierte Deutschlands, und zitierte damit indirekt Robert Koch, der von einer ebensolchen Häufung der Todesfälle berichtet hatte.[31]

Die Bezeichnung Tuberkulose, die den Begriff Schwindsucht nach und nach ersetzte, geht auf Johann Lukas Schönlein (1793–1864) zurück. Der Internist und Pathologe, bei dem auch Rudolf Virchow in Berlin studiert hatte, entdeckte während der Obduktionen von Tuberkulosekranken in deren Lungen knotige Veränderungen, die Tuberkel. Er führte daher 1834 den Begriff Tuberkulose für das zuvor entweder als Schwindsucht, Phthise oder Weiße Pest bezeichnete Leiden ein und beschrieb es als eigenständiges Krankheitsbild.

Auch Ende des 19. und im ersten Drittel des 20. Jahrhunderts war die Tuberkulose noch die gefürchtetste Krankheit in Europa. Jedes Jahr forderte sie Hunderttausende Opfer. In manchen Jahren starb jeder siebte Erwachsene daran.

«Um die Zahlen in ihrer brutalen Nüchternheit sprechen zu lassen, [fallen] in Deutschland jährlich durchschnittlich 160 000

Menschen dieser bisher ungezügelten Krankheit zum Opfer», so die «Gartenlaube». Dabei handelte es sich nicht in erster Linie um Alte, Schwache und Vorerkrankte, sondern die Kranken und Toten befanden sich «größtenteils in einem sonst in der Vollkraft der Entwicklung stehenden Lebensalter».[32]

In den USA war die Tuberkulose noch im Jahr 1900 die häufigste Todesursache, deutlich vor Herz-Kreislauf-Leiden und Krebs, den Krankheiten, die heute die Statistik der Todesursachen in westlichen Ländern anführen. In zwei Dritteln der Fälle verlief die Tuberkulose tödlich, nur etwa ein Drittel der Patienten konnte um 1900 damit rechnen, das schwere Lungenleiden zu überleben.

Die Geschichte der Krankheit reicht weit zurück. Frühgeschichtliche Funde legen nahe, dass die Tuberkulose schon vor Urzeiten Menschen wie Tiere gepeinigt hat. Ob es sich bei den Veränderungen des 500 000 Jahre alten Schädels, der in der Türkei gefunden wurde, tatsächlich um einen Fall von Knochentuberkulose handelt, ist in der Fachwelt umstritten; es wäre der früheste Tuberkulosenachweis überhaupt.[33] Mittels PCR-Analyse belegt sind hingegen Spuren des Erregers Mycobacterium tuberculosis in 17 000 Jahre alten Bisonknochen, die in Wyoming gefunden wurden.[34] Um 9000 v. Chr., in der Jungsteinzeit, wurden im östlichen Mittelmeerraum eindeutige Spuren von Knochentuberkulose in den sterblichen Überresten einer Mutter und eines Kindes entdeckt.

In der Zeit bevor ein Erregernachweis und damit die genaue Diagnose der Tuberkulose möglich war, bestand ein Problem für Ärzte darin, zu erkennen, ob die Symptome der Patienten von mehreren Krankheiten herrührten oder auf ein einziges Leiden zurückzuführen waren. Die Tuberkulose konnte viele Gesichter haben, daher gab es je nach Organbefall lange verschiedene Bezeichnungen dafür. Stand die Knochenbeteiligung im Vordergrund, wurde die Tuberkulose als Pott'sche Krankheit (Morbus Pott), eventuell mit Pott'schem Buckel (Pott-Gibbus), bezeichnet oder Spondylitis tuberculosa genannt, Tuberkulose der Wirbelsäule. Entsprechende Beschreibungen finden sich schon im 2. Jahrtausend vor Christus.

Die Skrofeln, auch als Skrofulose bezeichnet, hatte bereits Aristoteles beschrieben. Damit waren geschwürige Entzündungen der Lymphknoten, der Schleimhäute und der Haut gemeint, die typisch für die Ausprägung der Krankheit als Hauttuberkulose waren. Eine Manifestation vor allem in den Lungen wurde unter der von Thomas Willis (1621–1675) geprägten Bezeichnung Miliartuberkulose mit hirsekornartigen Knötchen (lateinisch «milium»: Hirsekorn) bekannt; die dominierenden Anzeichen chronischer Husten, Ermattung und Schwäche wurden schon im Mittelalter und in der frühen Neuzeit beschrieben.

Konnten diese so unterschiedlichen Symptome tatsächlich von ein und derselben Krankheit herrühren und durch einen einzigen Keim ausgelöst werden? Im Jahr 1882 erfolgte der große Schritt, der diese Frage beantworten und Robert Koch weltberühmt machen sollte: Der Mediziner beschrieb den Erreger der Tuberkulose. Am 24. März 1882 teilte Koch der Physiologischen Gesellschaft zu Berlin mit, dass er die Ursache für die tödliche Lungentuberkulose entdeckt habe. Zweieinhalb Wochen später erschien der Fachartikel über «Die Aetiologie der Tuberculose», in der Koch von seiner Entdeckung des «Tuberkelvirus» berichtete.[35]

Allerdings gründete Kochs epochale Entdeckung auf zwei Voraussetzungen. Der französische Armeearzt Jean-Antoine Villemin (1827–1892) hatte kurz zuvor bewiesen, dass die Tuberkulose eine ansteckende Krankheit war. 1865 gelang es ihm, die Krankheit von Patienten auf Kaninchen, von Kühen auf Kaninchen und von Kaninchen auf Kaninchen zu übertragen, was Koch in seinem berühmten Artikel vom April 1882 im Fachblatt «Berliner Klinische Wochenschrift – Organ für practische Aerzte» gleich im ersten Satz anerkennend erwähnte.[36] Britische Mediziner hatten Villemins Befunde in den Folgejahren bestätigt und der österreichische Arzt Franz Tappeiner (1816–1902) entwickelte ein Tiermodell mit Meerschweinchen, das für alle weiteren Versuche hilfreich war, weil damit die Inhalation der Erreger im lebenden Organismus simuliert werden konnte.[37]

Koch entwickelte zudem die Färbemethoden für seine Präparate entscheidend weiter, sodass er Mycobacterium tuberculosis, wie der Keim ab 1883 genannt wurde, unter dem Mikroskop sichtbar machen konnte.[38] Die im März 1882 erstellten Isolate des Erregers ließen sich nämlich zunächst nicht so einfach mit der 1875 maßgeblich von Carl Weigert (1845–1904) entwickelten Färbung mit Methylenblau unter dem Mikroskop erkennen. Die Tuberkelbazillen mussten den Färbemitteln länger ausgesetzt sein und zudem mit Vesuvin (in Deutschland unter dem Namen Bismarckbraun Y bekannt) versetzt werden, ähnlich wie es auch für die Anfärbung von Leprabakterien notwendig war.[39]

Koch verfeinerte die Färbemethoden durch Veränderungen im Detail, indem er beispielsweise die Präparate auf vierzig Grad erhitzte und so den Prozess der Färbung verkürzte. Schließlich konnte Koch die Tuberkelbazillen in einem kräftigen Blau darstellen, das sich vom milchigen Braun der übrigen Bakterien abhob. Koch beschrieb die Keime als stäbchenförmig, ähnlich den Leprabakterien, und dass sie sich in Haufen anordneten, was intrazellulär wie extrazellulär der Fall sein konnte.

Eine weitere Innovation Kochs bestand darin, dass er zur Isolierung und Züchtung der Bakterien nicht lange auf das damals übliche flüssige Nährmedium – eine Art trübe Brühe – vertraute, sondern früh auf feste Kulturmedien setzte. Er benutzte dazu verfestigtes Schaf- oder Kälberserum, das er zwischenzeitig auf 58 und dann auf 65 Grad erhitzte und so in den gewünschten Zustand brachte. Während der Inkubation in Brutschränken bei 38 Grad entwickelten sich auf diesen Nährmedien die Bakterienkolonien, sodass sie bald mit bloßem Auge zu erkennen waren.

Zudem definierte Koch klare Bedingungen, die erfüllt sein mussten, um von einer Infektionskrankheit zu sprechen. Unter dem Begriff «Koch'sche Postulate» wurden sie berühmt: Der Nachweis fremder Strukturen im Tierversuch, also die Identifikation von

Bakterien, ihre Isolation und dann ihre Anzüchtung, waren die Kriterien, die für die Diagnose Tuberkulose erfüllt sein mussten. Dabei war es wichtig, dass die Erreger in typischen Läsionen der Kranken, also in geschädigten Stellen von Lunge, Haut oder Knochen, aber nicht im gesunden Gewebe zu finden waren und sich außerhalb des erkrankten Menschen oder Tieres im Labor, also in vitro, anzüchten ließen.

Sodann sollten mit den isolierten Mikroorganismen dieselben Symptome und Krankheiten, die ursprünglich beobachtet worden waren, bei gesunden Menschen oder Tieren wieder hervorgerufen werden, also in vivo. Da sich Koch und seine Mitarbeiter streng an dieses Vorgehen und die Postulate hielten, konnten sie die Kausalität von Infektionskrankheiten und ihren Verlauf in zahlreichen Fällen belegen.

Das bevorzugte Versuchstier der Wissenschaftler war das Meerschweinchen, dem wahlweise Eiter, Sputum oder Lungengewebe von Patienten, infizierten Tieren oder aus der Bakterienkultur eingeimpft wurden. Ungefähr zwei Wochen später entwickelten die Tiere Läsionen und Tuberkel, nach acht Wochen starben sie. Auf Grundlage dieser Beweise im Tierversuch setzte sich die Infektionshypothese immer mehr durch, also das, was heute selbstverständlich erscheint: dass ansteckende Krankheiten durch die Infektion mit einem spezifischen Erreger entstehen.

Beginnend ab etwa 1865, während des goldenen Zeitalters der Mikrobiologie, das besonders durch die Arbeiten – und die langjährige Konkurrenz – von Robert Koch und Louis Pasteur geprägt war, erwiesen sich die Postulate Kochs immer wieder aufs Neue als richtig. Da zu dieser Zeit fast ausschließlich mit Bakterien gearbeitet wurde, bestätigte sich auch die Allgemeingültigkeit von Kochs Erkenntnissen. Erst später zeigte sich, dass sie für Viren weniger zutreffend waren. Diese lassen sich oft nicht anzüchten; auch mit manchen Bakterienarten gelingt das nicht. Da sich etliche Krankheiten bei Tieren anders (oder gar nicht) ausprägen als bei Menschen, muss auch diese Setzung im Nachhinein etwas relativiert werden.

Der Medizinhistoriker Thomas Schlich hat gezeigt, wie es Koch gelang, die damals keineswegs selbstverständliche Vorstellung von Bakterien als spezifische Ursache der Erkrankung in den Köpfen der Laien zu verankern.[40] Koch bediente sich dazu der modernsten Methoden der Visualisierung. Neben den von ihm verbesserten und auf Eigenheiten der Erreger abgestimmten Färbemethoden benutzte er die neuesten Mikroskope und die bis dahin kaum etablierte Fotografie, um die Mikroorganismen sichtbar zu machen.

Ihm gelang es zwar nicht, «Bakterien zum Anfassen» zu demonstrieren, doch er setzte darauf, seine Ergebnisse zu veranschaulichen. In naturkundlichen Ausstellungen konnten Besucher bald selbst durch modernste Mikroskope schauen und sich ein Bild von den Kleinstorganismen machen. Aufwendige Kataloge und fotografische Abbildungen verdeutlichten auch dem Laienpublikum, was hier lebte und wimmelte. Von der Visualisierung war es nur ein kleiner Schritt, sich vorzustellen, welche Gefahren von den zuvor unsichtbaren Erregern ausgingen.

Der rasante Bewusstseinswandel, der sich damit vollzog, kann aus heutiger Sicht gar nicht überschätzt werden: Kurz zuvor hatten die Menschen (und die meisten Ärzte) noch an diffuse Dämpfe und schlechte Luft – die Miasmen – geglaubt, die bei ungünstiger Konstellation der Sterne oder nach göttlichem Gutdünken auf mysteriöse Weise krank machten. Jetzt war für jedermann zu sehen und wissenschaftlich bewiesen, dass es eine spezifische Krankheitsursache gab, nämlich den einen pathogenen Erreger, der die jeweilige Infektion auslöste.

Die Forschung von Robert Koch hatte klar gezeigt, dass die Tuberkulose eine Infektionskrankheit war, die von Mensch zu Mensch übertragen wurde, und welches die typischen Wege der Ansteckung waren. Schon bald nahmen Wissenschaftler rund um die Welt seine Theorien auf, und es gab erste Präventionsprogramme, etwa auf Initiative von Robert Philip (1857–1939) Ende der 1880er-

Jahre in Edinburgh, der die Übertragung der Krankheit innerhalb der Stadtbevölkerung zu verhindern versuchte.[41]

Robert Koch selbst machte sich nach seiner epochalen Entdeckung des Erregers daran, die Behandlung der tödlichen Volksseuche voranzutreiben. Von einer Therapie wollte er nicht nur wissenschaftlich, sondern auch finanziell profitieren. Er isolierte den Eiweißstoff Tuberkulin aus seinen Bakterienkulturen und war überzeugt davon, mit der daraus entwickelten neuen Substanz den Patienten helfen zu können.

Erste Versuche mit Meerschweinchen, die Koch am 11. April 1890 begann, zeigten, dass die Tiere, denen Tuberkulin gespritzt worden war, länger überlebten, als nach einer Infektion mit Tuberkulose zu erwarten gewesen wäre. Sprach das nicht für einen beachtlichen Heilerfolg? Sechs bis acht Wochen dauerte es normalerweise, bis die Tiere starben. Jetzt waren sie zwar nach dieser Zeit stark geschwächt, doch einige Meerschweinchen überlebten bis Juli 1890, also mindestens drei Monate.

Koch testete daraufhin im Juni 1890 den Stoff an fünf gesunden Probanden. Die freiwilligen Versuchsteilnehmer klagten anschließend zwar über hohes Fieber, starke Gliederschmerzen und Übelkeit, doch nach 24 Stunden waren ihre Beschwerden wieder vorbei. Damit war für Koch bewiesen, dass seine Therapie weitgehend harmlos und auch für Menschen geeignet war. Entgangen war ihm offenbar, dass alle seine menschlichen Versuchsteilnehmer stark auf das Tuberkulin reagiert hatten, während die Meerschweinchen unbeeindruckt von der Injektion gewesen zu sein schienen.[42]

Am 4. August 1890 kündigte Koch auf dem Internationalen Medizinischen Kongress in Berlin das neue Heilmittel an. Seine Vorstellung öffentlichkeitswirksam zu nennen, wäre untertrieben. Die Veranstaltung fand im umgebauten Circus Renz statt und glich eher «Stars in der Manege» als einer wissenschaftlichen Tagung. Koch behauptete vor den Fachkollegen, «dass Meerschweinchen, welche bekanntlich für Tuberkulose außerordentlich empfänglich sind, wenn man sie der Einwirkung einer solchen Substanz aussetzt, auf eine Impfung mit tuberkulösem Virus nicht mehr reagieren, und dass bei Meerschweinchen, welche erkrankt sind, der Krankheitsprozess vollständig zum Stillstand gebracht werden kann.»[43]

Das medizinische Auditorium war angetan von dieser Botschaft und Kochs Ruf mittlerweile so legendär, dass man dem großen Bakteriologen sofort zutraute, eine Therapie gegen die Geißel des 19. Jahrhunderts gefunden zu haben. Wem sollte es sonst gelingen, wenn nicht ihm? Kritische Rückfragen zur Wirkung, zum Inhalt oder gar zu möglichen Nebenwirkungen der Substanz gab es zu diesem Zeitpunkt kaum.

Mitte September 1890 begannen die ersten klinischen Tests mit Kranken. Sie reagierten – ähnlich wie die Gesunden – ebenfalls heftig auf die Injektionen. Am 13. November 1890 brachte die «Deutsche Medizinische Wochenschrift» in einer Sondernummer einen Fachartikel Kochs, in dem er erste Heilerfolge nicht nur andeutete, sondern als nahezu gesichert darstellte – und zugleich auf die Vermarktung seines Produkts abzielte: «Nach diesen Erfahrungen möchte ich annehmen, dass beginnende Phthisis durch das Mittel mit Sicherheit zu heilen ist», schrieb er.[44]

Zu diesem Zeitpunkt waren allenfalls fünfzig Patienten mit dem neuen Wirkstoff behandelt worden, und der Beobachtungszeitraum fiel mit wenigen Wochen denkbar kurz aus. Vom selben Tag an, an dem die Sondernummer der Fachzeitschrift erschienen war, konnte das angebliche Wundermittel über zwei Mitarbeiter Kochs, die Tuberkuloseärzte Georg Cornet und Arnold Libbertz, von anderen Medizinern bezogen werden.

Was genau in dem neuen Therapeutikum enthalten war, blieb den Fachkollegen wie der Öffentlichkeit längere Zeit verborgen. «Allerdings präsentierte Koch das Mittel – das Tuberkulin – als ein Geheimmittel und war mit Informationen über vorausgegangene Forschungen, Zusammensetzung, Tests und erwartete Wirkung in einem Grade zurückhaltend, der an Desinformation grenzt», wie der Medizinhistoriker Christoph Gradmann festhält.[45] Kochs Angaben waren entweder ungenau oder irreführend.

Am 24. November 1890 kam Koch der preußische Kultusminister Goßler zu Hilfe, der im Abgeordnetenhaus die Verantwortung für die Heimlichtuerei des berühmten Wissenschaftlers übernahm. Ein ungewöhnlicher Schritt, doch Koch war ein gefeierter Forscher, der in wenigen Jahren einen kometenhaften Aufstieg vom Landarzt zum weltweit gepriesenen Entdecker mit eigenem Institut und erheblichen Fördermitteln hingelegt hatte. Immerhin war die Regierung so klug, auf die beträchtlichen finanziellen Forderungen Kochs so lange nicht einzugehen, bis sich der tatsächliche Nutzen des Medikaments erwiesen hätte.

Vermutlich wollte Koch die Öffentlichkeit weder bewusst täuschen, noch ahnte er, dass seine Behandlung nichts taugte – es waren offenbar schlicht Gewinnstreben und fehlende Selbstkritik, die den weltbekannten Mediziner davon abhielten, mehr über sein Therapeutikum zu verraten. Dass er selbst von der Heilkraft seines Mittels überzeugt war, zeigte sich auch daran, dass Koch seiner Geliebten und späteren zweiten Ehefrau, Hedwig Freiberg, ebenfalls das Tuberkulin injizierte. Immerhin verabreichte er ihr die Spritze mit dem fürsorglichen Hinweis, sie würde «möglicherweise recht krank» werden – allerdings mit der beruhigenden Ergänzung: «sterben voraussichtlich nicht».[46]

In der zweiten Jahreshälfte 1890 war alle Welt hingerissen davon, dass die Tuberkulose endlich – Koch sei Dank! – geheilt werden konnte. Sowohl der Forscher als auch sein Publikum waren verblendet. Etliche Tuberkulosepatienten strömten nach Berlin und wollten sich behandeln lassen. Auch Todkranke waren darunter, bei denen die Ärzte wussten, dass ihnen kein Mittel der Welt mehr helfen würde. Trotzdem war es schwierig, ihnen die Therapie zu verweigern, wenn sie «durch ihr verzweifeltes Flehen nach Injectionen wahrlich eine moralische Pression» ausübten.[47]

Alle Seiten, Ärzte wie Laien, waren nicht nur von dem Wunsch beseelt, sondern überzeugt davon, dass die neue Wunderarznei wirken würde, daher kamen zunächst niemandem kritische Überlegungen in den Sinn. Anzeichen der Selbsthinterfragung waren bei Robert Koch nicht zu erkennen. Im Gegenteil: «Dramatische, ja selbst gefährliche Gegenreaktionen wurden als Zeichen des Heilungsprozesses angesehen», wie ein Arzt notierte.[48]

Die Euphorie angesichts der neuen Therapieoption war nicht zu bremsen. Robert Koch bekam Orden verliehen und wurde zum Ehrenbürger etlicher Städte ernannt. Hymnische Gedichte wurden auf Koch und seine großartige Behandlungsmethode verfasst. In der ersten Strophe eines 1891 erschienenen Werkes von Richard Dehmel (1863–1920), das den schönen Titel «Ein Dankopfer» trägt und pathetisch Robert Koch, «dem Forscher, dem – Menschen», gewidmet ist, wird zunächst das Leid beschrieben, das die Tuberkulose auslöst, um dann die Rettung durch den großen Wissenschaftler zu besingen: «Und es schluchzt durch die Kammer ein stammelnder Mund, / und ein Schrei der Wonne zum Himmel gellt: / «Er macht uns Alle gesund, gesund! / Nun darf ich dich küssen, mein Kind, meine Welt.»[49]

Weltweit berichteten Zeitungen vom «Koch'schen Mittel». Kam die Therapie in der Provinz an und wurde in den dortigen Krankenhäusern erstmals angewendet, ertönten Festreden und mit eigens dafür aufgestellten Lorbeerbäumen wurde gefeiert, dass sich der medizinische Fortschritt nun sogar hier blicken ließ: «Auch für Greifswald kam endlich der große Tag, (…) Vollzug der Impfungen an ausgewählten Kranken, donnerndes Hoch auf Robert Koch».[50]

Den Kranken nutzte der bis dahin untadelige Ruf Robert Kochs indes nur wenig. Nach ersten Berichten über Heilerfolge häuften sich Meldungen über schwere Nebenwirkungen. Etlichen Patienten ging es während der Behandlung schlechter, sie litten an Gelbsucht, Übelkeit, Durchfall und großer Mattigkeit. Auf enorme Erwartungen folgten große Enttäuschungen, die manchmal mit dem plötzlichen Therapieabbruch der Patienten endeten. «Die Kranken verlassen vornehmlich die Anstalt, weil sie ihre übertriebenen Hoffnungen, mit denen sie in die Anstalt einzutreten pflegen, nicht erfüllt sehen.»[51]

Dann wurden nach und nach mehrere Todesfälle bekannt.[52] Insgesamt wird ihre Zahl auf 54 geschätzt. Und Rudolf Virchow entdeckte bei Obduktionen von Patienten, die den neuen Stoff injiziert bekommen hatten und anschließend starben, dass die Bakterien vom Tuberkulin nicht etwa abgetötet worden waren, sondern sich «frische Bakterien» gebildet, vermehrt und weiter ausgebreitet hatten. Das entsprach dem Gegenteil von dem, was von der Therapie erwartet worden war, und Virchows Kritik am «Koch'schen Mittel» fiel entsprechend vernichtend aus.[53]

Noch im Dezember 1890 begann sich die Stimmung gegen Koch zu wenden. Der anfängliche Enthusiasmus verkehrte sich in das Gegenteil. Heilungen der Kranken blieben aus, dramatische Zwischenfälle wurden bekannt, weitere Patienten starben. Zudem konnte Koch auch auf mehrmalige Nachfrage weder die Meerschweinchen noch die Daten zu den Tieren vorweisen, an denen er angeblich die Versuche vorgenommen hatte. Auch sickerten Details zu den überzogenen finanziellen Forderungen Kochs durch, was in der Bevölkerung Empörung auslöste. Schließlich hatte der Wissenschaftler das Tuberkulin an einem staatlichen Institut mit staatlichen Mitteln entwickelt – und wollte jetzt privat von den vermuteten Einnahmen in Millionenhöhe profitieren.

Als sich der «Verein hessischer Aerzte» am 12. Dezember 1890 versammelte, hatte einer der Mediziner das Lied «Tuberculinum Kochii» getextet, und die Kollegen stimmten es an: «In allen Blättern stand es ja zu lesen, / Dass nun vorüber alle Noth und Pein: / Behüt' Euch Gott! Es wär zu schön gewesen. / Behüt' Euch Gott! Es hat nicht sollen sein! (...) Das Jahr ist um – verhallt die Jubellieder. / Wie manche Hoffnung sank dahin ins Grab! / Die muthig kamen, ach! sie zogen wieder / Mit schwerem Herz und leichtem Beutel ab.»[54]

Koch war definitiv in der Defensive. Auch wenn er selbst noch an die Wirksamkeit seiner Therapie glauben mochte, konnte er keine Beweise dafür vorbringen; weder klinisch, indem er geheilte Patienten aufbot, noch im Labor, da er zunächst weder die Zusammensetzung des Tuberkulins verraten wollte noch Versuchsergebnisse vorlegte. Im Dezember 1890 ließ er sich kurzfristig vom preußischen Kultusministerium beurlauben und ging für acht Wochen auf eine Reise nach Ägypten. Er verschwand schlicht aus Deutschland und damit aus der Diskussion. Kein Wunder, dass dieser Ausflug nicht gut ankam und ihm als Ausflucht vor der Reaktion der Öffentlichkeit und den bohrenden Fragen der Fachkollegen ausgelegt wurde.

Im Januar 1891, nicht mal ein halbes Jahr nach der pompösen Ankündigung der neuen Therapie, wurden die letzten Patienten mit Tuberkulin behandelt. Robert Koch selbst hielt an seiner Methode fest, auch wenn sie nirgends mehr angewendet wurde. Er vermutete noch Jahre später, dass Verunreinigungen der Substanz dafür verantwortlich waren, dass die Tuberkulintherapie nicht wirkte und einige Patienten dadurch den Tod fanden.

Es wäre leicht, Koch in diesem Fall als geldgierigen Scharlatan abzutun, der fahrlässig die Gesundheit seiner Patienten aufs Spiel setzte. Seine Heimlichtuerei, die fehlenden Beweise und die mangelnde Selbstkritik laden dazu ein. Doch das Bild ist vermutlich komplexer. Koch war demnach «kein Schwindler» und er hat «auf keinen Fall absichtlich betrogen», was die Wirkung des Tuberkulins anging, so die Meinung etlicher Historiker.[55] Er war vielmehr überzeugt von seinem Weg und von den Erfolgen seiner bisherigen Forschung dermaßen berauscht, dass er wohl nicht in der Lage war, die sich abzeichnenden Warnsignale für den Misserfolg und sein Scheitern in diesem Bereich zu erkennen.

Der Stoff fand später als Diagnostikum Verwendung und wurde routinemäßig im Rahmen des Tuberkulintests angewendet. Robert Koch erhielt 1905 für seine Verdienste um die Entdeckung des Tuberkuloseerregers den Nobelpreis für Medizin oder Physiologie. Allerdings soll er ein wenig beleidigt reagiert haben, weil sein Schüler Emil von Behring schon 1901 und damit vor ihm geehrt wurde. Behring bekam den ersten Medizinnobelpreis überhaupt für seine Arbeiten zur Serumtherapie. Er hatte gemeinsam mit dem japanischen Wissenschaftler Shibasaburō Kitasato entdeckt, dass im Blutserum von gegen Diphtherie oder Tetanus immunen

Tieren sogenannte Antitoxine vorhanden sind. Die heute als Antikörper bezeichneten Substanzen schützen vor einer Infektion und schon bald nach Behrings Entdeckung 1890 begann in Marburg die industrielle Produktion des Serums, das zunächst aus Pferdeblut gewonnen wurde.

Nach Kochs Fehlschlag mit der Tuberkulintherapie dauerte es Jahrzehnte, bis es Hilfe gegen die Tuberkulose gab. Die französischen Bakteriologen Albert Calmette und Camille Guérin hatten zwischen 1908 und 1921 mindestens zweihundert Mal einen bestimmten Bakterienstamm des Tuberkelbazillus kultiviert, Mycobacterium bovis. Sie konnten im Meerschweinchen-Modell zeigen, dass dieser Stamm für Menschen nicht ansteckend war. Nach weiteren Tierversuchen wurden erste Impfungen an Menschen ausprobiert. Nach ihren Entwicklern wurde der Stamm als Bacillus Calmette-Guérin und die Vakzination gegen Tuberkulose als BCG-Impfung bezeichnet.

Zu Beginn der 1920er-Jahre wurde die Impfung an Säuglingen eingeführt und damit vielen Menschen das Leben gerettet. Ein Rückschlag war allerdings das Lübecker Impfunglück im Jahr 1930. Im Allgemeinen Krankenhaus der Hansestadt wurden innerhalb von zwei Monaten 256 Säuglinge gegen Tuberkulose geimpft und damit der Großteil der Kinder, die in dieser Zeit dort zur Welt gekommen waren. Der BCG-Impfstoff war bereits im August 1929 aus Paris angekommen, doch er wurde in Lübeck offenbar nicht steril aufbewahrt, sondern mit infektiösen Kulturen kontaminiert, die im selben Labor verarbeitet wurden. Für die Impflinge war das fatal; 77 der geimpften Kinder starben, 131 erkrankten.

Die verantwortlichen Ärzte wurden zu Gefängnisstrafen verurteilt, und obwohl es an der Nachlässigkeit örtlicher Mediziner lag, dass die Kinder starben, verzögerte sich die Einführung der BCG-Impfung in Deutschland bis nach dem Zweiten Weltkrieg. Calmette, für die Todesfälle in keiner Weise verantwortlich, setzte der Impfskandal zu. Er sah sein Lebenswerk in Misskredit gebracht und starb bald darauf im Jahr 1933.

Nachdem 1943 von Selman Waksman und seinem Mitarbeiter Albert Schatz mit dem Streptomycin ein wirksames Mittel gegen die Tuberkulose entdeckt worden war, verbesserten sich die Therapiemöglichkeiten ungemein. Mithilfe dieses Antibiotikums – den Begriff verwendete Waksman erstmalig für diese gegen Bakterien gerichtete Medikamentengruppe – gelang es zum ersten Mal, die Krankheit effektiv zu behandeln. Damit gab es endlich ein Medikament gegen eine der bedrohlichsten Erkrankungen des Menschen.

Waksman erhielt 1952 den Nobelpreis für Medizin oder Physiologie für seine Leistungen, die Vorarbeiten für andere Antibiotika beinhalteten. Tatsächlich war es jedoch sein Doktorand Schatz, der das Mittel in monatelanger Laborarbeit aus dem Bakterium Streptomyces griseus isoliert hatte.[56] Waksman spielte die Rolle seines Doktoranden herunter und verschaffte sich finanzielle Vorteile durch die Vermarktung des Mittels. Der Rechtsstreit, den Schatz 1950 anstrengte, ging zu seinen Gunsten aus. Schatz wurde nach außergerichtlicher Einigung finanziell abgefunden und gilt seitdem offiziell als Mitentdecker des Streptomycins. Dennoch wurde Schatz bei der Nobelpreisvergabe 1952 nicht berücksichtigt. Ihn zu übergehen, wurde schon damals als Fehler des Preiskomitees angesehen. Er steht damit allerdings in einer unrühmlichen Tradition; immer wieder kam es vor, dass Mitentdecker oder Vorarbeiter der Nobelpreisträger trotz ihrer Verdienste nicht ausgezeichnet wurden.

Bei allen Fortschritten der Medizin bleibt die Tuberkulose eine Krankheit, die in Zeiten der Armut, des Hungers und des Mangels floriert. Die Hungersnot am Ende des Ersten Weltkriegs führte dazu, dass es 1918 in Deutschland dreimal so viele Tuberkulosekranke gab wie 1914. Auch nach dem Zweiten Weltkrieg war die Tuberkulose in Deutschland Volkskrankheit Nummer eins. In Berlin verdreifachte sich 1945 die Zahl der Sterbefälle im Vergleich zu 1938. Diesen Schrecken von einst hat die Tuberkulose mittlerweile verloren – aus der öffentlichen Wahrnehmung des Westens ist die Krankheit weitgehend verschwunden. Dem liegt allerdings ein eurozentrischer Blick zugrunde. Denn weiterhin sterben jeden Tag etwa dreitausend Menschen an der Krankheit; 1,3 Millionen waren es weltweit im Jahr 2022, obwohl sich das Leiden verhindern und inzwischen mit Antibiotika gut heilen lässt.

Das Krankheitsgeschehen spielt sich heute hauptsächlich in Asien und Afrika ab. Am stärksten sind Indien und Indonesien von der Tuberkulose betroffen. Mit etwa 27 Prozent der weltweiten Fälle weist Indien die größte Belastung auf. Trotzdem gibt es eine positive Entwicklung: Im Jahr 2022 wurden dort 2,3 Millionen Menschen gegen die Tuberkulose behandelt, deutlich mehr als 2017. Stark betroffen sind zudem Pakistan und Nigeria, aber auch andere asiatische oder afrikanische Länder. Häufig tritt die Tuberkulose bei Menschen auf, die mit HIV infiziert sind. Der geschwächte Organismus hat nicht mehr die Kraft, sich gegen den Erreger zu wehren.

In Europa ist die Tuberkulose zuletzt in der Ukraine wieder aufgeflammt. Die Umstände, die der Angriffskrieg Russlands seit dem Jahr 2022 mit sich bringt, bieten Keimen beste Voraussetzungen. Die Enge in Luftschutzkellern und Notunterkünften, die schlechte Ernährungslage und im Winter die Kälte in ungeheizten Wohnungen machen es Erregern leicht, sich unter Menschen zu verbreiten. Zudem ist die Infrastruktur in manchen Regionen des Landes so zerstört, dass Medikamente und andere medizinische Hilfe kaum bei den Patienten ankommen. Im Jahr 2022 haben sich etwa 18 000 Menschen in der Ukraine mit Tuberkuloseerregern angesteckt.

«Ein Husten ganz ohne Lust und Liebe»: Leiden auf großer Bühne

Manche Krankheiten erhielten nicht nur in der Medizin eine große Bühne. Sie waren so verbreitet und prägten den Alltag der Menschen so stark, dass sie in etlichen Novellen, Romanen, Dramen und Kunstwerken verarbeitet wurden. Das gilt bereits für die Pest im 14. Jahrhundert, ist aber auch für die Tuberkulose im 19. sowie im frühen 20. Jahrhundert zu beobachten. In vielen Theaterstücken und Tragödien befällt die Tuberkulose wenigstens einen der Protagonisten und spielt die heimliche Hauptrolle. Zudem starben zahlreiche Künstler – Maler, Schriftsteller, Komponisten – selbst an dem Leiden, und die ausgeschmückten Legenden wie die wahren Geschichten, die sich um ihren Tod rankten, trugen zum unheimlichen Ruf der Erkrankung bei.

Vermutlich ist keine Krankheit durch Beschreibungen in Romanen, Opern und anderen Kunstwerken so tief in die Populärkultur eingedrungen wie die Tuberkulose. Die Fallberichte von Prominenten gaben dem Leiden eine schillernde Note und hielten es in der Wahrnehmung der Bevölkerung dauerhaft präsent. Die Krankheit hatte zudem etwas Egalitäres. Sie traf schließlich nicht nur die Armen und Schwachen, sondern fand auch unter den Jungen und Kräftigen, den Wohlhabenden, Strebsamen wie den Bohemiens ihre Opfer.

Der Komponist und Pianist Frédéric Chopin (1810–1849) zum Beispiel starb mit nur 39 Jahren ausgezehrt an der Tuberkulose. Nach seinem Tod wurde sein Herz auf Wunsch des Musikers von einem befreundeten Arzt herausgeschnitten, in Cognac eingelegt und von seiner Schwester Ludwika nach Warschau gebracht, wo sie es zunächst in ihrer Wohnung aufbewahrte, bevor es mehrmals umgebettet wurde. Der übrige Körper Chopins fand, ganz herzlos, jedenfalls ohne zentrales Mittelstück, auf dem Friedhof Père Lachaise in Paris seine letzte Ruhe.

Während Chopin ganz eigene Vorstellungen vom Verbleib seines Körper nach dem Tod hatte, wurden Molière, der eigentlich Jean-Baptiste Poquelin hieß, seine eigene Fiktion und sein Status als Schauspieler zum Verhängnis. In dem Theaterstück «Der eingebildete Kranke», uraufgeführt 1673, hatte der Dichter in den ersten Aufführungen selbst die Hauptrolle inne. Während der vierten Vorstellung, im Februar 1673, erlitt Molière auf der Bühne einen Blutsturz und brach vor dem irritierten Publikum zusammen. Ein solcher Notfall konnte verschiedene Ursachen haben, ging seinerzeit aber meistens auf die plötzliche Blutung aus einer tuberkulösen Kaverne zurück.

Die Zuschauer in Paris hielten den Zusammenbruch Molières zunächst für einen Teil des Theaterstücks. Schließlich geht es in dem Drama um den Hypochonder Argan, der alle möglichen Leiden an sich zu spüren meint, was ihm aber niemand aus seinem persönlichen Umfeld abnimmt – bis er endlich den passenden Doktor findet, Monsieur Purgon, der wahlweise Klistier, Diät oder Aderlass verschreibt.

Molière spielte den Zusammenbruch jedoch keineswegs. Der Schriftsteller starb wenige Stunden später an dem Blutverlust, nachdem man ihn nach Hause gebracht hatte. Seine Frau war bei ihm, sein Kostüm hatte er noch an. Die Rettung wurde durch das Missverständnis verzögert, es bleibt allerdings Spekulation, ob Molière überlebt hätte, wenn ihm früher Hilfe zuteilgeworden wäre. Gegen innere Blutungen konnte man damals nichts ausrichten.

Das Leid der Erkrankten auf der Bühne zu zeigen, brachte oft große Publikumserfolge mit sich. Im Roman «Die Kameliendame» von Alexandre Dumas dem Jüngeren (1824–1895) wird die titelgebende Hauptfigur schwer von der Tuberkulose befallen. Die Geschichte erzählt von einer legendären Pariser Kurtisane der gehobenen Gesellschaft, nach dem Vorbild von Alphonsine Plessis, die im Buch Marguerite Gautier heißt und mit nur 23 Jahren an der Schwindsucht stirbt. «Mancher konnte vielleicht noch lange an sie denken, da sie nicht alt geworden war, und das Alter ist ja der erste Tod der Buhlerinnen», heißt es bei Dumas.[57] Ihre Lieblingsblumen waren weiße und rote Kamelien; mit Letzteren zeigte sie ihren Liebhabern – buchstäblich durch die Blume – an, zu welchen Tagen ein amouröser Besuch nicht genehm war. Die Namenswahl Camelia für einen bekannten Hersteller von Hygieneprodukten geht womöglich auf diese florale Symbolsprache zurück.

Das Buch wurde erst in Frankreich, dann europaweit zu einem großen Erfolg, und Giuseppe Verdi (1813–1901) nahm den pikanten Stoff aus der Pariser Halbwelt für seine Oper «La Traviata» auf, die 1853 in Venedig uraufgeführt wurde, auch wenn die Dame hier den Namen Violetta Valéry trägt. Zwar fand die Premiere in der Lagunenstadt zunächst nicht viel Beifall, doch bald stellte sich der Publikumserfolg ein, und das Stück ist bis heute eine der meistgespielten Opern der Musikgeschichte.

Die «Neigung» von Künstlern und Bohemiens, anfällig für die Krankheit zu sein, prägte in der öffentlichen Wahrnehmung rasch das Bild von der Tuberkulose als Krankheit der «Auserwählten». Die durchscheinende Blässe, das Fieber und das trotz der Auszehrung noch lodernde innere Feuer der Sterbenskranken trugen zu der Vorstellung von der Tuberkulose als «romantischer Krankheit» bei. Hierzu passte auch der Typus «der aufopfernden Liebenden, der hochherzigen Sünderin»[58], die, wie im Fall der Kameliendame, ebenfalls häufig daran zugrunde zu gehen schien. Der Topos des erhabenen Todes war weit verbreitet. So beschreibt John Middleton, der Ehemann der neuseeländisch-britischen Schriftstellerin Katherine Mansfield (1888–1923), die letzten Stunden seiner Frau im Jahr 1923: «Ich habe niemals jemanden so schön gesehen wie sie an jenem Tag und werde niemals wieder jemanden sehen, der so schön ist, es war, als hätte die einzigartige Vollkommenheit, die ihr stets eigen war, vollständig Besitz von ihr ergriffen.»[59]

Andererseits war die Tuberkulose aber auch die Arme-Leute-Krankheit, von der die mittellosen Schichten besonders heftig dahingerafft wurden, die Tagelöhner, Dienstmädchen und schlecht bezahlten Arbeiter. In Carl Zuckmayers (1896–1977) tragikomischem Drama «Der Hauptmann von Köpenick», das 1931 erschien, stirbt ein junges Arbeitermädchen, das ständig hustet und immer blasser wird, an der Tuberkulose. Auch damals noch, fast fünfzig Jahre nachdem Robert Koch den Erreger entdeckt hatte, ließ sich das Leiden kaum therapieren und nicht heilen.

Wer es sich leisten konnte, ging auf Kur und versuchte den Körper zu stärken und auf diese Weise die Krankheit zu überwinden. Diesen Versuch unternahm auch der russische Schriftsteller Anton Tschechow (1860–1904), der ebenfalls an der Tuberkulose litt und bemüht war, durch häufige Aufenthalte im Ausland wieder zu Kräften zu kommen – Licht, Sonne und Ruhe sollten Linderung bringen. Die Kuren verschafften jedoch allenfalls kurzen Aufschub, der Verlauf der Krankheit wurde nicht nennenswert verändert. Tschechow starb mit 44 Jahren im Kurort Badenweiler am Rand des Südschwarzwalds, nachdem sich sein Zustand weiter verschlechtert hatte.

In Thomas Manns Bildungsroman «Der Zauberberg» aus dem Jahr 1924 spielt sich gar der Großteil der Handlung in einem Schweizer Sanatorium ab, das der Behandlung und Regeneration von Tuberkulosekranken dient. Der Protagonist Hans Castorp reist nach Davos, um seinen erkrankten Vetter zu besuchen, der sich dort zur Kur aufhält. Castorp will ursprünglich drei Wochen bleiben; schließlich werden sieben Jahre daraus, und der Hamburger Kaufmannssohn taucht ein in die ebenso wunderliche wie abgeschirmte Welt der Kranken. Immer wieder sinniert der Held in Thomas Manns Buch darüber nach, ob ihn der Alltag und das Leben im Tal überhaupt noch brauchen – eine auf ewig gültige Frage –, doch nach einiger Zeit erkennt er, dass er «nun dem Flachland völlig abhanden gekommen» ist.[60]

In den Schweizer Bergen erfährt die Romanfigur, was eine Tuberkuloseerkrankung im Endstadium bedeutet: «Es war Husten, offenbar, – eines Mannes Husten; aber ein Husten, der keinem anderen ähnelte, den Hans Castorp jemals gehört hatte, ja, mit dem verglichen jeder andere ihm bekannte Husten eine prächtige und gesunde Lebensäußerung gewesen war, – ein Husten ganz ohne Lust und Liebe, der nicht in richtigen Stößen geschah, sondern nur wie ein schauerlich kraftloses Wühlen im Brei organischer Auflösung klang.»[61]

Thomas Mann weist in seiner Schilderung meisterhaft darauf hin, was der Befall der Lunge mit Tuberkulosebakterien für das

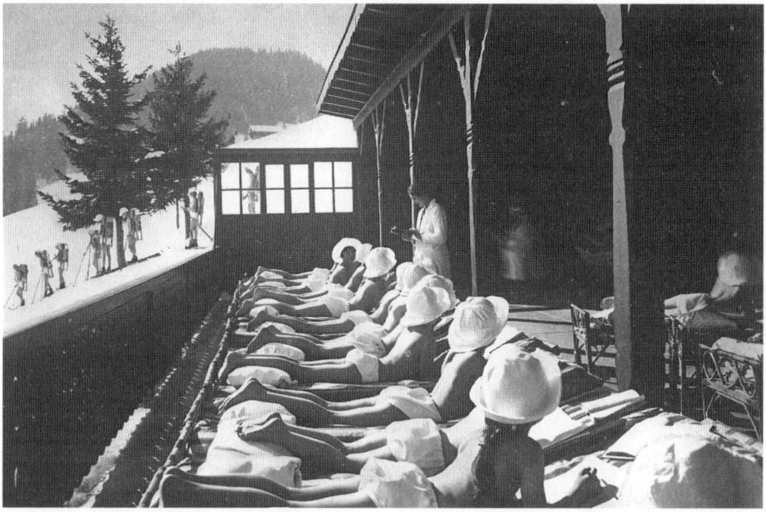

Sonnenlichtheilstätte im schweizerischen Leysin: Wie auch das aus dem «Zauberberg» bekannte Davos waren die Kurorte oft gleichzeitig Skigebiete. An diesem Sanatorium führte offenbar eine Piste vorbei.

Atmungsorgan bedeutete: Der Husten war nicht etwa «produktiv», förderte also kaum Schleim, Eiter und damit Bakterien nach draußen, was meist ein gutes Zeichen im Verlauf einer Lungenerkrankung ist. Dafür war neben den trockenen Hustenstößen zu hören, dass bereits erhebliche Mengen Bronchialgewebe zerstört worden waren und der Lunge wie auch bald dem ganzen Körper die Kraft fehlte, gegen die Erreger anzukommen.

In seinem Roman vermischte Mann Eindrücke von mehreren Sanatorien und Hotels in Davos. Er selbst logierte im Mai 1912 im Haus am Stein unterhalb des heutigen Waldhotels Davos, dem früheren Waldsanatorium, das als eine der Vorlagen für den Roman diente. Der Schriftsteller besuchte seine an Lungenspitzenkatarrh erkrankte Frau Katia, die sechs Monate zur Kur blieb und im Waldsanatorium untergebracht, während einer anderen Kur aber auch im Schatzalp-Sanatorium zu Gast war.

Der Leiter des Waldsanatoriums, Professor Jessen (der zur Vorlage für Hofrat Behrens im «Zauberberg» wurde), hatte den Schriftsteller ebenfalls untersucht und ihm zu einer sechsmonatigen Kur geraten – dabei litt Mann nur an einer harmlosen Bronchitis. Sie seien zunächst ratlos gewesen, hätten dann aber einen befreundeten Arzt in München angerufen und ihn nach seiner Ansicht befragt, erinnert sich Katia Mann später. Der stellte per Ferndiagnose fest, dass ihr Gatte bedenkenlos abreisen konnte.[62]

Der reale Leiter des Schatzalp-Sanatoriums, das Thomas Mann als wichtigste Vorlage für seinen Jahrhundertroman diente, prahlte damals damit, dass er in seinem Institut auf eine Heilungsquote von 94 Prozent kam. Doch die Zahlen des Dr. Turban waren extrem geschönt, wenn nicht ermogelt. Wer so krank war, dass es sinnvoll erschien, den Aufenthalt zu verlängern, aber nicht über genügend Geld verfügte, musste buchstäblich von der hoch über Davos gelegenen Schatzalp absteigen, wo eine Nacht im Jahr 1912 beachtliche 21,50 Schweizer Franken kostete.

Im Volkssanatorium im Tal wurden Patienten hingegen günstiger untergebracht, für nur einen Franken täglich. Dort war der Aufenthalt weniger angenehm. Schwerkranke kamen ins sogenannte «Absonderungsheim», wo die medizinische Versorgung dürftig ausfiel und die meisten Patienten starben. Diese «Abgänge» verbesserten die Erfolgsquote des Schatzalp-Sanatoriums beträchtlich, da nur die Gesünderen – und die Wohlhabenden – oben blieben und in die Statistik eingingen.

Die einfachen Tuberkulosekliniken waren wenig luxuriös ausgestattet. Wegen ihres militärischen Ambientes, der streng einzuhaltenden Quarantäne und der permanenten Lungengeräusche ihrer Bewohner wurden sie umgangssprachlich «Hustenburgen» genannt. Die Aussichten für die Allgemeinbevölkerung, die sich keinen Aufenthalt im mondänen Sanatorium leisten konnte, waren düster. So starben 1923 laut Todesursachenstatistik in Württemberg 3608 Personen an der Tuberkulose; das waren 9,9 Prozent aller in jenem Jahr Gestorbenen. In Baden war der Anteil noch etwas größer. Dort starben im gleichen Jahr 3913 Menschen an der Tuberkulose, das entsprach sogar 12,1 Prozent der Verstorbenen.

Die Höhenluft in der Schweiz hingegen, in der keine Milben mehr überleben und die wenig allergieauslösende Stoffe enthält – Davos liegt 1560 Meter über dem Meeresspiegel –, schont die Atemwege und trägt wohl tatsächlich ein wenig zur Heilung der Patienten bei. Zudem haben Licht- und Luftkuren einen positiven Einfluss auf die Abwehrkräfte und die Psyche. Wie neuere Fachbeiträge zeigen, trägt ein durch lange Aufenthalte im Freien angeregter Vitamin-D-Stoffwechsel dazu bei, die Abwehrreaktion gegen Mikroben allgemein, aber besonders im Bereich der Atemwege zu stärken.[63] Während der «Liegekuren» auf den Balkonen, wie sie im «Zauberberg» geschildert werden, waren die Patienten zudem durch Trennwände abgeschirmt, was die Ansteckungsgefahr verringerte.

Die heutigen Einwohner von Davos sind «meist die Nachkommen ehemaliger Tbc-Kranker», so die Vermutung des langjährigen Kulturbeauftragten von Davos, Klaus Bergamin.[64] Die lebhafte Bevölkerungsstruktur des Ortes und seiner Besucher spreche für seinerzeit gelungene Therapien. Hans Castorp wusste zumindest, was ihm bei der Genesung helfen würde. Er lauschte aufmerksam in seinen Körper. «Recht gesund fühle ich mich eigentlich nur, wenn ich gar nichts tue», erkannte der Hamburger Patriziersohn – und hatte damit auf dem Zauberberg wertvolles Wissen darüber erworben, wie man sein Wohlbefinden steigern kann.[65]

Tod in und nach Venedig: Die Cholera

«Sein Kopf brannte, sein Körper war mit klebrigem Schweiß bedeckt», dazu «ein nicht mehr erträglicher Durst» – präzise beschreibt Thomas Mann die körperlichen Leiden seines Protagonisten Gustav von Aschenbach in der 1911 entstandenen Novelle «Der Tod in Venedig».[66] Der Protagonist stirbt an unklarer Ursache, gerüchteweise ist es aber die «indische Cholera» zusammen mit der unerfüllten Zuneigung zu dem Knaben Tadzio, die den alternden Künstler dahinrafft. Die Cholera habe sich seit Jahren nun immer stärker ausgebreitet, berichtet der Erzähler. «Erzeugt aus den warmen Morästen des Ganges-Deltas, aufgestiegen mit dem mephitischen Odem jener üppig-untauglichen, von Menschen gemiedenen Urwelt- und Inselwildnis, in deren Bambusdickichten der Tiger kauert», habe die Seuche in Hindustan, Afghanistan, Persien und Moskau gewütet und sei schließlich, «von syrischen Kauffahrern übers Meer verschleppt, fast gleichzeitig in mehreren Mittelmeerhäfen aufgetaucht».[67]

Die geografischen Parallelen zur Ausbreitung der Großen Pest im Mittelalter, die hier gezogen werden, sind offensichtlich. Auch im Falle der Cholera wurde der Ursprung im fernen Asien vermutet, ebenso führte die letzte Etappe der Seuche über den Seeweg nach Europa. Zudem spielt Mann hier deutlich auf die Miasmen-Theorie an, auf die Entstehung der Krankheit aus den schwülen Dämpfen, die den Sümpfen einer exotisch-bedrohlichen Wildnis entsteigen. Der Autor hat nachweislich zeitgenössische wissenschaftliche Quellen und Zeitungsberichte studiert, als er im Mai 1911 mit seiner Frau Katia für etwa zwei Wochen in Venedig weilte und es dort zu einem Ausbruch der Cholera kam. Der Roman erzählt von den «furchtbaren Vibrionen in den ausgemergelten, schwärzlichen Leichnamen», und von der Vertuschung der Fälle.[68] Mann benutzt den Fachbegriff, indem er von Vibrionen schreibt; das Bakterium wird als Vibrio cholerae, früher auch Vibrio comma oder Kommabazillus, bezeichnet. In der internationalen Presse verfolgte Mann ebenfalls Berichte über die Krankheit. Offenbar hatte er zudem Beiträge von und über Robert Koch gelesen, so auch über dessen Indienreise und das dortige Treffen mit dem bengalischen Tiger, auf das Mann parodistisch anspielt.

Durch einen Vorfall mit einem Touristen erfährt der Krankheitsausbruch in Venedig damals auch international Aufmerksamkeit. Anton Franzky, ein Reisender aus der Nähe von Graz, kommt am

21. Mai 1911 in Venedig an. Er isst Austern und Muscheln, fühlt sich nach dem erlesenen Mahl allerdings unwohl und nimmt daher am 23. Mai den Zug zurück nach Norden. Nach Österreich zurückgekehrt, vermutet sein Arzt eine Cholerainfektion. Der Leiter des Hygiene-Instituts in Graz, Wilhelm Prausnitz, bestätigt nach Untersuchung einer Stuhlprobe rasch die Diagnose. Franzky ist jedoch nicht mehr zu helfen, er stirbt am 28. Mai 1911 in seiner Heimat. Ein Tod nach Venedig.

Alle Kontaktpersonen des Kranken müssen sich präventiv ins Krankenhaus begeben. Franzkys Haus wird von Ärzten in Schutzkitteln desinfiziert. Der Zug, mit dem Franzky aus Venedig gekommen war, wird in Marburg geortet (damit ist das heutige Maribor in Slowenien, sechzig Kilometer südlich von Graz gemeint), aus dem Verkehr gezogen und ebenfalls vollständig desinfiziert. Diverse deutschsprachige Zeitungen berichten ausführlich über den Fall, zeitweise bestimmt er die Schlagzeilen.[69]

Es ist anzunehmen, dass dieser Zwischenfall Thomas Mann und seine Frau dazu bewogen hat, ihren Aufenthalt in Venedig zu verkürzen.[70] Und mit dem «Mann aus der österreichischen Provinz», der eine Vergnügungsreise nach Venedig unternimmt und kurz darauf verstirbt, sodass «die ersten Gerüchte von der Heimsuchung der Lagunenstadt in deutsche Tagesblätter gelangten», nimmt die Novelle direkt auf die historischen Ereignisse Bezug.[71]

Italien hatte 1903 die Internationale Gesundheitskonvention unterzeichnet, wonach «jede Regierung verpflichtet [ist], von dem ersten Auftreten sichergestellter Pest- oder Cholerafälle in ihrem Gebiete sofort den anderen Regierungen Mitteilung zu machen. Dieser Mitteilung ist beizufügen oder haben sehr rasch zu folgen genaue Angaben über den Ort, wo die Krankheit aufgetreten ist, über den Zeitpunkt ihres Auftretens, ihren Ursprung und ihre Form, über die Zahl der sichergestellten Fälle und der Todesfälle, über die infolge dieses ersten Auftretens unverzüglich ergriffenen Maßnahmen.»[72]

In Manns Novelle findet sich keine Zeitangabe, doch etliche

der geschilderten Begebenheiten lassen sich historisch verorten. Die abwehrende bis leugnende Haltung der Behörden in Venedig gehört dazu: «Die Fälle wurden verheimlicht. Aber nach einer Woche waren es deren zehn, waren es zwanzig, dreißig, und zwar in verschiedenen Quartieren», heißt es in dem Text. «Der oberste Medizinalbeamte Venedigs, ein verdienter Mann, war entrüstet von seinem Posten zurückgetreten und unter der Hand durch eine gefügigere Persönlichkeit ersetzt worden».[73]

Mann spielt hier auf Davide Giordano (1864–1954) an, oberster Medizinalbeamter Venedigs, der 1911 von seinem Amt zurückgetreten war, weil er den Ausbruch nicht verschweigen wollte. Von seinen Vorgesetzten war er dafür ermahnt worden.[74] Womöglich ging die Zurückhaltung der lokalen Behörden darauf zurück, dass am 4. Juli 1911 das fünfzigjährige Jubiläum der Einigung Italiens und der Thronbesteigung von König Viktor Emanuel II. anstand. Wären tatsächlich geschätzte 200 000 Gäste zu diesem nationalen Feiertag nach Rom geströmt, wenn die Regierung zugegeben hätte, dass in Teilen des Landes die Cholera wütete?

Als Manns «Tod in Venedig» 1911 entstand und die Cholera in der Lagunenstadt Opfer forderte, bestand unter Fachleuten wie Laien weitgehend Einigkeit, dass es sich bei der Infektionskrankheit um ein gefährliches Leiden handelte, das auf den von Robert Koch entdeckten Erreger Vibrio cholerae zurückging. Es hatte allerdings gedauert, bis die Menschen von dieser Sicht überzeugt waren. Widerstand gab es zuvor nicht allein unter Wissenschaftlern, sondern auch in der Gesellschaft.

«Ich strafe die Cholera mit Verachtung, denn ich bin überzeugt, dass eine derartige Krankheit gar nicht existiert. Es mag sein, dass es einen gewissen atmosphärischen Zustand gibt, der bei ungesunden und schmutzigen Leuten zum Tode führt. Das ist alles. Der Cholerabazillus erscheint mir als das absurdeste Zeug der Einbildung. Ich bin bereit, nach irgend einer von der Seuche ergriffenen Stadt zu gehen und dort zum Besten der ‹sogenannten› Cholerakranken zu spielen.»[75] So radikal äußerte sich Sarah Bernhardt (1844–1923), die wohl berühmteste Schauspielerin ihrer Zeit, ebenso extravagant wie geheimnisumwittert. 1892 gibt sie während eines Gastspiels in Brüssel ein Interview, dabei wird sie auch zur grassierenden Angst vor der Cholera befragt, schließlich fordert die Krankheit gerade mitten in Europa ihre Opfer.

Bernhardt bedient einige bis heute typische Muster im Umgang mit einer bedrohlichen Krankheit. Parallelen zu Corona-Leugnern oder Aids-Leugnern dieser Tage sind offensichtlich. Die Schauspielerin bestreitet zunächst, dass es die Erkrankung überhaupt gibt, obwohl in den Jahrzehnten zuvor immer wieder Choleraepidemien den gesamten Globus heimgesucht haben, und in den Minuten, in denen sie 1892 ihr Interview gibt, in Hamburg und Paris weitere Menschen an der Seuche sterben. Die Ursachen für die erkennbaren Symptome schiebt Bernhardt auf eine Minderheit ab, auf «die ungesunden und schmutzigen Leute». Es ist demnach – mal wieder – eine Krankheit der anderen, und natürlich hat das mit dem Verhalten dieser ominösen anderen zu tun. «Ein gewisser atmosphärischer Zustand» mag auch eine Rolle spielen – die Miasmen-Theorie klingt an.

Die Seuche reaktivierte diverse Ängste, von denen Bernhardt einige aufruft. Da wären «die Ängste der Reichen vor den Unterklassen, die als Transporteure des Todes galten»[76], aber genauso «die Ängste der Armen, von der Obrigkeit vergiftet zu werden».[77] Tatsächlich glichen etliche Cholerasymptome denen einer Vergiftung mit Arsen, was bei den Ausbrüchen, zu denen es zwischen 1830 und 1832 in Europa kam, in Moskau wie in Paris zu gewalttätigen Tumulten und Lynchmorden geführt hatte. Gezielte Giftanschläge gegen die Armen, um das Problem der Arbeitslosigkeit zu lösen, wurden als Grund für das Massensterben vermutet; Verschwörungstheorien gab es auch damals schon. Das Gerücht, die Cholera gebe es gar nicht und die Todesfälle seien absichtlich herbeigeführt worden, hielt sich hartnäckig. So falsch die Vermutung einer Giftattacke war, so richtig war es, dass die Cholera unter den Armen besonders viele Opfer forderte.

Wohlstand, Sauberkeit, gesunde Lebensführung verringerten das Risiko einer Erkrankung, schlossen es aber nicht aus. Ihr selbst könne die Seuche natürlich nichts anhaben, war sich Bernhardt sicher. Auch diese Rhetorik ist von Menschen bekannt, die behaupten, nicht an Krebs oder Corona erkranken zu können, weil sie sich gesund ernähren würden, oft an der frischen Luft seien und ein trainiertes Immunsystem und eine viel zu robuste Konstitution hätten, um von derartigen Leiden befallen zu werden.

Ähnlich sorglos waren bereits die Bürger von Paris, die das Eintreffen der Cholera am 29. März 1831 geradezu zu feiern schienen, obwohl die Krankheit zuvor in Osteuropa, Deutschland und England zahlreiche Opfer gefordert hatte. «[S]o tummelten sich die Pariser um so lustiger auf den Boulevards, wo man sogar Masken erblickte, die, in karikierter Mißfarbigkeit und Ungestalt, die Furcht vor der Cholera und die Krankheit selbst verspotteten»[78], notierte Heinrich Heine. Abends wurde zum Tanze gebeten, doch «als plötzlich der lustigste der Arlequine eine allzu große Kühle in den Beinen verspürte, und die Maske abnahm, und zu aller Welt Verwunderung ein veilchenblaues Gesicht zum Vorschein kam (...), merkte man bald, daß solches kein Spaß sey, und das Gelächter verstummte».[79] Etliche Gäste der Karnevalsveranstaltung wurden zum Krankenhaus Hôtel-Dieu gefahren, und da «man in der ersten Bestürzung an Ansteckung glaubte, so sind jene Todten, wie man sagt, so schnell beerdigt worden, daß man ihnen nicht einmal die buntscheckigen Narrenkleider auszog, und lustig, wie sie gelebt haben, liegen sie auch lustig im Grabe».[80]

Die unbedarfte Haltung gegenüber der Cholera, sei es 1831 in Paris oder 1892 von Sarah Bernhardt, war im gesamten 19. Jahrhundert kein Einzelfall. Es gab unter Ärzten wie Laien nun mal dezidierte Antikontagionisten, die zwar die Ansteckung durch ein unbekanntes Agens nicht komplett leugneten, ihr aber allenfalls eine nebensächliche Rolle in der Krankheitsentstehung zubilligten. Verseuchter Boden, unsauberes Wasser und verpestete Luft wurden in erster Linie für Krankheiten verantwortlich gemacht, ohne dass die darin möglicherweise enthaltenen Keime als ursächlich galten.

So hatte der englische Schiffsarzt James Boyle 1817 zwar von den unermesslichen Verheerungen durch die Krankheit im indischen Raum berichtet.[81] Doch trotz der schnellen Verbreitung und Hunderttausender Opfer, die die «Cholera asiatica» oder vielmehr die «Cholera indica» in den nächsten Jahren auf dem Subkontinent forderte, galt die Krankheit unter den englischen Ärzten in Indien als nicht ansteckend. Vielmehr seien giftige Dämpfe aus den Sümpfen und Verwesungsprozesse im tropischen Klima die Ursache.

Die Bezeichnung als «indische» oder «asiatische» Cholera in Abgrenzung zur «Cholera nostra», wie hartnäckige Durchfallerkrankungen in Europa seit Hippokrates' Zeiten bezeichnet wurden, bediente alte Ängste vor einer Invasion aus dem Osten und war Teil einer eurozentrischen Verharmlosungsstrategie. Asien und besonders Indien galten im 19. Jahrhundert als primitiv und als der Inbegriff für Schmutz, Gestank und Unordnung. Nur folgerichtig, dass die Krankheit auch «Morgenländische Brechruhr» genannt wurde. Ein Leiden, das dort, im fernen Osten, wütete, konnte unmöglich den zivilisierten europäischen Kontinent heimsuchen, der in seiner Selbstwahrnehmung doch für das Gegenteil, nämlich Sauberkeit und Sicherheit stand.

Spätestens seit 1830 hatte sich diese Annahme als gewaltiger Trugschluss erwiesen. Europa wurde fortan immer wieder von Choleraausbrüchen erschüttert, das «asiatische Ungeheuer» forderte nicht nur Hunderttausende Opfer, sondern brachte auch den Schmutz und das Elend in den industrialisierten Städten ins Bewusstsein. Wie wirkmächtig das Vorurteil vom Gegensatz zwischen dem gesitteten, geordneten Europa und dem schmutzig-chaotischen Asien war, zeigte sich noch Jahrzehnte später, als Robert Koch 1892 die Choleraepidemie in Hamburg eindämmen sollte und die Verhältnisse im überfüllten und beengten «Gängeviertel» inspizierte: «Meine Herren, ich vergesse, dass ich in

Europa bin», sagte der weltberühmte Entdecker des Erregers seinerzeit.[82]

Robert Koch hatte 1883/84 auf Expeditionen nach Ägypten und Indien den Vibrio cholerae genannten Erreger isoliert. Er konnte ihn, wie zuvor schon die Bakterien, die zu Milzbrand und Tuberkulose führten – Bacillus anthracis und Mycobacterium tuberculosis –, im Labor anzüchten und damit die Krankheit bei Tieren experimentell hervorrufen. Theoretisch war damit der Nachweis erbracht, dass der Erreger die Krankheit auslöste; eine aus heutiger Sicht einwandfreie Schlussfolgerung. Damals jedoch ließ auch die Tatsache, dass Bakterienpräparate unter dem Mikroskop identifiziert werden konnten, die Antikontagionisten nicht von ihrem Glauben abkehren.

Woher kam der Widerstand gegen die Infektionstheorie, für die längst etliche Beweise vorlagen? Schon 1854 hatte der Londoner Armenarzt John Snow mit seinen akribischen Nachforschungen gezeigt, dass die ungewöhnliche Häufung von Choleratodesfällen in jenem Sommer auf eine viel benutzte Straßenpumpe in der Broad Street zurückzuführen war. Er konnte sogar nachweisen, dass auch Todesfälle anderswo in London damit zusammenhingen, etwa der jener Witwe aus dem Westend, die sich täglich eine Flasche Wasser von der Pumpe in der Broad Street bringen ließ, weil ihr der Geschmack leider besonders behagte.

Für die Zeitgenossen war der Zusammenhang dennoch nicht eindeutig. Teilweise widersprach die Infektionshypothese ihrer Weltsicht oder dem lange gepflegten wissenschaftlichen Erklärungsmodell, teilweise hatten Forscher schlicht Angst um ihren Ruf, ihre Theorien und ihre Stellung innerhalb der Fachwelt, wenn sie den neuen Erkenntnissen zustimmten. Für die Verheimlichung der Cholera, wie sie im «Tod in Venedig» ihren Niederschlag findet, können politische und ökonomische Gründe angeführt werden, etwa der Schutz des Fremdenverkehrs. Die Antikontagionisten widersetzten sich jedoch in jedem Fall hartnäckig den neuen Einsichten. Manche bedienten sich dazu bemerkenswerter Methoden. Max von Pettenkofer (1818–1901), Hygiene-Professor in München, ist ein besonders auffälliges Beispiel für diese Haltung.

Pettenkofer hatte sich schon als junger Arzt intensiv mit Cholera und Typhus beschäftigt. Als die Seuche 1854 auch München heimsucht, einen «weithin verrufenen Seuchenherd»[83], wird er damit beauftragt, die Krankheit zu erforschen und Maßnahmen gegen die Cholera vorzuschlagen. Pettenkofer erkrankt seinerzeit selbst, überlebt aber. Anschließend beobachtet er, dass die Betroffenen häufig in Häusern wohnen, deren Abtritt etwas oberhalb liegt. Es müssen, so seine Folgerung, demnach die Fäkalien sein, die einen krank machenden Stoff enthalten, der in den feuchten Boden oder in moderndes Holz gelangt und auf diese Weise zu Cholerainfektionen führt. «Wenn der Boden rein ist, braucht keiner zu fliehen», ist er überzeugt.[84]

Pettenkofer hält über Jahrzehnte an seiner Bodentheorie fest und ist der festen Ansicht, dass sich Krankheiten durch verunreinigte Böden, schmutzige Luft und dreckiges Grundwasser ausbreiten. Nun sind Wasser, Luft und Boden in tadelloser Qualität bis heute die Grundlage für ein gesundes Leben. Doch die blinden Flecken in Pettenkofers Theorie sind offensichtlich: So recht er damit hatte, die Bedeutung einer sauberen Umwelt zu betonen, so wenig erkannte er, dass es gerade die pathogenen Keime sein konnten, die in dreckigem Wasser, verpesteter Luft und unreinem Boden Krankheit und Leid herbeiführten. Bazillen oder andere Keime spielten in seinem Weltbild aber kaum eine Rolle. Gleichwohl trug Pettenkofer erheblich zu besserer Hygiene und weniger Krankheitsfällen bei – wenn auch unter falschen theoretischen Annahmen. Der bodenständige Hygieniker hat maßgeblich mitgeholfen, dass in München von 1858 an eine Kanalisation gebaut wurde. Auch der zentrale Schlachthof geht auf ihn zurück; zuvor waren die Überreste von Kadavern und Tierabfällen von zahlreichen kleineren Schlachthöfen in das Grundwasser oder die Abfallkübel gelangt und konnten neue Seuchenherde bilden.

Die Existenz des Choleraerregers, den Robert Koch 1883/84 isoliert hat, hat Pettenkofer zwar nie verneint. Dass Choleravibrionen die alleinige Krankheitsursache sein könnten, schließt er jedoch aus.[85] Also schreitet er zu einer radikalen Tat, um seinen Ansichten öffentlich Nachdruck zu verleihen: Er unternimmt einen Selbstversuch. Pettenkofer hat dafür die Bakterien direkt bei seinem ärgsten Konkurrenten bestellt. Es gibt ausführliche Beschreibungen, wie das Päckchen von einem gewissen «Professor Robert Koch, Königlich Preußisches Institut für Infektionskrankheiten, Berlin» in München ankommt. Wie der Pförtner Franz dem Professor die Lieferung übergibt. Wie sich der Hygieniker, ein Bauernsohn aus einfachen Verhältnissen, der sich auch als berühmter Forscher noch als Mann des Volkes versteht und gerne im Wirtshaus sein Bier trinkt, danach erkundigt, wie das Bockbier dieses Jahr geworden ist, man sehe sich ja vielleicht später, abends «drüben im Bräukeller».[86]

Das kleine Fläschchen, das Koch nach München geschickt hat, enthält eine trübe Brühe mit Choleraerregern. Koch weiß nicht, was Pettenkofer damit will, doch dieser hat Spektakuläres vor: Am 7. Oktober 1892 möchte er vor seinen Studenten beweisen, dass Cholera und Typhus deswegen so selten geworden seien, weil er, Pettenkofer, sich um die öffentliche Hygiene gekümmert und mittels Säuberung der Böden die Krankheit fast besiegt habe. Pettenkofer kündigt seinen jungen Mitarbeitern an, dass er gleich «diese Brühe mit Cholerabazillen trinken» werde. Zwar soll einer seiner Schüler angeboten haben, an Pettenkofers Stelle das Gebräu zu sich zu nehmen, doch der Professor habe daraufhin angeblich gesagt: «Gehn S' weiter, Max, was soll der Schmarrn. Sie sind jung und haben Familie. Was würde Ihre Frau sagen, wenn Ihnen etwas zustößt? Ich dagegen bin 74 und habe keinen einzigen Zahn mehr im Mund. Auch wenn ich mich täusche, ich würde im Dienst der Wissenschaft sterben.»[87] Immerhin zieht Pettenkofer die Möglichkeit in Betracht, dass er sich täuschen könnte und die Bakterien eben doch gefährlich sind, wovon Robert Koch und die meisten Bakteriologen zu dieser Zeit überzeugt sind.

Vermutlich befinden sich ungefähr eine Milliarde Bazillen in der Kultur. Pettenkofer erhebt das Fläschchen wie zum Toast und sagt: «Meine Herren, auf die Wissenschaft!» Dann kippt er die Bakterienbrühe in einem Zug hinunter und bittet die Anwesenden, wieder an ihre Arbeit zu gehen. «Ich freue mich schon auf eine schöne Schweinshaxe heute Abend. Wollen die Herren auch mitkommen?», beendet er lapidar seine Vorführung.[88] Ein lässiger Auftritt, der gerade, weil er mit so aufreizender Beiläufigkeit inszeniert ist, großen Eindruck bei den Augenzeugen hinterlässt.

Der Zeitpunkt von Pettenkofers Selbstversuch hätte nicht öffentlichkeitswirksamer gewählt sein können. Im Oktober 1892 wütet in Hamburg und Paris erneut die Cholera; allein in der Hansestadt sind seit August des Jahres fast 17 000 Menschen daran erkrankt, mindestens 8600 sterben. Kann das alles ein kleiner Keim auslösen?

Pettenkofer spürt zwar in den nächsten beiden Tagen, wie es in seinem Darm kräftig rumort, doch sein Verdauungstrakt wird damit fertig, und nach einer Woche fühlt er sich wieder wohl. Der Hygiene-Professor sieht sich durch seinen heroischen Selbstversuch bestätigt, dass es unmöglich allein die Keime sein können, die zu der Krankheit führen, auch wenn er damit falschliegt. Denn selbstverständlich reichen Cholerabazillen aus, um die Krankheit hervorzurufen, schwere Symptome auszulösen und bei Nichtbehandlung zum Tod zu führen. Doch Pettenkofer hat Glück – oder der Zufall kommt ihm zu Hilfe. Womöglich hat Koch eine Probe mit abgeschwächten Erregern nach München geschickt. Pettenkofer war schließlich seit Jahren einer seiner hartnäckigsten Widersacher, und es wird darüber spekuliert, dass der Entdecker der Cholerabazillen seinem Kontrahenten nicht das optimale Versuchsmaterial zur Verfügung gestellt haben könnte.

Derweil wütet die Seuche im Norden des Deutschen Reiches unvermindert weiter. Es geht nicht mehr, jetzt muss der berühmteste Arzt und Wissenschaftler des Landes ran. Robert Koch wird im August 1892 von der Reichsregierung in die Hansestadt Hamburg entsandt, um dem Elend Einhalt zu gebieten. Das Fach, das er zur Blüte gebracht hat, die Bakteriologie, soll gegen die Krankheit helfen. Den Menschen in Hamburg geht es schlecht, sie sind blass und erschöpft, können keine Flüssigkeiten bei sich behalten. Heftiger Brechdurchfall ist das Hauptsymptom der Cholera, und irgendwann sind die Kranken völlig ausgetrocknet. Die Wangen sind eingefallen, kneift man in die Haut, bleibt eine Falte stehen. Gesicht und Gliedmaßen verfärben sich blaugrau. Die Krankheit mit ihren unkontrollierten Entleerungen führt zu einem elenden Zustand und war – anders als die Tuberkulose – für Romantisierungen gänzlich ungeeignet. Ohne Flüssigkeit, ohne Salz und Zucker gleiten die Kranken ins Koma, sind verwirrt und so geschwächt, dass sich Entzündungen ausbreiten, die ein gesunder Körper in Schach halten würde. Etliche sterben. Der Darm kann wenig zurückhalten – heute werden Flüssigkeit und Elektrolyte deshalb über die Vene gegeben. Zu Kochs Zeiten war der Tod unausweichlich, wenn sich die Krankheit nicht selbst begrenzte.

Koch ist entsetzt über die Hamburger Zustände, als er am 24. August in der Hansestadt ankommt. Bei seinen Erkundungen in den ärmlichen Behausungen im Gängeviertel notiert der Bakteriologe: «Ich habe noch nie solche ungesunden Wohnungen, Pesthöhlen und Brutstätten für jeden Ansteckungskeim gesehen.»[89] Mehr als 60 000 Menschen lebten hier seinerzeit, oft ohne Luft- und Lichtzufuhr in Kleinstwohnungen ohne Kanalisation mit einem Gemeinschaftsabort auf dem Hof. Die Gassen und Gänge waren nur ein oder zwei Meter breit, überbaut, stickig und verdreckt. Ein krank machendes Labyrinth für Menschen, ein Paradies für Keime.

Bald schon ist Robert Koch die Ursache des Choleraausbruchs klar. Die Krankheit wird durch verunreinigtes Elbwasser aus Baracken in Hafennähe übertragen, das in für Trinkwasser vorgesehene Leitungen gelangt. Das «Tor zur Welt» wird für ein paar Monate zum Seuchenherd der Welt. Senat und Verwaltung haben das Abwassersystem vernachlässigt. Etwa 5000 Toiletten werden direkt in die Fleete, die offenen Kanäle der Stadt, entleert. Und die zentrale Trinkwasserentnahmestelle der Stadt wird bei Flut regelmäßig mit verschmutztem Hafenwasser kontaminiert.

In Altona und anderen Stadtteilen erkrankt hingegen niemand. Dort wird zwar auch Wasser aus der dreckigen Elbe entnommen, doch es ist durch Ablagerung und Filtration weitgehend gereinigt, bevor es in die Trinkwasserversorgung eingespeist wird. In der Hansestadt gab es jahrelang Streit, wie das Abwasser entsorgt und Trinkwasser gewonnen werden sollte, mit dem Ergebnis, dass die Stadtteile das Problem unterschiedlich – und manche gar nicht – angingen.[90]

Das Elend ist groß und Koch will die Seuche eindämmen, indem er in der Stadt auf Isolation und Kontaktverhinderung setzt. Auf seine Anweisung hin werden Schulen geschlossen und Versammlungen verboten. Sogar der Hafen ist eine Zeit lang abgeriegelt. Mit sauberem Trinkwasser fahren 68 Wasserwagen durch die Stadt, 43 Stellen zum Abkochen werden errichtet. Zur Aufklärung wird das Gedicht «Wasser Marsch» plakatiert:

> Es bringt Gefahr uns immer dar
> Das schlimme Wasser von der Elbe,
> drum rufen wir auch alle hier
> tagtäglich immer nur dasselbe:
> Gekochtes Wasser, Gekochtes Wasser, Gekochtes Wasser
> is gesund, ja ist gesund.
> Bazillenreich ist all das Zeug,
> was für den Durst uns könnte winken,
> drum rathen wir euch alle hier,
> auf alle Fälle nur zu trinken:
> Gekochtes Wasser, Gekochtes Wasser, Gekochtes Wasser
> is gesund, ja ist gesund.[91]

Das Bürgertum, besonders wenn es Dienstboten hat, kann Wasser abkochen. In vielen Arbeiterunterkünften fehlen dazu schlicht die Möglichkeiten. Die Stadt ist im Notstand, Mängel und Versäumnisse zeigen sich überall. Krankentransporte fehlen oder Patienten müssen bis zu fünfzehn Stunden darauf warten, sodass die Hälfte von ihnen auf dem Weg in die überlasteten Krankenhäuser stirbt. Leichenhallen sind überfüllt, Massengräber werden ausgehoben, und auf dem Zentralfriedhof Ohlsdorf arbeiten 250 Totengräber Tag und Nacht im Schichtdienst.

Während viele Menschen in Hamburg und im übrigen Land weiterhin an Pettenkofers Umwelttheorie glauben und Krankheitserregern wenig Bedeutung beimessen, wächst bei anderen die Angst vor Bakterien und Bazillen ins Unermessliche. Die kleinen Keime werden überall vermutet, in einem zeitgenössischen Roman sucht ein Mann in seinen Schuhen nach dem Choleraerreger: «Die Bazillen, die Bazillen, sie sind mir in den Stiefel gekrochen», ruft er panisch aus.[92] Etliche Orte schränken den Handel mit Hamburg ein, Post aus der Stadt ist nicht mehr erwünscht, sogar telefonische Gespräche von und nach Hamburg sollen abgebrochen worden sein – aus Angst, sich fernmündlich anzustecken.

Die von Koch angeordneten Maßnahmen tragen dazu bei, dass die Infektionszahlen nach etwas mehr als zwei Monaten stark zurückgehen. Koch erkennt in Hamburg ähnliche Ursachen für die Krankheit, wie Pettenkofer sie seit Jahren postuliert: eine verseuchte Umwelt, besonders verunreinigtes Wasser und dreckige Luft. Der Unterschied besteht jedoch darin, dass Koch in diesen Faktoren buchstäblich die Brutstätte für Keime aller Art, besonders der Cholerabakterien sieht – Pettenkofer jedoch die Elemente Erde, Wasser, Luft als krank machend einstuft, wenn sie unrein sind, ohne an die pathogene Wucht der Keime zu glauben.

Trotz der dramatischen Ereignisse in Hamburg, die sich überall in Deutschland herumsprechen, will Pettenkofer noch immer nichts von der Infektionstheorie wissen. Er lebt im weit entfernten München, einer Welt für sich, erkennt die Bedrohung nicht an und stellt stattdessen das Schicksal mit seinem Selbstversuch auf die Probe. Ob seine Überzeugung, recht zu haben, dazu beiträgt, dass er nur wenige Symptome bemerkt, nachdem er die Bakterien geschluckt hat? Der Placeboeffekt kann bemerkenswerte Auswirkungen haben. Vielleicht verfügte Pettenkofer auch über ein gewisses Maß an immunologischem Schutz durch seine Choleraerkrankung Jahrzehnte zuvor. Pettenkofer spürt jedenfalls, wie berichtet, nur leichtes Unwohlsein nach Einnahme der Bakterienbouillon. Da er anschließend nicht erkrankt, sieht er sich und seine Theorie bestätigt. Damit folgt er nicht etwa der wissenschaftlichen Logik. Er wählt vielmehr ein weit verbreitetes Gedankenmodell, wenn es um Fragen von Gesundheit und Krankheit geht: Ich habe es selbst erlebt, also muss es wahr sein. Nimmt man diese Perspektive ein, entscheidet die Selbsterfahrung und nicht die Wissenschaft darüber, was hilft oder schadet, was wirkt und was nicht.

Gleichwohl setzen sich die Anhänger der Koch'schen Postulate durch. Zu überzeugend sind die Befunde aus dem Bereich der Bakteriologie. Pettenkofer will jedoch partout nicht von seiner Bodentheorie lassen, er vereinsamt zunehmend, fühlt sich von seinen Kollegen nicht verstanden und leidet an schweren Depressionen. Er ist 82 Jahre alt, als er sich in seiner Wohnung in der Münchner Residenz erschießt.

Der Münchner Hygieniker Pettenkofer ist vielleicht der prominenteste, aber längst nicht der einzige Wissenschaftler, der Cholerabazillen im Selbstversuch zu sich genommen hat. In Russland schlucken im Jahr 1893 Ilja Iljitsch Metschnikow und andere Forscher entsprechende Zubereitungen. Alle überleben die Mutproben mit den Mikroben, etliche bemerken sogar keine oder nur geringfügige Symptome. Obwohl mindestens vierzig solcher Selbstversuche dokumentiert sind, bleibt unklar, warum die freiwillig herbeigeführten Infektionen in einigen Fällen schwer verlaufen, in anderen hingegen kaum Beschwerden auslösen.

Die Spanische Grippe und ihre Nachfolger

Anfangs hat sie keiner ernst genommen, schließlich war sie ein alter Bekannter. Die Nachrichtenagentur Reuters berichtete pflichtschuldig im Mai 1918 von einer «merkwürdigen Krankheit», die angeblich aus Spanien kam. Die Zeitung «Berliner Tag» dichtete ein mäßig originelles Spottlied: «Diese fiebrigen Beschwerden keimten fern im schönen Süd, / Wo die Mandeln dicker werden und die Rübe plötzlich glüht.»[93] Was sollte schon passieren, eine Grippewelle eben, wie es schon Dutzende, wenn nicht Hunderte in der Geschichte der Menschheit gegeben hatte.

Die Grippe wird schon im Mittelalter und in der frühen Neuzeit erwähnt, sie taucht allerdings unter verschiedenen Namen auf. Mal heißt sie Hirnwehe, mal Lungensucht, mal Schnuppenfieber, dann je nach geografischer Zuordnung russische, chinesische oder auch Nürnberger Grippe beziehungsweise Bremer Pipf. Immer wieder gab es größere Infektionswellen mit Tausenden Kranken und Toten. Im 19. Jahrhundert schien die Intensität der Erkrankung jedoch zugenommen zu haben – oder die Krankheit wurde in den Jahrhunderten zuvor schlicht schicksalhaft hingenommen und weniger dokumentiert und beklagt.

In den Jahren 1832 und 1833 erfasste eine Grippewelle Mitteleuropa; auch der Schriftsteller Adelbert von Chamisso (1781–1838) erkrankte und beschrieb in seinem Gedicht «Nach der Grippe» die typischen Symptome Mattigkeit und Gliederschmerzen: «Entkräftet lag ich mit erschlafften Sehnen.»[94] Zwar vermutet Chamisso, dass er «von der Grippe ein Uebel zurückbehalten» habe, «was mich untergräbt».[95] Doch bei dem «Geschwür in der Lunge», das Chamisso wenige Jahre später abmagern und seine Kräfte schwinden lässt und an dem er 1838 stirbt, handelte es sich vermutlich um Lungenkrebs – und dessen Entstehung hat nichts mit einer vorherigen Grippeerkrankung zu tun.[96]

Intensiv ins Weltgedächtnis eingeprägt hat sich die Grippe jedoch erst im 20. Jahrhundert. Die «merkwürdige Krankheit», bei der manchmal eben die Rübe glüht, wurde vollkommen unterschätzt. Sie fing zwar dezent an, vielleicht mit Ursprung in Spanien, doch innerhalb weniger Monate entwickelte sie sich zu einem nicht nur kontinentalen, sondern globalen Geschehen, das die vom Ersten Weltkrieg ermattete Welt kräftig in die Mangel nahm und Millionen Opfer forderte.

Die Spanische Grippe wurde zwar sprachlich auf der Iberischen Halbinsel lokalisiert, dieser irreführende Name reduziert die Krankheit jedoch auf ein regionales Geschehen, obwohl die Infektion weltweit, in Neuseeland wie in Kentucky, in Indien, Argentinien und im Pazifik und sowieso auf dem europäischen Kontinent wütete. Neben dieser weltumspannenden Verbreitung und der hohen Opferzahl war es besonders die Verknüpfung mit dem Ersten Weltkrieg, die der Spanischen Grippe zu ihrer morbiden Popularität verhalf. Der Krieg hatte Tod, Elend und Verwüstung hinterlassen, die Spuren waren offensichtlich. Die Bedrohung, die danach kam, war zwar hingegen nicht neu, aber neuartig in ihrer Wucht und zudem unsichtbar. Die Spanische Grippe von 1918/19 traf in Europa auf eine von Kämpfen, Not und Vertreibung ausgezehrte Bevölkerung.

Weitere ungünstige Faktoren kamen hinzu. Die Kartoffelernte war 1916 in Deutschland schlecht ausgefallen, der «Steckrübenwinter» 1916/17 ließ weite Teile der Bevölkerung hungern und abmagern. Als im nächsten Winter die Grippe zu ihrem weltweiten Feldzug ansetzte, traf sie auf eine Vielzahl Menschen, die bereits immungeschwächt und in schlechtem Zustand waren. Zunächst erfasste die Grippe die USA und besonders stark deren Streitkräfte. In der US-Marine waren etwa vierzig Prozent der Matrosen erkrankt und vermutlich gelangten die Grippeerreger mit den Soldaten und den zahlreichen Truppentransporten im Frühjahr 1918 über den Atlantik nach Europa.

Sodann verbreitete sich die hochansteckende Infektion äußerst rasch. Im Juli 1918 sollen an der Westfront allein im deutschen Heer 400 000 Grippefälle aufgetreten sein, was sich auf Kampfkraft wie Moral der Truppe auswirkte. Ende Oktober waren mehr als

40 000 Bahnmitarbeiter in Deutschland erkrankt und die daraus resultierenden Störungen im Betriebsablauf erheblich. Nicht nur das Kriegsgeschehen, auch die Versorgung mit Nachschub und die Infrastruktur wurden empfindlich beeinträchtigt.

Zeitzeugen berichten davon, dass «immer mehr Soldaten erkrankten und halbtot herum schlurften». Im Lazarett wurden aber nur die Schwerverletzten behandelt. Die unterernährten, von den Strapazen entkräfteten Kämpfer konnten der Krankheit keinen Widerstand entgegensetzen. In wenigen Tagen lag die Hälfte der Mannschaft danieder.[97] Große Teile der Armee fielen aus, in etlichen Betrieben fehlten die Mitarbeiter, das öffentliche Leben kam zum Erliegen. Gut möglich, dass der Erste Weltkrieg verkürzt wurde, weil die Spanische Grippe den Kontinent mit solcher Wucht traf. Das Deutsche Reich brach im Oktober zusammen, als die Pandemie dort ihren Höhepunkt erreichte. Im November 1918 wurde der Waffenstillstand unterzeichnet.

Nicht nur die Krankheitswelle unter den Soldaten, auch das Leiden der Zivilbevölkerung darf nicht unterschätzt werden. Der spätere Bundeskanzler Kurt Georg Kiesinger (1904–1988) beschreibt in seinen Kindheitserinnerungen eindrucksvoll, wie die Seuche im letzten Kriegsjahr das kleine Dorf seiner Großeltern heimsuchte, wo «die meisten Einwohner mit hohem Fieber in ihren Betten» lagen. Auch Kiesingers Großeltern erkrankten, etliche Menschen starben, die Lage war oft aussichtslos: «Da es kein Telefon gab, war ärztliche Hilfe nicht zu erreichen; sie wäre ohnehin machtlos gewesen.»[98]

Die Zahl der Todesopfer durch die Spanische Grippe ist – wie bei so vielen großen Seuchen – bis heute ungewiss. In defensiven Schätzungen werden 40 Millionen Tote weltweit angegeben, andere Forscher vermuten, dass die Pandemie sicherlich 50 Millionen, womöglich gar 100 Millionen Opfer gefordert haben könnte, was einem Vielfachen der 17 Millionen Todesopfer des Ersten Weltkriegs entsprechen würde.

Da allein in Spanien acht Millionen Menschen erkrankten,

darunter jeder dritte Einwohner Madrids, wurde die Krankheit als «Spanische Grippe» bezeichnet. Dies lag auch daran, dass Spanien als unbeteiligtes Land im Ersten Weltkrieg die Berichterstattung nicht unterdrückte. Die Krieg führenden Länder versuchten hingegen, Krankheitsfälle oder gar Seuchen zu verheimlichen, weil sie als Schwächung gedeutet werden konnten, und nahmen die geografische Herkunftsbezeichnung von der Iberischen Halbinsel daher gerne auf.

Die Krankheit verlief in drei Wellen, die sich durch ihre unterschiedliche Letalität auszeichneten.[99] Die erste Welle im Frühsommer 1918 war vergleichsweise mild mit einer Sterblichkeit von 0,21 Prozent in Europa. Der Romanist und Literaturwissenschaftler Victor Klemperer (1881–1960) war davon betroffen. Er schildert, wie ihn «eine richtige irgendwo aufgegabelte Grippe mit Gliederschmerzen, Schüttelfrost und Hitze» an seinem Geburtstag, dem 9. Oktober 1918, in München erwischt hatte: «Ich kaufte mir Aspirin, schleppte mich in ein schäbiges Hotel am Bahnhof und schlief von acht Uhr abends bis neun Uhr morgens.»[100]

Während der zweiten Welle im Spätherbst 1918 lag die Sterblichkeit hingegen deutlich höher und betrug zwischen zwei und vier Prozent. In der Zwischenzeit war es offenbar zu Mutationen des Virus gekommen, die den Erreger gefährlicher gemacht hatten. Im Frühjahr 1919, während der dritten Welle, lag die Sterblichkeit bei etwa einem Prozent, anschließend ging sie kontinuierlich weiter zurück.

Ungewöhnlich im Vergleich zu anderen Grippewellen war der Umstand, dass besonders viele Menschen im Alter zwischen zwanzig und vierzig Jahren an der Spanischen Grippe erkrankten und starben. So erlag auch der Maler Egon Schiele am 31. Oktober 1918 mit nur achtundzwanzig Jahren der Spanischen Grippe; drei Tage zuvor war seine im sechsten Monat schwangere Frau ebenfalls an der Krankheit gestorben. Das Bild «Tod und Mann», das Schiele 1911 gemalt hatte, erscheint rückblickend wie eine düstere Prognose seines eigenen Endes. Zumeist jedoch waren Kleinkinder und alte Menschen durch die Grippe stärker gefährdet als die übrige Bevölkerung – das ist bis heute so. Damals stellte die ungewöhnliche Altersverteilung Ärzte vor ein Rätsel. Möglicherweise ging sie darauf zurück, dass die älteren Menschen besser geschützt waren, weil sie während einer vorherigen Grippewelle im Jahr 1889/90 bereits mit einem ähnlichen Virus in Kontakt gekommen waren und daher eine gewisse Immunität besaßen. Sie erkrankten zwar auch, doch es kam meist zu einem milderen Verlauf.

Die Ärzte waren gegen die Spanische Grippe machtlos. Es gab noch keine wirksamen Medikamente, keine Impfung, keine Gabe von künstlichem Sauerstoff und keine andere Therapie. Bei vielen Patienten kam noch eine Lungenentzündung hinzu, und die Luftnot bewirkte, dass sich ihr Gesicht blau verfärbte, bevor sie starben.

Woher die Grippe kam und wie sie entstand, wussten die Menschen über Jahrhunderte nicht. Irgendein «Einfluss» musste doch dahinterstehen, italienisch: «influenza». Der Name tauchte im 18. Jahrhundert in Italien auf. «Influenza di freddo», den Einfluss der Kälte machten die Menschen damals verantwortlich. Ebenso diskutiert wird die sprachliche Herleitung über den Einfluss der Gestirne, die sich auf die Erde zu- und wieder fortbewegen. Mit beidem haben Grippeerkrankungen allerdings nichts zu tun. Wer erkrankt, hat jedoch das Gefühl, zu frösteln, was die Assoziation mit Kälte oder kalten Winden, die die Krankheit vermeintlich herbeitrugen, erklären könnte.

Die Grippe geht in Wahrheit auf eine Infektion mit Influenzaviren zurück. Von diesen gibt es die Typen A, B und C. Für den Menschen ist besonders Typ A, seltener auch Typ B gefährlich. Typ A verändert sich ständig und ist hochansteckend. Auslöser der Spanischen Grippe war das Influenzavirus H1N1 – das Kürzel bezieht sich auf Ausstülpungen des Virus, Oberflächenproteine, die wie Spikes von der Virushülle abstehen.

Bis heute gehen die Bezeichnungen für ansteckende Erkrankungen der oberen Luftwege durcheinander. Erkältung, grippaler Infekt, Grippe. Gemeinsam haben alle drei Leiden, dass sie fast immer von Viren ausgelöst werden. Doch anders als eine Erkältung oder ein banaler Infekt ist die Grippe eine schwere Krankheit. Kennzeichen sind hohes Fieber um die vierzig Grad, starke Kopf- und Gliederschmerzen, erhebliches Krankheitsgefühl mit Abgeschlagenheit und Schwäche. Die Symptome können zwei bis drei Wochen andauern.

In den Jahrzehnten, die auf die Spanische Grippe folgten, kam es in regelmäßigen Abständen immer wieder zu Grippewellen, auch wenn diese nie das Ausmaß des Vorgängers von 1918/19 erreichten. 1957 löste H2N2 die «Asiatische Grippe» mit vier Millionen Toten aus. Der neue Erregertyp entstand aus der Vermischung von H1N1 mit einem anderen Grippevirus, das hauptsächlich Wasservögel befiel. Diese Kombinationen kamen fortan häufiger vor. Das Wechselspiel zwischen Viren, die hauptsächlich Menschen befallen, und solchen, an denen Geflügel erkrankt, ist Kennzeichen zahlreicher Grippeerreger und ihrer Unterformen. Auch mit Erregern, die andere Tierarten heimsuchen, kam und kommt es zu Vermischungen. Die «Hongkong-Grippe» entwickelte sich 1968, weil H2N2 die Oberflächenproteine eines Vogelvirus übernommen hatte. Der neue Erreger wurde als H3N2 bezeichnet.

Vogelviren spielen im Wechselspiel der Grippeviren eine wichtige Rolle. Die immer wieder zu beobachtenden Ausbrüche der Vogelgrippe beispielsweise verlaufen zwar meistens örtlich begrenzt und sind oft nach einiger Zeit wieder beendet. Doch gerade solche Grippewellen haben das Potenzial, sich zu einer weltweiten Pandemie auszuweiten – egal ob es sich um Vogelgrippe, Schweinegrippe, Menschengrippe oder eine noch unbekannte andere Form der Tiergrippe handelt. Grippeviren sind hochflexibel und stehen untereinander in regem Austausch.

Die Grippe gilt mittlerweile als die vermutlich am meisten unterschätzte Krankheit der Erde, denn sie fordert weltweit noch immer jedes Jahr mehr als eine Million Tote; in Deutschland sind es jährlich zwischen 10 000 und 20 000 Opfer. Ursächlich wirkende Therapien gibt es kaum. Die Erreger der menschlichen Grippe ändern sich von Jahr zu Jahr. Die Eiweißstoffe auf der Oberfläche der Viren, Hämagglutinin (H) und Neuraminidase (N), stehen wie kleine Stachel von den rundlichen Influenzaviren ab. Sie wirken wie Enterhaken. Damit krallen sich die Erreger an Körperzellen zumeist in den oberen Atemwegen fest, um sie zu infiltrieren. Die Oberflächenproteine verändern sich schnell, deshalb war fast jede Grippepandemie in der Vergangenheit die Folge einer neuen Mutation.

Grippeviren haben die unangenehme Eigenschaft, sich schlampig zu vermehren, weswegen es ständig zu Mutationen und neuen Subtypen kommt. Die meisten davon sind nicht einmal lebensfähig, etliche harmlos, andere hingegen deutlich gefährlicher als ihre Vorgänger. Sie bergen damit das Risiko, infektiöser zu sein, leichter von Mensch zu Mensch übertragen zu werden oder besonders schwere Symptome hervorzurufen.

Das Erbgut von Viren ist extrem labil. Zudem kommt es bei Infektionen zum «Antigen-Shift»: Dabei infiltrieren mehrere Viren dieselbe Zelle und sortieren ihre Erbgutschnipsel zu neuen Viren. Deshalb dürfte es nur eine Frage der Zeit sein, bis durch die fortwährende Veränderung der Viren ein «Supervirus» entsteht, das Eigenschaften der Vogelgrippe (schweres Krankheitsbild) und der herkömmlichen Grippe (hohe Infektiosität) miteinander vereint. Dieses Bedrohungspotenzial ist vorhanden, auch wenn kaum abzuschätzen ist, wann und ob es je zum Ausbruch mit einem Supervirus kommen wird. Die Grippe zu unterschätzen, weil sie sich als alter Bekannter tarnt, ist jedoch der falsche Weg. Zwar gibt es eine Impfung gegen die Grippe, doch die könnte wirkungslos gegenüber sich neu bildenden Erregern sein. Bereits jetzt wird der Impfstoff dem Erregerspektrum jedes Jahr neu angepasst.

Vom Todesurteil zur chronischen Krankheit: Aids

Es waren nur knapp fünfzig Zeilen. Eine äußerst kurze Mitteilung für einen Beitrag in einem medizinischen Fachmagazin. Forscher der amerikanischen Seuchenschutzbehörde CDC in Atlanta waren auf eine seltene Form der Lungenentzündung gestoßen und berichteten darüber am 5. Juni 1981 in ihrem wöchentlich erscheinenden Fachblatt «Morbidity and Mortality Weekly Report».[101] Das Irritierende an der Mitteilung der Forscher: Die Lungenentzündung durch den Keim Pneumocystis carinii kannten die Mediziner zuvor nur von älteren, geschwächten Patienten oder von solchen, deren Immunsystem aufgrund anderer Leiden für Infektionen anfällig war.[102]

Diesmal jedoch waren fünf junge und zuvor gesunde Männer aus Kalifornien von der raren Lungenentzündung betroffen. Die Forscher aus Atlanta hatten es, ohne davon zu wissen, zum ersten Mal mit Aids zu tun. Den Namen bekam das Leiden erst später. Als wenige Wochen darauf CDC-Wissenschaftler von der Häufung eines zuvor ebenso seltenen Hautkrebses berichteten, der eigentlich nur für immungeschwächte Patienten typisch ist, ahnten die Forscher einen Zusammenhang: Die von Medizinern als «atypisch» bezeichnete Lungenentzündung sowie die Hauttumoren, die als Kaposi-sarkom bekannt waren, wurden zu Beginn der Aidsepidemie die charakteristischen Erkennungszeichen für die unheimliche neue Krankheit. Bis Ende 1981, ein halbes Jahr nach der Erstbeschreibung, wurden Tausende solcher Fälle allein in den USA bekannt.

Die Begriffe Aids und HIV wurden fortan oft synonym verwendet. Aids bezeichnet jedoch die Erkrankung und ist die Abkürzung für «Acquired Immunodeficiency Syndrome», was erworbene Immunschwäche bedeutet. HIV oder auch HI-Virus sind hingegen die Abkürzungen für den Erreger, das «Human Immunodeficiency Virus» oder menschliches Immunschwäche-Virus. Zum Vollbild der Erkrankung Aids mit klinischen Symptomen kommt es meist erst mehrere Jahre nach der Ansteckung mit HIV.

Die Forscher der amerikanischen Seuchenschutzbehörde interessierten sich zunächst – wie alle Epidemiologen – für den Ursprung der neuartigen Seuche. Wie war sie entstanden, wo kam sie her? 1984 berichteten sie in einem Fachblatt über den Patienten O. Der Buchstabe O stand für «Out of California» oder «Outsider», weil die ersten Aidsfälle in den USA dort bekannt wurden. Später wurde daraus durch einen Übertragungsfehler irrtümlich der «Patient Null», womit der erste Patient einer neuen Erkrankung, der sogenannte «Index-Patient» bezeichnet wird. Der Journalist und Autor Randy Shilts, der sich 1987 mit HIV infizierte und 1994 daran starb, verstärkte das Missverständnis um den vermeintlich ersten Aidspatienten in seinem Buch «And the Band Played On» (1987) noch, in dem er den kanadischen Flugbegleiter Gaëtan Dugas als Patienten Null bezeichnete.[103]

Das war durch nichts bewiesen und stellte sich später als Irrtum heraus, doch die Geschichte, Dugas habe entlang seiner Flugreisen mindestens vierzig der ersten zweihundertfünfzig HIV-Infizierten angesteckt und so Aids verbreitet, hielt sich hartnäckig und wurde medial immer wieder aufgegriffen. Die CDC-Forscher mussten sich später von ihrem Fachartikel und der Behauptung distanzieren, dass Dugas in den 1980er-Jahren der erste Patient mit Aids war und entscheidend zur Verbreitung der Krankheit beigetragen habe. Sie hatten methodisch unsauber gearbeitet. Schon 1988 zeigten Analysen eingefrorener Gewebeproben, dass ein Fünfzehnjähriger in den USA bereits im Jahr 1968 mit einem HI-Virus infiziert war und es sich bei ihm womöglich um den Patienten Null handelte.[104]

Zudem hatten die Wissenschaftler den Reisedaten und Intimkontakten ihres vermeintlichen «Patienten Null» Infektionen zugeordnet, die sich bereits nach weniger als einem Jahr zum vollen Krankheitsbild entwickelt hatten. Man wusste jedoch auch Mitte der 1980er-Jahre schon, dass Aids als Krankheit meistens erst fünf Jahre nach der Infektion oder noch später auftritt. Dass zuvor gesunde Menschen in weniger als zwei Jahren nach der Ansteckung Symptome zeigen, ist äußerst selten.

Mit den Geschichten um den schwulen Flugbegleiter Dugas und andere erkrankte Homosexuelle wurde früh der Boden für die Diskriminierung HIV-Infizierter bereitet. Die Krankheit wurde als «Schwulenseuche» oder «Schwulenpest» bezeichnet und das von der vermeintlichen Norm der Heterosexualität abweichende Verhalten pathologisiert. Homosexuelle wurden ausgegrenzt und ihr Verhalten von konservativen Kreisen als Strafe für ihr «Anderssein» interpretiert. Krankheit wurde wieder einmal zu einer Frage von Sünde und Moral. Dabei war schon bald nach der Entdeckung des Virus klar, dass sich jeder damit anstecken konnte, unabhängig vom Geschlecht, von der sexuellen Orientierung oder anderen Vorlieben.

Es ist unklar, wie viele Ansteckungen und Todesfälle auf das irreführende Label von Aids als «Schwulenseuche» zurückzuführen sind. Wer nicht homosexuell war, wähnte sich womöglich in falscher Sicherheit und glaubte, sich nicht infizieren zu können. Ähnlich kontraproduktiv für die Aufklärung wie die Etikettierung der Krankheit als Leiden einer Randgruppe waren manche gut gemeinte, vom Westen unterstützte Kampagnen in Afrika. So wurden beispielsweise in Simbabwe im Sommer 1987 Plakate mit der Aufschrift «Aids has no cure. Choose your partner carefully» aufgehängt. Darauf war eine Frau in aufreizender Pose mit hohen Stiefeln zu sehen, die, eine Zigarette rauchend, einen jungen Mann anflirtet. Die meisten Frauen des Landes fühlten sich davon nicht angesprochen. «Das ist doch nicht unser Problem», sagten sie. «So sehen unsere Frauen nicht aus, das ist eine Fremde, eine Prostituierte.»[105]

Die Diskriminierung verstärkte sich in Deutschland, als Mitte der 1980er-Jahre Aids als akute Bedrohung auch in das Bewusstsein der europäischen Öffentlichkeit rückte. Die von 1985 bis 1988 amtierende CDU-Gesundheitsministerin Rita Süssmuth ließ sich im Ganzkörperkondom für das Titelbild des «Spiegel» fotografieren, was als positives Signal für einen offenen Umgang mit der Sexualität und der Seuche gewertet wurde. Diese liberale Ein-

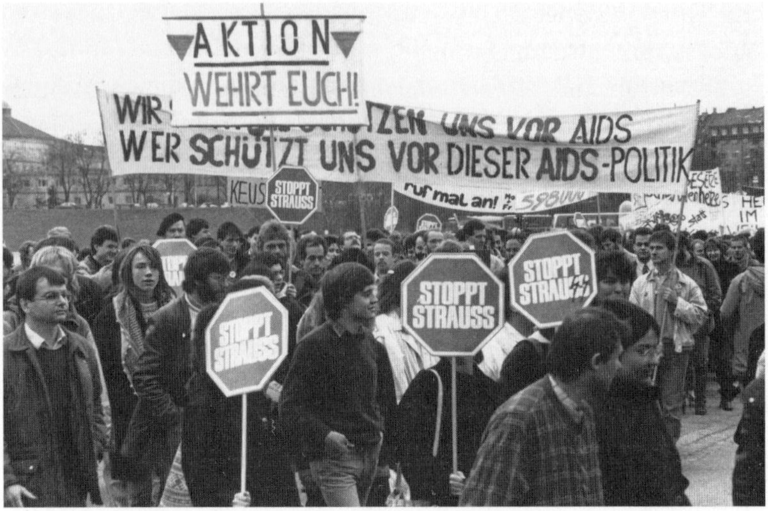
AKTION
WEHRT EUCH!
WER SCHÜTZT UNS VOR DIESER AIDS-POLITIK
STOPPT STRAUSS

Demonstration gegen die von Bayerns Regierung im Mai 1987 eingeführten Aidsgesetze, die Zwangstests unter anderem für homosexuelle Männer und Isolierung von HIV-Infizierten vorsahen. Der umstrittene Maßnahmenkatalog blieb bis 2001 in Kraft.

stellung gab es nicht überall. «Es geht darum, dass dies contra naturam ist – naturwidrig», sagte der damalige bayerische CSU-Schulminister Hans Zehetmair über Homosexuelle. «Dieser Rand muss dünner gemacht werden, er muss ausgedünnt werden!»[106]

Bayerns Regierung beschloss unter Führung von Franz Josef Strauß am 19. Mai 1987 einen umstrittenen, bundesweit einmaligen Maßnahmenkatalog, der bis 2001 in Kraft blieb, und setzte auf Bestreben des CSU-Politikers Peter Gauweiler Zwangstests durch. «Ab sofort werden in Bayern Ansteckungsverdächtige zur Durchführung des HIV-Tests vorgeladen», verkündete Landesinnenminister August Lang (CSU) damals. Als ansteckungsverdächtig galten Prostituierte, Junkies und Schwule. «Kommen die Betroffenen der Vorladung nicht nach, veranlasst die Gesundheitsbehörde die Aufenthaltsermittlung und Vorführung durch die Polizei.»[107] Zudem schlugen manche Politiker vor, positiv auf HIV Getestete mit einer Tätowierung zu kennzeichnen, angeblich, damit jeder sofort wusste, woran er war.

Zeitungen und Magazine brachten Reportagen über das Sterben an Aids. In der Folge galt jeder ungeschützte Geschlechtsverkehr mit neuen Partnern als heikel, wenn nicht fahrlässig. Pärchen gingen zum Aidstest, bevor sie Sex hatten. Wer ungeschützt mit einem neuen Partner verkehrte oder sich auf einen One-Night-Stand eingelassen hatte, wartete bange das Ergebnis des Tests ab, der seinerzeit jedoch erst nach drei Monaten sinnvoll war, da vorher keine Antikörper im Blut und damit keine Infektion nachgewiesen werden konnten.

Einige Epidemiologen prophezeiten apokalyptische Zustände und prognostizierten 1990 für die Jahrtausendwende, dass sich Aids in Europa ähnlich ausbreiten werde wie in Afrika und es nur eine Frage der Zeit sei, bis ein Drittel der Weltbevölkerung vom HI-Virus dahingerafft sei. Medien nahmen diese düsteren Prophezeiungen auf. So weit kam es zwar nicht, aber die weitgehend ungebrochene Fortschrittsgeschichte der Medizin erhielt einen empfindlichen Dämpfer: Neue oder in zuvor unbekannter Wucht grassierende Seuchen wie Aids (und später BSE, Ebola, die Vogelgrippe oder Covid-19) zeigten die Grenzen des medizinischen Fortschritts auf und machten sichtbar, dass viele Erreger sich nur schwer bekämpfen ließen. Die Wiederkehr der Tuberkulose oder der Pest in manchen Teilen der Welt führten zudem vor Augen, dass auch vermeintlich nur noch medizinhistorisch relevante Krankheiten weiterhin gefährlich sein konnten – und wie verletzlich der Mensch trotz aller Erfolge der Forschung war.

Als sich in den 1980er-Jahren zahlreiche Prominente zu ihrer HIV-Infektion bekannten, endete die Stigmatisierung der Betroffenen zwar nicht. Doch mit der Erkrankung und dem Tod von Schauspielern, Künstlern und Sportlern wurde deutlich, dass die Immunschwäche jeden erwischen konnte. Das Leiden an Aids wurde öffentlich. Zwar galten Rock Hudson (gestorben 1985), Robert Mapplethorpe (1989), Bruce Chatwin (1989), Keith Haring

(1990), Freddie Mercury (1991), Anthony Perkins (1992) und Rudolf Nurejew (1993) als bi- oder homosexuell. Doch spätestens als der – offenbar bis heute beschwerdefreie – Basketballstar Earvin «Magic» Johnson im Jahr 1991 bekannte, HIV-positiv zu sein, wurde breitenwirksam klar, dass Aids auch für Heterosexuelle eine Gefahr darstellte.

Die Diskussion um Gesundheitsrisiken für andere Spieler im Match gegen Johnson führte dazu, dass einige Mythen, die sich um die vermeintlich schnelle Ansteckung mit Aids rankten, widerlegt wurden. Konnte HIV vielleicht durch Schweiß übertragen werden? Was, wenn es im Zweikampf zu kleineren Verletzungen und Kratzern kam, bei denen Blut floss? Waren die Gegenspieler gefährdet? Die Angst vor einer Ansteckung ging so weit, dass sogar Gerüchte kursierten, man könne sich beim Benutzen desselben Geschirrs oder beim Trinken aus demselben Glas infizieren. Bereits zu dieser Zeit war bekannt, dass zu einer Infektion intensiver Blut- oder Sexualkontakt nötig war. Auch zeigte sich bald, dass die Infektiosität des Erregers lange nicht so hoch war wie beispielsweise bei der Leberentzündung Hepatitis B. Längst nicht jeder Intimverkehr oder Blutkontakt mit einem oder einer Infizierten führte auch zu einer Ansteckung mit dem HI-Virus.

Im Jahr 1992 initiierte die Bekleidungsfirma Benetton eine umstrittene Werbekampagne, durch die Aids ein öffentliches und vor allem ein alltägliches Gesicht bekam: Hier war kein strahlender Prominenter zu sehen, sondern der sterbenskranke David Kirby, der 1990, kurz vor seinem Tod und von der Krankheit sichtlich gezeichnet, im Kreis seiner Familie fotografiert wurde. Die Plakatkampagne folgte zwei Jahre später und zeigte: Es kann jeden treffen, Aids ist keine Krankheit der Außenseiter oder gar der Verstoßenen, sondern – wie Politiker sagen würden – in der Mitte der Gesellschaft angekommen.

Während in den späten 1980er-Jahren jeder neue Intimkontakt als Vabanquespiel erschien, änderte sich das Bedrohungsgefühl in den 1990er-Jahren langsam. Dass es Aidskranke gab und Infizierte zunächst einige Jahre und dann immer länger überlebten, wurde nach und nach zur Normalität. Dies hatte mit schnellen Erfolgen im Arzneimittelbereich zu tun. 1987 kam das erste retrovirale Medikament gegen Aids auf den Markt, zu Beginn der 1990er-Jahre etablierten sich Dreier- und Viererkombinationen von Medikamenten, die den Zeitpunkt von der Infektion bis zum Ausbruch der Symptome hinauszögern und die Viruslast im Körper erheblich senken konnten.

In den 1990er-Jahren stagnierte die Zahl der HIV-Neudiagnosen in Deutschland und anderen industrialisierten Ländern. Aids ließ sich einigermaßen beherrschen, zumindest dort, wo Medikamente verfügbar waren. Zudem gab es immer mehr ermutigende Berichte von HIV-Infizierten, die schon acht oder zehn Jahre «positiv» waren, ohne Beschwerden zu haben. Die seltsame Wortschöpfung von den «Langzeitüberlebenden» kam auf. Aids bedeutete fortan – zumindest im wohlhabenden Teil der Welt – kein sofortiges Todesurteil mehr.

Die Immunschwäche ist heute von einem tödlichen zu einem chronischen Leiden geworden. Sie erfordert allerdings immer noch eine grundlegende Lebensveränderung und eine Dauermedikation. Mehrere Dutzend retrovirale Therapien stehen mittlerweile zur Verfügung, deren Entwicklung und differenzierter Einsatz dazu geführt haben, dass immer mehr Patienten dreißig Jahre und länger mit der Infektion leben und weiter ihrem Beruf und Alltagsbeschäftigungen nachgehen. Bemerkenswert ist, dass die beeindruckenden Erfolge in der Behandlung nicht auf neue und effektivere Mittel zurückzuführen sind. Vielmehr beruht der therapeutische Fortschritt auf der verbesserten Dosierung und optimierten zeitlichen Abfolge der richtigen Kombination von Medikamenten, die größtenteils bereits in den 1990er- und frühen 2000er-Jahren entwickelt worden sind.

Während es in Deutschland inzwischen Altersheime und Alters-WGs für HIV-Infizierte gibt – was erneut verdeutlicht, dass es möglich ist, trotz und mit der Krankheit lange zu leben –, sieht es in anderen Teilen der Welt düster aus. Der Großteil der Aidskranken wie auch der HIV-Infizierten findet sich in Afrika südlich der Sahara. Im südlichen Afrika sind sechzig Prozent der HIV-Infizierten Frauen, weil infizierte Männer sich und andere häufig nicht schützen und ein Mann oft mehrere Frauen ansteckt. In den armen Regionen Asiens ist Aids ebenfalls ein großes Problem. Und in allen wenig entwickelten Ländern gilt: Gerade in Kombination mit anderen verbreiteten Leiden wie Malaria, Tuberkulose oder auch banalen, aber ohne Behandlung tödlichen Durchfallerkrankungen setzen Verfall und Tod rapide ein.

Um diesem Mangel abzuhelfen, wurde von der UNO und anderen Hilfsorganisationen die Mission «90-90-90» verkündet. Dahinter verbergen sich keine Modelmaße, sondern drei Grundpfeiler im Kampf gegen Aids. Demnach sollen bis zu einer definierten Frist 90 Prozent aller Menschen mit HIV wissen, dass sie infiziert sind. Zudem sollen 90 Prozent der Infizierten eine Kombinationstherapie mit antiretroviralen Medikamenten erhalten. Drittens sollen die Medikamente das Virus bei 90 Prozent der Behandelten so weit zurückdrängen, dass sie nicht mehr ansteckend sind. Das 90-90-90-Ziel wurde zuletzt 2015 für das Jahr 2020 ausgerufen. Eine Analyse Ende 2019 ergab, dass es nicht erreicht wurde und die Defizite nach wie vor erheblich sind: Statt 90 wussten nur 81 Prozent der Infizierten von ihrem Status, nur 67 statt 90 Prozent erhielten eine medikamentöse Therapie – und nur bei 59 statt 90 Prozent war die Viruslast so weit gesunken, dass eine Ansteckung verhindert wird.

Im wohlhabenden Teil der Welt ist die Behandlung von Aids weitgehend gesichert. Parallel zu der verbesserten Therapie hat sich allerdings eine neue Sorglosigkeit entwickelt. Aus anfänglicher Aids-Hysterie wurde bisweilen tödliche Ignoranz. Ungeschützter Sex wurde wieder toleriert, in manchen Risikogruppen galt Geschlechtsverkehr ohne Kondom sogar als letzter Kick. Die Folge: Seit dem Jahr 2000 stieg die Zahl der Neuinfektionen mit

HIV in Deutschland wieder kurzzeitig an. Das Bedrohungsgefühl ist abgeebbt. Dabei ist Aids mehr als vierzig Jahre nach der Erstbeschreibung der Krankheit keineswegs überwunden. Im Jahr 2023 haben sich 1,3 Millionen Menschen weltweit neu mit HIV infiziert, 40 Millionen lebten in diesem Jahr mit dem Virus.

Der König aller Krankheiten: Krebs

«Krebs beginnt und endet mit dem Menschen. Diese eine elementare Tatsache wird bei aller wissenschaftlichen Abstraktion zuweilen vergessen (…) Ärzte behandeln Krankheiten, aber sie behandeln auch Menschen, und diese Grundgegebenheit ihrer beruflichen Existenz zieht sie manchmal gleichzeitig in entgegengesetzte Richtungen», schreibt die britische Wissenschaftshistorikerin June Goodfield.[108] Fortgeschrittener Krebs erfasst den gesamten Menschen, ist keine lokale Erkrankung mehr, sondern systemisch, wie Ärzte es nennen, wenn der ganze Körper betroffen ist. Trotzdem ist der Ursprung in einer winzig kleinen Veränderung in einer Zelle zu sehen, in einem Gewebe.

Zellen können sich in jeder Lebensphase verändern, entarten und anschließend unkontrolliert wuchern und wachsen. Dies ist die Grundlage und der Anfang einer jeden Krebserkrankung. Bevor es so weit kommt, greifen jedoch zumeist die Reparaturmechanismen des Körpers, und die mutierten oder geschädigten Zellen werden vom eigenen Immunsystem eliminiert. Sie können dann keinen Schaden mehr anrichten. Häufig sind die Veränderungen so massiv, dass weder Zellstoffwechsel noch Vermehrungszyklus aufrechterhalten werden und die Zelle von alleine eingeht.

In seltenen Fällen entwischt die Zelle mit ihrem veränderten oder defizitären Genom jedoch der körpereigenen Qualitätskontrolle und es entsteht eine bösartige Neubildung. Auslöser dafür sind meist Mutationen, ionisierende Strahlen, giftige krebserregende – kanzerogene – Substanzen oder es geschieht einfach, weil es zu Fehlern während der Zellvermehrung gekommen ist und der genetische Ablesevorgang ungenau ablief.

Krebs gibt es schon so lange, wie Zellen wachsen, sich teilen und vermehren. In jedem lebenden Gewebe ist das Potenzial enthalten, dass während einer Zellteilung irgendwann etwas schiefgeht. Insofern war Krebs seit den frühesten Lebensformen ein Begleiter der Menschheit.

Beschreibungen von Krebs und anderen Neubildungen sind bereits im Papyrus Ebers aus der Zeit um 1550 v. Chr. entziffert worden. In diesen altägyptischen Schriftrollen, die ausgebreitet eine Gesamtlänge von achtzehn Metern ergeben, finden sich Darstellungen von Frauenleiden, Augenleiden, einfachen chirurgischen Verfahren und eben auch einige der frühesten allgemeinen Beschreibungen von Tumoren. Ähnlich alt ist vermutlich der Papyrus Edwin Smith, der weniger medizinisches Wissen enthält, stattdessen vermehrt von magischen Ritualen handelt, mit deren Hilfe Krankheiten geheilt werden sollten.

In vielen Kulturen wurde die Krankheit geheim gehalten und ihr todbringendes Wesen verschwiegen, bis Auszehrung und Schwäche nicht mehr zu leugnen waren. Manche Krebserkrankungen zeichneten sich jedoch durch offene Wunden oder andere Veränderungen so deutlich auf der Haut ab, dass sie nicht verborgen werden konnten.

Aus der Antike sind etliche Beschreibungen von krankhaften Geschwülsten überliefert. In den Hippokrates zugeschriebenen Schriften ab dem 6. Jahrhundert vor Christus wurden bereits Krebserkrankungen geschildert. In den Textfragmenten wird vor allem zwischen malignen Erkrankungen der Haut, der Brust und seltener auch der inneren Organe unterschieden. Es ist kein Zufall, dass gerade Hautkrebs und Brustkrebs schon früh Aufmerksamkeit erhielten. Schließlich führte ihr ungehindertes Wachstum dazu, dass die Tumore an der Körperoberfläche sichtbar wurden oder dort geschwürig zerfielen. Manchmal führte das Krebswachstum zu klaffenden Wunden oder es bildeten sich eitrige, suppende

Geschwüre. Teile des vom Tumor durchdrungenen Gewebes konnten sich entzünden oder hinterließen Stellen, die nicht mehr gut durchblutet waren und in der Folge abstarben. Die dunkelblauen oder gar schwarzen Flecken waren nicht zu übersehen, zudem verursachten sie oft einen unangenehmen Geruch.

Die Bezeichnung Krebs geht offenbar auf das typische Erscheinungsbild einiger Tumorarten zurück – das griechische Wort «karkinos», von dem sich der Begriff Karzinom ableitet, bedeutet Krebs. Das Venennetz, das manche Geschwulste ausbilden, erinnerte die frühen medizinischen Autoren an die sich windenden und abknickenden Beine der gleichnamigen Gliederfüßer und Krustentiere: «So wie die Beine des Tieres an beiden Seiten des Körpers liegen, so verlassen die Venen den Tumor, der seiner Form nach dem Krebskörper gleicht», schrieb der Arzt Galen im 2. Jahrhundert nach Christus.[109] Vermutlich bezieht sich diese Charakterisierung auf Krebserkrankungen der weiblichen Brust, bei denen das verschlungene Adergeflecht des Karzinoms oft deutlich auf der Hautoberfläche hervortrat.

Im Falle des Brustkrebses konnten die vergrößerten Lymphknoten unter der Achsel getastet und oft auch gesehen werden. Ähnliches galt für schmerzlose Knoten in der Brust. Im «Corpus Hippocraticum», das im antiken Griechenland von diversen Autoren und nicht von Hippokrates allein zusammengestellt wurde, findet sich im zweiten Buch über «Die Krankheiten der Frauen» eine frühe Beschreibung: «In den Brüsten bilden sich harte Knötchen, die einen größer, die anderen kleiner. Diese vereitern nicht, sondern werden immer härter, später entwickeln sich aus ihnen verborgene Krebse.»[110]

Es finden sich auch überlieferte Berichte, dass die altpersische Königin Atossa (550–475 v. Chr.) an Brustkrebs erkrankt gewesen sei. Demnach habe sie die betroffene Brust zunächst mit Tüchern verhüllt und sich später das befallene Organ voller Wut, aber mit präventiver Weitsicht von einem Sklaven abschneiden lassen. Allerdings gibt es Zweifel an dieser Darstellung Herodots (ca. 490–430 v. Chr.), des «pater historiae», wie Cicero ihn nannte. Der «Vater der Geschichtsschreibung» irrte bekanntlich in vielen Fällen.[111] Womöglich handelte es sich bei Atossas Leiden nicht um Brustkrebs, sondern um eine Entzündung der Brustdrüse, eine Mastitis. Die Geschichte von der Amputation durch den Sklaven würde dann ebenso ins Reich der Legenden gehören wie Herodots Erzählung über jene bemerkenswerten Ameisen, die in Indien lebten, größer als Füchse, aber kleiner als Hunde seien, sich schnell bewegen und beim Bau ihrer Gänge nebenbei Gold schürfen und an die Oberfläche bringen würden.

Die antiken Theorien über die Ursachen von Brustkrebs waren vielfältig, aber weit vom heutigen Kenntnisstand der Medizin entfernt. Ein Erklärungsansatz im alten Griechenland ging von einer krankhaften Fehllage der weiblichen Geschlechtsorgane aus: Demnach verschloss sich der Muttermund, wenn die Gebärmutter seitlich über dem Hüftkopf abgeknickt war. Dieses mechanische Malheur führe dazu, dass sich der Monatsfluss staue und – auf welchen Wegen auch immer – in die Brüste gelange und dort das Tumorwachstum stimuliere. Als Therapie wurde entsprechend eine «Bedampfung» der Gebärmutter mittels eingelegter Röhrchen empfohlen. Allein durch dieses Verfahren der Vaporisation sollte die Fehllage behoben und das Organ wiederaufgerichtet werden. Sodann konnte die Periodenblutung erneut einsetzen, abfließen und damit auch der Krebs verschwinden. Mit der gleichen Zielsetzung wurden vaginale Einlagen verwendet, die mit fettigen Kienspänen präpariert waren.

Mit der zunehmenden Verfeinerung des medizinischen Wissens wuchsen auch die Möglichkeiten, Krebserkrankungen zu erkennen, zu unterscheiden und mögliche Ursachen für einen Tumor zu identifizieren. Im Verlauf dieser Differenzierung zeigte sich, dass bestimmte Berufsgruppen häufiger als andere von Tumoren betroffen waren oder die Exposition gegenüber spezifischen Umweltfaktoren oder Giftstoffen zur Entstehung von Krebs beitrug.

Der Arzt Paracelsus (1493–1541), dessen Ruhm sich vor allem nach seinem Tod mehrte, stellte im 16. Jahrhundert bereits fest, dass sich unter den Arbeitern im Bergbau eine Form von Lungenkrebs häufte. Aus heutiger Sicht ist es wahrscheinlich, dass giftige Arsenverbindungen («rotes Arsenik» oder «Realgar» genannt) dafür verantwortlich waren. Das «Höhlenpulver», das die Tumoren auslösen konnte und das in ähnlicher Form auch als Rattengift zur Anwendung kam, wurde in Minen gewonnen. Die Arbeiter unter Tage atmeten die toxischen Dämpfe ohne jede Schutzmaßnahme in hoher Konzentration den ganzen Tag über ein. Woche für Woche, Monat für Monat, Jahr für Jahr. Dieser chronisch-entzündliche Reiz schädigte das Gewebe, woraufhin Zellen entarteten und sich in vielen Fällen ein tödliches Bronchialkarzinom entwickelte.

Der englische Chirurg Percivall Pott (1714–1788) erkannte mehr als zweihundert Jahre später ebenfalls, dass eine bestimmte Berufsgruppe besonders oft von einer Art Tumor betroffen war. Er beobachtete bei jungen Kaminkehrern in London gehäuft einen Krebs des Hodensacks, das sogenannte Skrotalkarzinom. Die schwere Arbeit in Ruß und Schmutz wurde wegen des beengten Arbeitsumfeldes oft von Kindern ausgeführt, da diese kleiner und beweglicher waren. Viele Waisenkinder wurden gezwungen, in die Schornsteine zu klettern, schließlich sollten sie zu ihrem Unterhalt etwas beitragen. Kaum dass diese Kinder in die Pubertät gekommen waren, litten sie auffällig häufig an offenen Stellen und schmerzhaft blutenden Geschwüren im Hodenbereich.

Hatten Ärzte zuvor angenommen, dass es sich bei den lästigen Hautveränderungen um Geschlechtskrankheiten handeln müsse, war Doktor Pott der Auffassung, dass es der hartnäckig haftende Ruß in den Hautfalten war, der eine Krebsentstehung begünstigte. In seiner Schrift «Chirurgical observations relative to the cataract, the polypus of the nose, cancer of the scrotum, different kinds of ruptures, and the mortification of the toes and feet» legte er im Jahr 1775 den Zusammenhang dar.

Gut ein Jahrzehnt nachdem Pott über das Skrotalkarzinom

publiziert hatte, tat sich endlich etwas. Im Jahr 1788 wurde das Mindestalter für Kinder, die als Kaminkehrer arbeiteten, auf acht (!) Jahre heraufgesetzt; zuvor waren teilweise noch jüngere Schornsteinfeger in die schmalen Abzüge und Kamine Londons gestiegen. Später dann, im Jahr 1840, wurde das Mindestalter für die Berufsausübung als Kaminkehrer auf immerhin einundzwanzig Jahre erhöht.

Mehr als einhundert Jahre nach Potts Beschreibung, um 1890, kristallisierte sich heraus, dass in einer anderen Branche, die während der Industrialisierung von einem enormen Aufschwung profitierte, ebenfalls mehr Krebsfälle zu verzeichnen waren. Arbeiter der Farbstoffindustrie erkrankten häufiger an einem bestimmten Tumor. Der Chirurg Ludwig Rehn (1849–1930) kam den Zusammenhängen auf die Spur. Rehn war eigentlich für die erste Herznaht bekannt, die er bei einem Patienten setzte, nachdem dieser in eine Messerstecherei verwickelt worden war. Der Chirurg war jedoch auch Betriebsarzt in der Chemischen Fabrik Griesheim. In dieser Funktion stellte er fest, dass die Arbeiter in den Anilinfabriken öfter an Blasenkrebs erkrankten als der Rest der ortsansässigen Bevölkerung.

Rehn hatte schon früh auf eine Verbindung zwischen bestimmten chemischen Stoffen und der Krebsentstehung hingewiesen, und sein Verdacht erhärtete sich, als etliche kranke Chemiearbeiter ihn aufsuchten. Mittlerweile ist Blasenkrebs für Arbeiter in der Chemie-, Stahl- und Lederindustrie, für Automechaniker, Zahntechniker und Friseure längst als Berufskrankheit anerkannt. Auch heute tritt Blasenkrebs noch mehr als fünfmal so oft in wohlhabenden Staaten auf wie in Ländern, die über weniger Industriestandorte verfügen.

Über Jahrtausende ließ sich gegen Krebs wenig ausrichten und schlugen die chirurgischen Versuche fehl, wenn der Tumor bereits Metastasen gebildet hatte oder nicht «im Gesunden» entfernt werden konnte, wie es in der Fachsprache heißt. Auch in der ersten

Hälfte des 20. Jahrhunderts waren Krebskranke deshalb noch oft ihrem düsteren Schicksal überlassen und die Medizin konnte für die Patienten wenig tun. Mit Morphinpräparaten wurde versucht, die ärgsten Schmerzen zu lindern.

Im Jahr 1905 begann der New Yorker Arzt Robert Abbe (1851–1928) damit, eine an Gebärmutterhalskrebs erkrankte Frau mit Radium zu bestrahlen. Die Heilung mittels Strahlentherapie gelang, und in den Folgejahren wurden weitere Patienten mit Tumoren der Gebärmutter, der Haut, des Magens, des Kehlkopfs und des Mund-Rachen-Raums bestrahlt. Anfangs war die Euphorie groß, Krebs ohne Operationen und Medikamente behandeln zu können, doch bald zeigte sich, dass der Therapieerfolg oft nicht von Dauer war oder sich Strahlenschäden beispielsweise in Form von Zweittumoren einstellten.

In Deutschland nahm sich das 1906 in Heidelberg gegründete «Institut für experimentelle Krebsforschung» früh der bösartigen Neubildungen an, mit dem Ziel der «engen Verbindung der Arbeit am Krankenbett mit der wissenschaftlichen Forschung». Ärzte und Wissenschaftler verstanden zwar immer mehr von der Entstehung und dem Wachstum von Tumoren. Doch trotz dieser Fortschritte waren sich Ärzte wie Patienten bewusst, dass die Krebsdiagnose in etlichen Fällen ein baldiges Todesurteil bedeutete. Der Chirurg und Onkologe Vincenz Czerny (1842–1916), Gründer und erster Direktor des Krebsinstituts, erkannte zudem, «wie deprimierend und lähmend auf Ärzte und Krankenpfleger ein Saal voll sterbender Todeskandidaten einwirkt». Ärzte wie Pflegepersonal müssten aber «selbst Hoffnung haben, um Optimisten bleiben zu können und auch die Hoffnung bei den verzweifelten Kranken aufrechtzuerhalten».[112]

Aus diesem Grund entwickelte Czerny einen naheliegenden Plan für eine Einrichtung, die Vorläufer des 1964 gegründeten Deutschen Krebsforschungszentrums (DKFZ) ist: Er sprach sich dafür aus, «daß man in einem Krebsinstitut nicht allein unheilbare Carcinome und Sarkome aufnehmen soll». Vielmehr sollten «auch zweifelhafte Fälle, gutartige Tumoren, aber namentlich noch heilbare Anfangsformen des Krebses» dort behandelt werden. Der Arzt dachte an die Wirkung der «Anstalt» auf die Mitarbeiter, die «nicht zu ausschließlich den Charakter einer Siechenanstalt aufgeprägt» bekommen soll. Vielmehr sei das Ziel, durch geheilte Fälle «Mut und Hoffnung der Pflegebefohlenen und die Arbeitsfreudigkeit des Pflegepersonals» zu stärken.[113]

Die Idee war zweifellos gut, dennoch war manchmal alle Hoffnung vergeblich, woran sich auch nichts änderte, als die ersten Therapeutika verfügbar waren. «Wenn wir den Tumor nicht umbrachten, brachten wir den Patienten um», urteilte der Harvard-Mediziner William C. Moloney über die Anfangszeit der Krebstherapie.[114] Der Arzt und Schriftsteller Gottfried Benn (1886–1956) hat in besonders trostlosen Versen den Verlauf und das Endstadium von Krebspatienten beschrieben, etwa in seinem Gedicht «Mann und Frau gehn durch die Krebsbaracke» aus dem Jahr 1912.[115] Das Gedicht ist vor mehr als einhundert Jahren entstanden und zeigt in drastischen Worten den körperlichen Verfall, dem die Kranken trotz ihrer Betreuung im Krankenhaus ausgesetzt waren und sind.

Inzwischen lassen sich zwar Schmerzen lindern, Blutungen stillen, zerfallende Geschwüre operativ entfernen und faulende Säfte ableiten. Zudem kann etwa die Hälfte aller Krebskranken geheilt werden, wobei die Prognose je nach Tumor sehr unterschiedlich ausfällt. Denn nicht eine, nicht ein Dutzend und nicht Hunderte Krebsarten gibt es, sondern so viele Arten und Verlaufsformen wie Menschen. Wer an einem schnell wachsenden, aggressiven Tumor erkrankt, für den stehen die Aussichten noch immer schlecht. Wie wenig die Medizin manchmal auszurichten vermag, zeigen die letzten Zeilen von Benns Gedicht. Die Konfrontation mit dem nahenden Tod bleibt vielen Krebspatienten leider bis heute nicht erspart.

> Nahrung wird wenig noch verzehrt. Die Rücken
> sind wund. Du siehst die Fliegen. Manchmal
> wäscht sie die Schwester. Wie man Bänke wäscht.

Hier schwillt der Acker schon um jedes Bett.
Fleisch ebnet sich zu Land. Glut gibt sich fort,
Saft schickt sich an zu rinnen. Erde ruft.[116]

Doch statt sich mit dem nahen Ende auseinanderzusetzen, verbünden sich Ärzte und Patienten oft in einer «komplizenhaften Verdrängung des Todes» miteinander, wie der Onkologe Herbert Kappauf diese Reaktion genannt hat.[117] Mit Parolen der Selbstermutigung und dem Vorsatz, den Krebs zu bekämpfen, bieten sie der Krankheit die Stirn. Doch so einfach ist es nicht; die Waffen in diesem Kampf sind oft stumpf oder wirkungslos. «Wer nicht Chemie oder Medizin studiert hat, wird sich nicht darüber im Klaren sein, wie unendlich schwierig die Krebstherapie in Wahrheit ist. Sie ist fast – nicht ganz, aber fast – so, als gälte es, einen Wirkstoff zu finden, der beispielsweise das linke Ohr spurlos auflöst, das rechte aber unversehrt lässt. So gering ist der Unterschied zwischen der Krebszelle und ihren normalen Vorfahren.»[118] So formulierte es 1947 der Pathologe und Krebsforscher William H. Woglom. Auch wenn seitdem enorme Fortschritte in der Krebstherapie gemacht wurden, hat der Ohrenvergleich noch immer einige Berechtigung. Er zeigt zudem, wie vermessen es war und ist, sich im Kampf gegen den Krebs vorab zum Sieger zu erklären.

Den Krebs besiegen – ein schönes Ziel, aber leider zu oft ausgerufen und zu oft angekündigt. In den vergangenen Jahrzehnten wurde dieser Erfolg immer wieder von Wissenschaftlern und Politikern heraufbeschworen. Häufig war die Ankündigung mit markigen Worten versehen und von einem erheblichen Werbeaufwand, von freigegebenen Fördermitteln und öffentlichen Kampagnen begleitet.

US-Präsident Richard Nixon (1913–1994) war einer der ersten Staatsmänner, der eine solche Kampfansage machte und 1971 dem Krebs den Krieg erklärte. In den kommenden 25 Jahren, so proklamierte er, solle endlich ein Heilmittel gegen «den Krebs» gefunden werden. Für seinen «War on Cancer» spielte er in seiner Rede zur Lage der Nation auf die Eroberung des Weltraums an, also auf die erste erfolgreiche Mondlandung 1969. Den weiteren Ausbau der Atomenergie und die Entwicklung von Atomwaffen nannte er als Beispiele aus anderen Branchen, um zu zeigen, welche Dimension das Unterfangen haben würde. Die damit verbundene Verheißung lautete, dass die USA «nicht nur die reichste, sondern auch die gesündeste Nation der Welt»[119] sein würden, wenn das Ziel einmal erreicht war. Zumindest der zweite Teil der Verheißung ist bis heute nicht eingetreten.

Das National Cancer Institute, Teil der National Institutes of Health in Bethesda, einem Vorort von Washington, D. C., bekam die beachtliche Summe von 100 Millionen Dollar zusätzlich für die Krebsforschung bewilligt. Verständlich, dass für diesen enormen Etat die größtmögliche verbale Mobilmachung notwendig war.

Nixons Initiative von Januar 1971 ging nicht allein auf ihn selbst oder seine Berater zurück. In ganzseitigen Anzeigen hatten Krebsaktivisten im Dezember 1969 den Präsidenten in der «Washington Post» und wenige Tage später in der «New York Times» direkt angesprochen: «Mr. Nixon: You can cure cancer.» In riesigen Lettern prangte die Aufforderung auf den Zeitungsseiten und die beiden letzten Buchstaben in dem Wort «cancer» waren bereits – grafisch anspruchsvoll – von zusammenklumpenden Krebszellen durchlöchert und zerfressen.

Mit diesem seit den 1960er-Jahren erstarkenden Aktivismus «trat der Krebs endgültig aus dem verschatteten Innenleben der Medizin ins gleißende Licht des öffentlichen Blicks und verwandelte sich in eine Krankheit, die weltweit Aufmerksamkeit erregte».[120] Die so lange im Verborgenen verhandelte Krankheit wurde öffentlich. Auch in der Populärkultur, in Zeitungsspalten und in intellektuellen Debatten fand die neue Offenheit für die Krankheit ihren Niederschlag: Alexander Solschenizyn (1918–2008) zum Beispiel erzählte in seinem Roman «Krebsstation» aus dem Jahr 1967 teils autobiografisch von seiner Tumorerkrankung in den 1950er-Jahren; in dem Film «Love Story», einem melancholischen Kassenschlager aus dem Jahr 1970, erkrankt die von Ali

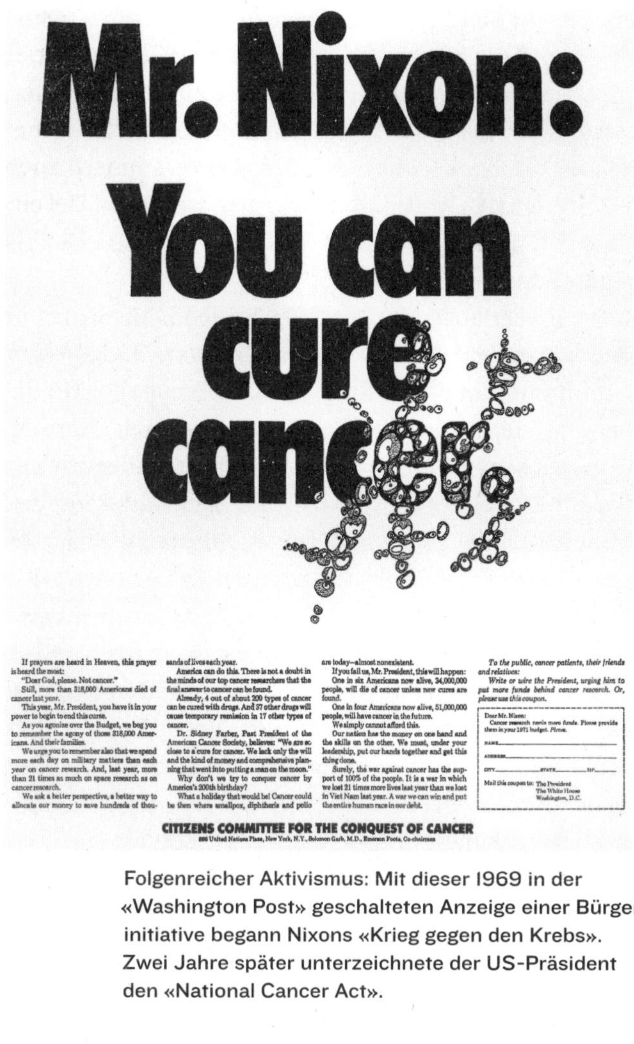

Folgenreicher Aktivismus: Mit dieser 1969 in der «Washington Post» geschalteten Anzeige einer Bürgerinitiative begann Nixons «Krieg gegen den Krebs». Zwei Jahre später unterzeichnete der US-Präsident den «National Cancer Act».

MacGraw gespielte Protagonistin an Leukämie und stirbt schließlich in den Armen ihres von Ryan O'Neal dargestellten Mannes; 1971 erschien der Film «Freunde bis in den Tod» (im US-Original «Brian's Song»), der einer wahren Geschichte nachempfunden ist und den frühen Krebstod von Brian Piccolo (1943–1970) zum Thema hat, einem Football-Spieler der Chicago Bears.

Wenn sich eine Krankheit «so jäh und nachdrücklich in die Vorstellungswelt einer Epoche drängt», dann liegt das «oft daran, dass der Boden dafür schon bereitet ist», schreibt der amerikanische Krebsarzt und Autor Siddharta Mukherjee: «Jede Ära hat ihre Krankheit.»[121] Doch warum werden Krankheiten zu einem bestimmten Zeitpunkt sichtbar und rücken plötzlich ins kollektive Bewusstsein? Wieso werden manche Leiden zu Symbolkrankheiten und Signaturen ihrer Epoche?

In der Tat ist es verlockend, über solche medizinischen und gesellschaftlichen Parallelen und Zusammenhänge zu spekulieren. Aids folgte unmittelbar auf eine Zeit, die als sexuelle Befreiung und als Happening der freien Liebe erst gefeiert und später verklärt wurde. Das Leiden war nicht nur neu, anfangs immer tödlich und allein deshalb unheimlich, sondern schien in konservativen Kreisen auch alte Muster von Krankheit als Strafe zu reaktivieren – in diesem Fall für promiskes Verhalten und Homosexualität. Die erste Sars-Pandemie 2002/03 und noch stärker die Corona-Epidemie durch Sars-CoV-2 2020 bis 2023 können ebenfalls als Symbolkrankheiten verstanden werden. Sie stehen als Antwort auf die Zunahme der weltweiten Mobilität, die Globalisierung und können als Reaktion auf das Vordringen des Menschen in zuvor undurchdringliche Regionen und ihre geheimnisvolle Tier- und Pflanzenwelt gelesen werden.

Und Krebs? Die Transparenz gegenüber Tumorerkrankungen in den 1970er-Jahren zeigt eine Verschiebung in der Wahrnehmung der allgemeinen Bedrohungslage an, einen Wandel weg von einer unheimlichen äußeren Gefahr (etwa durch die Atombombe) hin zu dem Schrecken, der nun von innen, aus einem selbst drohte. Die «Big Bomb» aus dem Kalten Krieg wich dem «Big C» (für «Cancer»), die Ängste wandelten sich und damit auch die Überzeugung, dass der Tod nicht plötzlich und mit einem großen Knall kommt, sondern mit einem Tumor, der den Körper langsam von innen zerfrisst und zersetzt.[122]

In den USA wie in Deutschland mischte sich in das Schreiben

über Krebs zunehmend Kritik an der Medizin und der Sprachlosigkeit der Ärzte angesichts einer unheilbaren Krankheit. Die gefeierte Schauspielerin Hildegard Knef (1925–2002) schilderte schonungslos über ihre Brustkrebserkrankung, wie sie «im Krankenhaus schon an der Pforte entmündigt» wurde, und kam zu dem Schluss: «wo zu Großmutters Zeiten Sex tabu war, [sind] heute Sterben, Tod und Krebs tabu.»[123] Auch die Autorin Maxie Wander (1933–1977) berichtete in «Leben wär' eine prima Alternative»[124] davon, wie ihr die Krebsdiagnose von Medizinern in der DDR zunächst verschwiegen wurde und wie hilflos die Ärzte mit der Erkrankung umgingen.

Gleichzeitig wurde Krebs zu einer breiten Projektionsfläche – sowohl für vermeintliche individuelle Verfehlungen als auch für politische oder gesellschaftliche Mängel. Der Züricher Lehrer Fritz Zorn (1944–1976) beschrieb seine Krebserkrankung in seinem Buch «Mars», das 1977 kurz nach seinem Tod erschienen ist, in rebellischem Ton als Symptom der bürgerlichen Gesellschaft, die es ihm verwehrt habe, zu seinen «wahren» Emotionen zu stehen und zu sich selbst zu finden. Die Kälte und der Gefühlsstau hätten die Tumorerkrankung erst möglich gemacht.

Von dieser Interpretation war es nicht weit zum Bild von der «Krebspersönlichkeit»: Menschen, die in sich gekehrt sind, entwickelten demzufolge häufiger Tumore als jene, die aus sich herausgehen und ihre Emotionen zeigen. Nachdem der amerikanische Schriftsteller Norman Mailer 1960 seine zweite Frau Adele Morales im Vollrausch niedergestochen hatte, begründete er seine Bluttat damit, dass er Krebs bekommen hätte, wenn er sich nicht von seinen «mordlustigen Regungen» befreit hätte.[125]

Die Krebspersönlichkeit ist jedoch ein Mythos, Gefühlszustand und Charakter haben nichts mit dem Entstehen eines Tumors zu tun. Vielmehr ziehen sich Krebskranke nach der Diagnose oft zurück. Daraus auf die Persönlichkeit *vor* der Erkrankung zu schließen, wäre unseriös. Krebs trifft auch die Glücklichen. Gegenteilige Vorurteile belasten die Kranken als Opfer ihrer selbst. Ebenso wenig hat es einen Einfluss auf die Erkrankung, ob jemand gegen den Krebs «kämpft» und alles über die Krankheit wissen will oder in Ruhe gelassen werden möchte und sie ignoriert. Falsch oder richtig gibt es in diesen Fällen nicht. Richtig ist das, was Patienten in ihrer Lage als angemessen empfinden.

Die noch immer viel genutzten Kampf- und Kriegsmetaphern im Umgang mit Krebs erlebten in den 1970er-Jahren eine Hochphase. Im März 1971 wurde als Folge von Nixons Vorstoß der «Conquest of Cancer Act» in den USA als Gesetzesvorlage eingebracht. Tatsächlich war im Titel des Verwaltungsdokuments buchstäblich von einer «Eroberung» des Krebses die Rede. Die Ängste der Öffentlichkeit vor Krebs und die ambitionierten Pläne der Politiker mögen sich zwar gut ineinandergefügt haben – doch etliche Wissenschaftler hielten den staatlich geförderten Kampf gegen den Krebs für verfrüht und deshalb für unrealistisch.

Krebs lasse sich weder wie eine Insel erobern noch wie ein feindliches Heer in einem Generalangriff besiegen, entgegneten führende Forscher auf die Kriegsrhetorik. Zudem sei die Analogie zur Mondlandung oder dem Manhattan-Projekt, das einst zur Entwicklung der Atombombe geführt hatte, schlicht falsch. In beiden Fällen habe es sich um technologische Leistungen gehandelt, die auf länger zurückliegenden Erkenntnissen der Physik beruhten und «nur» noch in einer finanziellen und kollektiven Kraftanstrengung umgesetzt werden mussten. Dies sei nicht im Entferntesten mit der Krebsforschung zu vergleichen, die etliche Wissenslücken und Ungereimtheiten bereithalte. Schließlich seien die Krankheitsentstehung und -ausbreitung von Krebs längst nicht im Detail verstanden.[126]

Der Physiologe Irvine Page (1901–1991) sah sogar Ärger für die Krebsforschung heraufziehen. Vorhersagen zur Heilung seien schließlich ein «riskantes Unternehmen», falsche Versprechungen in den zurückliegenden zwei Jahrzehnten «die Sünde der Wissenschaft» gewesen.[127] Blieben nach großspurigen Ankündigungen die Erfolge aus, würden die Menschen erst ungeduldig und dann ärgerlich werden.

Bekanntlich kam es anders, als Nixon 1971 prophezeit hatte. 25 Jahre nach seiner Kriegserklärung gegen den Krebs und damit am Ende des von ihm vorgegebenen Zeitrahmens waren die bösartigen Tumoren keineswegs besiegt – und die USA zählten weder damals noch später zum Kreis der gesündesten Länder der Welt, wenn Lebenserwartung, Freiheit von Leid und Gesundheit im Alter als Kriterien galten.

Heutzutage ist Krebs in den meisten industrialisierten Ländern die zweithäufigste Todesursache. Allein in Deutschland erhalten jedes Jahr etwa 500 000 Menschen eine Tumordiagnose; ungefähr 230 000 Menschen sterben jährlich an einem Krebsleiden. Weil Krebs nach Herz-Kreislauf-Erkrankungen wie Infarkt, Schlaganfall und Herzschwäche die meisten Todesopfer fordert, oft mit langem Leiden und qualvollem Sterben verbunden ist und sich Tumore zugleich so vielfältig entwickeln und unberechenbar verändern, hat der in Harvard ausgebildete Onkologe und Buchautor Siddhartha Mukherjee Krebs als den «König aller Krankheiten» bezeichnet.[128] Im Jahr 2020 starben weltweit knapp 10 Millionen Menschen an einem Tumor. Schätzungen für 2030 belaufen sich auf etwa 13 Millionen Todesopfer. Im Jahr 2040 ist sogar mit mehr als 16 Millionen Krebstoten rund um den Globus zu rechnen.

Die Zunahme hat auch demografische Gründe, denn der größte Risikofaktor für Krebs ist das Alter, weil das Immunsystem mit den Jahren defekte Zellen und krankhafte molekulare Veränderungen nicht mehr so effektiv erkennen und aussortieren kann. Die Kontrolle lässt nach. Insofern ist es naheliegend, dass Krebserkrankungen in der Antike, im Mittelalter und auch in der Neuzeit weniger Aufmerksamkeit zukam, als es seit der zweiten Hälfte des 20. Jahrhunderts und erst recht im 21. Jahrhundert der Fall ist. Viele Menschen wurden früher nicht alt genug, um an einem Tumor zu erkranken. Krebs kam schlicht nicht so häufig vor.

Allerdings führen Angaben zum durchschnittlichen Alter, das Menschen in früheren Zeiten erreichten, oft in die Irre. Die statistische Lebenserwartung betrug in der Antike zwar nur etwa

30 Jahre und auch im Jahr 1900 wurden die Menschen in Mitteleuropa durchschnittlich lediglich 44 Jahre alt. Allerdings fallen diese Zahlen vor allem deshalb so niedrig aus, weil viele Jahrhunderte lang nur die Hälfte aller Neugeborenen das Erwachsenenalter erreichte und dies massiv zur rechnerisch geringen Lebenserwartung beitrug. Wer hingegen Kindheit und Jugend überstanden hatte und beispielsweise im Jahre 1900 das 40. Lebensjahr erlebte, dem blieben durchschnittlich noch weitere 26 Jahre, er wurde also im Mittel immerhin 66 Jahre alt.

Früher war das zu erwartende Lebensalter vor allem begrenzt, wenn man schwere körperliche Arbeit zu verrichten hatte und der Umgang mit Schadstoffen einen frühen Tod befürchten ließ. Wer sich vorwiegend geistigen Tätigkeiten widmen konnte, durfte mit einem längeren Leben rechnen. Die Zeichen haben sich umgekehrt: Was heute als schädlich für die Gesundheit gilt – eine überwiegend sitzende Tätigkeit mit wenig Bewegung –, war früher eindeutig ein Überlebensvorteil. So erfreulich der rasante Anstieg der Lebenserwartung in den vergangenen einhundert Jahren auch ist – er führt dazu, dass Krebserkrankungen immer häufiger werden.

Das schon früh verfehlte Ziel eines Sieges über den Krebs hat spätere Generationen von Politikern und Forschern nicht davon abgehalten, immer wieder den Kampf oder gar Krieg gegen den Krebs auszurufen. Dabei haben sich Zeitvorgaben weiterhin als heikel erwiesen. 2003 hatte der damalige Leiter des National Cancer Institute, Andrew von Eschenbach, beispielsweise erklärt, dass es realistisch sei, «Leiden und Tod durch Krebs bis zum Jahr 2015 zu beenden». In einer Anhörung wurde Eschenbach vom Senator für Pennsylvania, Arlen Specter, gefragt, was nötig sei, um dieses Ziel früher zu erreichen. Viele Menschen hätten nicht so lange Zeit. «Jedes Jahr 600 Millionen Dollar», entgegnete Eschenbach. «Mit 600 Millionen jährlich können Sie das Datum von 2015 auf 2010 vorverlegen?», fragte Specter skeptisch. «Ja, Sir», antwortete Eschenbach. Specter, der 2005 seine Erkrankung am Hodgkin-

Lymphom öffentlich gemacht hatte, sollte das nicht mehr erleben. Er starb 2012.[129]

Im Jahr 2016 dann kündigte Präsident Barack Obama in seiner Rede zur Lage der Nation an, den Krebs entschiedener denn je bekämpfen zu wollen. «Amerika kann Krebs heilen», wenn es einen «neuen Raketenstart» («new moonshot») hinlege, so der Präsident – «für unsere Liebsten, die wir verloren haben, und für die Familien, die wir retten können – lasst uns Amerika zu dem Land machen, das den Krebs ein für allemal besiegt». Der Etat für das National Cancer Institute wurde um 264 Millionen Dollar aufgestockt. Das bedeutete «die größte Unterstützung, die unsere Krebsforscher innerhalb der letzten Dekade bekommen haben», wie Obama anfügte.[130]

In Deutschland hören sich die Prophezeiungen der Politiker ähnlich euphorisch an. Jens Spahn kündigte in seiner Zeit als Gesundheitsminister (2018–2021) an, dass der Krebs «in zehn bis zwanzig Jahren besiegt» sein würde.[131] Sein Nachfolger im Gesundheitsministerium, Karl Lauterbach, zeigte sich 2023 und 2024 zuversichtlich, dass mithilfe künstlicher Intelligenz und individualisierter Krebs- und Immuntherapien schon bald ein Sieg über die Krankheit möglich sei.

Fortschrittsglaube und Forschungsprogramme sind hilfreich, um neue Projekte in der Wissenschaft zu unterstützen und Therapien zu verbessern. Falsche Hoffnungen und unrealistische Erwartungen zu wecken, enttäuscht hingegen Patienten wie Wissenschaftler. Angesichts der Unberechenbarkeit etlicher Krebserkrankungen wären statt martialischer Kampf- und Kriegsmetaphern vielleicht Demut und Respekt angemessen. Denn noch immer ist ungewiss, warum manche Arzneimittel den Tumor anfangs erfolgreich zurückdrängen, sie dann aber unwirksam werden und der Krebs umso heftiger weiterwuchert, sodass er allen Behandlungsversuchen mittels Strahlen- und Chemotherapie entkommt.

Krebs ist und bleibt tückisch. Trotz vieler Erfolge im Detail, die zu erheblich verbesserten Überlebenschancen etwa bei kindlichen Leukämien und Hodenkrebs, bei Brustkrebs und vielen anderen

Tumorarten beigetragen haben, ist die Bilanz insgesamt ernüchternd: Die Medizin schafft es bisher in mehr als der Hälfte der Fälle nicht, Krebs zu heilen. Ist von einem «Durchbruch» in der Therapie die Rede, ist Vorsicht geboten. Dabei handelt es sich zumeist um PR-Übertreibungen.

Die Pharmaindustrie investiert heute zunehmend in neue Krebsmittel, die als «individuelle», «maßgeschneiderte» oder «personalisierte» Medizin bezeichnet werden (s. Kapitel 8). Individuell ist an der Behandlung, dass dafür nur Patienten infrage kommen, die ein genetisches Profil aufweisen, an dem therapeutische Antikörper andocken können. Theoretisch wird nur Tumorgewebe angegriffen und nicht – wie bei Chemo- und Strahlentherapie – auch gesundes Gewebe. Praktisch leiden viele Patienten unter Nebenwirkungen, und der Nutzen kann im Einzelfall großartig sein, ist für viele Kranke bisher aber gering.

Etliche traditionelle Fortschrittsformeln treffen in der modernen Medizin, gerade auch in der Krebstherapie, nicht mehr zu. Neu heißt nicht automatisch besser. Innovativ ist nicht gleich kurativ. Wirkt ein neues Mittel, haben oft Dutzende vergleichbarer Substanzen enttäuscht. 2015 ist eine Analyse von hundert hochrangigen Studien zur Krebsmedizin erschienen. Nur in sechs der Studien wurde erhoben, wie es den Kranken unter der Therapie ging. Die Wünsche der Patienten in ihren letzten Wochen bleiben auf der Strecke. Manche Krebsärzte sprechen bei personalisierter Medizin deshalb von Science-Fiction und beklagen Geschäftemacherei mit der Not.

Dass Erwartungen überzogen sind und Patienten geblendet, daran sind auch Ärzte beteiligt. Nicht aus bösem Willen, sondern weil sie der Faszination des Neuen erliegen oder die molekularen Modelle der Behandlung in der Theorie attraktiv finden und dabei vergessen, dass sie sich in der Praxis erst bewähren müssen. Der Imperativ, auch dann noch «etwas tun» zu wollen, wenn Innehalten und Abschied angemessener wären, ist im ärztlichen Denken tief verankert. Es ist schwer, den Tod nicht durch Aktivismus zu verdrängen und gemeinsam mit den Patienten herauszufinden, was zum Schluss das Beste für sie sein mag.

Obwohl seit dem Zweiten Weltkrieg weltweit Abermilliarden an Fördermitteln in die Krebsforschung investiert worden sind und obwohl regelmäßig Therapien entwickelt und erprobt werden, wäre es immer noch unseriös, prognostizieren zu wollen, wann der Sieg über den Krebs errungen sein könnte. Vielleicht wäre es ehrlicher, nicht darüber zu spekulieren, *wann* Krebs keine tödliche Bedrohung mehr darstellt, sondern *ob* diese Vorstellung aus medizinischer Sicht überhaupt realistisch ist.

Krebs ist schließlich nicht einer, sondern viele. Die Oberflächenstrukturen und molekularen Signaturen unterscheiden sich von Tumor zu Tumor und verleihen dem Krebs seinen jeweils spezifischen Grad an Bösartigkeit. Zudem kann Krebs sich aus Hunderten verschiedenen Zellen und Geweben entwickeln, in jedem Organ, in jedem Körperteil. Aus diesem Grund gibt es auch nicht den einen Krebs, nicht *den* Magenkrebs, *den* Bauchspeicheldrüsenkrebs oder *den* Brustkrebs. Manche leben mit dieser Diagnose noch vierzig oder fünfzig Jahre ohne größere Einschränkungen, andere sind mit derselben Diagnose nach einem halben Jahr tot. Im Verlauf der Krankheit erleben Ärzte wie Patienten oft erstaunliche Überraschungen. Eine Antwort auf die Frage, «Wie lange habe ich noch?», gibt es nur in Ärztewitzen. Seriös kann das niemand sagen.

Die Zukunft der Seuchen

Die Aufmerksamkeitsökonomie des Menschen bringt es mit sich, dass er sich besonders vor dem Fremden und Exotischen gruselt. Darin liegt allerdings die Gefahr eines Fehlschlusses. Es sind schließlich auch jene bekannten Krankheiten und vermeintlich vertrauten alten Seuchen, die eine mindestens so große Bedrohung darstellen wie die neuen Leiden. Sogar im Mittelalter oder im 19. Jahrhundert verortete Leiden wie Pest und Cholera brechen immer wieder aus. Und die Tuberkulose, der in Kunst und Literatur als Schwindsucht geadelte Klassiker, gehört nach wie vor zu einer der größten Gesundheitsgefahren des Planeten. Besonders gemein ist auch die Grippe. Dieses Virusleiden klingt zwar banal und nach einer heftigeren Erkältung, ist aber weiterhin in der Lage, die Erde mit Tod und Verderben zu überziehen, wie nicht nur die Spanische Grippe 1918/19 gezeigt hat, sondern periodisch auftretende Epidemien von erheblichem Ausmaß immer wieder beweisen.

Hinzu kommen neue, oft in ihren Eigenschaften unübersichtliche Krankheiten, von denen unklar ist, welche das Zeug dazu haben, sich zu einem weltweit bedrohlichen Seuchenzug auszuwachsen. Ende des 20. und zu Beginn des 21. Jahrhunderts rückten etwa Erkrankungen durch eine Infektion mit dem Zika-Virus oder dem Ebola-Virus in den Mittelpunkt. Im Jahr 1995 flackerte in Zaire das hämorrhagische Ebola-Fieber nach 1976 erneut auf. Seitdem kam es nicht nur dort, sondern auch in anderen Ländern, besonders im westlichen Afrika, immer wieder zu Ausbrüchen der oft tödlichen Erkrankung. Wie die durch Ebola verursachten Leiden waren und sind die Auswirkungen von Zika, das in den Jahren 2015 und 2016 in die Schlagzeilen kam, hauptsächlich jenseits des europäischen Kontinents zu spüren. Und doch lösen die mysteriösen Fehlbildungen des Gehirns und des Schädels, die mit einer Zika-Infektion einhergehen, sowie unstillbare Blutungen bei manchen Ebola-Kranken bei Europäern oft mehr Unruhe aus als eine ordinäre Grippe, die hierzulande weit mehr Opfer fordert.

In die Schlagzeilen schafften es in den vergangenen Jahrzehnten dann vor allem neue Erkrankungen der Atemwege, wie SARS 2003, MERS 2012 und schließlich Covid-19. Noch im Dezember 2019 tauchte das Virus lediglich als «unbekannte Lungenkrankheit aus China» in einer kleinen Meldung in den Nachrichtenspalten auf, doch schon bald sollte Corona der ganzen Welt den Atem nehmen. Allein in Deutschland wurden knapp 39 Millionen Infektionen und 185 000 Todesfälle im Zusammenhang mit der Viruserkrankung gezählt. Weltweit kam es zu mindestens 700 Millionen Infektionen und etwa sieben Millionen Todesfällen.

Angesichts der Wellen, die die Pandemie hierzulande wie überall auf der Welt schlug, tritt leicht in den Hintergrund, dass es weiterhin etliche «übersehene» Krankheiten wie Malaria oder Denguefieber gibt, die Millionen Opfer fordern – nur eben anderswo als in den wohlhabenden Ländern Europas und Nordamerikas. Doch auch die traditionellen Infektionskrankheiten wird der Mensch nicht los, und ihr Bedrohungspotenzial ist hoch, auch wenn sie in industrialisierten Ländern nicht so stark wüten wie in den ärmeren oder von Krisen geschüttelten Regionen des Globus.

In subtropischen und tropischen Regionen fordern Malaria, Dengue-, Chikungunya- und Gelbfieber mehr Todesopfer als jede andere Krankheit; auch die Masern sind dort oft noch ein immenses Gesundheitsproblem. Zudem bilden sich Resistenzen gegen konventionelle Medikamente, besonders gegen Antibiotika. Manchmal fehlt medizinische Hilfe, hinzu kommen Unterversorgung und Mangelernährung, sodass sich selbst vermeintlich harmlose Erkrankungen fatal auswirken. Obwohl Hilfsorganisationen ständig darauf hinweisen und Medien regelmäßig, wenn auch oft pflichtschuldig, berichten, werden diese Krankheiten kaum beachtet. Trotz der teils exotischen Namen sind sie zu wenig überraschend, zu wenig neu, kein Gruselfaktor. Dabei sind diese Leiden nicht nur nicht verschwunden, sondern breiten sich bedrohlich aus. Aus Unachtsamkeit wird die Gefahr unterschätzt.

Denn die steigenden Temperaturen rund um den Globus führen dazu, dass Keime und die sie übertragenden Insekten wie die Tigermücke, die bisher in tropischen oder subtropischen Regionen verortet wurden, vermehrt auch in hiesigen Regionen vorzufinden sind. Damit drohen «tropische» Krankheiten wie Dengue- oder Gelbfieber neuerdings auch im südlichen und mittleren Europa. Die Malaria breitet sich ebenso weltweit aus und fordert jährlich bis zu zwei Millionen Todesopfer.

Der Mensch trägt mit seiner zunehmenden Mobilität, dem Vordringen in unberührte Gebiete und dem Klimawandel zur Ausbreitung der Erreger bei. Der Übergang von Mikroorganismen vom Tier auf den Menschen, wohl der Ursprung der Corona-Pandemie wie von Ebola, wird erleichtert, wenn unwegsame Dschungelgegenden mit ihrem Artenreichtum von Menschen erschlossen werden. Auch zuvor unbekannte Erreger, die sich bisher nur in einem eng umgrenzten Gebiet ausgebreitet haben, können dann auf den Menschen übergreifen und in die Welt getragen werden.

Alle Erreger, ob Bakterien, Würmer oder Einzeller, besonders aber Viren, haben die Eigenschaft, sich permanent zu verändern. Was die Evolution vorantreibt, weil auf diese Weise andere, oft besser angepasste Arten entstehen, kann die Mikroben für Menschen zum Problem machen. Viele Viren geben ihr Erbgut extrem ungenau weiter, und dass die Grippeimpfung jedes Jahr auf neue Influenza-Erreger abgestimmt werden muss, liegt in diesem fehlerhaften genetischen Wechselspiel begründet.

Nun führen zwar nicht alle Mutationen zum bedrohlichen Killervirus. Im Gegenteil, die meisten Veränderungen im Erbgut bewirken, dass die Erreger eingehen. Manchmal werden sie auch harmloser, wie das beim «alten» SARS-Virus von 2003 der Fall war. Und manchmal entwickelt sich ein neuer Erreger und eine weltweite Bedrohung wie SARS-CoV-2 entsteht: Corona. Dann leiden auch hochentwickelte Regionen unter einer Seuche, deren pandemische Wucht man vielleicht im Mittelalter verortet hätte, mit der in der Moderne aber niemand mehr gerechnet hat. Die Medizin muss dann auf schmerzhafte Weise erfahren, dass sie trotz aller grandiosen Errungenschaften und Fortschritte manchmal noch immer machtlos ist.

6. Eingriffe und Ableitungen

Wieso schnelle Schnitte Leid verringern, wann Ärzte zu Vampiren werden und wo auf dem Küchentisch operiert wurde

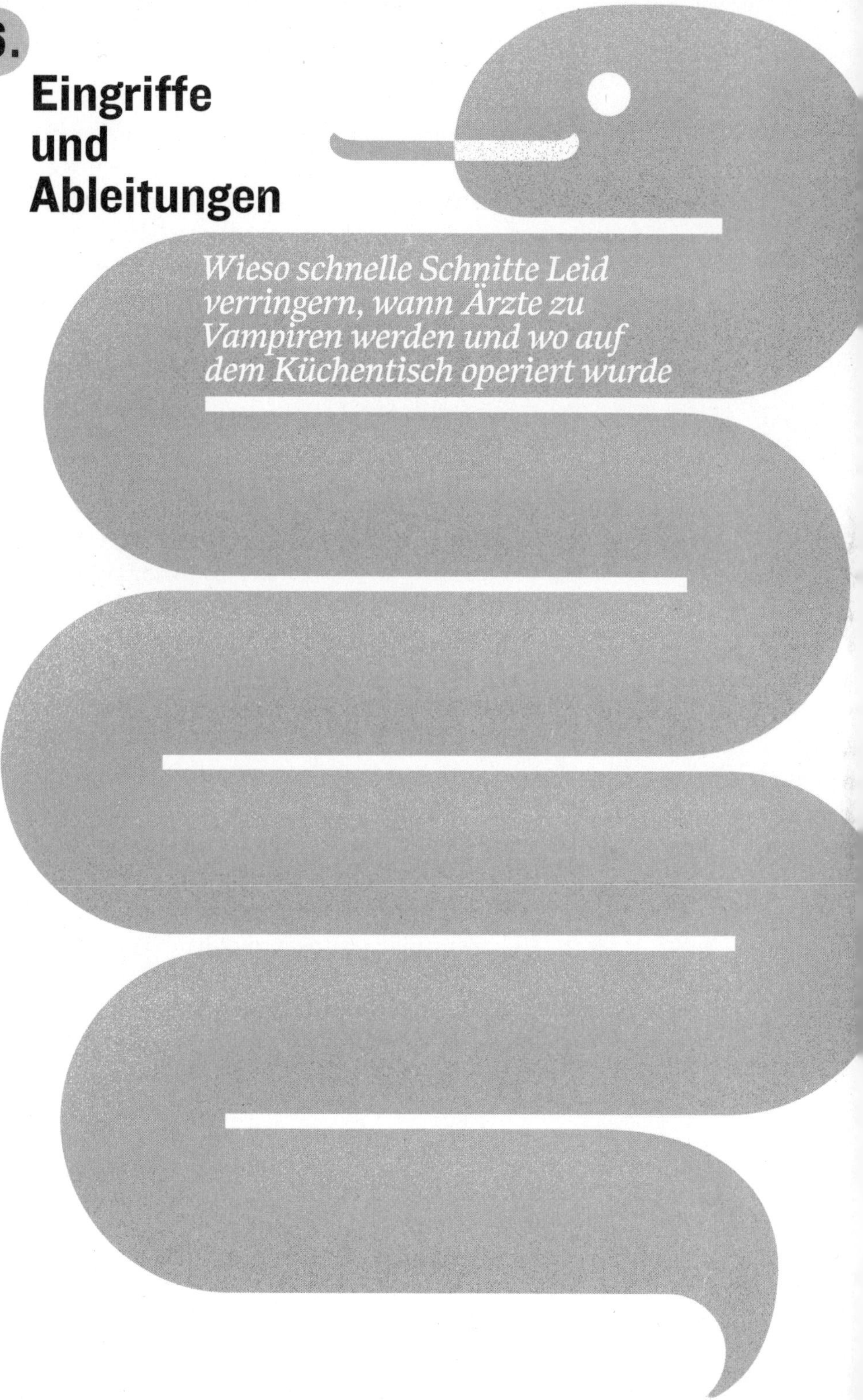

Auch in schlechten Witzen findet sich oft ein Körnchen Wahrheit. Der folgenden Charakterisierung wird man wohl unweigerlich begegnen, wenn man Medizin studiert und zum Arzt ausgebildet wird: «Der Chirurg kann alles, weiß aber nichts. Der Internist weiß alles, kann aber nichts.» Gelegentlich folgt dann noch der Zusatz: «Der Pathologe weiß alles, kann alles, kommt aber meistens zu spät.» Diese akademische Geringschätzung der Chirurgen hat eine lange Tradition. Über Jahrhunderte hatten sie im Gegensatz zu den gelehrten Medici oder Physici, die sich mit dem Körperinneren beschäftigten, kein Studium absolviert, galten also als schwach in der Theorie. Sie bauten vielmehr ihre praktischen Erfahrungen als Bader und Barbiere aus, Berufen also, die sich ursprünglich der äußerlichen Pflege des Körpers widmeten. Sie waren diejenigen, die Hand anlegten, Schnitte setzten, Kugeln aus dem Körper holten oder die Säge führten.

Die Chirurgie ist als Praxis so alt wie die Menschheit, denn Menschen sind ungeschickt und des Öfteren streitlustig. Sie verletzen sich versehentlich selbst oder hauen sich gegenseitig auf den Schädel, sodass medizinische Hilfe nötig ist. Schon früh in der Geschichte wurden gebrochene Knochen geschient, eingeschlagene Gesichter geradegerückt und Wunden versorgt, um Leidenden Entlastung zu verschaffen. Die Schmerzen von etlichen Patienten konnten auf diese Weise gelindert werden, manchmal war gar Heilung möglich. Zudem galt es, eitrige Ausschläge zu behandeln, verfaulte Zähne zu ziehen, Entzündungen der inneren Organe mussten kuriert werden – für all das war in erster Linie die Zunft der Wundärzte und Chirurgen zuständig, die jedoch nicht den besten Ruf genoss. In – zurückhaltend geschätzt – der Hälfte aller Fälle kam es nach den Eingriffen zu Infektionen und Blutungen, manchmal mit lebensgefährlichen Folgen.

Nachdem sich in der zweiten Hälfte des 19. Jahrhunderts die Anästhesie etabliert hatte und weitgehende Keimfreiheit möglich war, wurden die Operationen größer, aufwendiger und differenzierter. Nun konnte in das Körperinnere vorgedrungen werden, ohne gleich den Exitus der Patienten befürchten zu müssen. Magen und Darm, Leber, Lunge und Herz wurden operiert, aber auch Amputationen der Brust waren nun sicherer. Auf die Großoperationen in der Anfangszeit der modernen Chirurgie folgte in der zweiten Hälfte des 20. Jahrhunderts der gegenteilige Trend: minimalinvasive Eingriffe mit «Schlüsselloch-Operationen», die immer kleinere Narben mit sich brachten.

Scharfe Sägen, tiefe Schnitte: Die frühe Chirurgie

Skelettfunde von Neandertalern deuten darauf hin, dass bereits um 50 000 v. Chr. Gliedmaßen amputiert wurden, wozu scharfkantige Steine oder andere Werkzeuge benutzt wurden. Ohne rohe Gewalt konnten sie kaum geführt werden. Naturgemäß sind Quellen und Funde aus der Ur- und Frühgeschichte rar und vermitteln womöglich ein einseitiges Bild. Über frühe Routinen in der Diagnostik und Therapie sowie typische Behandlungsmethoden zu dieser Zeit ist deshalb nur vereinzelt etwas bekannt. Ab etwa 12 000 v. Chr. aber sind erste Trepanationen nachweisbar, also Bohrungen in die knöcherne Schädeldecke oder andere gewaltsame Öffnungen der Kalotte. Untersuchungen der Knochenränder zeigen, dass diese Eingriffe trotz ihrer Schwere nicht zwangsläufig zum Tod führen mussten; manchmal überlebten die Patienten. Vermutlich wird rückblickend allerdings überschätzt, wie oft Trepanationen von der Urgeschichte bis in die Antike tatsächlich medizinisch motiviert waren. Es gab bei einigen Völkern einen Schädelkult und magische Rituale der Schädelöffnung. Teilweise wurden die bei Trepanationen herausgetrennten Schädelstücke wohl als Amulette getragen.

Als «Operationswerkzeuge» kamen in der Steinzeit zunächst Muschelschalen und scharf geschliffene Steine, beispielsweise die Spitze eines Feuersteins, zum Einsatz. Auch Akaziendornen konnten hilfreich sein für kleinere Eingriffe. Später, nach dem Übergang zum Metallzeitalter (je nach Datierung ab etwa 5500 v. Chr.), fanden Messer, Meißel und Sägen aus Metall für chirurgische Eingriffe Verwendung. Der Gebrauch lässt sich nachweisen, weil an Knochenfragmenten aus dieser Zeit entsprechende Sägespuren entdeckt wurden.

In der Antike, die mit dem alten Ägypten, dem hellenistischen Griechenland und dem alten Rom ungleich höher entwickelte Kulturen hervorbrachte als die Zeitalter zuvor, finden sich in frühen Inschriften dann etliche Hinweise auf kleinere wie größere chirurgische Eingriffe. Blutungen wurden gestillt, Knochenbrüche geschient, Gelenke wieder eingerenkt. In der Textsammlung des «Corpus Hippocraticum», deren über sechzig Schriften ab dem 6. Jahrhundert vor Christus von verschiedenen Autoren zusammengestellt wurden, sind zahlreiche Anleitungen zur chirurgischen Behandlung enthalten.

Manche Bezeichnungen und therapeutischen Empfehlungen aus dieser Zeit haben sich bis heute gehalten. Das manuelle Manöver, mit dem ein ausgerenktes Schultergelenk wieder in die richtige Position gebracht wird, heißt immer noch «Reposition nach Hippokrates». Ist das Kiefergelenk ausgerenkt und droht eine Maulsperre, kann mit dem «Handgriff nach Hippokrates» der Kauapparat wieder in die richtige Lage gebracht werden.

Nach und nach ließen sich immer mehr Leiden und Krankheiten erfolgreich behandeln. Mit Schienen und Leimverbänden wurden gebrochene Knochen versorgt. Der Starstich, die manuelle Entfernung einer getrübten Augenlinse aus der Sichtachse, fand Verbreitung. Erstmals wurde der Eingriff um 30 n. Chr. vom römischen Schriftsteller Aulus Cornelius Celsus beschrieben. In seinem Buch über die Heilkunde («De Medicina») schildert er detailliert, wie die Linse mit einer Nadel auf dem Boden des Augapfels versenkt wurde.

Diese Methode war nicht nur in der Antike, sondern auch noch im Mittelalter und in der Neuzeit das übliche Verfahren zur Behandlung des grauen Stars. Erst danach setzte sich die Herausnahme der Linse als schonendere und vor allem nachhaltigere Technik durch. Andere operative Methoden gehörten in der Antike ebenfalls zur Routine der Ärzte, Heiler und Bader. Darunter waren sogenannte «Steinschnitte», wie die Entfernung von Blasensteinen genannt wurde, aber auch Leistenbruchbehandlungen, der Luftröhrenschnitt sowie etliche Handgriffe in der Geburtshilfe.

Nach dem Zerfall des Weströmischen Reichs im 5. Jahrhundert zersplitterte die medizinische Praxis und entwickelte sich im Mittelalter territorial unterschiedlich. Heilkundige handelten zumeist nach dem Motto «Erst das Wort, dann die Pflanze, zuletzt das Messer», ein Grundsatz, der Asklepios, dem Gott der Heilkunst, zugeschrieben wurde, aber auch die begrenzten Möglichkeiten der damaligen Medizin widerspiegelt. Ein chirurgischer Eingriff war demnach das letzte Mittel der Heilkundigen, zumal er mit Risiken behaftet war und die Pflanzenextrakte zur Betäubung nur unvollständig wirkten.

In West- und Mitteleuropa spielte im Mittelalter die Klostermedizin eine wichtige Rolle. In christlichen Orden wurden Kranke gewaschen und mit Nahrung versorgt, bekamen Kräuterzubereitungen, Wickel und Verbände. Die ruhige und reinliche Umgebung ließ viele Patienten genesen, doch die Medizin machte in dieser Zeit kaum Fortschritte. Bischof Gregor von Tours (538–594) hatte im 6. Jahrhundert sogar angeregt, die Heilkunde womöglich ganz abzuschaffen und durch christliche Wunderheilungen zu ersetzen. Noch Jahrhunderte später diskutierten Kleriker, ob die Medizin, indem sie schicksalhafte Verläufe abwendet, nicht gegen Gottes großen Plan verstoße. Regional gab es in West- und Mitteleuropa dennoch Heilkundige, die versuchten, alltägliche Praktiken wie die Wundversorgung zu verbessern. Die ständigen Kriege zeigten immer wieder auf, wie nötig das war. Insgesamt kann man, was die Medizin im Abendland angeht, bis zum Beginn des 12. Jahrhunderts jedoch durchaus vom «dunklen» Mittelalter sprechen. Das Wissen und Können der Heilkunde entwickelten vor allem die byzantinischen, jüdischen und arabischen Mediziner weiter.

Der Schriftsteller Noah Gordon (1926–2021) kommt in seinem Weltbestseller «Der Medicus» der Medizinwelt im Mittelalter ziemlich nahe. Obwohl der Roman nicht immer historisch genau ist, erhellt er doch gelungen die damalige Welt der Heilkunde – dazu gehört auch das Mittelmaß der europäischen Doktoren und ihre Rückständigkeit gegenüber den Ärzten im sogenannten Morgenland. So sucht der englische Waisenjunge Rob Cole nach dem besten Ausbildungsort für Ärzte und macht sich auf den weiten Weg von London in den Vorderen Orient, denn, so urteilt er zu recht, «es arbeiten – auch wenn mich das Eingeständnis schmerzt – in ganz Europa beinahe nur jämmerliche Schmarotzer und Spitzbuben in meinem Beruf.»[1] Universitäts-Rankings gab es damals noch nicht, trotzdem sprach sich ein guter Ruf schnell herum.

Coles Ratgeber, ein jüdischer Medicus namens Benjamin Merlin, schätzt die Lage der Medizin in Europa ähnlich ein: «Es gibt ein großes Krankenhaus in Paris, das Hôtel Dieu, doch dies ist nur ein Pesthaus für die Armen, in das schreiende Menschen geschleppt werden, um dort zu sterben. Dann gibt es eine medizinische Schule in Salerno; eine traurige Stätte!» Er wisse jedoch durch andere jüdische Kaufleute, «dass in den Ländern des Ostens die Araber aus der Wissenschaft der Medizin eine Kunst gemacht haben. Die Mohammedaner besitzen in Isfahan ein Krankenhaus, das wirklich ein Heilzentrum ist. In diesem Krankenhaus und in einer kleinen Akademie bildet Avicenna Ärzte aus.»[2]

Zwar ist die Beurteilung der Medizinschule von Salerno übertrieben, denn von ihr gingen wichtige Impulse für die Medizin in Europa aus. Doch gerade vor der Zeit des Hochmittelalters waren die Hospitäler des Alten Kontinents zumeist Siechen- und Armenhäuser und keine Stätten der Gelehrsamkeit und des medizinischen Fortschritts. Tatsächlich hat die europäische Medizin im Mittelalter besonders von jüdischen, arabischen und persischen Ärzten profitiert. Sie bewahrten das antike Wissen aus den hippokratischen Schriften, von Galen und anderen Heilkundigen nicht nur auf und transkribierten es, sondern erweiterten es um eigene Befunde und Beobachtungen. Bedeutende Zentren der Medizin fanden sich auf dem Gebiet des heutigen Irak, Iran, der Türkei und Syriens, aber auch in Regionen, die heute zu Ägypten und Tunesien gehören.

Für die Systematisierung und Überlieferung des medizinischen Wissens war der persische Arzt, Philosoph und Naturwissenschaftler Avicenna (980–1037) von enormer Bedeutung. Er galt als wissenschaftliches Universalgenie und verfasste einen fünfbändigen «Kanon der Medizin», der – ins Lateinische übersetzt – Dutzende Male nachgedruckt wurde und bis ins 18. Jahrhundert an den Universitäten zu den Standardwerken gehörte. Wenn Merlin im «Medicus» von Avicenna als «dem hervorragendsten Arzt der Welt» schwärmt, ist das mehr als nur eine Fiktion. Hätte es seinerzeit schon Bestenlisten für Ärzte gegeben, wären die morgenländischen Heilkundigen im 10. und 11. Jahrhundert sicherlich auf den Spitzenplätzen zu finden gewesen.

Avicenna war Leibarzt mehrerer Kalifen und Emire und verausgabte sich angeblich durch ein ausschweifendes Sexualleben. Trotz dieses ungeordneten Lebenswandels brachte er Ordnung in die Medizin seiner Zeit, indem er den damaligen Wissensstand in die fünf Kategorien Allgemeine Prinzipien, Arzneimittellehre, Pathologie, Chirurgie und Heilzusätze unterteilte. Diese Liste zeigt bereits, dass die Chirurgie zumindest in der Theorie einen gleichberechtigten Platz neben den anderen medizinischen Fächern beanspruchte und nicht – wie in Europa – ins Abseits geschoben und den nicht studierten Wundärzten, Badern und Barbieren überlassen wurde.

Der arabische Arzt Abulcasis (936–1013) verfasste gegen Ende des 10. Jahrhunderts ebenfalls eine medizinische Schrift in drei-

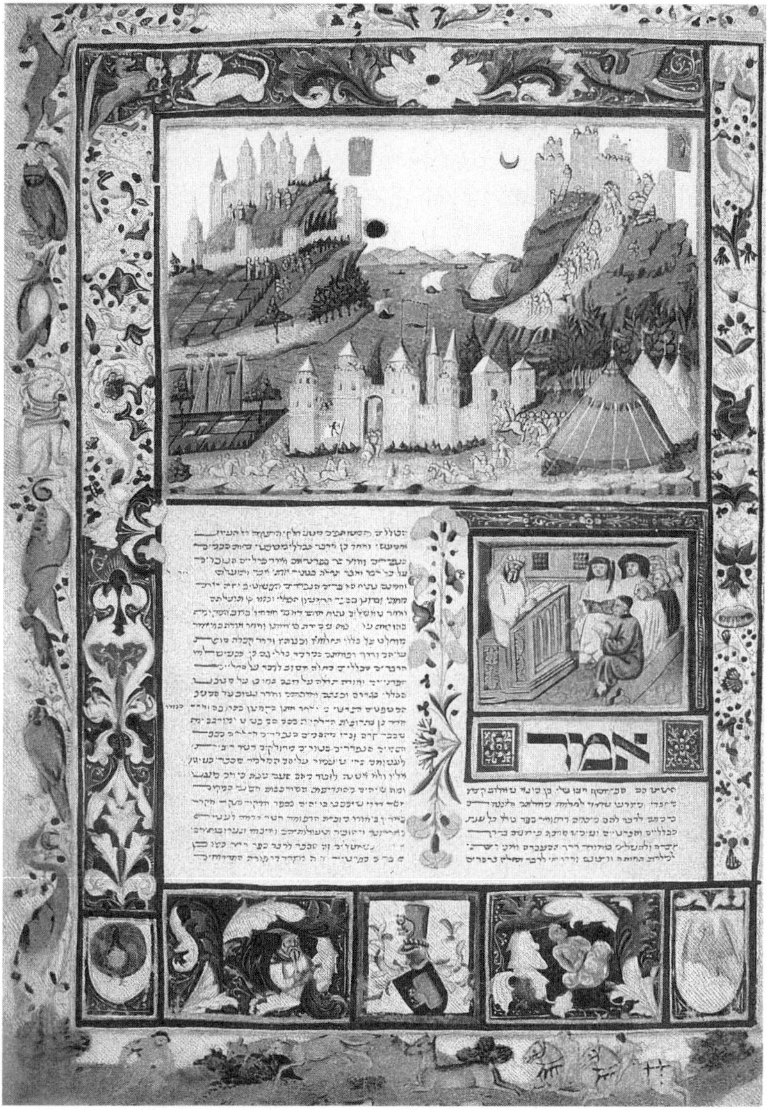

Der 1025 entstandene «Kanon der Medizin» des persischen Universalgelehrten Avicenna prägte die Medizin bis in die Neuzeit hinein. Diese Ausgabe aus dem 15. Jahrhundert illustriert die Bedeutung des Kriegs für die heilkundliche Praxis.

ßig Bänden, «at-Tasrif» («die Verordnung»), von denen der letzte Band das chirurgische Wissen seiner Zeit bündelte. Der Mediziner lebte im maurischen Spanien und war Leibarzt des Kalifen von Cordoba. Aus den Schilderungen von Abulcasis geht hervor, dass Ärzte bereits um das Jahr 1000 herum Geschwülste eröffneten, Gliedmaßen amputierten und Zähne mit Haken und Zangen zogen. Aderlass und Schröpfkuren galten ebenfalls schon als gängige Heilmethoden. Weiterhin waren das Ausbrennen von Hämorrhoiden und die Entfernung von Nasenpolypen im ärztlichen Alltag häufig nachgefragt und erforderten passende Instrumente sowie manuelles Geschick. Auch Nahttechniken und verschiedene Verbände beschrieb Abulcasis, ebenso wie die Schmerzlinderung durch «Schlafschwämme», die mit betäubenden Pflanzenextrakten getränkt waren.[3]

Jüdische, arabische und persische Gelehrte wie Avicenna und Abulcasis sammelten, strukturierten und ergänzten das alte Wissen. Ohne die Ärzte und wissenschaftlich interessierten Schriftkundigen aus jener Region, die heute zum Vorderen Orient und zu Nordafrika zählt, wären viele Erkenntnisse und Textsammlungen aus dem alten Rom und dem hellenistischen Griechenland im Mittelalter verloren gegangen.

Es war daher naheliegend, dass sich die Orte der wissenschaftlichen Neugier und die besten Lehrstätten für die frühe Chirurgie im 11. und 12. Jahrhundert hauptsächlich im geografischen Grenzbereich zwischen der maurisch-arabischen Welt und dem Christentum befanden. Hier entwickelte sich ein reger geistiger Austausch, hier entstanden die Zentren des heilkundlichen Wissens, weil die verschiedenen Kulturen, Religionen und Denkschulen an diesem Ort aufeinandertrafen, miteinander konkurrierten und sich vermischten.

Über das Wasser kam das Wissen schließlich nach Europa. Der Mittelmeerraum mit den Handelsstädten Cordoba, Granada, später Toledo und Bologna, und den frühen Medizinschulen von Salerno und Montpellier bildete in dieser Zeit das europäische

Zentrum der Gelehrsamkeit. Dort wurden das im Orient konservierte Wissen aus der Antike und die neuen Kenntnisse der morgenländischen Heilkundigen begierig aufgegriffen, und mithilfe dieser Lehrstätten und den bald entstehenden Universitäten holte Europa den Rückstand nach und nach wieder auf.

Im 16. Jahrhundert ergänzten neue Operationsmethoden und Instrumente das aus der Antike überlieferte Repertoire der Chirurgen.[4] Auch wenn die alten Lehren Galens und das Dogma von der Balance der Körpersäfte weiterhin die Vorstellungen vom Körper dominierten, wuchs der Anteil des Wissens, der durch Empirie und tägliche praktische Erfahrung gewonnen wurde. Ärzte lernten dazu, wie sie Wunden geschickter versorgen konnten, verbesserten die manuellen Techniken für kleine chirurgische Handgriffe und erfanden Instrumente, die ihnen ihr Handwerk erleichterten.

Praktisch veranlagte Heilkundige wie Ambroise Paré (1510–1590) machten sich um die Entwicklung neuer Werkzeuge besonders verdient. Paré war zunächst als einfacher Barbier tätig gewesen und im Alter von neunzehn Jahren nach Paris gekommen. Dort lernte er im Hôtel-Dieu chirurgische Techniken und wurde Feldscher, wie die Wundärzte hießen, die während der Kriegszüge die medizinische Versorgung der Soldaten übernahmen und an etlichen Kriegsschauplätzen eingesetzt wurden. Er galt bald als glänzender Operateur, sodass er es sogar bis zum Leibarzt mehrerer französischer Könige brachte.

Paré war ein aufmerksamer Beobachter und bereit, traditionelle Therapien zu verwerfen, wenn ihm die Anschauung zeigte, dass sie falsch waren. So hatte er 1537 in der Schlacht um Turin dem damaligen Lehrwissen folgend mit einer Kelle kochendes Öl in die blutigen Fleischwunden der Soldaten gegossen, um sie auszubrennen. Es gab jedoch auf dem Kampfplatz so viele Verletzte, dass ihm unterwegs das brodelnde Fett ausging. Die Wunden der übrigen Patienten musste er deshalb mit einer Salbe aus Rosenöl und Eigelb versorgen. Die folgende Nacht war furchtbar. Paré hörte das

Wehklagen und Schreien der Soldaten, die von Schmerzen geplagt mit dem Tode rangen. Am nächsten Morgen erkannte er jedoch zu seinem Erstaunen, dass hauptsächlich jene Soldaten gelitten hatten, die von ihm mit Öl behandelt worden waren. Er sollte diese Therapie nie wieder anwenden.

Paré war es zudem zu verdanken, dass Versehrte, Verletzte und Amputierte, wenn sie denn überlebten, in ihrem Alltag besser zurechtkamen. Er entwickelte zwar nicht alle Hilfsmittel selbst, beschrieb aber eine Vielzahl von Prothesen und orthopädischen Apparaturen, die Patienten ihr Leben erleichterten oder schlimmere Narben und Entstellungen zu verbergen halfen. Weil er die Patienten schonend behandeln und die Komplikationen der Eingriffe möglichst gering halten wollte, gilt er als «Vater der modernen Chirurgie».[5]

Bekannt geworden sind besonders die von Paré entworfenen Handprothesen, unter denen sich handwerkliche Meisterleistungen befanden.[6] Ein in Paris tätiger Schlosser, der unter dem reizenden Namen «Der kleine Lothringer» bekannt war, fertigte die meisten der künstlichen Hände, Arme und Beine im Auftrag des Chirurgen an. Einige Prothesen verfügten über eine ausgeklügelte Mechanik, sodass sich die künstlichen Finger sogar bewegen ließen und damit beispielsweise eine Schreibfeder gehalten und geführt werden konnte.

Damit andere Handwerker, besonders Schlosser, Uhrmacher und Feinmechaniker, die Technik übernehmen konnten und sie möglichst vielen Patienten zur Verfügung stand, veröffentlichte Paré detaillierte Zeichnungen und Baupläne von seinen Apparaturen. Zumindest jene, die sich die aufwendige Technik leisten konnten und einen Handwerker fanden, der die feingliedrigen Prothesen anfertigte, werden davon profitiert haben.

Tüftler wie Ambroise Paré führten Knopfsonden, Ohrenspiegel und Ohrlöffel ebenso in ihr Fach ein wie spezielle Messer, Steinschneider und Steinzangen, mit denen Leistenbrüche besser behandelt oder Blasensteine entfernt werden konnten. Zur Blut-

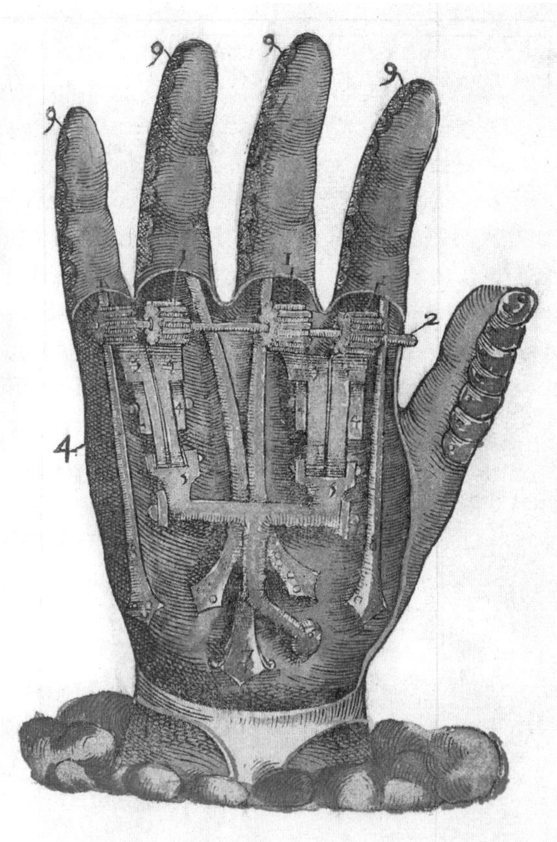

Seine detaillierten Baupläne für Prothesen machten den Barbier und späteren Chirurgen Ambroise Paré berühmt. Die Zeichnung von 1551 zeigt die feingliedrige Mechanik, mit der der Tüftler das menschliche Nerven- und Muskelsystem ersetzte.

stillung verwendete Paré die schonendere Methode der Ligatur; dabei wurden die Blutgefäße nach Operationen oder Amputationen gezielt abgebunden und auf diese Weise der Blutfluss gestoppt.[7]

Die beeindruckende Karriere Parés zeigt, dass es auch ein nicht studierter Barbier erst zum Wundarzt und dann sogar zum Leibarzt der Könige bringen konnte. Die Barbiere hatten «nun mal einen schönen Behandlungsstuhl, eine Waschschüssel, Seife und ein sauberes Messer zur Hand», alles bis ins 19. Jahrhundert nicht selbstverständlich für chirurgisch tätige Heilkundige.[8] Nach erfolgreicher Behandlung hängten sie die blutverschmierten weißen Verbände an einem Stock nach draußen, gleichsam als Aushängeschild. Die rot-weiß-blaue Säule vor modernen Barber-Shops und Friseursalons geht darauf zurück. Anderen Interpretationen zufolge ist sie auf die Dienstleistungen zurückzuführen, die von Barbieren angeboten wurden: Zahnbehandlung (weiß), Aderlass und kleinere Operationen (rot), Haarpflege und Rasur (blau).

Qualitätsunterschiede gab es innerhalb beider Branchen, unter den akademisch geschulten Ärzten wie unter den «nur» handwerklich ausgebildeten Chirurgen. Wegen des zweifelhaften Rufs der nicht studierten Heiler war es jedoch ein Leichtes, sich über diese zu erheben und sie als Scharlatane und Quacksalber zu verhöhnen. Das um 1800 entstandene Spottgedicht und Trunklied vom Doktor Eisenbarth liefert ein frühes Zeugnis dafür, auch wenn es erst viele Jahre nach dem Tod des so schmählich besungenen Mediziners entstanden ist:

Ich bin der Doktor Eisenbart,
kurier die Leut auf meine Art,
Kann machen, daß die Blinden gehn,
und daß die Lahmen wieder sehn.
Zu Potsdam operierte ich
den Koch des großen Friederich.
Ich schlug ihm mit dem Beil vorn Kopf,
gestorben ist der arme Tropf.
Zu Ulm kuriert ich einen Mann,
daß ihm das Blut vom Beine rann.
Er wollte gern gekuhpockt sein,
ich impft's ihm mit dem Bratspieß ein.

Des Küsters Sohn in Dideldum,
dem gab ich zehn Pfund Opium,
drauf schlief er Jahre, Tag und Nacht,
und ist bis heut nicht aufgewacht.
Es hatt' ein Mann in Langensalz
'nen zentnerschweren Kropf am Hals,
den schnürt ich mit dem Waschseil zu,
probatum est: – nun hat er Ruh.
Zu Wien kuriert ich einen Mann,
der hatte einen hohlen Zahn.
Ich schoß ihn aus mit der Pistol,
dem Mann, dem ist jetzt immer wohl.
Das ist die Art, wie ich kurier,
sie ist erprobt, ich bürg dafür!
Daß jedes Mittel Wirkung tut,
schwör ich bei meinem Doktorhut![9]

Der historische Johann Andreas Eisenbarth (1663–1727) war ein Starstecher und Bruchschneider, der – anders als es das Spottlied glauben machen will – aufgrund seiner Behandlungserfolge beachtliches Ansehen erlangte.[10] Eisenbarth war ein fahrender Wundarzt, der sich von kundigen Steinschneidern und Handwerkschirurgen ihre Techniken zeigen ließ und sich auf diese Weise medizinische Fähigkeiten in der Behandlung von Leistenbrüchen und Steinleiden erwarb, die allgemein geschätzt wurden.[11]

Für seine Expertise spricht, dass Eisenbarth auf seinen ausgedehnten Reisen als Wanderarzt quer durch Europa an viele jener Orte zurückkehrte und bisweilen über Monate dort blieb, wo er bereits Patienten «kuriert» hatte. Das war seinerzeit keineswegs selbstverständlich, sondern ein deutliches Zeichen dafür, dass der Doktor darauf vertrauen konnte, dass seine Behandlungen auch langfristig erfolgreich waren. Andere Heiler machten sich hingegen nach Abschluss ihrer Therapie schnell aus dem Staub, um für etwaige Komplikationen ihres Eingriffs oder gar Todesfälle nicht mehr zur Rechenschaft gezogen werden zu können. Nicht ohne Grund wurde daher oft «ein gutes Pferd, um schnell das Weite suchen zu können», als das wichtigste Attribut von erfolgreichen Steinschneidern angeführt.[12]

Eisenbarth hingegen kam und blieb – und wurde oftmals sogar erneut konsultiert. Der Soldatenkönig Friedrich Wilhelm I. (1688–1740) ließ den Wundarzt 1716 aus Magdeburg in das immerhin etwa dreihundert Kilometer entferne Stargard holen, nachdem eine Kugel dem preußischen General David Jürgen von Graevenitz eine komplizierte Augen- und Kopfverletzung beigebracht hatte. Es hätte etliche Ärzte in der Nähe oder auf der Strecke gegeben, die einen kürzeren Weg zu diesem Hausbesuch bei der Truppe gehabt hätten, doch Friedrich Wilhelms Befehl erging an Eisenbarth, den er offenbar für den fähigsten Chirurgen Preußens hielt. Nach dem geglückten Eingriff wurde Eisenbarth bald zum Hofrat und Hof-Augenarzt ernannt.

Schon zuvor hatte Eisenbarth Privilegien von Fürsten- und Königshäusern ausgestellt bekommen, weshalb er ungehindert von den Grenzen und Zollschranken, die Mitteleuropa damals zerteilten, seiner Tätigkeit nachgehen konnte. Zeitweilig beschäftigte er mehrere Dutzend Assistenten und zog mit einem großen Tross durch die Lande.

Eisenbarths Ansehen vergrößerte sich schnell, seine Künste sprachen sich in Europa herum. Er selbst trug dazu bei, seinen Ruf zu vermehren, indem er auf Flugblättern und in Zeitungsinseraten seine Ankunft in jenen Städten bekannt machte, die er besuchen würde. Man kann diese Ankündigungen als modernes Marketing bezeichnen. Wie seinerzeit unter fahrenden Ärzten üblich, wurden Eisenbarths Auftritte von Gauklern, Trommlern und Schauspielern begleitet, sodass sich Zuschauern wie Patienten ein beachtliches Spektakel bot.

Dieses Jahrmarkttreiben mag Anlass für das Sauflied gewesen sein, mit dem Eisenbarth seit 1800 in Erinnerung geblieben ist, das aber ein verzerrtes Bild von seinen tatsächlichen Fähigkeiten zeichnet. Auf der Tafel, die unter einer Holzstatue am Sterbehaus Eisenbarths in Hannoversch Münden, im Südzipfel Niedersachsens, angebracht ist, wird immerhin der Versuch deutlich, dem zu seiner Zeit hochgeachteten Mediziner historische Gerechtigkeit widerfahren zu lassen. Dort ist lakonisch vermerkt: «Er war anders als sein Ruf.»

Legendäre Operationen

Die Chirurgie ist anfällig für Legenden und Heldengeschichten. Es geht schließlich oft um Leben und Tod. Die Euphorie nach einem gefährlichen oder gar waghalsigen Eingriff, der dann doch geglückt ist, lädt zu Übertreibungen ebenso ein wie die vielen verwegenen Heilkundigen, deren Mut und Pioniergeist als wegweisend beschworen werden. Manchmal war aber auch das Bedürfnis nach einer ruhmreichen Geschichte des eigenen Fachgebiets der Grund dafür, dass eine unglaubwürdige Begebenheit immer wieder als Gründungsmythos der Disziplin herhalten musste.

So bekam die Praxis der Organverpflanzung eine mehr als tausendjährige Geschichte angedichtet, weil angeblich schon die beiden Heiligen Kosmas und Damian als frühe Transplanteure tätig waren. Die Zwillingsbrüder und Heilkundigen, die um das Jahr 303 gestorben sein sollen, ersetzten vermeintlich ein verfaultes Bein, indem sie einem schlafenden weißen Patienten die kranke Gliedmaße amputierten und stattdessen das Bein eines kürzlich verstorbenen schwarzen Menschen übertrugen. Dabei soll die aus der Obstbaumveredelung bekannte Pfropftechnik die Methode der Wahl gewesen sein. Wie es bei Legenden und Heiligen der Fall ist, spürte der Patient keine Schmerzen und konnte sofort wieder gehen, nachdem er erwacht war. Eine Rechnung wurde ihm, wie unter Heiligen üblich, auch nicht gestellt.

Operationsberichte und Arztbriefe vom «Beinwunder» fehlen leider – besser dokumentiert ist hingegen der Fall des Jan de Doot

(1621–1665), einem Schmied aus Amsterdam, der sich selbst am 5. April 1651 einen Stein, offenbar größer als ein Hühnerei, aus der Harnblase geschnitten haben soll. Steine, die in der Harnblase entstehen, sind heute – im Gegensatz zu Nierensteinen – ziemlich selten. Früher waren sie jedoch äußerst verbreitet, was an einseitigen Ernährungsgewohnheiten, geringer Trinkmenge und Infektionen durch Hygienemängel lag, wenn zu selten die Unterhose gewechselt wurde. Infolge der bakteriellen Entzündung bildete sich ein Konkrement, also eine feste, steinartige Struktur, die immer weiter wuchs und zu erheblichen Schmerzen und Behinderungen beim Wasserlassen führte. Diese Pein macht verständlich, wieso Jan de Doot so verzweifelt war, dass er schließlich selbst Hand an sich legte.

Der Do-it-yourself-Chirurg hatte seine ahnungslose Frau zum Fischmarkt geschickt und nur einen Lehrjungen (nach anderen Überlieferungen seinen Bruder) als Helfer dabei. De Doot setzte sich mit einem selbst angefertigten Messer einen Dammschnitt und versuchte mit dem Finger im Enddarm den Stein zu fixieren und herauszupressen, was endlich gelang, nachdem er den Schnitt erweitert hatte. Nach Ansicht heutiger Chirurgen müssen seine Schmerzen nur deshalb halbwegs erträglich gewesen sein, weil der Operateur durch Narbengewebe schnitt, das sich gebildet hatte, nachdem er sich bereits zweimal unter das Messer hauptberuflicher Steinschneider begeben hatte.[13] Auf deren Künste schien de Doot jedoch so wenig zu vertrauen, dass er die Eingriffe jedes Mal abgebrochen hatte.

Nachdem der Stein auf den Boden geplumpst war, ließ de Doot den Schnitt von einem Wundarzt vernähen, allerdings entzündete sich die Wunde bald darauf. Ob er die Operation so geschickt ausführte, dass die Kontinenz erhalten blieb, ist ungewiss. Manche Autoren interpretieren das Bild, das der flämische Maler Carel van Savoyen (1620–1665) vier Jahre später anfertigte und das de Doot mit säuerlicher Miene den Stein haltend zeigt, dahingehend, dass der wackere Schmied nie wieder die Kontrolle über seinen Blasenschließmuskel erlangt hat.[14] Es gibt zudem die Vermutung, dass

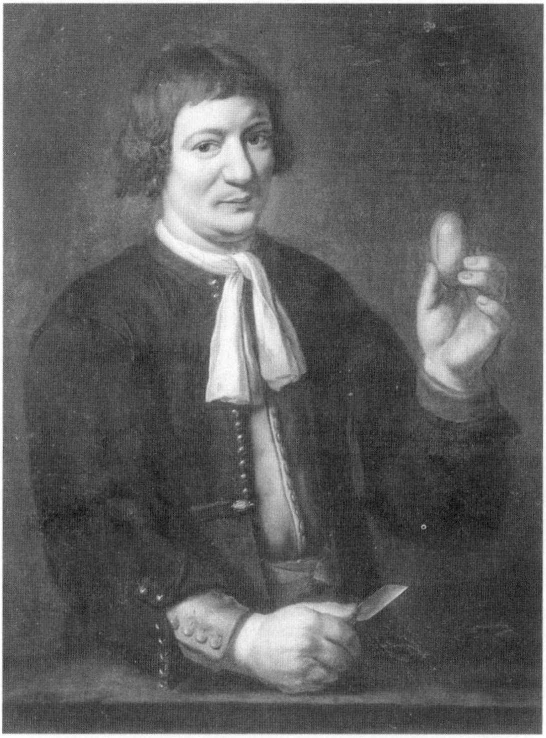

Chirurgische Meisterleistung oder Legende? Das in den 1650er-Jahren entstandene Gemälde von Carel van Savoyen zeigt den Schmied Jan de Doot, der sich selbst einen Blasenstein von der Größe eines Hühnereis operativ entfernt haben soll.

der Stein nach den vorherigen Eingriffen bereits seinen Weg aus de Doots Harnblase in das Unterhautbindegewebe gefunden hatte und deshalb von einem Laien vergleichsweise unkompliziert im Selbstversuch entfernt werden konnte.[15]

Wie wichtig in der Chirurgie neben einer geschickten Hand auch genügend Erfahrung war und ist, lässt sich ausgerechnet am Hinterteil des Sonnenkönigs Ludwig XIV. (1638–1715) illustrieren. Den

Monarchen plagte eine Analfistel, eine schmerzhafte, nässende Entzündung am After. Sein Leibarzt Charles-François Félix (1635–1703) wurde hinzugezogen und vom Regenten aufgefordert, ihn zu operieren. Der Arzt erbat sich jedoch ein halbes Jahr Zeit, um dafür zu üben, immerhin war unklar, was ihm drohte, falls die Operation misslingen sollte. In den folgenden sechs Monaten probierte Félix den Eingriff an fünfundsiebzig «fistulösen Parisern» aus und ließ ein eigens dafür gefertigtes Skalpell «à la royale» herstellen. Woher die Patienten kamen, ist nicht genau überliefert, vermutlich aus der Bastille und den umliegenden Hospitälern.[16]

Die Lernkurve muss beachtlich gewesen sein, vielleicht hatte Félix auch einfach Glück, wie sein Name nahelegt: Am 18. November 1686 gelang der dreistündige Eingriff. Der erfolgreiche Operateur wurde anschließend mit Orden behängt und mit Geld überschüttet – 1690 wurde er in den Adelsstand berufen und durfte sich fortan Charles-François Félix de Tassy nennen. Späteren Berichten zufolge habe der renommierte Komponist Jean-Baptiste Lully (1632–1687) zur Feier der gelungenen Operation die Hymne «Grand Dieu, sauvez le Roi», komponiert, die bald als Vorlage für die britische Nationalhymne «God save the Queen / King» übernommen wurde. Diese Behauptung ist allerdings historisch unsicher. Sie wird jedoch immer wieder in Frankreich in die Diskussion gebracht, um das wohl berühmteste Musikstück Großbritanniens auf den Allerwertesten des französischen Königs zurückführen zu können.[17]

Heiße Eisen, therapeutischer Eiter

Als besonders beliebtes Werkzeug der Chirurgen und Wundärzte galt in der Antike, im Mittelalter und sogar bis in die Neuzeit hinein das Brenneisen. Hippokrates wird bereits der Ausspruch zugeschrieben: «Was Medikamente nicht heilen, heilt das Messer (Eisen); was das Messer (Eisen) nicht heilt, heilt das Feuer.»[18] Zusätzliche Popularität hat diese Erkenntnis gewonnen, weil sie

Friedrich Schiller seinem Drama «Die Räuber» von 1781 als Motto vorangestellt hat. Brenneisen galten also als Ultima Ratio der Behandlung und wurden in verschiedenen Größen und Formen verwendet, mal flächig und stumpf, mal spitz zulaufend. Mit dem glühend heißen Metall wurden Wunden und Entzündungen ausgebrannt, Blutungen gestillt und Geschwülste verödet. Um den erheblichen Blutverlust nach Amputationen zu stoppen, kam das Brenneisen hier ebenfalls routinemäßig zum Einsatz, was jedoch größere Gewebeschäden zur Folge hatte. Das durch die Hitze teilweise abgestorbene Gewebe bot einen idealen Nährboden für diverse Bakterien, die den gefürchteten Wundbrand auslösten.

Die klassische Behandlung einer Wunde, die weniger Blutverlust mit sich brachte, bestand im Mittelalter darin, zunächst abzuwarten, bis sich «therapeutischer Eiter» gebildet hatte. Anschließend wurde der entzündete Bereich ausgebrannt.[19] Auf dem Schlachtfeld war für diesen Zweischritt keine Zeit, sodass heißes Öl – sofern vorhanden – zur «Reinigung» direkt in die Wunden gegeben wurde.

Das «Kautern», wie die Technik des Ausbrennens auch genannt wurde, war als Allheilmittel fast so populär wie Aderlass und Klistier. Das Ergebnis der Behandlungen zeigte sich schließlich schon während des Brennvorgangs. Es war visuell einprägsam und hinterließ Eindruck, wenn ein unmittelbarer Therapieerfolg wie das Schließen klaffender Wunden erzielt werden konnte. Leider hielt die Besserung oft nicht lange an und die ausgebrannten Stellen entzündeten sich erneut.

Obwohl das Brenneisen über Jahrhunderte hinweg ein populäres medizinisches Instrument war, gibt es nur wenige Fallberichte, die den Gebrauch und die Folgen für die Patienten beschreiben. Doch Ärzten und Historikern aus Pisa ist es gelungen, mittels Röntgen und Computertomografie an einem mumifizierten Schädel aus dem Mittelalter die Spuren des Kauterns nachzuweisen.[20] Vermutlich war Davino Armeno der Patient, der seinen Kopf hinhalten musste. Dabei handelte es sich um einen Geistlichen aus Armenien, der auf seiner Pilgerreise nach Jerusalem und

Rom durch das toskanische Lucca gekommen ist. Dort starb der fromme Mann im Jahr 1050, nachdem er zwei üble Kopfverletzungen erlitten hatte, die jedoch selbst nicht tödlich waren. Eine Attacke mit einer gezahnten Klinge traf ihn an der Stirn; etwas oberhalb davon führte ein stumpfer Gegenstand zu einer münzgroßen Impressionsfraktur der Schädeldecke – so werden Knochenbrüche genannt, die buchstäblich Eindruck hinterlassen, in diesem Fall eine flache Delle. Im Umkreis dieser Verletzung findet sich auf der Oberfläche des knöchernen Schädels jedoch auch eine größere, flache Gewebeschädigung, die «offenbar auf den Gebrauch eines rotglühenden Eisens zurückgeht, um die Blutung zu stoppen», so die Analyse der Forscher.[21]

Davino Armeno wurde ein Jahrhundert später von Papst Alexander III. (ca. 1100–1181) heiliggesprochen. Ob dies geschah, weil er so tapfer die Torturen der italienischen Ärzte zur Versorgung seiner Kopfverletzungen ertragen hatte oder eher, weil es während seines Aufenthalts in Lucca zu Wunderheilungen gekommen sein soll, wie die Inschrift in der Kirche San Michele in Foro vermerkt, ist ungewiss.

Manchmal kam das heiße Eisen auch indirekt zum Einsatz, etwa wenn es darum ging, die Haut lokal zu erhitzen, aber nicht dort zu therapieren, sondern auf diese Weise die Organe und Regionen im Körperinneren zu reizen. Nieren, Herz, Leber oder Lungen entzogen sich schließlich dem direkten medizinischen Zugriff, wenn der Körper nicht operativ geöffnet wurde. Die gezielte Stimulation und Aktivierung einzelner Organe durch punktuelle Erwärmung von außen sollte zur Gesundung beitragen.

Diese Praxis war kein Feuerzauber, sondern beruhte auf physiologischen Grundlagen, wie die moderne Wissenschaft später erkennen sollte. Mittlerweile sind umgrenzte Hautsegmente bekannt, die «Head'schen Zonen», die mit den inneren Organen in Verbindung stehen. Die Berührungssignale der Haut werden über Nervenbahnen ins Rückenmark und von dort ins Gehirn geleitet. Die Nerven für die Hautareale gehen je nach Segment auf gleicher

Höhe im Rückenmark ab, wie beispielsweise die Nerven für Leber, Magen, Milz, Herz oder Lunge. Diese nachbarschaftliche Nervenversorgung kann zu Wechselwirkungen und «übertragenen» Schmerzen führen. So gehen darauf die Missempfindungen während eines Herzinfarkts zurück, die selten direkt in der Herzgegend auftreten, sondern in die linke Schulter ausstrahlen – und damit in jenen Bereich, den Hautnerven des gleichen Rückenmarkssegments versorgen. Die nervöse Interaktion ist in beide Richtungen möglich: Schmerzen können, wie beim Infarkt, von inneren Organen nach außen «strahlen» und zu Irritationen der Körperoberfläche führen. Umgekehrt kann Stimulation von außen, ob mit dem Brenneisen oder – etwas behutsamer – mit einer Wärmflasche, die inneren Organe reizen oder beruhigen.

Heutzutage wird das Kauterisieren in der Chirurgie nur noch begrenzt verwendet. Es dient der Blutstillung während Operationen, eine dünne Drahtschlinge wird dabei durch Strom erhitzt und an das Blutgefäß gehalten. Die extremen Temperaturen führen schnell zur Blutgerinnung, sodass Adern auf diese Weise geschlossen werden können.

Einläufe und die eingeweichten Eingeweide des Herrn

«Der Hauptpunkt im Leben ist doch nur: frei, leicht, angenehm, häufig, alle Abende auf den Nachtstuhl zu gehen», wünschte sich der Schriftsteller und Enzyklopädist Denis Diderot (1713–1784) in Sachen Verdauung.[22] Und der große Aufklärer und Philosoph Voltaire (1694–1778) war gar bereit, «dreihundert Jahre meines Nachruhmes für eine gute Verdauung» zu opfern. Dank üppiger Mahlzeiten und sitzender Tätigkeit blieben auch verdiente Geistesgrößen nicht davon verschont, an Verstopfung zu leiden. Und wenn es nicht frei, leicht, angenehm und häufig flutschte, war das Klistier schnell bei der Hand.

Gemäß der Lehre von den vier Körpersäften, die im Gleichgewicht zu stehen hatten, damit der Mensch gesund blieb, kamen in der Medizin über Jahrhunderte vor allem Verfahren zum Einsatz, die als ableitend oder ausleitend bezeichnet wurden. Viele dieser bis zu Beginn des 19. Jahrhunderts noch üblichen Therapiestrategien der Ärzte schwächten die Patienten zusätzlich, anstatt ihnen zu helfen. Darunter waren Brechmittel und Abführmittel in Form von Elixieren oder Säften. Es kamen allerdings auch physikalische Verfahren zum Einsatz, mit denen direkt in den Körper eingegriffen wurde.

Das Klistier, die ältere Bezeichnung für einen Einlauf, war im Mittelalter und der frühen Neuzeit äußerst populär. Erste Hinweise finden sich schon in der Antike. So beschreibt der griechische Geschichtsschreiber Herodot, dass es im alten Ägypten bereits Fachärzte gegeben habe, die auf bestimmte Organe spezialisiert waren, etwa den «Hirt des Afters». Sie hatten Klistiere und Abführmittel zur Hand, um eine reibungslose Verdauung zu gewährleisten. Unter einem trägen Darm und hartem Stuhl litten offenbar viele Menschen; die Welt scheint chronisch obstipiert gewesen zu sein.

Das aus verschiedenen Materialien wie Holz, Metall (oder früher aus Flaschenkürbis) gefertigte Hilfsmittel wurde hauptsächlich bei Verstopfung und zur angeblichen «Darmreinigung» verwendet. Manchmal war lediglich Wasser in den zugespitzt verlaufenden Einfüllstutzen enthalten, manchmal wurde die Flüssigkeit auch mit Pflanzenextrakten versetzt. Ungefährlich war die Handhabung nicht. Immer wieder kam es zu Verletzungen an Anus und Enddarm, da zum einen das Gerät vorsichtig eingeführt und am Zielort platziert werden musste, zum anderen die unterschiedlichen Pump- und Einfüllmechanismen oft nur mit beiden Händen zu bedienen waren.

Zu Zeiten des Schriftstellers Molière und des Sonnenkönigs Ludwig XIV. im 17. Jahrhundert galt die Behandlung mit dem Klistier als eine Art Allheilmittel und wurde am Hofe und in wohlhabenden Kreisen nahezu täglich angewendet. Molière schildert im «Eingebildeten Kranken» 1673, wie der Apotheker Fleurant «ein insinuatives, präparatives und erweichendes kleines Klistier für Herrn Argan, zur Schmeidigung, Anfeuchtung und Erfrischung der Eingeweide Wohldesselben» in Rechnung stellt.[23]

Der Arzt verschreibt und empfiehlt dem eingebildeten Kranken in Variationen immer wieder die drei Kuren, die ihm zur Verfügung stehen: Klistier, Diät und Aderlass. Damit kann er ein ums andere Mal nichts bewirken, was den Arzt mit seinem prätentiösen Auftreten und seinem manierierten Fachjargon noch lächerlicher und wie einen Hochstapler erscheinen lässt. Mindestens so wichtig wie der titelgebende Kranke sind in dem Stück deshalb Arzt und Apotheker, die mit überflüssiger und überteuerter Medizin ihre Patienten quälen, um sich an ihnen zu bereichern.

Molières Komödie ist keineswegs übertrieben, soll doch allein Ludwig XIV. in seinem Leben mehr als zweitausend Abführkuren und Hunderte Klistieranwendungen ertragen haben. Von Ludwig XIII. (1601–1643) wird berichtet, dass ihm sein Leibarzt in einem einzigen Jahr 215 Abführkuren, 212 Einsätze von Klistieren und 47 Aderlässe verordnet haben soll. Ob das noch unter «frei, leicht, angenehm, häufig» zu verbuchen ist? Es brauchte schon eine Rossnatur, um solch eine Häufung unsinniger Behandlungen zu überleben, die zudem den Kreislauf belasten und zu Verletzungen führen können.

Im Alltag der Medizin hielt sich die Methode jedoch trotz des Spottes von Molière und aller Exzesse bis ins 19. Jahrhundert. Heutzutage ist der Einlauf in der modernen Medizin nur selten die Methode der Wahl. Bei hartnäckiger Verstopfung wird er gelegentlich empfohlen. Zudem findet er während Fastenkuren Verwendung, damit der leere Darm schön sauber ist, was zum Ritual gehört, aber medizinisch nicht notwendig ist. In manchen Wellnesshotels wird der Einlauf wahlweise inklusive wohlriechender Essenzen als ebenso teure wie nutzlose «Hydro-Colon-Therapie» angeboten.

Der Aderlass – oder eine moderne Form des Vampirismus

Der Aderlass – in der Fachsprache als Phlebotomie bezeichnet – war eine seit der Antike gebräuchliche Form der Behandlung. Dabei wurde zumeist eine Vene, seltener eine Arterie eröffnet, um vermeintlich überflüssiges oder schädliches Blut abzulassen. Ärzte kannten das «derivative» Verfahren, bei dem die «verdorbenen» Säfte möglichst direkt aus dem Körper entfernt werden sollten und der Schnitt deshalb im Bereich des erkrankten Körperteils erfolgte. Der «revulsive» Aderlass fand hingegen möglichst weit entfernt von der kranken Region statt. Dahinter stand die Idee, die «schlechten» Säfte aus den kranken Teilen in die gesunden Bereiche abzuleiten und dadurch zu einem besseren Mischungsverhältnis des Blutes zu kommen.

Mit dem Aderlass wurden dem Körper je nach Technik, Ort, Dauer und Häufigkeit des Venenschnitts erhebliche Mengen Blut entzogen. Während einer Intervention gingen zwischen fünfzig Milliliter und einem Liter Blut verloren. Erwachsene pumpen, abhängig von Körpergröße und -volumen, die Gesamtmenge von vier bis sechs Litern Blut durch ihren Kreislauf. Während es Gesunde gut vertragen, wenn ihnen, etwa bei der Blutspende heutzutage, ein halber Liter abgenommen wird, kann es Kranke entscheidend schwächen, wenn sie durch den Aderlass eine große Menge – mitunter ein Viertel des Gesamtvolumens – verlieren und die entkräftende Prozedur nach wenigen Tagen wiederholt wird.

Nach einer Blutspende müssen aktuell knapp zwei Monate verstreichen, bis die Spender einen weiteren Termin wahrnehmen können, um zur Ader gelassen zu werden. Das Volumen der lebenswichtigen Flüssigkeit füllt der Körper zwar schnell wieder auf, die Neubildung der roten Blutkörperchen dauert hingegen ein paar Wochen. Solche Regenerationszeiten kannten die Befürworter des Aderlasses jedoch nicht und nahmen entsprechend auch keine Rücksicht darauf. Manche Kranke mussten zu therapeutischen Zwecken nicht nur ein- oder zweimal, sondern gleich an mehreren Tagen hintereinander bluten.

Um 1514 machte der französische Arzt Pierre Brissot (1478–1522) einen Vorstoß und kritisierte die seinerzeit vorherrschende Methode des Aderlasses. Dabei stellte er nicht das Verfahren als Ganzes infrage, sondern die revulsive Technik mit einem Schnitt weit entfernt von der geschädigten Stelle. Entgegen der Lehrmeinung sprach sich der Pariser Professor für Medizin und Philosophie dafür aus, den Schnitt nahe des erkrankten Organs zu führen. Die heftigen Kontroversen, die sich aus dem Aderlass-Streit entwickelten, waren bald ideologisch überfrachtet und führten zu einem Bekenntnisdruck innerhalb der Ärzteschaft. Die Doktoren waren aufgefordert, sich für die eine oder andere Schnittmethode zu entscheiden.

Mit seiner Kritik hatte sich Brissot immerhin gegen eine seit der Antike bestehende und im Mittelalter zum Dogma erhobene Methode der Medizin gestellt. Im Zuge der Debatten wurde auch der Nutzen der Pulsdiagnostik und der Harnschau hinterfragt, beides wesentliche Pfeiler der damaligen Heilkunde. Was zu einer Neubewertung dieser Methoden hätte führen können, endete jedoch mit einer Niederlage Brissots in diesem Machtkampf. Er wurde der Ketzerei verdächtigt und floh von Paris nach Lissabon, doch sogar dort verfolgten ihn seine Gegner noch.

Auch nach Brissots frühem Tod fand der Streit kein Ende. Seine Kontrahenten ersuchten Karl V. (1500–1558) im Jahr 1529 darum, die Aderlasstechnik nach Brissot zu verbieten. Der Kaiser des Heiligen Römischen Reichs und König von Spanien war jedoch wenig geneigt, diesem Ansinnen zuzustimmen. Seine Weigerung war verständlich: Erst kurz zuvor war ein Bekannter des Kaisers gestorben, nachdem er zur Behandlung seiner Brustentzündung nach der von Brissot kritisierten Methode zur Ader gelassen wurde – weit entfernt von dem erkrankten Organ.

Kritik am Aderlass kam immer wieder auf. Der niederländische Arzt und Philosoph Johan Baptista van Helmont (1580–1644) wandte sich ebenfalls gegen die so ungemein populäre Methode.[24] Seiner Ansicht nach war die rabiate Behandlung keine Hilfe, sondern lebensgefährlich für die Patienten. Er hatte sich sogar ein ausgeklügeltes Studiendesign ausgedacht, um den Nutzen der Therapie zu prüfen. Jeweils zwei- bis fünfhundert «arme Leute» sollten teilnehmen und per Losentscheid einer Kontrollgruppe oder einer Behandlungsgruppe zugeordnet werden. Dieses als Randomisierung bezeichnete Verfahren gilt heute als wissenschaftlicher Standard. Dass die Untersuchung nicht zustande kam, lag womöglich am Studienendpunkt: Helmont hatte die Anzahl der Begräbnisse in beiden Gruppen als Kriterium vorgeschlagen.

Über Jahrhunderte wurde Patienten mittels Aderlass Blut entzogen. Kein Wunder, dass die Idee aufkam, auch mal das Gegenteil zu versuchen und Kranken gelegentlich Blut zu geben, um das Gleichgewicht der Säfte auf diese Weise wiederherzustellen. Der englische Arzt Richard Lower (1631–1691) hatte 1667 bei einem exaltierten Studenten in Oxford eine Bluttransfusion – mit Schafblut – vorgenommen.[25] Auf diese Weise sollte der Patient beruhigt werden. Der Student in Oxford überlebte, sein Temperament veränderte sich jedoch nicht. In Frankreich war die Methode ebenfalls verbreitet. Viele Versuchspersonen reagierten aber allergisch, einige starben.

Obwohl es lebensbedrohliche Komplikationen gab, wurden diese verniedlichend als «Schaf-Melancholie» bezeichnet, und trotz der Misserfolge gab es Ärzte, die bis ins 19. Jahrhundert immer wieder Blutübertragungen vom Tier auf den Menschen versuchten. Der Physiologe Leonard Landois (1837–1902) aus Greifswald beschrieb 1875, dass Blut verklumpte, wenn es nicht zueinanderpasste, und zeigte damit auch experimentell, wie gefährlich es war, Blut zu übertragen – das System der Blutgruppen und die damit einhergehenden Unverträglichkeiten waren noch nicht entdeckt worden.

Landois erfasste in seiner Statistik, dass seit dem Jahr 1666 mindestens 129 Transfusionen von Tierblut auf den Menschen erfolgt waren, von denen 62 tödlich verliefen. Den Chirurgen Richard von Volkmann (1830–1889) veranlasste die Bilanz der lebensgefährlichen Übertragungen zu der Bemerkung, dass zur Transfusion von Schafblut immer drei Schafe gehören würden, «eines, dem man das Blut entnimmt, ein zweites, das es sich übertragen lässt – und ein drittes, das die Übertragung ausführt».[26]

Die Praxis des Aderlasses blieb weiterhin populär. Der Tod von George Washington (1732–1799), des ersten Präsidenten der USA, ist vermutlich zu erheblichen Teilen auf den Blutverlust zurückzuführen, den ihm seine Ärzte zufügten. Am 13. Dezember 1799 wachte der beliebte Staatsmann heiser und mit starken Schmerzen auf. Der Gründervater der Vereinigten Staaten hatte sich eine heftige Kehlkopfentzündung zugezogen, und sein Hals schwoll so sehr zu, dass er immer schlechter Luft bekam. Seine Ärzte ließen ihn daraufhin mehrfach zur Ader, sodass er innerhalb von sechzehn Stunden zweieinhalb Liter verlor; ungefähr die Hälfte seines gesamten Blutvolumens. Einen Tag später war Washington tot. Halb erstickte er, halb schwächte ihn der enorme Verlust an Flüssigkeit.

Erst im 19. Jahrhundert kritisierten immer mehr Mediziner die «allzu große Vorliebe für das Aderöffnen». Der Arzt Christian Friedrich Harleß (1773–1853) bezeichnete diese im Jahr 1828 mit dem hübschen Fachbegriff Phlebotomania – Aderlasswut. Übertrieben war die zugespitzte Beschreibung keineswegs, wenn man die Exzesse mancher Mediziner betrachtete. Friedrich Alexander Simon junior (1793–1869), ein praktischer Arzt aus Hamburg, veröffentlichte im Jahr 1830 ein Buch mit dem vielsagenden Titel: «Der Vampirismus im 19. Jahrhundert – oder über wahre und falsche Indikation zur Blutentziehung».[27] Die Schrift war eine beißende Satire, die dennoch mit treffenden Argumenten die jahrhundertealte Praxis anprangerte.

Um juristischen Folgen aus dem Weg zu gehen, führte Simon schon im Kleingedruckten auf dem Titelblatt an, dass sein Werk gerade «*nicht* in Beziehung auf Ernst von Grossi's (sic!) tragischen

Tod nach neunmaligen Aderlässen innerhalb sechs Tagen» stehen würde. Der in München tätige Arzt und Pathologieprofessor Ernst von Grossi (1782–1829) war im Alter von siebenundvierzig Jahren schwer krank und geschwächt gestorben, nachdem seine Brustfellentzündung immer wieder mit einer solchen Menge an Aderlässen behandelt worden war, dass sie bereits jedem Gesunden das Überleben schwer gemacht hätte. Man muss sich das Treiben der Grossi behandelnden Mediziner wohl als Tanz der Vampire vorstellen.

«Ich glaube freilich nicht, dass ich an den verewigten von Grossi wegen einer ‹Pleuritis costalis› neun Mal die Lanzette und 24 Blutegel hätte legen lassen», schrieb Simon mit Verweis auf gängige Hilfsmittel für einen Aderlass. Zwar wolle er unter den Kollegen «keinem etwas anhängen, keinen anklagen», so der Hamburger Arzt, der offenbar einen «Injurienprocess» fürchtete, wenn er die Münchner Mediziner und ihr Tun zu sehr niedermachte. «Aber nach München reise ich doch nicht, wenn ich das Unglück haben sollte, von einer Pleuritis costalis befallen zu werden; das wird mir hoffentlich niemand verargen.»[28] Dem kleinen Büchlein ist anzumerken, wie entsetzt sein Autor angesichts der missratenen Therapie war, die Ernst von Grossi in seinen letzten Tagen über sich ergehen lassen musste.

Simon fragte in seinem Traktat mit beißendem Zynismus, was man davon habe, wenn die Obduktion nach dem Tod zwar ergebe, «dass man lege artis kurirt sey, und dass es nur unglücklicher Weise an Blut gefehlt zu dem letzten, entscheidenden Aderlasse».[29] Das populäre Bonmot «Operation gelungen, Patient gestorben», fand hier schon früh seine Entsprechung, und man muss wohl im Wortsinne davon ausgehen, dass der Kranke zuletzt ziemlich blutleer gewesen ist.

Obwohl sich der Aderlass längst als unnötig und sogar gefährlich erwiesen hat, ist er aus der modernen Medizin noch nicht vollkommen verschwunden. In raren Ausnahmefällen ist er sogar das Mittel der Wahl. Bei einer seltenen, krankhaften Überproduktion von roten Blutkörperchen, der Polycythaemia vera, sowie bei einer ebenfalls sehr seltenen Krankheit des Eisenstoffwechsels, der Hämochromatose, wird die Methode noch therapeutisch angewendet. Ohne die regelmäßige Entlastung durch das Punktieren der Venen würde das Blut ansonsten zu sehr verdicken oder zu viel Eisen einlagern.

Die Qual der Amputation

Funde aus der Frühgeschichte deuten darauf hin, dass bereits Gliedmaßen amputiert wurden, als es noch keine Skalpelle und Sägen gab. Die Menschen sahen sich dazu gezwungen, denn sie erkannten, dass verletztes, faulendes und nicht mehr ausreichend durchblutetes Gewebe oft zwar nicht direkt zum Tode führte, aber nur wenige Tage später das Ende bedeuten konnte – was sich durch eine Amputation manchmal verhindern ließ. Ein schneller, harter Schnitt war dem langen Leiden vorzuziehen. Geglückt war die Amputation aber nicht nur dann, wenn die Schnitte richtig gesetzt wurden und die Blutungen rechtzeitig zum Stillstand kamen. Als gelungen konnte eine Amputation erst gelten, wenn die enorme Gefahr der Wundinfektion gebannt war, an der viele Amputierte in den Tagen nach dem Eingriff starben.

Ein weiteres Problem bestand darin, dass viele Patienten die Schmerzen nicht aushielten, die eine gewaltsame Eröffnung des Körpers mit sich brachte. Sie schrien und wanden sich, während der Arzt das Messer ansetzte. Gegen diese Urgewalt war es auch den Helfern nicht immer möglich, die Kranken so festzuhalten, dass der Operationsbereich ruhiggestellt war, sodass es manchmal zu weiteren Verletzungen während des Eingriffs kam. Der Operationsbereich sah dann wie ein Schlachtfeld aus. Bis in die zweite Hälfte des 19. Jahrhunderts trugen Chirurgen deshalb nicht weiße, sondern schwarze Kittel – auf ihnen war das Blut nicht so deutlich zu erkennen.

Im Krieg waren Amputationen blutige Routine. Verwundeten Soldaten mussten zerschossene oder zerrissene Gliedmaßen abgenommen werden, damit sie eine – wenn auch geringe – Chance hatten, zu überleben. Aber auch im zivilen Leben blieb Heilkundigen manchmal nichts anderes übrig, als das Messer anzusetzen. So musste Kaiser Friedrich III. (1415–1493) aus dem Hause Habsburg im Juni 1493 eine Amputation über sich ergehen lassen. Vermutlich waren die Blutgefäße des Herrschers bereits stark verengt, er litt an «Altersbrand» im Bereich des linken Fußes und Unterschenkels; dabei verfärben sich erst die Zehen und dann der Mittelfuß blauschwarz und beginnen zu faulen, wenn sie nicht abgenommen werden. Das heute als Gangrän bezeichnete Leiden entwickelt sich bei ausgeprägter Arteriosklerose, wie die Verhärtung und Verkalkung der Gefäße genannt wird. Diabetiker sind oft davon betroffen. In der Folge wird das Gewebe nicht mehr gut durchblutet, Infektionen breiten sich aus und die entsprechende Körperpartie stirbt ab. Der Verwesungsprozess am lebendigen Leib greift auf andere Körperteile über und es droht eine Blutvergiftung.

Um diese Komplikationen zu verhindern, nahm der Wundarzt Hans Seyff (ca. 1440–1518), einer der führenden Chirurgen seiner Zeit, dem Kaiser das linke Bein im Bereich des Unterschenkels ab. Die Operation gelang offenbar aus chirurgischer Sicht gut, zwei Monate später starb der Regent allerdings dennoch. Ob an Altersschwäche oder an den Folgen des Eingriffs – der Patient war immerhin schon siebenundsiebzig Jahre alt – ist ungewiss.

Dass eine Amputation eine blutige und qualvolle Angelegenheit war, versteht sich von selbst. Vor Einführung von Narkose und Antisepsis wurde wie folgt vorgegangen, wenn ein Bein abgenommen werden musste: Mit einer Aderpresse, dem Tourniquet, wurde der Oberschenkel abgebunden. Der Patient lag zu diesem Zeitpunkt festgebunden oder -gehalten auf dem Tisch, ein Holzstück zum Draufbeißen im Mund. Das Tourniquet drosselte nicht nur die Blutung, sondern führte auch zu einem schmerzhaften Kribbeln im Bein, das den Schmerz durch das Messer etwas milderte. Das Messer war etwa dreißig Zentimeter lang und scharf; damit musste in einem kräftigen Schnitt bis zum Knochen vorgedrungen werden. Die Muskeln wurden ein paar Zentimeter mit dem Raspartorium vom Knochen abgeschabt, damit der Knochenstumpf, der etwas weiter oben abgesägt wurde, davon umschlossen und bedeckt werden konnte. Der Ausdruck, dass ein Schrei oder das Geräusch einer Säge «durch Mark und Bein» gehen, hat hier seinen Ursprung.

Obwohl es mehr oder weniger geschickte Ärzte gab, war es bis zur Entwicklung ausgefeilter Narkosetechniken eine unvorstellbare Qual, wenn eine Gliedmaße amputiert werden musste.[30] Noch in der Mitte des 19. Jahrhunderts, als bereits erste Formen der Betäubung entwickelt worden waren, hatten die Patienten unermessliche Torturen zu erleiden, bevor sie gnädigerweise vor Schmerzen ohnmächtig wurden.

Henri Dunant, der Gründer des Roten Kreuzes, hat 1859 das Elend der Verwundeten bei der Schlacht von Solferino aus nächster Nähe miterlebt und beschrieben. Einer der Soldaten, bei dessen Behandlung er anwesend war, wurde durch eine Kugel am Bein verletzt und lag «ausgestreckt auf seinem Schmerzenslager».[31] Dunant schildert die gelbgraue Gesichtsfarbe, den leidenden Ausdruck und die eingesunkenen Augen des Verwundeten. Die Blutvergiftung schwächt bereits seinen Körper, der Patient fiebert, hat trockene Lippen und ist kaum noch bei Bewusstsein.

Der Arzt schneidet mit dem «schrecklichen Messer» in der Hand im sogenannten Zirkelschnitt «in einem Zuge die ganze Haut rings um den Schenkel auf». Die Schreie des Soldaten durchdringen das Hospital, der Patient befindet sich im Todeskampf, zittert, bohrt seine Finger in den Rücken des Assistenten, der ihn festhält. Dann wird die Knochensäge angesetzt, «und schon hört man das Kreischen des Stahls, der in den lebenden Knochen eindringt und das halb verfaulte Glied vom Leibe trennt».[32] Der Verwundete schreit jetzt nicht mehr, er ist in Ohnmacht gefallen und der Chirurg befürchtet, dass dieses Schweigen den Tod bedeuten könnte. Mit Kreislauf stärkenden Mitteln gelingt es jedoch, den Patienten zu retten.

Auch wenn seit dieser Schlacht und der eindrucksvollen Beschreibung durch Henri Dunant mehr als 160 Jahre vergangen sind, steht die Bergung und Betreuung von Kriegsverletzten immer noch vor großen Herausforderungen. Trotz aller Fortschritte in der Versorgung von Wunden und chirurgischen Notfällen geht es nach wie vor darum, die Verletzten möglichst schnell behandeln zu können und Ärzte und Material vor Ort in Bereitschaft zu haben. Bis heute zeigen sich hier gravierende Mängel, die sich auf die Versorgung von Soldaten wie Zivilisten in Kriegsgebieten auswirken.[33]

Es mussten allerdings nicht immer Gliedmaßen abgetrennt werden, wenn es zu größeren Verletzungen an Armen oder Beinen kam. Ein besonderer Fall aus dem 18. Jahrhundert zeigt, dass auch konservative Behandlungen erfolgreich sein konnten, was in diesem Beispiel hieß, dass das Bein erhalten werden konnte. Es gehörte allerdings viel Glück, Augenmaß und medizinisches Wissen dazu, um heil davonzukommen.

Der englische Chirurg Percivall Pott musste mit dem Schlimmsten rechnen, als er 1756 einen Schienbeinbruch erlitt.[34] Wie üblich war der Arzt zu Pferde unterwegs gewesen. Er kam aus dem St. Bartholomew's Hospital, wo er arbeitete, und wollte noch einen Patienten im Süden von London besuchen. Auf dem Weg zum Hausbesuch passierte das Malheur, sein Pferd kam auf dem nassen Pflaster ins Rutschen, und Pott stürzte. Er zog sich dabei eine offene Fraktur zu, was bedeutete, dass Knochenteile die Haut durchstoßen hatten und zudem Muskulatur und Weichteile verletzt waren. Bei solchen Verletzungen besteht ein beträchtliches Infektionsrisiko, und die Wahrscheinlichkeit ist groß, dass sich eine Blutvergiftung daraus entwickelt. Seinerzeit war es üblich, derartige Frakturen zu behandeln, indem man das Bein im Bereich des Kniegelenks amputierte. Dieser Eingriff war zwar radikal, wenn man bedenkt, dass «nur» der Unterschenkel gebrochen war, aber auf diese Weise konnten immerhin lebensbedrohliche Wundinfektionen verhindert werden.

Wie weit von der Verletzung entfernt würde das Skalpell bei Pott angesetzt werden? Pott, der sich urplötzlich aus der Position des Arztes in die Rolle des Patienten versetzt sah, hatte der Operation schon zugestimmt. Doch zugleich wusste er seine Erfahrungen als Wundarzt zu nutzen. Er hatte nach seinem Sturz um Hilfe gerufen, aber auch darum gebeten, von den Trägern auf einer Tür liegend zu seinem Haus gebracht zu werden, das sich etwa fünfhundert Meter von der St. Paul's Cathedral entfernt in der Watling Street befand. Damals war es üblich, Kranke und Verletzte in einer Kutsche zu transportieren, doch Pott ahnte, dass die heftige Schaukelbewegung seinem Bruch nicht guttun würde.

Zu Hause angekommen, zückten Potts ärztliche Kollegen bereits das Skalpell. Doch dann schaltete sich sein medizinischer Lehrer Edward Nourse ein, der verspätet dazugekommen war, und überzeugte die anwesenden Ärzte, es zunächst lieber mit einer konservativen Behandlung zu versuchen. Denn durch den Transport auf der Tür war Potts Bein ruhiggestellt gewesen, und die Bruchstücke der Knochen hatten sich nicht zusätzlich verschoben oder weiteres Gewebe verletzt. Daher konnten Nourse und die herbeigeeilten Fachkollegen den Knochen gut reponieren, das heißt, in seine gewohnte Stellung zurückbringen. Die äußere Wunde verheilte ebenfalls schnell und ohne weitere Komplikationen. Pott nutzte die Zeit der Genesung, um sein lange geplantes Grundsatzwerk über die Chirurgie zu verfassen.

Anstatt sein Bein zu verlieren und zeitlebens auf Krücken oder eine Prothese angewiesen zu sein, war es dem Arzt schon nach einigen Wochen wieder möglich, beschwerdefrei zu gehen. Von Potts Erfahrungen als Chirurg und als Patient profitierten etliche Generationen von Kranken. Es zeigte sich, dass konservative Behandlungen in der Chirurgie eine Chance verdienten, weil sie einen guten Ausgang nehmen konnten und das geschädigte Organ und dessen Funktion erhalten blieb.

Potts Fall belegte außerdem, wie sinnvoll es ist, nicht nur den eng umgrenzten Bereich der Fraktur, sondern auch die benachbarten Gelenke bei einem Knochenbruch ruhig zu stellen. Viele glückliche Umstände kamen Pott zugute – darunter seine eigene Umsicht sowie ein erfahrener Chirurg, der seinen ehemaligen Schüler vor voreiligen Schnitten schützte und ihm auf diese Weise das Bein rettete.

Schwierige Geburt: Ein Schnitt ins Leben

Die Frauenheilkunde ist ein Fach für sich, jedoch eines, das sowohl chirurgische als auch nicht chirurgische Verfahren in sich vereint. Operationen an den weiblichen Geschlechtsorganen sind heute selbstverständlich, beispielsweise wenn sich Tumore oder Entzündungen gebildet haben. Früher haben Ärzte die Öffnung des Bauchraums oder des Unterleibs jedoch vermieden, weil sie zumeist das sichere Todesurteil bedeutete. Eine Ausnahme gab es allerdings: Bei Schwangeren schritten Ärzte schon früh zur Tat, wenn das Baby nicht auf natürlichem Weg auf die Welt kommen konnte. Der Kaiserschnitt blieb dann als einzige Möglichkeit, um wenigstens das Leben des Kindes zu retten.

Was es mit dem Eingriff auf sich hat, sagt schon der Name. In der medizinischen Fachsprache wird er «Sectio Caesarea» oder auch abgekürzt Sectio genannt. Die Legende, die sich darum rankt, gehört zum populären medizinischen Wissen: Der große Julius Cäsar (100–44 v. Chr.), römischer Staatsmann und tragisch ermordeter Diktator, soll mittels Schnittentbindung auf die Welt gekommen sein. Der operative Eingriff ist seitdem nach ihm benannt.

Dieser Zusammenhang klingt naheliegend, ist aber allen historischen Indizien folgend falsch. Das wichtigste Argument: Cäsars Mutter Aurelia starb nicht während der Geburt ihres berühmtesten Kindes, sondern erst etwa sechsundvierzig Jahre später, um 54 v. Chr. Zur damaligen Zeit hätte eine Frau allerdings einen Kaiserschnitt kaum überlebt – und falls doch, dann wäre darüber berichtet worden, erst recht, wenn ein solches Ereignis in einer so einflussreichen Familie stattgefunden hätte wie der Cäsars. Von der Schnittführung über die Blutstillung bis zur Wundnaht wären die Möglichkeiten im Jahr 100 v. Chr. unzureichend gewesen.

Vermutlich hätten auch die anatomischen Kenntnisse der damaligen Ärzte nicht ausgereicht. Wo genau den Schnitt setzen? Das Wissen stammte damals hauptsächlich aus Obduktionen an Tieren, und wenn eine Sektion selten einmal an einem Menschen vorgenommen wurde, handelte es sich zumeist um einen Mann, was naturgemäß auch keine weiteren Einblicke zur optimalen Führung des Messers an der Gebärmutter erlaubte.

Auch in den überlieferten antiken Schriften finden sich keine Aufzeichnungen über die Sectio Caesarea oder einen ähnlichen Eingriff. Weder im «Corpus Hippocraticum» noch bei Galen gibt es entsprechende Hinweise. Soranos von Ephesos (98–138) verfasste zwar ein Lehrbuch über die Frauenheilkunde mit den besonderen Schwerpunkten Geburtshilfe und Säuglingspflege, «De arte obstetrica morbisque mulierum». Doch auch von ihm wird der Kaiserschnitt nicht mit einer Silbe erwähnt. Dafür beschreibt er andere Techniken, wie Frauen die natürliche Geburt erleichtert werden konnte.

Soranos schlägt beispielsweise einen Gebärstuhl vor, einen Sessel mit bequemen Lehnen, dessen Sitzfläche halbmondförmig ausgeschnitten ist. Auch ein Spekulum zur vaginalen Untersuchung benutzt und empfiehlt der gelehrte Arzt bereits. Falls es zu Fehllagen des Embryos kommen sollte, kennt Soranos verschiedene Handgriffe, um das Kind manuell zu wenden. Gelingt dies nicht und stockt der Geburtsvorgang, wird nicht etwa zum Kaiserschnitt geraten, sondern zu einer Zerstückelung des ungeborenen Babys, der Embryotomie – als letzte Möglichkeit, um das Leben der Mutter zu retten. Der Eingriff wird im «Corpus Hippocraticum» bereits detailliert beschrieben und gilt als Ultima Ratio in der Geburtshilfe. Der Frauenarzt Emil Apollo Meissner (1827–

1884) verschwieg 1864 jedoch nicht, was bis heute Gültigkeit hat: dass es sich um eine «glücklicher Weise nicht mehr erforderliche Operationsmethode, [ein] Ueberbleibsel aus grauer Vorzeit» handelt, die jedoch leider «für gewisse äusserst seltene Fälle» noch angewendet werden muss.[35]

Doch zurück zum Kaiserschnitt. Vermutlich hat die Annahme, Julius Cäsar sei auf diese Weise auf die Welt gekommen, schlicht mit einer sprachlichen Ähnlichkeit und anschließenden Verwechselungen zu tun. Das lateinische Wort «caedere» heißt so viel wie «schneiden», so wie der davon abgeleitete Begriff «Zäsur» auch «Schnitt» oder «Einschnitt» bedeutet. Und aus dem römischen Titel für einen Herrscher, dem Wort «Cäsar» beziehungsweise «Caesar», entwickelte sich später der Begriff «Kaiser». Für das Leben und Sterben des Julius Cäsar bedeutet das jedoch, dass die einzigen Schnitte, die historisch verbürgt sind, ihm von seinen Mördern an den Iden des März 44 v. Chr. beigebracht worden sind.

Allerdings gibt es Belege dafür, dass die Sectio in mortua, die Schnittentbindung bei einer Toten, schon sehr früh praktiziert wurde. Aus dem 7. Jahrhundert vor Christus gibt es entsprechende Hinweise aus Mesopotamien. Auch das Römische Recht verzeichnet in vorchristlicher Zeit einen Passus, wonach eine Frau, die während der Schwangerschaft gestorben ist, nicht beerdigt werden durfte, bevor das Kind aus ihrem Leib geholt wurde.

Im Mittelalter finden sich immer wieder Berichte über «erfolgreiche» Geburten per Kaiserschnitt, wobei erfolgreich in diesen Fällen bedeutete, dass das Baby überlebte, die Mutter aber starb. Die Kirche forderte die Geburtshelfer auf, das Kind und damit das neu entstandene Leben zu retten. In Legenden von Heiligen und Helden wird manchmal eine Geburt per Kaiserschnitt als früher Hinweis auf die außergewöhnliche Lebensgeschichte vermerkt, die dann folgen sollte. Ein so besonderes Ereignis am Anfang begründete demnach eine besondere Vita. Der Wahrheitsgehalt solcher Überlieferungen ist naturgemäß gering, auch wenn nicht auszuschließen ist, dass Frauen den Eingriff vereinzelt nicht mit ihrem Leben bezahlten.

Dass beide – Mutter und Kind – überlebten, gelang historisch verbürgt jedoch erst später. Aus dem Jahr 1500 ist eine gelungene Geburt per Kaiserschnitt überliefert, bei der auch die Mutter mit dem Leben davonkam. Der Schweinekastrierer Jacob Nufer (1470–1520) soll den Eingriff im schweizerischen Siegershausen bei seiner Frau vorgenommen haben. Womöglich hatte er durch seine tägliche Arbeit mit dem Borstenvieh mehr anatomische Kenntnisse als die meisten Ärzte seiner Zeit. Seine Frau überstand den Eingriff nicht nur, sondern brachte angeblich im Folgejahr auf natürlichem Weg Zwillinge zur Welt.

Verbreitet war die Praxis dennoch nicht, der Eingriff blieb zu riskant. Auch der Arzt und Apotheker Eucharius Rösslin (1470–1526), Stadtarzt in Frankfurt und anschließend in Worms, beschreibt den Kaiserschnitt lediglich bei Frauen, die bereits gestorben waren. Er verfasste 1513 den «Rosengarten», im Original «Der Swangern Frauwen und Hebammen Roszgarten». Dieses Werk zur Geburtshilfe war das erste gedruckte Lehrbuch für Hebammen. Rösslin übertrug darin in einfacher Sprache die Erkenntnisse des antiken Autors Soranos von Ephesos ins Deutsche und steuerte eigene Erfahrungen aus seiner medizinischen Praxis bei.

In den folgenden Jahrhunderten wird etwas häufiger von Kaiserschnitten berichtet, bei denen die Frauen überlebten, doch dies blieb weiterhin bis in die zweite Hälfte des 19. Jahrhunderts hinein die Ausnahme. Die Müttersterblichkeit nach einem Kaiserschnitt lag noch um 1880 bei nahezu achtzig Prozent. Die Bilanz verbesserte sich erst, nachdem Ferdinand Adolf Kehrer (1837–1914) im Jahr 1881 die Schnittführung an der Gebärmutter änderte. Er operierte eine Achtundzwanzigjährige in Meckesheim in der Nähe von Heidelberg und setzte dabei erstmals den Horizontalschnitt ein. Anschließend vernähte er die Gebärmutter zusammen mit dem Bauchfell. Diese Pioniertat steigerte die Überlebenschancen der Frauen erheblich. Im Jahre 1900 modifizierte Johannes Pfannenstiel (1862–1909) die Operationsmethode, indem er die Bauchmuskeln und ihre Faszien ebenfalls horizontal eröffnete. Der «Pfannenstielschnitt» gehört bis heute zu den klassischen Methoden beim Kaiserschnitt, der immer sicherer geworden ist. Mittlerweile liegt die Müttersterblichkeit bei einem geplanten Eingriff in Deutschland bei unter 0,01 Prozent.

Dieser bemerkenswerte medizinische Fortschritt hat die Praxis wie die Wahrnehmung des Kaiserschnitts radikal verändert: Der Eingriff wurde von einer Notfalloperation, die das Leben von Mutter und Kind retten kann, zum Routineverfahren. Das zeigt sich auch sprachlich. Geht es heute um Kaiserschnitt oder natürliche Geburt, ist oft nicht mehr von Geburtshilfe, sondern von Geburtsmedizin die Rede. Dieser Begriffswechsel legt nahe, dass die Schwangerschaft inzwischen weitgehend unter medizinischer Kontrolle steht. Von fünfzehn Prozent im Jahre 1990 stieg der Anteil der Kaiserschnitte an den Geburten in Deutschland auf 32,1 Prozent im Jahr 2011. Seitdem stagniert die Rate der Schnittentbindungen zwar oder geht leicht zurück, pendelt aber weiterhin auf hohem Niveau um die dreißig Prozent.

Die Gründe sind vielfältig. Folgt man medizinischen Definitionen, gibt es kaum noch normale Schwangerschaften. Zwei Drittel gelten als «Risikoschwangerschaften». Die Mutter ist zu alt, zu jung, zu dick oder zu krank. Sie hat zu viel oder zu wenig Fruchtwasser. Das Baby ist zu groß oder zu klein. Es liegt falsch oder quer. Es gibt kaum noch Kinder und Mütter, die den Standards entsprechen. Fast alle Frauen wollen natürlich entbinden, aber sobald das Wort «Risiko» fällt, tut sich ein Bedrohungsszenario auf. Frauen wollen vermeiden, etwas falsch gemacht zu haben, sie sind jetzt für zwei Leben verantwortlich und entscheiden sich dann eher für einen Kaiserschnitt.[36] Keine Frau will sich vorwerfen lassen, etwas versäumt oder das Wohlergehen des Kindes vernachlässigt zu haben.

Dabei wird die Kindersterblichkeit rund um die Geburt in Deutschland inzwischen mit 4 Todesfällen pro 1000 angegeben, die Müttersterblichkeit ist weitaus geringer. 1870 starben hingegen noch 250 von 1000 Kindern in Deutschland während oder kurz nach der Geburt. Segensreiche Entwicklungen in der Geburtshilfe wie der Kaiserschnitt, aber auch die in den 1950er-Jahren eingeführte Saugglocke, die Zange und die Rückenmarksnarkose haben viele Leben gerettet. Eine Geburt ist in wohlhabenden Ländern mittlerweile sehr sicher geworden; vollständig ausschließen lassen sich tragische Zwischenfälle jedoch nicht.

Die Weltgesundheitsorganisation und ärztliche Fachverbände schätzen, dass bei zehn bis fünfzehn Prozent aller Entbindungen ein Kaiserschnitt «medizinisch indiziert» sein könnte. In fünf bis zehn Prozent der Fälle geht es um Leben und Tod, etwa weil die Plazenta vorgelagert ist oder eine Querlage die normale Geburt unmöglich macht. Ein Kaiserschnitt kann Leben retten, ist aber auch mit Nachteilen verbunden. Auf diese Weise geborene Kinder leiden um bis zu fünfzig Prozent häufiger an Infekten und Allergien. Zudem müssen Kinder nach einem Kaiserschnitt zwei- bis dreimal so oft auf die Intensivstation wie vaginal entbundene.[37]

Der beste Platz für die Hände der Geburtshelfer sind die Hosentaschen. Abwarten, begleiten. Schwer zu sagen, wann der Risikoblick Schwangerschaft und Geburt vereinnahmt hat. Aus Angst vor rechtlichen Konsequenzen neigen Ärzte wie Hebammen zur «Defensivmedizin» und ziehen im Zweifel den Kaiserschnitt vor. Immer weniger Geburtshelfer haben Erfahrung mit komplizierten Geburten und beherrschen die entsprechenden Handgriffe und Wendemanöver. Der Kaiserschnitt war einst lebensgefährlich – heute scheint er oftmals die einfachere Lösung zu sein.

Alles muss raus: Große Operationen und die moderne Chirurgie

Die Chirurgie blieb bis in die zweite Hälfte des 19. Jahrhunderts dadurch begrenzt, dass es weder sichere Möglichkeiten der Narkose noch effektive Methoden der Desinfektion oder Sterilisation gab. Sobald diese Hindernisse überwunden waren, wurden die operativen Eingriffe in den Körper komplexer, zugleich wurden die Instrumente immer besser an die medizinischen Erfordernisse angepasst und ermöglichten die Schonung der Patienten. In den Anfangsjahren von Antisepsis und Anästhesie kamen zwar noch zahlreiche Patienten während eines chirurgischen Eingriffs ums Leben, doch nun waren differenzierte Operationsmethoden und längere Eingriffe möglich.

Zuvor galt, dass die Chirurgen vor allem schnell sein mussten, weil die Patienten die Tortur nicht lange ertrugen oder es den Helfern nicht gelang, sie weiter auf dem OP-Tisch festzuhalten. Der britische Chirurg Robert Liston (1794–1847) war sogar für seine Geschwindigkeitsrekorde bekannt. Wenn er mit einer Operation begann, forderte er die zuschauenden Studenten und Ärzte auf, die Zeit zu stoppen: «Time me, gentlemen, time me!»[38] Sicherlich, die Leidenszeit der Patienten verkürzte sich, wenn der Chirurg flink war, doch nicht immer war das zu ihrem Vorteil. Liston soll im Jahr 1846 in nur 25 Sekunden ein Bein amputiert haben, dabei schnitt er allerdings versehentlich auch einen Hoden des Patienten ab.

Aus der schnellen, hektischen Chirurgie wurde eine umsichtige Chirurgie. Theodor Billroth (1829–1894) führte 1881 in Wien die erste Magenresektion durch. Einem Patienten mit Magenkrebs entfernte er lediglich einen Teil des Organs und verband den Zwölffingerdarm mit dem restlichen Magen. Diese und eine weitere Operationstechnik zur Magenteilentfernung sind bis heute als die Eingriffe «Billroth I» und «Billroth II» bekannt. Billroth galt als überragender Bauchchirurg, dem zudem die Teilentfernung der Speiseröhre, des Kehlkopfs und anderer Organe gelang. Auch bei Eingriffen an der Milz, der Harnblase und der Eierstöcke galt er als geschickter Operateur.

Der schottische Chirurg Joseph Lister hatte am 12. August 1865 wiederum das Prinzip der antiseptischen Chirurgie begründet. Antisepsis bedeutet, die Keimzahl zu verringern, Asepsis völlige Keimfreiheit, was zunächst nur selten gelang. Für Listers entscheidendes Experiment diente ein elfjähriger Waisenjunge aus Glasgow, James Greenless, als menschliches Versuchskaninchen. Er hatte sich das Schienbein gebrochen, als er unter eine Kutsche geraten war. Eine Amputation wäre seinerzeit die naheliegende Behandlung gewesen, weil der Knochen die Haut durchstoßen hatte und die Wunde voller Straßenschmutz war. Blutvergiftung und Wundbrand drohten. Lister operierte das Bein, brachte den Knochen wieder in die richtige Stellung und besprühte die Wunde sodann mit Karbolsäure, heute Phenol genannt. Er hatte sich diese Methode von Kanalarbeitern abgeschaut, die damit ihre Werkzeuge säuberten. Die Wunde verheilte, es kam zu keiner Infektion. Lister wurde zum Lord geadelt, der Junge behielt sein Bein. Betrug die Sterblichkeit bei großen Operationen zuvor noch fünfzig Prozent, konnte sie mithilfe der Antisepsis in kurzer Zeit auf fünfzehn Prozent gesenkt werden. Im Jahr 1886 führte der Berliner Chirurg Ernst von Bergmann (1836–1907) die Dampfsterilisation der Instrumente ein, wodurch Infektionen während und nach der Operation noch seltener wurden.

Mit diesen Fortschritten in den Bereichen Hygiene und Anästhesie wurden die Operationsverfahren immer ausgeklügelter. Dem französischen Chirurgen Alexis Carrel (1873–1944) gelang es mithilfe einer neuen Nahttechnik, Blutgefäße direkt miteinander zu verbinden. Dies war nur dank feinerer Nadeln und strenger Antisepsis möglich. Für die Herz- und Gefäßchirurgie waren die verbesserten Nahttechniken ein entscheidender Schritt. Sie ermöglichten erstmals entsprechende Operationen, ohne dass sich an den Nahtstellen Thrombosen oder Entzündungen bildeten. Diese beiden Komplikationen waren nicht nur für sich genommen gefährlich, sondern verengten die Gefäßlichtung, was die Durchblutung stören und zum Absterben des Gewebes führen konnte.

Während Bauchraum, Blutgefäße und andere Organe nun operiert werden konnten, war die Chirurgie der Thoraxorgane weiterhin schwierig bis unmöglich. Im Brustkorb herrscht schließlich ein Unterdruck, und nur deshalb dehnt sich die Lunge bis an die innere Brustwand aus. Sobald der Brustkorb verletzt ist und Luft von außen einströmt, fällt die Lunge zusammen wie ein Luftballon, in den eine Nadel gestochen wird. Es kommt zum lebensgefährlichen Pneumothorax, dem Kollaps des Organs.

Ferdinand Sauerbruch (1875–1951) war erst achtundzwanzig Jahre alt, als er von seinem Chef in der Universitätsklinik Breslau auf dieses Problem angesetzt wurde. Im Juni 1904 zeigte der junge Arzt auf dem 33. Kongress der Deutschen Gesellschaft für Chirurgie in Berlin seine Lösung: eine Unterdruckkammer. Das Gerät sah zwar monströs aus, denn der Rumpf des Patienten lag in einer klobigen, metallenen Röhre, doch auf diese Weise blieb die Lunge entfaltet und Herz, Lungenzwischenraum und Lunge konnten operiert werden, ohne dass ein Pneumothorax drohte.

Sauerbruch und sein Chef operierten von 1905 an erfolgreich zahlreiche Patienten. Der Nachwuchsmediziner war besonders geübt darin, Patienten mit Lungentuberkulose operativ zu behandeln. Er verbesserte die Techniken zur Eröffnung der Brusthöhle sowie für diverse andere chirurgische Verfahren und publizierte seine Erkenntnisse in den 1920er-Jahren in einem zweibändigen Werk. Bald schon stieg Sauerbruch zum berühmtesten Chirurgen in der ersten Hälfte des 20. Jahrhunderts auf.

Obwohl er es im Bereich der Thoraxchirurgie zu großer Meisterschaft brachte, beschränkte sich Sauerbruch nicht allein auf dieses Gebiet. Nach Fronterlebnissen im Ersten Weltkrieg und «dem wenig befriedigenden Gefühl für einen Chirurgen, jungen Leuten Beine und Arme abschneiden zu müssen»[39], widmete sich der Arzt der Konstruktion einer künstlichen Hand. Im Vergleich zu der «eisernen Hand» Götz von Berlichingens von 1504 und den durchaus filigranen Weiterentwicklungen Ambroise Parés waren Sauerbruchs Prothesen eine enorme Verbesserung: Er präparierte den Armstumpf so, dass die Patienten mit der Kraft ihrer verbliebenen Muskeln und Sehnen differenziert greifen und fassen konnten. Sauerbruch instruierte die Techniker, wie sie die künstliche Hand möglichst funktionsfähig gestalten konnten.

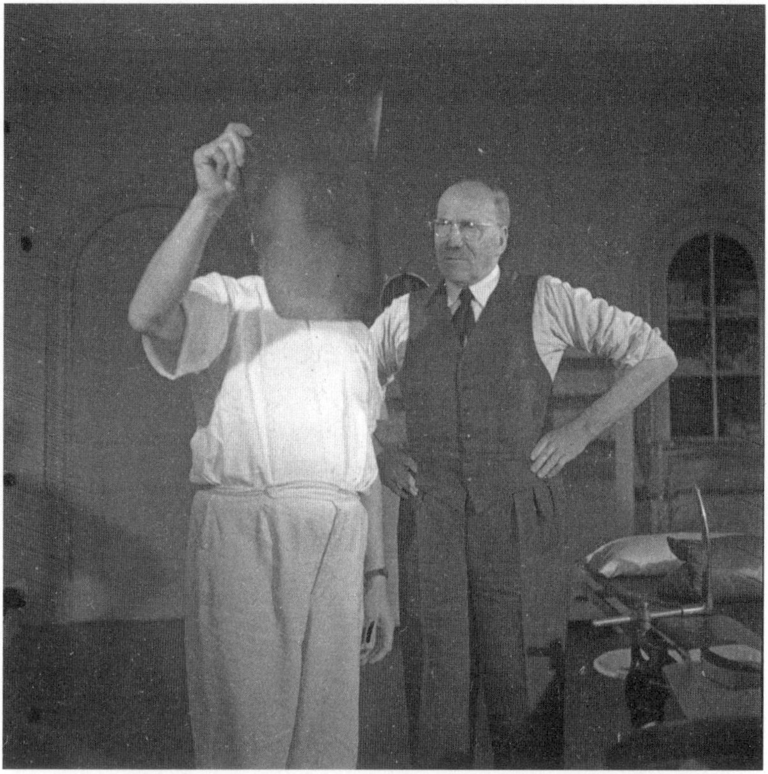

Ferdinand Sauerbruch Ende der 1940er-Jahre bei der Begutachtung eines Röntgenbilds in der Berliner Grunewald-Klinik. Die frühen Erfolge des berühmten Chirurgen ließen seine Fehler und Irrtümer später oft in den Hintergrund treten.

Doch auch dabei blieb es nicht. Nachdem Sauerbruch 1928 den Ruf an die Charité angenommen hatte und als Professor von München nach Berlin wechselte, gelang es ihm 1931, operativ ein Herzwandaneurysma zu beseitigen, eine lebensgefährliche Ausbuchtung des Pumporgans, die jederzeit zu platzen drohte. Der Chirurg war mittlerweile weltberühmt, operierte Herzbeutel, Lungenlappen und Speiseröhren ebenso wie Hirntumore und die Bauchspeicheldrüse. Sauerbruch konnte auf viele medizinische Triumphe und eine beispiellose Karriere zurückblicken, und womöglich überdeckt dies in der Rückschau seine Schwächen und Fehler. So verkannte er die epochale Entdeckung seines Assistenten Werner Forßmann (1904–1979), der 1929 den ersten Herzkatheter entwickelte und dafür mit siebenundzwanzig Jahren Verspätung den Nobelpreis bekam. Im Alter operierte Sauerbruch trotz fortgeschrittener Demenz noch auf dem heimischen Küchentisch weiter und beging dabei gravierende Fehler.

Auch bei einem weiteren Pionier aus der Aufbruchszeit der Chirurgie gingen Erfolge und Schattenseiten Hand in Hand. William Halsted (1852–1922), der erst in New York und dann an der Johns Hopkins University in Baltimore tätig war, war einer der Ersten in den USA, dem 1882 eine Gallenblasenoperation gelang. Nachts um zwei Uhr entfernte er seiner Mutter sieben Steine aus der Gallenblase – ebenfalls auf dem Küchentisch. Seiner Schwester, die nach einer Entbindung viel Blut verloren hatte, übertrug er sein eigenes Blut, was glücklicherweise gut ging; von Blutgruppenunverträglichkeiten wusste man damals noch nichts. Halstedt führte den Gebrauch von Gummihandschuhen in die chirurgische Praxis ein und verbesserte die Technik, wie ein Leistenbruch operiert wurde. Er war ohne Zweifel ein Vorreiter, doch der Fortschritt kam nicht ohne einen hohen Preis.

Der amerikanische Krebsarzt und Autor Siddhartha Mukherjee schildert Halsted als einen besessenen Arbeiter, steif, asketisch und rücksichtslos gegenüber sich und anderen, wenngleich charismatisch. Ein Getriebener, der mit Nervenzusammenbrüchen (er erlitt mehrere) ebenso zu kämpfen hatte wie mit einer Rauschgiftsucht. Zusammen mit seiner Frau bewohnte Halsted ein abgeschirmtes Herrenhaus, «kalt wie Stein und größtenteils unbewohnbar»; das kinderlose Paar ließ sich bei unangemeldetem Besuch verleugnen und züchtete in der karg bemessenen Freizeit reinrassige Dackel.[40]

Es ist verführerisch, diese strengen, radikalen Eigenheiten mit dem in Verbindung zu bringen, wofür Halsted berühmt werden sollte: Er konzentrierte sich auf die operative Entfernung der von Krebs befallenen Brust, die Mastektomie – und ging dabei radikal vor. Nachdem er auf einer Reise nach Europa in Deutschland und Österreich führende Chirurgen seiner Zeit wie Theodor Billroth (1829–1894) und Richard Volkmann (1830–1898) kennengelernt hatte, war er überzeugt, dass nur ein aggressiver, großflächiger Eingriff Heilung bringen konnte. Oft unter dem Einfluss von Drogen – er war erst von Kokain, dann von Morphium abhängig –, operierte er rastlos bis tief in die Nacht. Halsted nahm den krebskranken Frauen die komplette Brust ab, und wenn es dennoch nach einigen Monaten zu Rückfällen kam, erweiterte er das Operationsgebiet. Fortan wurde nicht nur die befallene Brust entfernt, sondern Halsted schnitt oft auch die darunter liegenden Brustmuskeln heraus sowie die Lymphknoten in der Achsel, unter dem Schlüsselbein und manchmal hinauf bis zum Hals. Kein Wunder, dass der Eingriff als «radikale Mastektomie» in die medizinische Fachsprache einging.

Halsted wollte den Krebs mit Stumpf und Stiel ausrotten. Je mehr Gewebe entfernt wurde, desto weniger konnte der Krebs zurückkommen, lautete seine Devise. Die operierten Frauen waren entstellt, weil ihnen nicht nur eine Brust fehlte, sondern sie durch die teilweise oder komplette Entfernung der Brustmuskeln Arm und Schulter nicht mehr richtig bewegen konnten. Zudem staute sich durch die Entfernung der Lymphknoten die Lymphe in den Armen. Für diese Komplikation wurde der anschauliche Begriff «postoperative Elefantiasis» geprägt, weil der geschwollene Arm eher den Gliedmaßen eines Dickhäuters als einem menschlichen Körperteil ähnelte. In einigen Fällen entfernten Halsted und seine Schüler zusätzlich auch Rippen oder Teile des Schlüsselbeins, was die Operationsfolgen für die Patientinnen weiter verschlimmerte.

Eine makabre Konkurrenz hatte unter den Chirurgen eingesetzt, und das nicht nur bei Operationen der Brust – je radikaler, desto besser. Zwar erwähnte Halsted eine junge Patientin, die er «nur sehr ungern verunstaltete», aber gemäß seiner Logik tat er das ja zu ihrem Besten. Halsted prägte Generationen von Chirurgen, die in ihrem Tun vor allem der Fragestellung nachgingen, ob sich der Krebs operieren lasse – und nicht, ob die Patienten damit geheilt würden. Der New Yorker Chirurg George T. Pack (1898–1969) wurde wegen seines skrupellosen Vorgehens unter Kollegen «Pack the Knife» genannt oder in Analogie zu Bertolt Brechts Figur Mackie Messer aus der Dreigroschenoper «Packie Messer». Weitere Schüler Halsteds übertrugen die radikalen Operationsmethoden auf andere Körperregionen, die sie regelrecht ausweideten.

Zweifellos hat Halsted die Krebschirurgie revolutioniert. Doch als er in der Zeit um 1900 die Ergebnisse seiner Tätigkeit auf US-Chirurgenkongressen vortrug, hätte er erkennen können, dass trotz seines großräumigen Vorgehens viele Frauen nur wenige Jahre nach dem Eingriff starben. Seine Methode war zu undifferenziert, die Art des Krebses berücksichtigte er kaum. Handelte es sich um einen lokal begrenzten Brustkrebs, waren die Frauen zwar durch die Operation geheilt, allerdings hätte dazu auch ein weitaus kleinerer, schonenderer Eingriff ausgereicht. Hatte sich der Tumor ausgebreitet und bereits gestreut, half auch keine noch so ausgedehnte Mammutoperation, denn dann ist der Krebs eine «systemische» Erkrankung, die sich bereits in anderen Organen und Lymphbahnen und damit überall im Körper eingenistet hat.

Es dauerte fast einhundert Jahre, bis sich die Chirurgie von der Viel-hilft-viel-Doktrin abwandte und in der zweiten Hälfte des 20. Jahrhunderts zielsichere, behutsamere Verfahren bevorzugt wurden. Dabei halfen auch etliche technische Neuerungen und Erfindungen, die keine epochalen Großoperationen ermöglichten, aber den Alltag der Patienten erheblich erleichterten. Sie zeigen einen Trend in der modernen Chirurgie: Weg von den großen Eingriffen hin zu immer schonenderen Verfahren, bei denen die Narben kleiner und die Gewebeentnahmen verringert wurden.

Auch die Einführung von Bypass-Operationen am Herzen – die erste fand 1967 in Cleveland statt – war ein Meilenstein der Chirurgie. Zur Behandlung von Angina Pectoris und koronarer Herzkrankheit wird mit einer aus dem Bein entnommenen Vene die verengte Stelle in der Herzkranzarterie überbrückt, indem das Blut direkt von der Hauptschlagader, der Aorta, hinter die Engstelle geleitet wird. In den 1970er-Jahren war dieser Eingriff die häufigste Herzoperation; in den 1980er-Jahren wurde er von der Aufweitung des verengten Kranzgefäßes mittels Ballonkatheter abgelöst.

Andere Eingriffe wirken auf den ersten Blick weit weniger spektakulär, haben aber enorme Erleichterungen für Pateinten mit sich gebracht. Ein Beispiel ist der von Belding H. Scribner (1921–2003) im Jahr 1960 entwickelte «Shunt», ein operativ angelegter Kurzschluss zwischen Arterie und Vene am Unterarm, der über einen Verbindungsschlauch unter der Haut erfolgt. Dort kann das künstliche Blutgefäß punktiert und mit der Maschine zur künstlichen Blutwäsche verbunden werden. Auf diese Weise wurde Abertausenden Menschen mit chronischer Niereninsuffizienz eine lebensrettende Dialyse möglich.[41]

Einen weiteren Fortschritt für die «kleine Chirurgie» wie auch die Selbstbehandlung im Alltag stellt das «Steristrip» dar, das 1964 von der Firma 3M auf den Markt gebracht wurde: Wo zuvor genäht werden musste, konnten fortan die stark haftenden Pflaster die Wunde zugleich schützen und zusammenhalten. War die Wunde nicht stark verschmutzt und wies glatte Ränder auf, eignete sich das Produkt bestens zur Wundversorgung und führte – richtig angewendet – zu optimalen kosmetischen Ergebnissen.

Transplantation: Gewagter Eingriff am offenen Herzen

Kaum ein medizinischer Eingriff ist symbolisch so überladen wie die erste Herztransplantation 1967 im Groote Schuur Hospital in Kapstadt – und zwar medizinisch, menschlich und medial. Wahrscheinlich hat auch keine ärztliche Großtat weltweit jemals so viel Aufmerksamkeit hervorgerufen. An jenem 3. Dezember 1967, einem Sonntag, begann in der Brust des 54-jährigen Louis Washkansky (1913–1967), frühmorgens ein neues Herz zu schlagen. Der Gemüsehändler litt an schwerer Herzschwäche und hatte mit dieser Prognose nicht mehr lange zu leben. Atemnot, schnelle Erschöpfung und die drohende Mangeldurchblutung lebenswichtiger Organe bestimmten seinen Alltag. Deshalb willigte er ohne lange zu zögern ein, sich dem Experiment einer Herztransplantation zu unterziehen.

Das war nicht nur medizinisch vollkommenes Neuland, sondern es sind auch «viele gefühlsmäßige Probleme mit dem Herzen verbunden», wie der amerikanische Herzchirurg Norman Shumway (1923–2006) schrieb, dem ebenfalls beinahe die erste Herztransplantation weltweit gelungen wäre. «Aber die Öffentlichkeit befindet sich auf dem Weg zu einer liberaleren Haltung.»[42] Als die 25-jährige Bankangestellte Denise Darvall (1942–1967) wenige Hundert Meter vor dem Eingang des Krankenhauses einen schweren Verkehrsunfall hatte und ein irreversibler Hirnschaden bei ihr festgestellt wurde, schien der große Moment gekommen zu sein. Nicht nur für Washkansky, sondern auch für den leitenden Operateur, Christiaan Barnard (1922–2001).

«Louis, es ist niemals zuvor gemacht worden, möchten Sie es sich nochmals überlegen?», wurde Washkansky von seinen Ärzten gefragt. Nachdem er schon mehrere Herzinfarkte erlitten hatte, seit September auf der Intensivstation lag und jeden Tag schwächer wurde, nahm der Patient das Angebot rasch an.

Den Mann, der ihn retten sollte, beschlichen noch auf dem Weg zur Operation Zweifel, wenn man der Schilderung in Barnards Autobiografie «One Life» (Deutsch: «Mein Weg als Arzt und Mensch») Glauben schenken mag. Noch in der Umkleide während der Händedesinfektion habe der Sohn eines burischen Predigers sich gefragt, ob es nicht zu früh für den Eingriff sei, ob sein Team bereit wäre – und ob seine rheumatischen Hände die Operation überhaupt durchhalten würden.

Fünf Stunden dauerte der Eingriff, knapp zwei Stunden die Organentnahme, gut drei Stunden die Verpflanzung in den neuen Körper. Ein 31-köpfiges Team half dabei mit. Um 6.13 Uhr morgens war die Operation beendet und das neue Herz begann mit 120 Schlägen pro Minute seine Arbeit. Das medizinische Großaufgebot konnte zwar einen erfolgreichen Eingriff vermelden, doch der erste Herztransplantierte der Welt überlebte das forsche Vorgehen der Chirurgen gerade mal um achtzehn Tage. Um eine Abstoßung des fremden Organs zu verhindern, war das Immunsystem von Louis Washkansky medikamentös unterdrückt worden. Das ist bis heute nach einer Organtransplantation nötig, macht aber anfällig für Infektionen aller Art. Washkansky erkrankte an einer fulminanten Lungenentzündung und starb drei Tage vor Weihnachten, am 21. Dezember 1967.

Zur Beerdigung seines berühmtesten Patienten ging Christiaan Barnard nicht. Er befand sich kurz vor dem Abflug nach New York, wo er in einer Fernsehsendung gemeinsam mit seinem amerikanischen Kontrahenten Adrian Kantrowitz (1918–2008) auftreten sollte. Der Herzchirurg aus Brooklyn hatte am 6. Dezember 1967, nur drei Tage nach Barnards weltweit beachtetem Geniestreich, einem neunzehn Tage alten Baby mit schwerem Herzfehler ein neues Organ eingepflanzt. Er war also der zweite Arzt weltweit, der eine Herztransplantation vornahm. Das Kind starb ebenfalls, es überlebte den Eingriff sogar nur um wenige Stunden.

Ob das zynische Bonmot «Operation gelungen, Patient gestorben» in dieser Zeit seinen Ursprung hat? 1968 wurden weltweit bereits zahlreiche Herzen verpflanzt; die Einjahresüberlebensrate der Patienten lag jedoch nur bei zwanzig Prozent und die Begeisterung legte sich zunächst wieder. Das unsichere Schicksal der frühen Herzpatienten, von denen etliche kurz nach der Operation starben, kommentierte Clarence Walton Lillehei (1918–1999) – ein weiterer Pionier der Herzchirurgie, bei dem sich Barnard während eines Stipendiums in den USA wichtige Techniken abgeschaut hatte – Zeitungsberichten zufolge nüchtern: «Wenn du in die

Wildnis gehst, kannst du nicht erwarten, dass die Wege gepflastert sind.»[43]

Washkanskys Witwe nahm es Barnard übel, dass er nicht zur Trauerfeier gekommen war. Wenigstens stand sein Bruder Marius Barnard mit am Grab, ebenfalls Mitglied des Operationsteams. Er äußerte sich über den Tod des Patienten mit den Worten: «Wir haben den Mount Everest bestiegen – und beim nächsten Mal wissen wir, wie wir hinunterkommen.»[44]

Große Vergleiche – die Farben konnten gar nicht grell genug sein, mit denen die chirurgische Leistung ausgemalt wurde. Die Bedeutung der ersten Herztransplantation in Kapstadt wurde in gleich mehrfacher Hinsicht übertrieben und das Werk Christiaan Barnards überhöht. Das lag auch an dem gewaltigen Medienecho und an der schillernden Persönlichkeit des Operateurs, der sich öffentlichkeitswirksam mit seinen Patienten fotografieren ließ, wie ein Politiker oder Sportstar die Pressekonferenzen zelebrierte und seine plötzliche Berühmtheit sichtlich genoss.

Die Herzverpflanzung wurde zu einer ärztlichen Großtat stilisiert, was vielleicht dem kulturellen und ideengeschichtlichen Stellenwert des Organs entspricht, aber nicht dem medizinischen. Für einen Arzt, der als Kardiologe oder Herzchirurg tätig ist und nicht gerade unter romantischen Anwandlungen leidet, ist das Herz ein vergleichsweise primitives Organ. Ein Herz zu verpflanzen war in erster Linie ein großes menschliches Wagnis, aber keine chirurgische Meisterleistung. Der Mut, oder besser das Draufgängertum, einem Todkranken ein fremdes Organ einzusetzen, ohne die immunologische Abstoßungsreaktion des Körpers richtig verstanden, geschweige denn unter Kontrolle zu haben, erforderte einen besonderen Charakter. Der Tod des Patienten musste bei einem derart waghalsigen Eingriff zur damaligen Zeit in Kauf genommen werden.

Zudem war kurz vor der ersten Herztransplantation der Todeszeitpunkt neu definiert worden – eine gesellschaftliche wie medizinethische Zeitenwende. Zuvor hatte in der Medizin gegolten, dass mit dem Herzstillstand das Leben zu Ende ging. 1966 wurde von der französischen Akademie der Medizin jedoch der «Hirntod» als entscheidendes Kriterium festgelegt; andere ärztliche Fachgesellschaften schlossen sich in den folgenden Jahren an. Fortan galten fehlende Hirnaktivität, angezeigt durch eine Nulllinie im EEG und mangelnde Durchblutung des zentralen Nervensystems, als Kennzeichen des irreversiblen Todeseintritts. Die Funktion von Herz und Kreislauf konnte allerdings für Stunden oder Tage weiter aufrechterhalten und hirntoten Spendern auf diese Weise ein «lebensfrisches» Organ entnommen werden.

Die Konkurrenz um die erste Verpflanzung zwischen Barnard und mindestens drei Chirurgen aus den USA, von denen er gelernt hatte, wird unterschiedlich bewertet. «Gemeinsam war diesen Männern eine gewisse Art von Brutalität. Anderen, aber auch sich selbst gegenüber», so das Urteil der Journalisten Andreas und Stephan Lebert.[45] In ihrem Buch «Herzensangelegenheiten» verweben sie die Herztransplantation ihrer Mutter im Jahr 1997 mit der Geschichte des Eingriffs.

Obwohl es also nicht überraschend war, dass die Patienten von der weltweit bestaunten Herzverpflanzung anfangs nicht profitieren konnten, und nicht sie, sondern die Operateure zu den eigentlichen Helden der Geschichte wurden, stellt die Herztransplantation einen Wendepunkt in der Wahrnehmung der Kranken dar. Erstmals wurden auch die Patienten populär. Zuvor waren sie zumeist anonymes «Versuchsmaterial» gewesen, jetzt wurden sie namentlich in den Medien erwähnt und besonders der erste Transplantationspatient, Louis Washkansky, einer breiten Öffentlichkeit vorgestellt und vertraulich mit seinem Spitznamen «Washy» bezeichnet. Patienten waren nicht länger namenlose Verfügungsmasse, die auf dem Weg des medizinischen Fortschritts Glück haben konnten, aber dafür manchmal eben auch mit dem Leben bezahlen mussten, sondern Individuen mit einer eigenen Lebens- und vor allem Leidensgeschichte.

Die Euphorie, die Barnards Eingriff rund um den Globus auslöste, befeuerte zusammen mit der Begeisterung über die erste erfolgreiche Mondlandung wenige Monate später vielleicht zum letzten Mal jenen ungebremsten Fortschrittsglauben, der charakteristisch für die Aufbruchstimmung in den ersten beiden Jahrzehnten nach dem Ende des Zweiten Weltkriegs war. Alles schien möglich, ein neues Herz, wenn das alte verbraucht war, ebenso wie eine Reise ins All.

Nach dem schnellen Scheitern der ersten Herztransplantationen, auf die ungezügelte Abstoßungsreaktionen oder schwere Infektionen und oftmals gar der Tod der Patienten folgten, setzte jedoch auch eine Vorahnung dessen ein, was wenige Jahre später, 1972, im Bericht des Club of Rome als Einsicht in die «Grenzen des Wachstums» beschrieben wurde. Trotz aller therapeutischen Erfolge und waghalsigen Eingriffe musste sich die Medizin eingestehen, dass auch weiterhin Menschen starben und Heilung längst nicht immer möglich war.

Zwar gab es 1968 Dutzende weitere Herztransplantationen, doch nach vielen Misserfolgen und frühen Todesfällen war die Anfangseuphorie schnell verflogen. Im folgenden Jahrzehnt wurden nur noch zögerlich weitere Organe verpflanzt. Erst mit Beginn der 1980er-Jahre und der Entdeckung des Cyclosporins, eines Medikaments, das die Abstoßung fremder Organe zuverlässiger unterdrückte, wurden Herztransplantationen wieder populärer und die Fünfjahresüberlebensrate erhöhte sich auf fünfzig bis siebzig Prozent. Bis heute sind fast 14 000 Organe weltweit verpflanzt worden.

Doch woran lag es, dass gerade vom Herzen eine solche Aura ausging und die Kardiologie lange als die vornehmste medizinische Fachdisziplin galt? «Eine Pumpe, eine sehr eindrucksvolle Pumpe, nichts weiter», ist das Herz schließlich auch für den Münchner Herzchirurgen Bruno Reichart, der 1984 Nachfolger Barnards in Kapstadt wurde.[46]

Die erste Organverpflanzung war die Übertragung des Herzens übrigens auch nicht. Schon siebzehn Jahre zuvor, im Jahr 1950, war Richard Lawler (1895–1982) in Chicago die erste Nierentransplantation gelungen, das Organ funktionierte auch Wochen später noch. Die erste Lebertransplantation fand 1963 statt, die erste Übertragung einer fremden Lunge im selben Jahr – doch kaum jemand nahm außerhalb der Fachwelt Notiz davon. Es war eben nicht das Herz, das in diesen Fällen den Besitzer wechselte.

«Seit der Antike gibt es eine Denktradition, in der die Leidenschaften und die Lebenskraft im Herzen lokalisiert wurden», sagt der Medizinhistoriker und Kulturwissenschaftler Volker Roelcke von der Universität Gießen. «Im Spätmittelalter entwickelte sich eine Verehrung des Herz' Jesu, dargestellt durch das Bild eines Herzens, das umgeben von Flammen oft neben dem Körper von Jesus abgebildet wurde.»[47]

Während der Gegenreformation wurde diese Herz-Verehrung besonders populär und entwickelte sich durch christliche Missionare zu einem weltweiten Kult. «Interessanterweise ist das idealisierte, symmetrische, brennend rote Herz kaum verschieden von den Herzen, die wir heute überall sehen – auf Grußkarten, Liebeserklärungen, als Schmuck oder Graffiti», sagt Roelcke.[48] Vermutlich gibt es kaum ein Motiv, das rund um den Globus so oft gemalt, abgebildet und reproduziert wurde und dessen Symbolik überall auf Anhieb verstanden wird. Zugleich ist es so einfach zu zeichnen und hat doch so viel zu bedeuten.

Aber nicht nur medizinisch und ideengeschichtlich kam die Symbolkraft des Herzens infolge der ersten Transplantation zur Geltung. Auch in einem anderen Themenfeld war die Operation kurzzeitig Anlass für eine kontroverse Debatte. Die Herzverpflanzung fand schließlich in Südafrika statt, dem Land von Rassentrennung und Apartheid. Fast vierzig Jahre nach der Heldentat am Kap kam plötzlich die Frage auf, ob es tatsächlich Christiaan Barnard war, dem zuerst der epochale Eingriff gelungen war. Die öffentlich geäußerten Zweifel hätten mit ihren gefühligen Beschreibungen jedem Arztroman zur Ehre gereicht. «Er hielt ihr weißes Herz in seinen schwarzen Händen», notierte Clare Kapp in ihrem Nachruf.[49] Und dann erzählte sie die anrührende Geschichte vom schwarzen Gärtner und Putzmann aus einfachen Verhältnissen, der schon mit vierzehn Jahren die Schule verlassen musste, um sich und seine Familie durchzubringen. Mit Geschick und Hartnäckigkeit eignete er sich trotzdem medizinische Kenntnisse an, arbeitet sich zum Do-it-yourself-Chirurgen empor und war 1967 entscheidend an der weltweit umjubelten ersten Herztransplantation beteiligt. Doch statt dafür gefeiert zu werden, ging der heimliche Held leer aus, andere ernteten an seiner Stelle den Ruhm.

Diese bewegende Legende fand sich nicht etwa in Groschenheften, sondern in renommierten Zeitungen wie der «New York Times» oder dem «Economist». Sie wurde von der BBC verbreitet und stand gar in medizinischen Fachjournalen wie dem «Lancet» und dem «British Medical Journal», die anlässlich des Todes von Hamilton Naki am 29. Mai 2005 berichteten, dass der heroische Hilfsarbeiter das Herz der Spenderin herausoperiert habe.[50] Jahrzehnte nach der medizinischen Heldentat am Kap müsse endlich aufgedeckt werden, dass nicht dem ebenso charismatischen wie egomanen Schönling Barnard die weltweit erste Herztransplantation gelungen sei, sondern dass sein schwarzer Laborgehilfe Hamilton Naki (1926–2005) viel größeren Anteil daran hatte.[51] Allein die Rassentrennung während des Apartheid-Regimes sowie die Ruhmsucht des weißen Chirurgen hätten Naki die Anerkennung der Fachkollegen und die Bewunderung der restlichen Welt verwehrt. Späte Wiedergutmachung wäre längst angebracht gewesen, schrieben Ärzte und Journalisten anlässlich Nakis Tod 2005.

Doch so schön die Geschichte klingen mag, sie stimmt nicht, auch wenn Naki im fortgeschrittenen Alter mit Orden ausgezeichnet wurde, einen Ehrendoktor bekam und in Kapstadt ein Platz nach ihm benannt ist. Fachjournale druckten bald Korrekturen und bedauerten, dass so viele Unwahrheiten im Nachruf des ehrenwerten Mannes verbreitet wurden. Der sei zwar ein geschätzter Tierpfleger und Mitarbeiter gewesen, habe aber nie einen Menschen operiert und am fraglichen Tag nicht mal das Krankenhaus in Kapstadt betreten, in dem der Eingriff stattfand.

Die Autoren mussten sich bald darauf für ihre falschen Elogen auf Naki entschuldigen, doch diese Episode zeigt wiederum. was für eine Strahlkraft auch Jahrzehnte später noch von der berühmtesten Operation der Welt ausging. Sie taugte immer noch für einen vermeintlichen Skandal um einen vermeintlich verkannten Helden, der bis zu seinem Lebensende im Verborgenen gewirkt hatte und dessen Ruhm unterdrückt worden war.

Barnard selbst hat das Herz trotz seiner plötzlichen Popularität wenig Glück gebracht. Zwar jubelten dem attraktiven Mann mit dem gewinnenden Lächeln und den abstehenden Ohren Frauen weltweit zu, doch seine drei Ehen scheiterten. Von seinen Kollegen wurde er geschnitten, da sie ihn für einen chirurgischen Parvenu hielten, der sich die Operationstechnik bei seriösen amerikanischen Herzchirurgen abgeschaut hatte und den Großmeistern des Fachs aus Stanford, Minneapolis und New York nur deswegen zuvorkam, weil Südafrika die Organentnahme in Fällen erlaubte, in denen sie in den USA verboten war.

Barnard selbst führte insgesamt lediglich sechs Herztransplantationen durch, 1974 verpflanzte er ein Herz auf ein anderes, das im Körper verblieb, zu dessen Entlastung. Doch private Schwierigkeiten und das Leben als Medienstar ließen ihn den OP-Tisch vernachlässigen. Barnard wurde vom Papst und US-Präsidenten empfangen, machte Imelda Marcos und dem Schah von Persien seine Aufwartung, feierte mit Sophia Loren und hatte angeblich eine Affäre mit Gina Lollobrigida. Sein Leben fand auf Jachten und im Rolls-Royce statt und weniger mit Mundschutz und im grünen Kittel.

Dieser Ruhm des Operateurs war nur möglich, weil das Herz eben für so viel mehr stand und steht als für eine muskuläre Umwälzanlage des venösen und arteriellen Blutes. «Mehr als alle anderen Organe hat das Herz seine emblematische Form beibehalten, die längst losgelöst ist von ihren Ursprüngen in der religiösen

Vorstellung», sagt Kulturwissenschaftler Roelcke. «Viel stärker als andere Organe hat sich das Herz in seiner populären Form der Weiterentwicklung des medizinischen Wissens entzogen.»[52]

Trotz Kardiologie und Herzchirurgie mit Techniken wie Transplantation, Bypass und Stents hängen die Menschen noch immer am alten Bild vom Herzen, an seiner Form – die in der symmetrischen Idealisierung kaum noch der anatomischen Realität entspricht – und an seiner Bedeutung für die menschliche Identität. Es ist das schematische, vereinfachte Bild, das schon kleine Kinder malen können, das alle medizinischen Entdeckungen überstanden hat und Udo Lindenberg (geboren 1946) – trotz erfolgreich behandeltem Herzinfarkt – singen lässt: «Ein Herz kann man nicht reparieren». Das Bild vom Herzen ist wirkmächtiger. Liebespaare ritzen es in Bäume und tätowieren es auf Arme, malen es auf Briefe und sammeln Sticker und Aufkleber. Ohne diese extreme Idealisierung und Simplifizierung wäre die Geschichte der Herztransplantation wohl weit weniger glamourös verlaufen.

Implantate: Schrittmacher und Prothesen

War es vielleicht skandinavische Bescheidenheit? Oder schlicht Skepsis gegenüber den eigenen Fähigkeiten? Anders als das Team um Christiaan Barnard aus Südafrika waren die Wissenschaftler des Karolinska-Instituts nahe Stockholm von ihrer neuen Behandlungsmethode zunächst nicht besonders überzeugt und hielten sich öffentlich weitgehend zurück. Der Arzt Åke Senning (1915–2000) und der Siemens-Ingenieur Rune Elmqvist (1906–1996), die den Eingriff am 8. Oktober 1958 in Stockholm gemeinsam vornahmen, glaubten nicht so recht daran, dass der künstliche Rhythmusgeber, der von ihnen entwickelt worden war, lange halten würde.[53]

Ihr Patient Arne Larsson war erst Anfang vierzig, doch aufgrund eines zu langsamen Herzschlags wurde er mehrmals am Tag ohnmächtig. Larsson war der erste Mensch weltweit, der einen tragbaren Herzschrittmacher bekam, der vollständig in den Körper eingepflanzt wurde. Geräte, die von außen die notwendigen elektrischen Impulse abgaben und wie eine Tasche am Körper getragen werden mussten, hatte es auch in den Jahren zuvor schon gegeben.

Larsson wurde der Brustkorb aufgesägt, und er wurde am offenen Herzen operiert, um den Schrittmacher an Ort und Stelle zu verankern. Das elektronische Bauteil war in eine Schuhcremedose eingegossen worden. Heute sind die Geräte nicht viel größer als eine Zwei-Euro-Münze, wiegen ungefähr 25 Gramm und werden meist unterhalb des Schlüsselbeins in das Unterhautfettgewebe gepflanzt. Der Brustkorb muss dazu nicht mehr eröffnet werden. Die Elektroden gelangen unter Röntgenkontrolle über die Schlüsselbeinvene bis zum Herzen.

Inzwischen ist die Implantation eines Schrittmachers längst eine Routineoperation mit besten Erfolgsaussichten. Der Eingriff dauert zwischen dreißig und sechzig Minuten und findet fast immer unter lokaler Betäubung statt. In Deutschland werden jedes Jahr fast 80 000 Herzschrittmacher implantiert, weltweit sind es eine Million.

Ein Schrittmachersystem besteht aus einem Impulsgeber, dem Aggregat, und mindestens einer Elektrode, die den Impuls an das Herz weiterleitet oder herzeigene Signale zurückmeldet. Durch das Feedback springt der Herzschrittmacher nur dann an, wenn das Herz zu langsam schlägt, was die Lebensqualität der Patienten erheblich verbessert hat. Schließlich ist damit die Gefahr gebannt, dass sie an einer zu langsamen Herzschlagfolge sterben. Längst ist mit einem Herzschrittmacher ein normales Leben möglich, nahezu alle Berufe können ergriffen werden und die meisten Sportarten betrieben. Im Alltag bemerken die Patienten einen gut eingestellten Herzschrittmacher gar nicht mehr. Ungefähr alle neun Jahre muss das Aggregat in einem kleinen Eingriff getauscht werden.

Das gesunde Herz schlägt in Ruhe etwa sechzig- bis achtzigmal in der Minute. Als natürlicher Taktgeber gibt der Sinusknoten im Vorhof den Rhythmus vor. Von dort wird der Impuls zum

AV-Knoten weitergegeben, der am Übergang der Vorhöfe zu den Herzkammern liegt. Der Impuls gelangt weiter zu den Herzmuskelzellen, die sich daraufhin koordiniert zusammenziehen. Diese abgestufte Kontraktion ermöglicht erst die Pumpfunktion des Herzens und damit eine ausreichende Sauerstoffversorgung über den Blutkreislauf. Ist die Erregungsleitung an einer entscheidenden Stelle oder in manchen Situationen gestört, kann ein Schrittmacher einspringen und die elektronische Stimulation übernehmen.

Die Skepsis der schwedischen Ärzte vor mehr als 65 Jahren war übrigens seinerzeit berechtigt. Nach drei Stunden versagte das Gerät bereits, Ersatz musste her. Der zweite Herzschrittmacher hielt immerhin zwei Tage. Es war jedoch nicht das letzte Mal, dass Arne Larsson Ersatz benötigte, 26 verschiedene Geräte trug er im Laufe seines Lebens in seiner Brust.[54] Geschadet hat das dem robusten Patienten offenbar wenig: Larsson starb erst 2001 in einem für Herzpatienten bemerkenswerten Alter von 86 Jahren – und überlebte damit sogar seinen Chirurgen, der 84 Jahre alt geworden ist.

Was Larsson mehr als zwei Dutzend Male erlebte, war damals noch eine Neuerung; inzwischen ist es hingegen für viele Menschen selbstverständlich: fremdes Material im eigenen Körper zu tragen, das verloren gegangene Funktionen oder Fähigkeiten kompensieren sollte. Zwar weisen Mumienfunde aus dem 2. Jahrtausend vor Christus darauf hin, dass es im alten Ägypten schon Zehenprothesen gab. In der Antike wurden auch Hände, Unterarme, Füße und Beine aus Holz, Metall und Verbundmaterialien gefertigt. Das in Piratenfilmen obligatorische Holzbein war aus der Seefahrt seit ihren Anfängen ebenfalls nicht wegzudenken.

Später wurden die Prothesen und Implantate subtiler. Götz von Berlichingens eiserne Hand ist besonders durch Goethes gleichnamiges Schauspiel berühmt geworden. Der bereits erwähnte französische Chirurg Ambroise Paré fertigte in etwa zur gleichen Zeit Handprothesen, aber auch Prothesen für das Gesicht an, die ihren

Trägern den Alltag erleichterten. Im frühen 20. Jahrhundert wurde die Technik unter anderem durch Ferdinand Sauerbruch entscheidend verbessert. Heutige Prothesen sind technologische Meisterwerke, die zumeist aus Kunststoff – und wegen des geringen Gewichts – aus Carbon gefertigt werden. Mit Beinprothesen, die stabil, aber extrem biegsam sind, können sportliche Höchstleistungen erreicht werden, wie die Paralympischen Spiele regelmäßig zeigen.

Auch künstliche Augen aus Holz oder Keramik gab es bereits in der Antike, wie entsprechende Funde zeigen. Von Glasaugen wird im 16. und 17. Jahrhundert zuerst aus Venedig und dann aus Paris berichtet, das sich zu einem Zentrum für derartige Produkte entwickelte. Augenprothesen sind zwar in weiten Bereichen vom Körper umschlossen. Endoprothesen, also künstliche Implantate, die komplett ins Körperinnere verpflanzt werden, gibt es jedoch erst seit dem 20. Jahrhundert.

Zu einer ähnlichen Zeit, als die ersten Herzschrittmacher implantiert wurden, bekamen Patienten das erste künstliche Hüftgelenk. Der britische Chirurg John Charnley (1911–1982) entwickelte um 1960 die ersten Hüftprothesen, damals aus rostfreiem Stahl und einer Kunststoffpfanne. In den 1930er-Jahren wurde zwar schon der Hüftkopf in Teilen ersetzt, das komplette Implantat mit künstlichem Kopf und Schaft folgte jedoch erst in den 1960er-Jahren. Später wurden Totalendoprothesen («TEP») entwickelt; dabei wird zusätzlich zu Schaft und Gelenkkopf auch die Gelenkpfanne ersetzt, sodass eine vollständig neue Gelenkeinheit übertragen wurde.

Bis heute sind verschiedene Techniken und Materialien in der Endoprothetik der Hüfte gebräuchlich, diverse Metalllegierungen, aber auch Keramik werden verwendet. Zudem wird der Schaft mal im verbleibenden Oberschenkelknochen fest zementiert, mal rein mechanisch dort fixiert. Andere Gelenke werden mittlerweile ebenfalls routinemäßig ersetzt, beispielsweise künstliche Kniegelenke und seltener auch Schulter- und Fußgelenke.

Anders als Medikamente gehören Implantate zu den Medizinprodukten, die weniger streng kontrolliert und auf ihren Nutzen für Patienten hin untersucht werden als die Arzneimittel. Skandale um defekte Brustimplantate, Giftstoffe in Hüftprothesen und Herzschrittmacher mit durchgeschmorten Kabeln haben gezeigt, dass die Zuverlässigkeit solcher für den Einbau in den Körper vorgesehenen Produkte nicht immer gegeben ist und besser kontrolliert werden müsste. Ähnliches gilt für die Neurochips, die für eine Schnittstelle Mensch-Maschine dienlich sein können und bereits die Motorik von Parkinson-Kranken und Querschnittsgelähmten verbessern helfen.

Bemerkenswert ist angesichts der rasanten technischen Entwicklung in diesem Bereich, dass die buchstäbliche Einverleibung von Fremdmaterialien wie Silikonkissen in der Brust, Metallprothesen in Beinen und Hüfte oder Schrittmachern im Brustkorb bei Patienten wenig Irritationen auszulösen scheint. Auch Stents – das sind dünne Drahtgeflechte, die verstopfte Koronararterien offen halten sollen – werden von den meisten Kranken kaum als störender Fremdkörper wahrgenommen; vermutlich weil der therapeutische Nutzen so offensichtlich ist. Zwar schmücken sich Menschen seit Jahrtausenden rituell mit Ringen, Nadeln, Klammern und anderen Metall- oder Holzgegenständen, die sie in und durch ihre Ohren, Lippen, Nasen, Zungen, Brustwarzen oder Schamlippen stechen. Doch diese Verzierungen sind äußerlich und eben nicht im Körperinneren verborgen.

Im Vergleich zu dem Wahrnehmungswandel und den Irritationen, die mit der Verbreitung der ersten Röntgenbilder zu beobachten waren (s. Kapitel 7), ist das zumindest erstaunlich. Die Durchleuchtung des knöchernen Brustkorbs mit dem schlagenden Herzen enthüllte seinerzeit aufregende Geheimnisse, bot intime Einblicke oder wirkte wie ein verbotenes Memento mori auf die Zeitgenossen. Der Fremdkörper in Herz, Brust, Hirn oder Bein löst hingegen nicht mal mehr ein Achselzucken aus. Womöglich gehört es angesichts von Botox-Injektionen, Verpflanzungen von

Eigenfett und aufgespritzten Lippen zur neuen Normalität, dass der Körper zur verfügbaren Modelliermasse geworden ist. Parallel dazu ist es längst eine Selbstverständlichkeit, den Körper mit Ersatz zu bestücken, wenn die Originalteile dem Verschleiß zum Opfer fallen und auf ihre Dienste nicht mehr Verlass ist.

Operationen durchs Schlüsselloch: Die Endoskopie

Eine enorme Veränderung für Ärzte wie Patienten brachte die «minimalinvasive» Chirurgie mit sich. Mit diesem Verfahren wurden Eingriffe durch natürliche Körperöffnungen wie Mund oder Enddarm oder als sogenannte Schlüsselloch-Operation nach einem kleinen Schnitt in die Körperoberfläche möglich. Wichtigstes Hilfsmittel wurde das Endoskop.[55] Bei dieser Technik wird ein Schlauch in den Körper eingeführt, durch den man nicht nur sehen, sondern auch kleinere Eingriffe vornehmen kann. Anfangs konnte damit nur der Operateur in den Körper schauen. Mit der Weiterentwicklung der Technik war es möglich, dass zusätzlich ein Assistent durch eine Verzweigung am Ende des Schlauchs mitschauen durfte. Bald darauf wurde das Livebild auf einen Bildschirm übertragen.

Der Münchner Arzt Rudolf Schindler hatte 1932 mit seinem «völlig ungefährlichen, flexiblen Gastroskop» zur Magenspiegelung erstmals eine flexible Optik zum Blick in die Körperhöhlen entwickelt. Ein starres Endoskop war bereits 1868 von dem Internisten Adolf Kußmaul verwendet worden, um ins Innere von Magen und Speiseröhre zu sehen. Seitdem sind Endoskope nicht nur für die Diagnostik eine große Hilfe. Nach und nach wurde damit auch die operative Behandlung möglich, weil die Geräte mit kleinen Zangen, Schlingen und Messern versehen waren und chirurgische Eingriffe erlaubten.

Die Chirurgie hat dadurch viel von ihrem einstigen Schrecken verloren. Greifen Chirurgen zum Endoskop, können sie oft beeindruckende Erfolge vorweisen, retten Leben, lindern Schmerzen, befreien aus großer Not. Die meisten Operateure halten die Endoskopie deshalb für einen Segen, der Patienten immense Vorteile bringt.[56] Kranke können nach einer Operation früher aufstehen, Narben sind kleiner, Nebenwirkungen geringer. Noch in den 1980er-Jahren war es üblich, dass Patienten eine Woche das Bett hüten mussten, wenn die Gallenblase oder ein Leistenbruch operiert worden war – damit die Wundnaht nicht wieder aufplatzte. Komplikationen durch lange Liegezeiten sind mit endoskopischen Operationen seltener geworden.

Mit dem Boom der Endoskopie in den frühen 1990er-Jahren wurde fast jedes Organ endoskopisch operiert. Manchmal scheint hier nach der Devise «von hinten durch die Brust ins Auge» vorgegangen worden zu sein: Unter dem Begriff «Notes» (für «Natural Orifice Transluminal Endoscopic Surgery», also «Zugang über natürliche Körperöffnungen») wurde beispielsweise endoskopisch durch das Scheidengewölbe die Gallenblase operiert, transvaginal der Magen entfernt oder bei einer Magenspiegelung die Magenwand durchstoßen, um den Wurmfortsatz zu entfernen.

Oft waren diese Methoden von technischen Innovationen und Experimentierfreude getrieben, womöglich auch vom Stolz der Ärzte auf ihr technisches Können in der Miniaturisierung. Medizinhistorisch ist die Blüte der Endoskopie auch deshalb interessant, weil sie die Illusion größtmöglicher «Sauberkeit» begünstigte: Es kann operiert werden, ohne den Körper «richtig» zu eröffnen, fast ohne Blut, suppendes Gewebe und andere Körpersäfte. Damit verliert die Operation etwas von ihrer immer noch unheimlichen Körperlichkeit.[57]

Die endoskopische Technik wurde in die Medizin in etwa zur gleichen Zeit eingeführt, als Computer Verbreitung fanden. Chirurgen mussten allerdings erst verinnerlichen, dass das Geschehen auf dem Bildschirm real war und von ihnen gesteuert ablief, dass also eine Blutung auf dem Bildschirm genauso bedrohlich war wie eine spritzende Arterie im offenen Bauch, nur schlechter zugänglich. Parallelen zu Kriegführung per Joystick und Drohnen drängen sich auf, bei der die Bombardierung von Gegnern durch Knopfdruck vom weit entfernten Kontrollzentrum erfolgt. Am Bildschirm wirkt sie weniger brutal als Auge in Auge mit dem Kontrahenten.

In der minimalinvasiven Chirurgie offenbaren sich zudem uralte technisch-utopische Fantasien, den Körper zu erobern, Licht in jede Höhle zu bringen und mit einer Art U-Boot durch Blutgefäße und Körperbahnen zu flitzen. Gleichzeitig wächst der Abstand zum Patienten. Diese Tendenz ist in der Medizin allgegenwärtig zu beobachten, auch wenn es nicht um Hightech-Operationen geht. Oft ist der Arzt in der Praxis mehr mit dem Computer beschäftigt als mit dem Patienten.

Der Siegeszug der endoskopischen Eingriffe ist bemerkenswert angesichts der anfänglichen Skepsis der Chirurgen. Als der Kieler Arzt Kurt Semm (1927–2003), ein Gynäkologe, erstmalig 1980 einen entzündeten Wurmfortsatz endoskopisch entfernte, forderten einige Kollegen noch, man solle ihm die Approbation entziehen. «Etablierte, sichere OP-Verfahren zugunsten waghalsiger L'art pour l'art-Techniken aufzugeben, erschien damals ethisch unlauter», sagt Ulrich Mechler von der Medizin- und Pharmaziehistorischen Sammlung der Universität Kiel. «Für erfahrene Chirurgen war die Technik Neuland, ihre Sinne waren ja nicht mehr gefragt, andere Visualität, keine Haptik, kein Geruch, außerdem neue Instrumente mit anderer Handhabung. Kurz: Das ganze Handwerk musste neu gelernt werden.»[58] In dieser Anfangsphase der Endoskopie will man nicht Patient gewesen sein, wie erfahrene Chirurgen heute rückblickend erzählen.[59]

Mittlerweile hat sich zudem gezeigt, dass die minimalinvasive Chirurgie zwar viele Vorteile hat, aber nicht immer zum gewünschten Erfolg führt. Vielmehr sind herkömmliche Verfahren oft ebenbürtig oder gar überlegen. 1996 belegten Ärzte aus England, dass Patienten, denen die Gallenblase entfernt wurde, jeweils ähnlich lang zur Erholung brauchen – egal ob der Eingriff traditionell «offen» oder per «Schlüsselloch-Chirurgie» erfolgte.[60] Zuvor hatten Laien wie Ärzte vermutet, der minimalinvasive Eingriff sei schonender. In der Studie wussten weder Kranke noch die Pfleger und Ärzte, welcher Patient wie operiert worden war – beide Patientengruppen bekamen ähnlich blutige Verbände und wurden aus dem Krankenhaus entlassen, als es ihnen wieder gut ging. Die Erholungszeit und der Zeitraum, bis sie wieder arbeiten konnten, war identisch und bemaß sich offenbar nicht nach der Größe des Hautschnitts.

2018 zeigte eine Studie mit mehr als sechshundert Patientinnen mit Gebärmutterhalskrebs, dass die Schlüssellochtechnik auch in diesem Fall nicht mehr Vorteile brachte als der herkömmliche Zugang.[61] Der Hälfte der Frauen wurde ein Großteil der Gebärmutter mit Schnitt durch die Bauchdecke entfernt, bei der anderen Hälfte minimalinvasiv. Im Bereich der Bauchhöhle wird dies als Laparoskopie oder Bauchspiegelung bezeichnet. Viereinhalb Jahre nach der Operation erwies sich, dass die laparoskopisch operierten Patientinnen früher und häufiger Rückfälle mit neuen Krebsabsiedlungen im kleinen Becken aufwiesen. Die Überlebensrate war nach der minimalinvasiven Tumoroperation ebenfalls geringer. Während im Laufe der viereinhalb Jahre neunzehn Frauen starben, die minimalinvasiv operiert worden waren, kam es nach «offener» Operation nur zu drei Todesfällen. Die Laparoskopie ist in der Gynäkologie wie in anderen Disziplinen seit Jahren der operative Standardzugang. Womöglich verschleiert die Begeisterung für die moderne Schlüssellochtechnik, dass der Nutzen manchmal marginal ausfällt und gelegentlich sogar Nachteile hat.

Auch das Prinzip der Kniespiegelung kann hinterfragt werden: Der Orthopäde Bruce Moseley aus Houston hat 2002 gezeigt, wie fragwürdig der Eingriff ist – und dass es oft auch ohne geht.[62] Moseley teilte 180 Patienten mit Kniebeschwerden in drei Gruppen ein. Eine bekam das Gelenk arthroskopisch gespült und geglättet, die zweite nur gespült, die dritte wurde einer Scheinoperation unterzogen: Moseley ritzte ihnen die Haut dort ein, wo das Endoskop eingeführt wird, dazu kamen Spülgeräusche vom Tonband. Das Innere des Gelenks wurde nicht berührt. Weder ein noch zwei Jahre später ging es den Operierten besser als jenen, die dem Placebo-Eingriff zugeteilt waren. Inzwischen weiß man: Wenn nicht das Gelenk blockiert oder eine Funktion stark eingeschränkt ist, bringt die Arthroskopie oft keinen Nutzen.

Der Chirurg und langjährige Präsident der Berliner Ärztekammer, Günther Jonitz, hat für manche Operationen den Begriff «rituelle Chirurgie» geprägt. Darunter versteht er Eingriffe, die abgeschafft gehören, aber weiter vorgenommen werden. In Deutschland, so erinnert sich Jonitz, hießen jene endoskopischen Eingriffe, bei denen der technische Aufwand Patienten keine Vorteile brachte oder ihnen gar schadete, unter den Operateuren «Micmac-Chirurgie»: Minimal invasiv mit maximalen Komplikationen. Der Glaube an eine neue Methode ersetzt nun mal nicht das kritische Hinschauen.

Impfungen: Von der Kuhlymphe bis Biontech

Kaum hatten die ersten Menschen miteinander zu tun und steckten die Köpfe zusammen, steckten sie sich auch schon an. Nur weil der Mensch das Rad, die Hosenträger und die Klospülung erfunden hat, ist er anderen Lebewesen längst nicht überlegen, zumindest körperlich und immunologisch nicht. «In der falschen Gleichsetzung von Evolution und Fortschritt spiegelt sich keine biologische Erkenntnis wider, sondern eine gesellschaftliche Voreingenommenheit», stellte der Evolutionsbiologe Stephen Jay Gould fest.[63] Mikroben gibt es beispielsweise in weitaus größerer Zahl und Vielfalt, und sie schaffen es trotz ihrer geringen Größe immer wieder, gesunde, baumstarke Menschen zur Strecke zu bringen.[64] Bakterien, Viren und pathogene Einzeller sind äußerst geschickt darin, neue Strategien zu entwickeln, mit denen sie ihrer Ausrottung entgehen. Sie lassen sich schlecht bekämpfen, und wenn sie schon fast besiegt zu sein scheinen, wechseln sie ihre Taktik und gewinnen doch noch. Klein, aber gemein.

Zudem verfügen Keime und Bazillen über die Macht des Unsichtbaren. Sie sind perfekt getarnt. Ähnlich wie Gene oder radioaktive Strahlen sieht man sie nicht, man riecht und schmeckt sie zumeist nicht, man hört sie nicht und wird deshalb auch nicht gewarnt, wenn Gefahr von ihnen droht. Aufgrund dieser Eigenschaften hat es lange gedauert, bis Ärzte und Wissenschaftler überhaupt verstanden haben, wie es zu einer Ansteckung kommt und dass in der nur mikroskopisch zu erschließenden Welt eine Vielzahl von Erregern existiert.

Wirksame Therapien gegen Bakterien, wie die Antibiotika, gibt es erst seit knapp einhundert Jahren. Die Entdeckung des Penicillins gelang Ende der 1920er-Jahre, von einer regelmäßigen Verwendung in der Medizin kann man seit Ende der 1940er-Jahre sprechen. Doch trotz dieser segensreichen Medikamente haben Ärzte die Bakterien nicht vollständig im Griff. Oft werden sie unempfindlich gegen Therapien und entwickeln Resistenzen. Viren sind ein noch unbequemerer Gegner als Bakterien. Gegen viele von ihnen ist kein Kraut gewachsen; entsprechende Therapeutika gibt es nur wenige, und wenn, dann mit überschaubarer Wirksamkeit. Infektionskrankheiten gezielt zu verhindern, ist dennoch schon länger möglich.

Immer wieder zeigte sich, dass manche Menschen vor Erkrankungen geschützt zu sein schienen. Auch blieben jene verschont oder hatten mildere Symptome, wenn sie ein Leiden schon einmal durchgemacht und überlebt hatten. Zwar wusste man nicht genau, wie es zu einer Erkrankung kam, doch aus den genannten Beobachtungen wurde Ende des 18. Jahrhunderts das Prinzip der Impfung abgeleitet. Menschen mit abgeschwächten Erregern unempfindlich gegen den nächsten Seuchenzug zu machen, hat seitdem viele Millionen Menschenleben gerettet. Manche Krankheiten haben dadurch ihren Schrecken verloren, andere sind gar ausgerottet worden.

Die Pocken beispielsweise waren eine der größten Heimsuchungen der Menschheit und die erste Krankheit, gegen die ein wirksamer Impfstoff entwickelt wurde. Der Krankheit fielen im 18. Jahrhundert allein in Europa etwa 60 Millionen Menschen zum Opfer. Neben der Tuberkulose waren die Pocken die größte ansteckende Bedrohung für die Menschen.

Die Pocken kursierten schon im Altertum, wie entsprechende Quellen zeigen. Der ägyptische Pharao Ramses V. (um 1150 v. Chr.) soll daran gestorben sein; er gilt als frühestes dokumentiertes Opfer. An seiner Mumie finden sich die für die Krankheit typischen Hautschäden. Der Name Pocken bedeutet so viel wie Pusteln, in der Neuzeit war die Bezeichnung «Blattern» jedoch geläufiger, was so viel wie Blase (lateinisch: variola) heißt. Heute weiß man, dass der Erreger ein Virus ist. In älteren Texten findet sich gelegentlich die Beschreibung «blatternarbig» für ein zerfurchtes Gesicht. Da die Syphilis zu ähnlichen Hauterscheinungen führen konnte, mussten die Pocken im 16. Jahrhundert von der Geschlechtskrankheit abgegrenzt werden, weswegen sie im Englischen seit jener Zeit als «small pox» bezeichnet werden und im Französischen als «petite vérole».

Fieber, fauliger Geruch aus dem Mund, Gliederschmerzen und Schüttelfrost sind frühe Kennzeichen der unbehandelten Krankheit. Im zweiten Stadium der Pocken entstehen kleine, rote Flecken, zuerst im Gesicht, dann am Oberkörper und an den Armen, zuletzt an den Beinen. Die Flecken sind in der Mitte erhaben, dort entsteht ein kleines Bläschen, dessen Flüssigkeit sich gelblich eintrübt. Nach gut einer Woche öffnet sich in der Mitte der Bläschen eine Vertiefung, die sich nach und nach mit Eiter füllt, weitere Fieberschübe folgen. Nach etwa zwei Wochen trocknen die Pusteln ein. Mit der Zeit fallen sie ab. Wenn sie sich jedoch infizieren, etwa durch häufiges Kratzen, sodass Keime in die Wundstellen gelangen, bleiben kraterförmige Hautverletzungen zurück, die charakteristischen Pockennarben. Vor der Entwicklung entsprechender Medikamente waren sie kaum zu vermeiden und kamen besonders im Gesicht zum Vorschein. Zudem bildeten Abszesse und vereiterte Gelenke häufig auftretende Komplikationen der Pocken. Betraf die Vereiterung die Augen oder die Ohren, drohten Erblindung oder Taubheit. Wenn die Entzündung gar auf das Gehirn oder die Lunge übergriff, verlief die Krankheit fast immer tödlich.

Und gegen diese mächtige Bedrohung wollte ausgerechnet ein englischer Landarzt namens Edward Jenner (1749–1823) etwas ausrichten? Am Anfang war die Skepsis der Fachwelt groß. Doch am 14. Mai 1796 setzte Jenner den entscheidenden Schnitt. Mit einem Messer ritzte er eine Pustel am Unterarm der Magd Sarah Nelmes auf, die sich am Euter einer Kuh namens «Blossom» mit den Kuhpocken angesteckt hatte. Diese Krankheit war für Menschen lästig, aber nicht lebensgefährlich. Jenner übertrug den Inhalt «aus der Pustel des Armes einer Milchmagd» mit einem weiteren Schnitt auf den Arm des achtjährigen Sohns seines Gärtners, James Phipps (1788–1853), und impfte dem gesunden Kind damit die Kuhpocken ein. Jenner wusste nicht, ob sein Menschenversuch gelingen würde. Er hoffte es – und er hatte sich in den Jahren zuvor gründlich darauf vorbereitet.[65]

Jenner war zwar «nur» Landarzt, doch er galt als aufmerksamer und besonders gewissenhafter Doktor. Bereits seit Mitte der 1770er-Jahre trug er sich mit dem Gedanken an eine Impfung. Er hatte bemerkt, was auch die ländliche Bevölkerung längst wusste: Gelegentlich steckten sich Landarbeiter und Melker mit den Kuhpocken an, wenn sie mit dem Ausschlag am Euter einer Kuh in Berührung kamen. Diese Krankheit schien sie vor den «echten» Pocken zu schützen. Kam es zu einer Epidemie, blieb das zuvor mit den Kuhpocken infizierte Gesinde davon verschont oder erkrankte nur mit einem milden Verlauf.

Jenner dokumentierte zunächst sorgfältig seine Beobachtungen und sammelte Fallstudien von jenen Patienten, die an den Kuhpocken erkrankt waren – und sich in der Folge gegen einen echten Pockenausbruch immun zeigten. «Denken Sie nach, machen Sie

Versuche, seien Sie geduldig, seien Sie genau!», soll ihm John Hunter (1728–1793), sein ehemaliger medizinischer Lehrer in London, geraten haben.[66] Jenner bewies Geduld und ließ sich erst zwanzig Jahre später auf das Experiment ein, das schnell weltberühmt wurde, einen epochalen Fortschritt für die Menschheit brachte – und aus heutiger Sicht als unethischer Versuch an Kindern bewertet werden müsste.

Jenner verpasste dem Knaben «zwei seichte Hautschnitte» am Arm und applizierte darüber den Impfstoff. Der Arzt verbrachte anschließend einige unruhige Nächte, denn die erste Zeit nach der Impfung ging es James nicht gut. Neun Tage lang war der Junge angeschlagen, an manchen Tagen hatte er Schüttelfrost und wenig Appetit, zudem schlief er schlecht und fühlte sich schwach.

Nachdem sich James jedoch am zehnten Tag endgültig erholt hatte, war er bis auf Weiteres vor den Pocken geschützt. Den Beweis dafür erbrachte Jenner gut sechs Wochen später. Am 1. Juli 1796 übertrug er dem Jungen «richtigen» Pockeneiter, also den Erreger, der in der Geschichte schon so vielen Menschen das Leben gekostet hatte – und James blieb gesund. «Nach Ablauf einiger Monate wurde er neuerlich mit Blatternmaterie inokuliert, doch zeigte sich keine sichtbare Wirkung am Körper», notierte Jenner in seinen Aufzeichnungen.[67]

Wie viel die Impfung dazu beitrug, dass James Phipps, der erste Impfkandidat überhaupt, immerhin fünfundsechzig Jahre alt wurde, ist ungewiss. Gesundheitlich geschadet hat sie ihm offensichtlich nicht, denn er überlebte einige weitere Pockenepidemien, die England damals heimsuchten. Es dauerte zwar noch mehr als 180 Jahre bis zur endgültigen Ausrottung der Pocken, die von der Weltgesundheitsorganisation mit berechtigtem Stolz am 8. Mai 1980 verkündet wurde. Doch auch dies ist als ein später Erfolg der von Edward Jenner begründeten Impfung zu sehen, der Vakzination, die nach dem lateinischen Begriff für Kuh – «vacca» – benannt ist.

Obwohl es die Royal Society in London 1796 zunächst ablehnte,

Jenners Bericht in ihren renommierten Aufzeichnungen zu veröffentlichen, weil es ein Fallbericht mit nur einem Patienten war, wurde die Methode des englischen Landarztes bald berühmt. Zunächst impfte Jenner weitere Menschen, die meisten davon Kinder. Auch seinen elf Monate alten Sohn Robert impfte der Arzt, was ein Indiz dafür sein mag, wie sehr Jenner von der Schutzwirkung, aber auch der Harmlosigkeit des neuen Vakzins überzeugt war.

Im Jahr 1798 erschien der epochemachende Fachartikel von Jenner, in dem er das Prinzip der Impfung und sein Vorgehen als ungefährlich beschrieb, schließlich doch. «Untersuchungen über die Ursachen und Wirkungen der Kuhpocken», war er betitelt. Weitere Beiträge zur Impfung und den zu erwartenden Folgen schlossen sich an. Es sei höchstens mit einer lokalen Reaktion zu rechnen und die Geimpften wären überdies nicht ansteckend, schrieb Jenner. Der Arzt ging von einer lebenslangen Immunität aus. Erst in späten Jahren bemerkte er, dass der Schutz vor Ansteckung doch nicht ewig anhielt, sondern aufgefrischt werden musste.

Jenner wurde für seine Pioniertat berühmt und die Pockenimpfung verbreitete sich in beachtlicher Geschwindigkeit in Europa und dann auch in Übersee. Erste Impfungen in Deutschland sind aus dem Jahr 1799 dokumentiert, zuerst in Hannover, später in Göttingen, Jena, Weimar und Berlin.

Zur Popularität der Pockenimpfung trug bei, dass der französische Feldherr Napoleon Bonaparte seine Truppen gegen die Viruserkrankung impfen ließ. 1804 verlieh er Jenner sogar eine Medaille für seine Verdienste um die Menschheit, obwohl sich Frankreich gerade in einem erbitterten Krieg gegen England befand. Nachdem zwei Freunde Jenners während der Kriegswirren in französische Gefangenschaft geraten waren, ließ Napoleon sie auf Ersuchen des englischen Arztes frei, so groß war seine Hochachtung vor den Leistungen des Impfpioniers.

Auch andere Staatenlenker bedankten sich bei dem Landarzt, der durchweg als zugewandt, menschenfreundlich und bescheiden geschildert wird. Zudem hatte Jenner darauf verzichtet, seine Erfindung patentieren zu lassen. Er wollte, dass die Impfung auch der armen Bevölkerung zugutekam, was seinen Ruf als uneigennütziger Wohltäter weiter mehrte. Die Kaiserin von Russland schickte Jenner für seine medizinische Großtat einen Diamantring, US-Präsident Thomas Jefferson (1743–1826) dankte ihm überschwänglich für diesen «Erfolg von einzigartiger Nützlichkeit, den es in der Medizin so nie zuvor» gegeben habe.[68]

Schon nach kurzer Zeit, zu Beginn und im Verlauf des 19. Jahrhunderts, führten etliche Länder in Europa und Nordamerika die Impfpflicht für die Pocken ein. Auf Expeditionen nach Asien, Afrika und Südamerika wurden in den folgenden Jahren Tausende Menschen gegen die Pocken geimpft, sodass auch der «Export» gefährlicher Infektionskrankheiten aus Europa in ferne und bald kolonialisierte Regionen merklich nachließ. Nur wenige Jahrzehnte zuvor wären solche schützenden Impfkampagnen undenkbar gewesen.

Auch der Name Jeffrey Amherst (1717–1797), so hieß ein Landsmann Jenners, ist mit den Pocken verbunden – allerdings in tödlicher Absicht. Als Oberbefehlshabender der britischen Streitkräfte in Nordamerika wurden unter seinem Kommando im Jahr 1763 Decken und Tücher von Pockenkranken an die indigene Bevölkerung verteilt, um die lokalen Stämme zu dezimieren.[69] Inwieweit Amherst selbst daran beteiligt gewesen ist oder ob dieser Akt der biologischen Kriegsführung lediglich in seinen Herrschaftsbereich fiel und von ihm geduldet wurde, ist unklar. Amherst war zwar dafür bekannt und geachtet, sich an die zivilisierten Regeln der Kriegsführung zu halten – beispielsweise gegenüber den verfeindeten Franzosen im heutigen Kanada –, gegenüber den damals so genannten Indianern galt diese Haltung aber offenbar nicht.

Die Urbevölkerung durch Krankheit auszurotten, sparte schließlich Munition und konnte den Kampf um die Territorien im amerikanischen Westen verkürzen helfen. Welche Folgen der B-Waffen-Angriff mit den Pocken auf die Indigenen hatte, ist ungewiss. In manchen Stämmen, etwa im heutigen Ohio, soll er zu einer Sterblichkeit von mehr als fünfzig Prozent geführt haben.

Obwohl der Name Edward Jenner unzweifelhaft mit der «ersten» Impfung gegen die Pocken in Verbindung steht, hatte der englische Arzt diverse Vorgänger. In China, Indien und der Türkei soll die Impfung bereits lange vor Jenners Versuch praktiziert worden sein, allerdings mit Menschenpocken und nicht mit Kuhpocken.

Auch die englische Schriftstellerin Mary Wortley Montagu (1689–1762) setzte sich mehr als siebzig Jahre vor Jenner für diese Form der Impfung gegen die Pocken ein.[70] Während eines Aufenthaltes in Konstantinopel von 1716 bis 1718 ließ sie ihren Sohn impfen, nachdem sie erfahren hatte, dass dort mit Menschenpocken immunisiert wurde. Zurückgekehrt nach England, ließ sie 1721 auch ihre Tochter impfen, als die Pocken dort ausbrachen, und empfahl das Verfahren weiter. In England war die Praxis damals vereinzelt verbreitet. Am Hof wurde von 1722 an regelmäßig geimpft, dann immer mehr auch im übrigen Land – wenn auch nicht in der Weise, wie Jenner es Jahre später etablieren sollte.

Bei dieser frühen, als Variolation bezeichneten Technik, wurde der Pustelinhalt von pockenkranken Menschen übertragen – und nicht wie bei Jenners Methode, der Vakzination, der Inhalt der weniger gefährlichen Kuhpocken. Die Rate an tödlichen Nebenwirkungen infolge einer Impfung mit Menschenpocken lag bei etwa zwei Prozent. Das war zwar höher als bei Jenners Vorgehen, aber damit ging die Impfung immer noch mit einer deutlich geringeren Sterblichkeit einher als die Pocken selbst.

Diverse Königshäuser in Europa ließen sich auf dieses Risiko ein, um ihre Kinder vor der gefährlichen Krankheit zu schützen. Nach Tests an Gefangenen war König George I. (1660–1727) von Großbritannien bereit gewesen, seine Enkel auf diese Weise impfen zu lassen. Kaiserin Maria Theresia (1717–1780) von Österreich tat es ihm 1768 nach und ließ ihre Kinder von Jan Ingenhousz (1730–1799) impfen, einem niederländischen Arzt und Naturforscher, der als Hofarzt in Wien arbeitete und neben seiner Impftätigkeit wichtige Forschungsarbeiten zur Fotosynthese vorantrieb.

Von 1770 an gab es mehrere Impfversuche in England und in Deutschland, die nicht mehr mit den für Menschen gefährlicheren Pockenerregern vorgenommen wurden, sondern mit der als Lymphe bezeichneten Flüssigkeit aus Kuhpocken-Bläschen. Der englische Landwirt Benjamin Jesty (1736–1816) ist hier ebenso zu nennen wie Peter Plett (1766–1823), ein Lehrer aus Schleswig-Holstein. Warum es erst Edward Jenner gut zwanzig Jahre später gelang, damit berühmt zu werden, gehört zu den vielen Überraschungen und Ungereimtheiten in der Geschichte der Medizin.

Vermutlich lag es unter anderem daran, dass Jenners Vorgänger einen weniger glaubwürdigen Hintergrund vorweisen konnten als der englische Landarzt. Mary Wortley Montagu besaß als Frau und Schriftstellerin im 18. Jahrhundert längst nicht so viel Autorität in medizinischen Fragen wie ein Mann, der Arzt war. Zudem wurden ihr diverse Skandale angedichtet, die ihren Ruf schmälerten. Jesty als Bauer und Plett als Lehrer verfügten ebenfalls nicht über die berufliche Ausbildung, um in der Heilkunde als kompetent zu gelten; sie wurden von den «gelehrten» Medizinern schlicht nicht anerkannt.

Bemerkenswert ist, dass auch Edward Jenner kein Medizinstudium im klassischen Sinne absolviert hatte. Er verließ bereits mit dreizehn Jahren die Schule, ging dann allerdings lange bei Wundärzten und Chirurgen in der Nähe von Bristol und in London in die Lehre, um sich im Alter von nur dreiundzwanzig Jahren als Landarzt mit eigener Praxis in seiner Heimat niederzulassen. Seine Sorgfalt und Freundlichkeit trugen jedoch schon vor seinen Verdiensten um die Pockenimpfung zu seinem Ruf als untadeliger Arzt bei.

Schon Jenner hatte allerdings mit einem Phänomen zu tun, das die Medizin begleitet, seit es Impfungen gibt, und das heute vermutlich mit mehr Vehemenz zu beobachten ist als je zuvor. Viele

Menschen reagierten skeptisch, zögerlich oder gar ablehnend, wenn ihnen etwas unter die Haut übertragen oder gespritzt werden sollte, obwohl sie doch gesund waren. Noch dazu, da es aus dem Körper von kranken Menschen oder kranken Tieren stammte. Impfgegnerschaft ist also keineswegs ein neues Phänomen.

So war auch der Pionier der Pockenbekämpfung mit Impfgegnern konfrontiert, die ihn und seine neue Methode verunglimpften. Als «Verjauchung» des Blutes wurde Jenners Vakzination geschmäht, als absichtliche Verunreinigung. Der Gedanke an die «Reinheit» des edlen Körpersaftes spielte in diesen Vorstellungen bereits eine Rolle, wenn auch eine untergeordnete, bevor der Blutmythos im späten 19. und besonders im 20. Jahrhundert zur pseudobiologischen Hauptgrundlage des Rassismus wurde.

Wenig hilfreich war in dieser Hinsicht die wissenschaftsfeindliche Position der Kirche und ihre Vorstellung von der Schöpfung. Konservative Kleriker wollten und konnten zu Jenners Zeiten nicht akzeptieren, dass Substanzen aus niederen Lebewesen wie Tieren der selbst ernannten «Krone der Schöpfung» injiziert werden sollten – und diese Kur aus dem Leib einer gering geschätzten Kreatur auch noch dazu geschaffen war, vor Leid und Tod zu bewahren.

Dabei zeigte sich im 19. Jahrhundert bereits deutlich, welche Vorteile die Impfung bot. So waren die deutschen Soldaten im Deutsch-Französischen Krieg 1870/71 nicht zuletzt deshalb dem Gegner überlegen. Die Soldaten mussten gegen die Pocken geimpft sein und nahezu die komplette Armee hatte eine zweifache Vakzination erhalten.[71] Die französischen Soldaten waren hingegen größtenteils ungeimpft, obwohl Napoleon Bonaparte schon fünfundsechzig Jahre zuvor für seine Truppen die Pockenschutzimpfung eingeführt hatte. Diese Impfverpflichtung hatten spätere Regenten jedoch zurückgenommen. So musste die französische Armee 1870/71 achtmal mehr Pockentote beklagen als das deutsche Heer. Allerdings schleppten französische Kriegsgefangene die Seuche nach Deutschland ein, wo sie zwischen 1871 und 1874 mehr als

180 000 Opfer forderte, weil weitaus weniger Zivilisten als Soldaten geimpft waren. Dies nahm Otto von Bismarck 1874 zum Anlass, in Deutschland eine allgemeine Impfpflicht einzuführen. Impfgegner protestierten daraufhin gegen den «Impfzwang»; Karikaturen zeigten «Germanias Not und Klage über die Vergiftung ihrer Kinder».[72]

Für die Ablehnung des Impfens von Teilen der Bevölkerung spielten in den mehr als 220 Jahren, die seit Jenners Pioniertat vergangen sind, diverse Geistesströmungen eine Rolle. In der Corona-Pandemie zeigte sich, dass viele sogenannte Querdenker und Impfgegner aus einem «alternativen», anthroposophischen Milieu stammten. Sie hielten sich an das Wissenschaftsverständnis Rudolf Steiners (1861–1925), wonach Wissen mit «geisteswissenschaftlichen Methoden übersinnlicher Erkenntnis» zu gewinnen sei.[73] Und über allerhöchste Einsichten lasse sich nun mal nicht diskutieren. Steiner hielt Impfungen für problematisch, weil sie den Menschen die «Neigung hin zur Spiritualität» austreiben würden. Im Umfeld von Waldorfschulen, die sich auf Steiners Lehren berufen und impfskeptisch sind, kam es zu überproportional vielen Corona-Infektionen. Dieser Trend war den Gesundheitsbehörden schon bei früheren lokal umgrenzten Ausbrüchen der Masern aufgefallen.

Die Soziologen Oliver Nachtwey, Robert Schäfer und Nadine Frei von der Universität Basel haben gezeigt, dass etliche Corona-Leugner, Querdenker und Impfverweigerer aus einem Milieu stammen, das Sympathien für anthroposophische und esoterische Ideen hat. Sie verstehen sich als «ganzheitlich», selbstbestimmt, naturverbunden und «als Durchbrechende einer falschen Realität». Glaubwürdig seien demnach «alternative» Medien und Mediziner, die durch «ihre Andersartigkeit Authentizität beanspruchen können und damit in diametraler Abgrenzung zum ‹Mainstream› stehen».[74]

Etliche Corona-Leugner verstehen sich selbst als Experten, die nur die Erkenntnisse solch «alternativer» Wissenschaftler als unverfälscht akzeptieren. Sie vertrauen auf die Selbstheilungskräfte des Körpers und darauf, dass einem gesunden Menschen, der sich viel an der frischen Luft aufhält, ein Virus wenig anhaben kann. Bei einem solchen Realitätsverständnis sind Diskussionen schwierig, denn «die Glaubwürdigkeit der Kritik ist also eigentlich eine Glaubwürdigkeit durch Kritik. Dies bedeutet allerdings, dass sie sich resistent gegenüber Argumentationen zeigen, die nicht ihren eigenen Positionen entsprechen – und damit gegenüber Kritik an ihrer Kritik.»[75]

Doch zurück zur Geschichte der Impfung: Auf Edward Jenners Erfolge bei der Pockenimpfung 1796 folgte eine lange Durststrecke. Bis zu Fortschritten bei der Impfung gegen die Tollwut mussten noch knapp neunzig Jahre vergehen. Am 6. Juli 1885 war es so weit, und wieder musste ein Kind seinen Arm freimachen. Ein Bäckersohn aus dem Elsass, der neunjährige Joseph Meister (1876–1940), wurde als erster Mensch gegen die Tollwut geimpft. So lautete zumindest die offizielle Erklärung, tatsächlich war der Impfstoff, den der Chemiker Louis Pasteur entwickelt hatte, zuvor schon mit unklaren Ergebnissen an zwei anderen Menschen getestet worden, wie sich später herausstellte. Pasteur führte die Vakzination nicht selbst durch, da er kein Arzt war, stand aber «mit großen Sorgen» direkt neben dem Jungen und dem Mediziner.[76]

Joseph Meister war zwei Tage zuvor von einem vermutlich tollwütigen Hund gebissen worden. Der Besitzer des Hundes hatte im Café durch Zufall von Berichten über einen Chemiker in Paris erfahren, der die Tollwutimpfung erfolgreich an Tieren getestet habe. Als Meisters Mutter davon hörte, nahm sie ihren Sohn und fuhr zusammen mit dem Besitzer des inzwischen erschossenen Hundes nach Paris. Bald darauf erhielt das Kind von Pasteurs Mitarbeitern die erste Spritze. Sie beinhaltete das getrocknete Rückenmark von tollwütigen Kaninchen, in dem der Erreger zwar vorhanden, aber im Labor abgeschwächt worden war. Es folgten insgesamt dreizehn weitere Injektionen mit ansteigender Gefährlichkeit des Erregers. Anders als bei der vorbeugenden Impfung gegen die Pocken war hier die Infektion bereits geschehen. Dass der Junge den Erreger offenbar in sich trug, aber anschließend nicht an Tollwut erkrankte, wurde als sensationelle Heilung gefeiert, obwohl Pasteur selbst einschränkte, dass nur etwa zehn Prozent der Menschen, die von tollwütigen Tieren gebissen wurden, auch tatsächlich infiziert waren. Das Publikum störte das wenig. In den nächsten zwölf Monaten pilgerten etwa 2500 tatsächlich oder vermeintlich Tollwutinfizierte nach Paris, um sich von dem großen Wissenschaftler impfen zu lassen.

Nach dieser in Frankreich gefeierten und weltweit beachteten Heldentat 1885 dauerte es wiederum fast vier Jahrzehnte, bis ein weiterer Impfstoff entwickelt und erfolgreich angewendet wurde. Im Jahr 1924 war es der BCG-Impfstoff gegen die Tuberkulose, der eine jahrhundertealte Plage der Menschheit einzudämmen half. 1946 gelang es dann, eine Schutzimpfung gegen Mumps zu etablieren; weitere Impfstoffe folgten in kurzen Abständen.

Weltweit die wohl größte Beachtung fand 1954 die Entwicklung eines Impfstoffs gegen die Kinderlähmung. Das auch als Polio bezeichnete Leiden schränkte viele Kinder motorisch ein, zwang sie an Krücken oder in den Rollstuhl. Viele aus der Generation der in den 1940er-Jahren Geborenen können sich daran erinnern, in ihrer Klasse ein oder zwei Mitschüler mit Kinderlähmung gehabt zu haben. Womöglich ist die große Aufmerksamkeit für den Polio-Impfstoff auch darauf zurückzuführen, dass Jonas Salk (1914–1995) das neue Vakzin in einem Massenversuch erprobte, an dem in den USA mehr als 650 000 Kinder teilnahmen.[77] Allerdings kam es zu einer öffentlichen Debatte und medizinischen Zweifeln, als bekannt wurde, dass kurz zuvor einige Affen während der Tierversuche verendet waren. 1955 starben dann tatsächlich sechs Kinder nach der Impfung, weil ihr Vakzin offenbar verunreinigt war.

Trotzdem setzte sich die Methode durch und wurde bald populär. Nachdem Albert Sabin (1906–1993) das Vakzin 1962 zur Schluckimpfung gegen Polio weiterentwickelt hatte, wurde in gro-

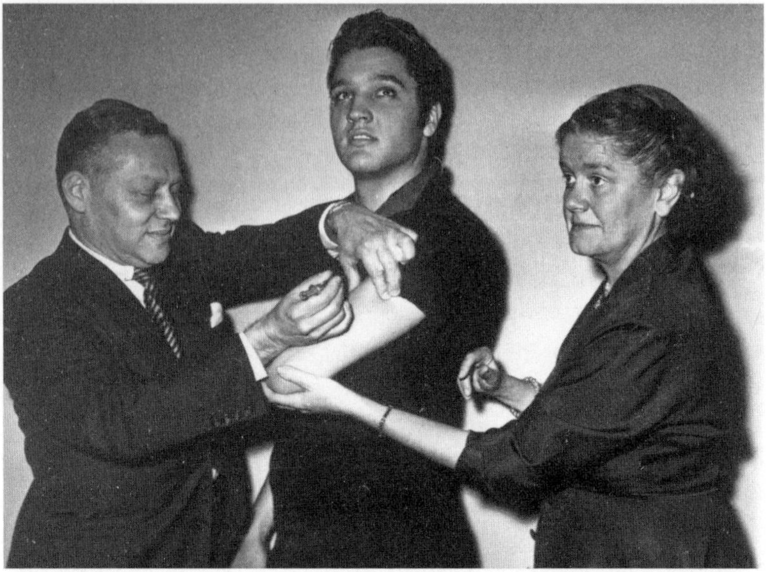

Medienwirksame Gesundheitskampagne: Vor einem Fernsehauftritt lässt sich Elvis Presley 1956 die jüngst eingeführte Polio-Schutzimpfung verabreichen.

ßen Kampagnen aufgeklärt und dafür geworben.[78] Jeder, der in den 1970er-Jahren in Deutschland Kind war oder Kinder bekam, kannte den Slogan: «Schluckimpfung ist süß, Kinderlähmung ist grausam». Die Aufklärung und die Impfaktionen waren erfolgreich. Die Kinderlähmung gilt in den wohlhabenden Ländern mittlerweile als ausgerottet.

Ein neues Kapitel wurde 2020 mit Impfstoffen aufgeschlagen, die mittels mRNA-Technologie entwickelt worden waren. Zwar reichen die Vorarbeiten mehr als zwanzig Jahre zurück, doch innerhalb von nur einem Jahr nach Beginn der Pandemie wurden wirksame Corona-Impfstoffe auf den Markt gebracht. Vom 26. Dezember 2020 an stachen Ärzte zunächst in Altersheimen, dann in Kliniken und Impfzentren Spritzen gegen Sars-CoV-2 in freigelegte Oberarme.

Hinter dieser Erfolgsgeschichte steht vor allem die Mainzer Pharmafirma Biontech, die vor der Pandemie allenfalls Insider kannten; die Adresse lautet passenderweise «An der Goldgrube». Die Herstellung ist komplex, weswegen die Forderung, das «Rezept» an arme Staaten weiterzugeben, zu kurz griff.[79] Im Labor muss frei von fremder RNA gearbeitet werden, was schwieriger ist, als bakterien- oder virenfrei zu arbeiten. Im Impfstoff wird die mRNA von einer Fetthülle stabilisiert. Da Fettpartikel überall festkleben, braucht es speziell beschichtete Gläser, Schläuche und Anlagen. Die Lipide müssen zudem mithilfe von «Schutzgas» unter einer Abzugshaube und Sauerstoffausschluss mit Handschuhen verarbeitet werden – auch das braucht viel Erfahrung.

Dass mithilfe des neuen mRNA-Wirkmechanismus große Erfolge erzielt wurden, ging schnell unter in den Bedenken über Risiken und Nebenwirkungen. Als «Fortschrittsparadox» oder Präventionsparadox wird diese Haltung bezeichnet, die sich nicht nur gegenüber Impfungen, sondern auch als Reaktion auf andere Vorsorgebemühungen zeigt. «Die Diphtherietoten und Poliogelähmten sind aus dem kollektiven Gedächtnis verschwunden», sagt der Bremer Gesundheitswissenschaftler Norbert Schmacke: der Erfolg dieser Impfungen werde als selbstverständlich angesehen.[80] Die immer wiederkehrenden Debatten um die Masernimpfung zeigen allerdings, dass die grundsätzlichen Bedenken, die es in der Geschichte der Impfungen immer gegeben hat, auch heute nicht verschwunden sind.

Dabei ist die weltweite Bilanz der Impfkampagnen beachtlich. Im Jahr 2024 kam die Weltgesundheitsorganisation zu dem Ergebnis, dass jedes Jahr zwischen 3,5 und 5 Millionen Todesfälle durch Impfungen verhindert werden können.[81] Es sind demnach besonders die Impfungen gegen Masern, Diphtherie, Tetanus, Keuchhusten und Influenza, die dazu beitragen, dass immer weniger Menschen an Infektionskrankheiten sterben, die früher oft tödlich waren und noch immer tödlich verlaufen können. Dass es mithilfe der Impfungen gelungen ist, Erkrankungen wie die Pocken und die Kinderlähmung auszurotten oder zumindest ihre Häufigkeit massiv zu senken, trägt zur beeindruckenden Erfolgsgeschichte der weltweiten Impfkampagnen bei.

Besonders Kinder haben von Impfungen profitiert und tun es auch weiterhin. Eine Berechnung von Impfexperten und Gesundheitswissenschaftlern kam 2024 zu dem Ergebnis, dass in den zurückliegenden 50 Jahren mehr als 150 Millionen Kindern weltweit durch Impfungen das Leben gerettet wurde, darunter 100 Millionen im ersten Lebensjahr.[82] Alle zehn Sekunden profitiert ein Kind von den Errungenschaften, die Edward Jenner 1796 mithilfe von James Phipps angestoßen hat. Seit 1974 sind rund um den Globus mehr als 90 Millionen Kinder vor dem Tod durch Masern bewahrt worden, fast 30 Millionen mussten nicht an Tetanus sterben, 13 Millionen nicht an Keuchhusten und zehn Millionen nicht an Tuberkulose. Mit 52 Prozent findet sich der größte Anteil an durch Impfungen geretteten Leben in Afrika, gefolgt von Südostasien und dem Nahen Osten.

Dass weltweit die Kindersterblichkeit – darunter wird die Rate der Kinder verstanden, die vor Vollendung des ersten Lebensjahrs sterben – seit 1974 von zehn Prozent auf weniger als drei Prozent gesunken ist, führen die Wissenschaftler zu vierzig Prozent auf die weltweiten Impfkampagnen zurück. Die übrigen sechzig Prozent sind dem Kampf gegen Hunger und Mangelernährung, dem Zugang zu sauberem Wasser und besseren Hygienebedingungen zu verdanken.[83]

7. Einblicke und Durchblicke

Wann die Obduktion zum Spektakel wurde, was die Anatomie schottischen Mördern verdankt und wo Erleuchtung garantiert ist

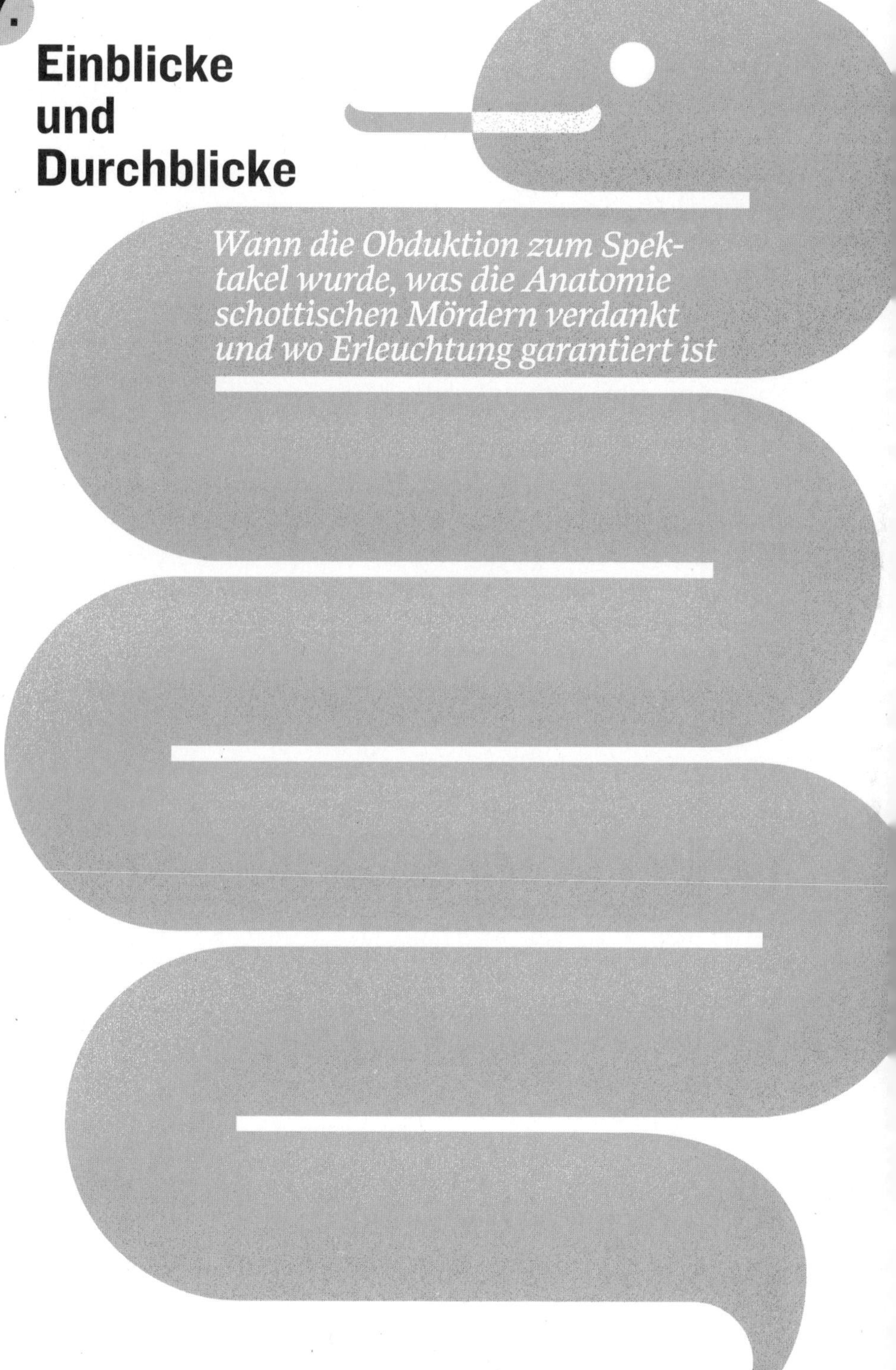

Mein Gott, ich sehe», sagt Hans Castorp in Thomas Manns Roman «Der Zauberberg». Er darf bei der Röntgendurchleuchtung seines Vetters Joachim Ziemßen zugegen sein und zusammen mit dem Arzt auf das «leere Gebein» spähen.[1] Diese Erkenntnis von Manns Hauptfigur ist für Ärzte auf den, nun ja: ersten Blick eine Selbstverständlichkeit. Eine scharfe Beobachtungsgabe, der geübte klinische Blick und die Aufmerksamkeit für etwaige pathologische Veränderungen machen schließlich einen guten Arzt aus.

In ihrer Ausbildung müssen Mediziner jedoch erst die Schule des Sehens durchlaufen, die ihnen die Augen dafür öffnet, was sie erkennen könnten und sollten. Goethes Diktum «Man sieht nur, was man weiß» illustriert aufs Schönste, dass Hinschauen noch nicht Erkennen und Erkennen noch nicht Verstehen bedeutet.

Nicht nur der einzelne Arzt, auch die Medizin als Ganzes hat in ihrer Geschichte eine Schule des Sehens durchlaufen. Die Techniken, wie medizinische Erkenntnisse gewonnen werden, haben sich mit der Zeit radikal verändert. Die Inspektion, also die genaue Beobachtung, war von Anfang an da und bestand oft aus Detektivarbeit. Es ist kein Zufall, dass der Polizist, der das Puzzle aus Einzelstücken zusammensetzt, als «Inspektor» bezeichnet wird. Bald wurden jedoch nicht nur Blicke auf den, sondern auch in den Körper gewagt. Die Leichenöffnung war über viele Jahrhunderte wenig verbreitet, ab 1800 wurde sie jedoch zu dem Grundpfeiler, der die Verwissenschaftlichung der Medizin einläutete. Der Anatom Xavier Bichat (1771–1802), der dank dieser Methode endlich «die Dunkelheit schwinden sah», zeigt die veränderte Perspektive an, die sich mit dem Boom der Obduktionen bot. Seine Kollegen und er lernten buchstäblich, die Medizin und den Menschen neu zu betrachten.

Als ähnlich grundstürzend müssen die neuen Verfahren der Bildgebung gelten, die 1895 mit Röntgens bald nach ihm benannten Strahlen Einzug in die Medizin gehalten haben und im 20. Jahrhundert um Ultraschall, Computertomografie und Kernspin erweitert wurden. Jetzt waren nicht nur Einblicke in den Körper möglich, sondern der Mensch konnte sogar visuell durchdrungen werden. Noch tiefer in das Innere stießen jene Wissenschaftler vor, die sich den molekularen Strukturen widmeten und in die Welt der Gene eintauchten. Dieser Mikrokosmos ist noch längst nicht in Gänze erforscht und verstanden, auch wenn seit dem Jahr 2001 alle der etwa 20 000 Gene des Menschen entschlüsselt worden sind.

Manchmal dauert es, bis auf mehr Einblick auch mehr Durchblick folgt, das zeigen alle historischen Stufen der Sichtbarmachung des Menschen von außen wie von innen. Und manchmal droht womöglich der Blick auf das Ganze verloren zu gehen, wenn über der Faszination für das Detail die Perspektive und das Befinden des Patienten aus der Sicht gerät. Dann ähnelt die Medizin dem Betrunkenen, der unter einer Laterne nach seinem Schlüssel sucht – nicht, weil er ihn an dieser Stelle verloren hat, sondern weil er dort am besten sieht.

Geheimnisse des toten Körpers: Mit Asterix am Seziertisch

Von den Toten lernen für die Lebenden, das war schon früh ein Ziel der Heilkundigen und Ärzte. Allerdings war es in der Antike wie im Mittelalter lange Zeit nicht erwünscht oder nur eingeschränkt möglich, Leichen zu öffnen und sie eingehender zu untersuchen. Ausnahmen waren die Opfer von Hinrichtungen. Sie hatten mit ihrem Verbrechen und dem unehrenhaften Tod durch den Strang oder das Fallbeil zugleich auch das Recht verwirkt, dass ihr Körper nach ihrem gewaltsamen Ableben unversehrt blieb. Ihr Leichnam war für die Anatomie bestimmt. Wer sich selbst das Leben nahm, dessen Körper wurde in den meisten Kulturen ebenfalls dafür freigegeben, auf dem Seziertisch zu landen.

In der Medizinschule von Salerno lieferten daher Sektionen an Tieren wichtiges Anschauungsmaterial für künftige Ärzte. Die Ärzteschule machte die Stadt berühmt und galt – obwohl sie nicht die entsprechenden Urkunden besaß – als erste «Universität» für Mediziner im europäischen Mittelalter. Hier, wie auch an den bald darauf an anderen Orten entstehenden Universitäten, kamen Sektionen von Menschen weiterhin eher selten vor. Die Kirche schützte die Integrität des Körpers und hatte den menschlichen Leichnam – mit Ausnahme von zum Tode verurteilten Straftätern und Suizidopfern – für unverletzlich erklärt. Zudem hielten die Heilkundigen die aus der Antike überlieferten anatomischen Lehrinhalte weiterhin für gültig.

Mit den im 12. und 13. Jahrhundert gegründeten Universitäten von Padua, Paris, Bologna und Montpellier bekamen Neugier und Wissensdurst zwar einen institutionalisierten Ort, doch in der Medizin wurde vor allem der alte Lehrkanon weitergegeben. Die überlieferten Lehren Galens und aus dem «Corpus Hippocraticum», die mit Erkenntnissen der Heilkundigen aus dem Orient angereichert waren, galt es zu lernen und zu wiederholen. Die Anatomie war aus dem Tierreich auf den Menschen übertragen worden, und medizinische Interventionen beschränkten sich zumeist auf Wunden und andere Verletzungen, die äußerlich sofort zu erkennen waren. Und für Aderlass, Brechmittel und Klistier brauchte es keine genauere Kenntnis der inneren Organe.

Sektionen an Menschen waren zu dieser Zeit zwar nicht ausdrücklich untersagt, doch sie dienten allenfalls dazu, das bereits vorhandene Wissen zu bestätigen. Im Mittelalter ging es weniger darum, Neues zu entdecken oder gar das bisherige Lehrgebäude auf den Kopf zu stellen. Die Heilkundigen folgten vielmehr dem fest zementierten Wissensgerüst aus der Antike, das allenfalls um neue Zubereitungen von Kräutern oder eine verbesserte Wundversorgung erweitert wurde. Es wäre geradezu ketzerisch gewesen, die alten anatomischen Grundlagen zu hinterfragen.

Die anatomischen Zeichnungen, die aus dem 12. und 13. Jahrhundert überliefert sind, zeigen deshalb zunächst nur sehr grobe und schematische Darstellungen der Organe und Körperteile. Sie dienten weniger der Ausbildung von Ärzten, sondern eher dekorativen Zwecken. Die Erkenntnisse dafür wurden vermutlich ebenfalls während Sektionen von Tieren gewonnen.

Genauer wurden die anatomischen Beschreibungen erst mit Mondino dei Liucci (um 1275–1326), einem Arzt aus Bologna, der ein erstes großes Anatomiebuch verfasste, die «Anatomia Mundini». Das noch 1475, also fast hundertfünfzig Jahre nach seinem Tod, mehrfach nachgedruckte Werk war tatsächlich «nach der Wirklichkeit» des Menschen gestaltet, wie es der Untertitel versprach, denn Liucci führte regelmäßige Lehrsektionen für Studenten ein. Allerdings legte er keineswegs selbst Hand an, sondern dozierte und erklärte vom Katheder aus. Ein Barbier oder Chirurg, also ein nicht studierter Kollege, eröffnete den Leichnam, und ein Demonstrator erklärte den Studenten mithilfe eines Zeigestocks, was sie im Körperinneren sehen konnten. Die Berichte des Gelehrten blieben etwa zweihundert Jahre lang, bis ins 16. Jahrhundert hinein, das maßgebliche Werk der Anatomie.

In die Zeit Mondino dei Liuccis fällt auch die erste gerichtlich angeordnete Leichenöffnung. Nachdem es in Bologna 1302 zu einem Todesfall kam, bei dem der Staatsanwalt einen Giftmord vermutet hatte, schritten Ärzte zur Sektion, um die Todesursache zu klären – ein frühes Beispiel für rechtsmedizinische Ermittlungen, das ungewöhnlich war, weil Obduktionen bis dahin nur einen geringen Stellenwert in der medizinischen Detektivarbeit besessen hatten.

Nach und nach wurden Sektionen an Menschen populärer und lösten in den neu gegründeten Universitäten die Tiersektionen ab. Allerdings gab es schon bald nicht mehr genügend Nachschub an Körpern von Hinrichtungen oder Selbsttötungen für die Anatomie. Zwielichtige Gestalten verlagerten ihr Gewerbe daher auf den Friedhof und begingen Leichenraub, es gab illegale Sektionen, und so mancher Anatom traf spezielle Abmachungen mit den lokalen Henkern, um bevorzugt an «frische Ware» zu kommen.

Während der Renaissance, also im 15. und 16. Jahrhundert, orientierte sich die Heilkunde zwar immer noch an den antiken Schriften, doch gleichzeitig erweiterten die Sektionen sowie Experimente und genauere Beobachtungen das medizinische Wissen. Die 1507 und damit erst kurz nach seinem Tod veröffentlichte Schrift «Einige verborgene und wundersame Ursachen von Krankheiten und Heilungen» von Antonio Benivieni (1443–1502), einem Anatomen aus Florenz, wurde über mehr als zweihundert Jahre immer wieder neu aufgelegt und zitiert. Das Buch wurde zum Standardwerk der pathologischen Anatomie, denn der italienische Arzt beschrieb Darmverschluss, Magenkrebs, Blutgerinnsel und etliche andere Leiden mit großer Präzision. Allerdings konnte Benivieni oft nicht unterscheiden, was als krankhaft zu gelten hatte und was als normal. Ihm fehlte genügend gesundes Anschauungsmaterial.

Ebenfalls im Jahr 1507 stattete der Chirurg Giacomo Berengario da Carpi (um 1470–1550) die zweihundert Jahre alten Schilderungen Mondino dei Liuccis mit präziseren Abbildungen aus. Von Berengario da Carpi stammen etliche Erstbeschreibungen, etwa von Details der Hirnkammern, der Zirbeldrüse oder der Mündung des Gallengangs in den Zwölffingerdarm. Er fertigte einundzwanzig Holzschnitte an, die Mondino dei Liuccis Werk ergänzten. Diese Arbeiten können als erstes illustriertes Lehrbuch der Anatomie gelten, denn sie sind im Unterschied zu den vorherigen anatomischen Berichten weniger als Kunstwerke oder dekorative Elemente zu verstehen, sondern als Kernbestandteile des Nachschlagewerks.

Während die anatomischen Kenntnisse seit Galen für 1300 Jahre bis auf Ergänzungen weitgehend unverändert geblieben waren, gelangte die Medizin mit Andreas Vesalius (1514–1564) auf eine neue Stufe. Der flämische Chirurg entdeckte mehr als zweihundert Fehler in der Anatomie Galens und schuf mit seinem Werk «De humani corporis fabrica» einen neuen Standard der Körperbeschreibung. Die anatomischen Abbildungen darin waren sowohl medizinisch präzise als auch künstlerisch gelungen. Vesalius war ein exzellenter Beobachter und beschrieb zudem anschaulich, was er entdeckt hatte und wie er bei seinen Sektionen vorgegangen war. Sein Ruhm machte es ihm später möglich, Leibarzt von Karl V. zu werden; anschließend nahm er diese Position auch bei dessen Sohn, Philipp II., an.

Vesalius räumte mit etlichen Mythen auf, die über die Jahrhunderte Bestand gehabt hatten: Anders als Galen in seinen Schriften behauptet hatte, endet der Gallengang nicht im Magen, sondern im Zwölffingerdarm, besteht die Leber nicht aus fünf Lappen, sondern aus zwei großen und zwei kleinen. Zudem ist die Gebärmutter nicht gehörnt und weist auch keine sieben Kammern auf – um nur einige der größten Irrtümer Galens aufzuzählen, die Vesalius benannte. Doch anstatt Galens Lehrgebäude angesichts so vieler Fehler grundsätzlich infrage zu stellen, ergänzte und korrigierte Vesalius den antiken Meister lediglich. Zu groß war die Ehrfurcht vor dem Mann, der seit eineinhalb Jahrtausenden das Denken und Handeln der Mediziner bestimmt hatte.

Die antiken Wissensbestände erwiesen sich als erstaunlich flexibel. Sie nahmen neue Erkenntnisse in sich auf, sodass die medizinische Forschung trotz ihrer Blüte im 15. und 16. Jahrhundert weiterhin nah am Gedankengebäude der antiken Viersäftelehre blieb. Gelehrte wie Vesalius oder auch Leonardo da Vinci (1452–1519) zeichneten mit großer Meisterschaft und beeindruckendem Realismus Strukturen im Körper nach – darunter allerdings noch immer etliche Organe, Septen und Kammern, die es gar nicht gab.

Gleichwohl wurden die Korrekturen von Vesalius als heftige Kritik am medizinischen Urvater Galen empfunden. Es gab Streit zwischen Traditionalisten und Erneuerern der Anatomie. Vesalius warf den Verteidigern Galens vor, ihr antikes Vorbild habe die Anatomie der Tiere unkritisch auf den Menschen übertragen. Beweise dafür lieferte er schließlich mehr als genug. Die Traditionalisten, darunter Vesalius' Lehrer Jacobus Sylvius (1478–1555), beharrten jedoch dogmatisch auf der Unfehlbarkeit ihres Lehrmeisters. Sylvius ging in seiner Traditionspflege sogar so weit, anzunehmen, dass sich eher die Anatomie des Menschen seit der Antike verändert haben müsse, als dass sich der verehrte Altmeister geirrt haben könnte.

Immerhin wurden die hochwertigen Abbildungen in Vesalius' Werk stilbildend und fanden in den folgenden Jahrzehnten zahlreiche Nachahmer. Angefertigt hatte sie der Künstler Jan Steven van Kalkar (ca. 1499–1546); zu seinen bekanntesten Arbeiten zählen der «Muskelmann», der seine Rückenansicht elegant posierend in italienischer Landschaft zeigt, oder jener, dessen wohlproportionierte Vorderpartie inklusive Sixpack detailgetreu zu sehen ist. Damit Haut und Unterhautfettgewebe nicht den freien Blick auf die Muskelpartien versperren, trägt die Figur ihre abgezogene Hülle wie einen Staubmantel lässig über dem rechten Arm.

Aus der anfänglichen Zurückhaltung gegenüber dem toten Körper entwickelte sich bald das Gegenteil: Die Sektion wurde zum Spektakel. Brot und Spiele, das Motto, mit dem im antiken Rom das Alltags- und Freizeitverhalten großer Teile der Bevölkerung bestritten und das Volk bei Laune gehalten wurde, gab es in Europa schon lange nicht mehr. Öffentliche Hinrichtungen, der Tod am Galgen oder mit dem Henkersbeil, parallel dazu ein Jahrmarkttreiben, zogen jedoch die Menschen an. Gaukelei und Unterhaltung fanden jetzt zwar nicht mehr vorrangig in großen Arenen wie dem Kolosseum oder dem Circus Maximus statt, sondern auf Straßen und öffentlichen Plätzen. Allerdings entstanden im 16. Jahrhundert an den vielerorts gegründeten Universitäten neue Hörsäle nach dem architektonischen Vorbild der antiken Amphitheater zu speziellen Zwecken, darunter insbesondere die Sektion. Folgerichtig wurden die runden Gebäude als anatomische Theater bezeichnet. Frühe Bauwerke dieser Art fanden sich in Basel, Padua und dem holländischen Leiden und boten bis zu fünfhundert Zuschauern Platz. Die ersten waren aus Holz – was den Vorteil hatte, den Verwesungsgeruch gut zu absorbieren –, später wurde aus Stein gebaut. Die Sichtachse in den im Kreisrund steil aufsteigenden Sitzreihen war auf einen drehbaren Seziertisch hin ausgerichtet, der von Fackeln und Kerzen erleuchtet wurde und ein wahlweise feierliches oder gruseliges Ambiente bot. Das 1594 in Padua errichtete anatomische Theater hatte keine Fenster, was die Zufuhr von Frischluft in der vom Feuerschein bereits sauerstoffarmen Luft zusätzlich erschwerte.

Im Jahr 1588 hatte der Arzt Felix Platter (1536–1614) in Basel ein anatomisches Theater eingerichtet, in dem er mehr als dreihundert Sektionen vornahm. Ursprünglich war es allein den Medizinstudenten vorbehalten, Leichenöffnungen beizuwohnen, dienten sie schließlich der Ausbildung zum Arzt. Doch schon bald trat die Sektion aus dem universitären Umfeld heraus und wurde zum öffentlichen Ereignis. Die wissenschaftliche Bedeutung geriet zunehmend in den Hintergrund, es ging um die Unterhaltung des Publikums.

Sektionen waren europaweit ein gesellschaftliches Spektakel. Die Zuschauer wurden entsprechend einer wohlorchestrierten Sitzordnung platziert. Die untersten Reihen der anatomischen Theater waren für die örtliche Prominenz und die Professorenschaft reserviert, erst dahinter durften die Medizinstudenten Platz nehmen, für deren Studium die Veranstaltung ursprünglich gedacht war. Danach kamen die Chirurgen und Barbiere. Weiter oben saß das übrige Publikum, das für die morbiden Darbietungen natürlich Eintritt zahlen musste.

Auch «Die Anatomiestunde des Dr. Nicolaes Tulp», das weltbekannte Gemälde des niederländischen Malers Rembrandt van Rijn (1606–1669), bildet keine rein akademische Veranstaltung ab, sondern ein öffentliches Ereignis, für das Eintritt verlangt wurde.

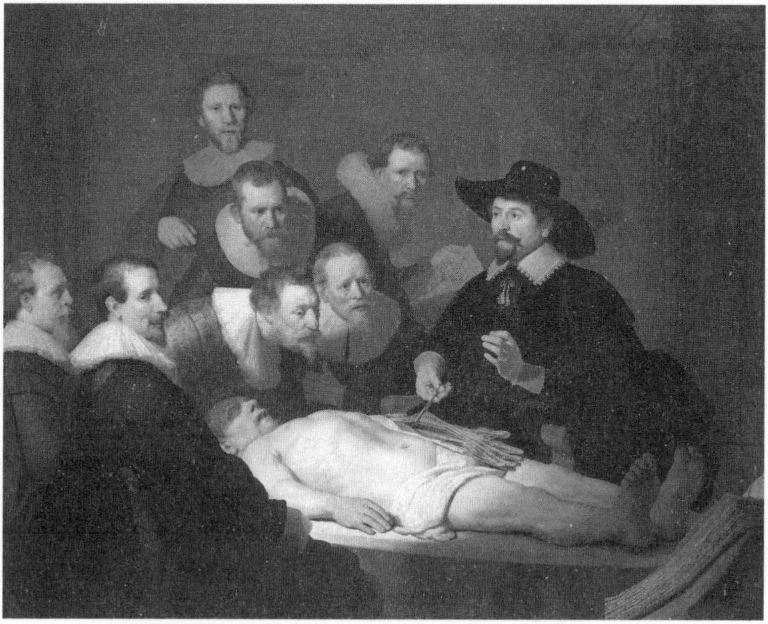

Unterricht oder Vergnügen? Das berühmte Gemälde «Die Anatomiestunde des Dr. Nicolaes Tulp» von Rembrandt zeigt Ärzte und lokale Honoratioren bei einer Obduktion.

Nicolaes Tulp (1593–1674), die zentrale Figur in dem Bild, das 1632 entstanden ist, war einer der bekanntesten Ärzte der Niederlande und hatte zudem mehrere Jahre das Amt des Bürgermeisters von Amsterdam inne. Auf dem Bild zeigt er den Umstehenden am aufgeschnittenen Unterarm die Skelettmuskulatur der Leiche, bei der es sich womöglich um einen gehängten Straßenräuber handelte. Im Publikum befinden sich nicht nur Ärzte, sondern es sind auch lokale Honoratioren zugegen. Neugier, Grusel und Wissenserwerb vermischten sich.

Die Faszination für Leichenöffnungen zeigt sich in solchen Beispielen der Kunst – und lebt bis heute in der Popkultur fort: Ohne einen Obolus zu entrichten, kamen die Bewohner des wohlbekannten gallischen Dorfes im Asterix-Band «Der Seher» auf ihre

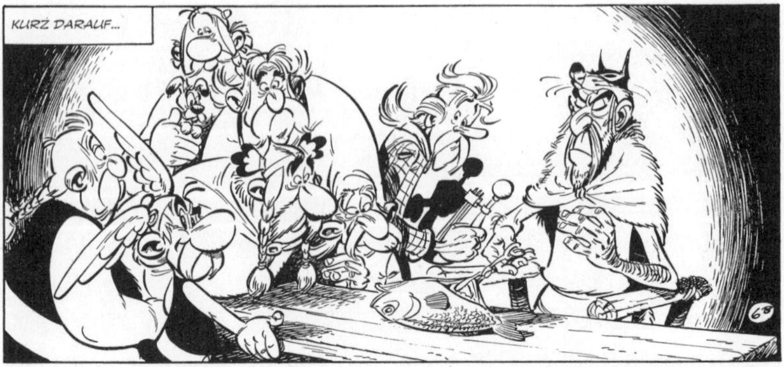

Anatomiestunde der anderen Art: Parodie des bekannten Rembrandt-Gemäldes im Asterix-Comic «Der Seher» – mit Fisch.

Kosten. Hier wird Rembrandts «Anatomiestunde des Dr. Nicolaes Tulp» parodiert: Der Seher ist in der gleichen Pose gezeichnet, in der Rembrandts Tulp die Leiche präpariert. Einige Bewohner des Dorfes sind exakt so angeordnet, wie das staunende Publikum im Gemälde des berühmten Barockmalers. Allerdings liegt bei Asterix keine menschliche Leiche auf dem Tisch. Der Seher versucht vielmehr, die Zukunft für das widerständige Dorf am äußersten Zipfel Galliens aus einem Fisch zu lesen, der das Meer vermutlich schon lange nicht mehr gesehen hat.

Die Show geriet in der frühen Neuzeit bald wichtiger als die Sezierkunst. Zur Karnevalszeit wurden in den anatomischen Theatern während der Sektionen sogar aufwendige Bälle veranstaltet oder Flöten- und Lautenspieler aufgeboten. Das Laienpublikum war angezogen von dem schaurigen Spektakel, das sich oft über Tage hinzog und mit einem festlichen Bankett endete.

Da die Sektionen zumeist im Winter stattfanden – in der Kälte hielten sich die Leichen nun mal besser –, blieb das anatomische Theater in den wärmeren Monaten weitgehend ungenutzt. Die geschäftstüchtigen unter den Universitätsprofessoren wollten den Leerstand jedoch nicht hinnehmen und stellten im Frühling und Sommer Skelette von Tieren und Menschen aus. Auf diese

Weise entstanden die ersten Vorläufer naturkundlicher und naturgeschichtlicher Museen.

An solche historischen Vorbilder mag man sich erinnert fühlen angesichts des zeitweiligen Interesses, das die Plastination menschlicher Leichname durch den Anatomen Gunther von Hagens (geboren 1945) auslöste. Die Präparate in seinen «Körperwelten»-Ausstellungen orientierten sich teilweise an den Darstellungen von Andreas Vesalius in der frühen Neuzeit – der «Muskelmann» und andere ebenso klassische wie populäre Positionen wurden nachgeahmt. Den Showcharakter dieser Inszenierungen kann man durchaus mit den Vorführungen in den frühen anatomischen Theatern vergleichen: Bei von Hagens wurden Leichen beispielsweise als plastinierte Reiter neben einem toten Pferd oder als Radfahrer präsentiert.

Von Hagens hat sich einiger Kunstgriffe bedient, um dem Publikum den Zugang zu seiner Leichenschau zu erleichtern; nicht jeder kann die unmittelbare Konfrontation mit Tod und fleischlichem Verfall ertragen. In den Ausstellungen war nicht der Vorgang der Leichenöffnung zu sehen wie während der historischen Sektionsvorführungen. Dafür wurden die menschlichen Präparate auf Hochglanz poliert. Von Hagens befreite die Ausstellungsstücke optisch wie haptisch von allem, was mit Verwesung und Vergänglichkeit in Verbindung hätte gebracht werden können. Kein verwelkendes Fleisch, keine stechenden Gerüche nach Tod oder Formalin. Stattdessen makellose Ausstellungsobjekte, die außer der äußeren Form nichts mehr besaßen, was an die Prozesse des Lebens und Vergehens hätte erinnern können. Der menschliche Körper zeigte sich glatt und transparent wie ein Glasbaustein.

Ähnlich fern von allen Zeichen des Lebendigen präsentierte sich der «Gläserne Mensch», der erstmals 1930 im Hygiene-Museum in Dresden ausgestellt wurde. Die lebensgroßen, durchsichtigen Modelle wurden weltweit zum Exportschlager – und nahmen ihren Ausgang passenderweise von einem Museum, das der Dresdner Hersteller des Mundwassers Odol, Karl August Lingner (1861–1916), gegründet hatte. Sauberkeit und Mundhygiene passten zu den steril wirkenden Modellen, die mehr als hundert Mal reproduziert und von den Veranstaltern von Weltausstellungen nachgefragt wurden. Die Präparate waren allerdings nicht aus menschlichen Leichnamen gefertigt, sondern aus dem Kunststoff Cellon nachgebildet. Zudem beinhalteten sie eine Vielzahl von Drähten, Metallverstrebungen und Glühbirnen, mit deren Hilfe einzelne Organe oder Körperregionen punktuell zum Leuchten gebracht werden konnten.

Nicht immer traf es auf Wohlwollen, «alles» zu zeigen. Die 1954 im Rathaus von Delitzsch präsentierte Ausstellung über Mutter und Kind mit dem Modell «Gläserne Frau mit Organbeleuchtung» sorgte für erhebliches Aufsehen, obwohl sie vorsorglich die Altersfreigabe «ab 16 Jahren» erhalten hatte. Freizügige Darstellungen der Geschlechtsorgane waren für die Öffentlichkeit in den züchtigen 1950er-Jahren noch ein Novum.

Neben den gläsernen Menschen mag für von Hagens der Amsterdamer Anatom Frederik Ruysch (1638–1731) ein Vorbild gewesen sein, der als Meister der Präparierkunst galt. In zehn Bänden beschrieb er in einem «Thesaurus anatomicus» seine umfangreiche anatomische Sammlung, die in verschiedenen Mietshäusern Amsterdams untergebracht war und zu einer frühen Touristenattraktion wurde. Die besondere Fähigkeit von Ruysch bestand darin, dass er Flüssigkeiten, die nach einer geheim gehaltenen Rezeptur angemischt worden waren, in die Blutgefäße der Leichen spritzte und so die feinsten Verästelungen der Gefäßbäume darstellen konnte. Ihm gelang die Präparation der kleinsten Blutgefäße in inneren Organen wie der Leber, der Lunge oder der Niere. Die Äderchen und Kapillaren waren so dicht und kleinteilig verzweigt, dass ihre Umrisse aufzeigten, wie das Organ aufgebaut war, ohne dass vom Parenchym, also dem restlichen funktionellen Gewebe, etwas erhalten war.

Ruysch konnte hervorragend präparieren, war aber auch ein begnadeter Selbstvermarkter. So kündigte er 1706 im Stile eines

Jahrmarktschreiers an, dass er Leichen sezieren werde, die «noch am Leben zu sein scheinen, aber schon ungefähr zwei Jahre tot sind». 1717 verkaufte er seine mehr als neunhundert Präparate umfassende Sammlung an den russischen Zaren Peter den Großen. Der Überlieferung zufolge hatte der Zar einst den Drang verspürt, ein totes Kind zu küssen, weil dessen Leiche von Ruysch so lebensecht präpariert worden war. Hierbei handelte es sich offenbar nicht um eine Form der Nekrophilie, also der Totenliebe – sondern der Zar konnte schlicht nicht glauben, dass das Kind nicht mehr lebte.

Der Entdeckergeist und die Präparierkünste der Anatomen der frühen Neuzeit sowie die Neugier von Ärzten und Naturforschern boten genügend Anlass, die medizinischen Lehren aus der Antike zu hinterfragen. Der englische Arzt William Harvey (1578–1657) trug ebenfalls dazu bei, die Dogmen von Galen, Hippokrates und Aristoteles zu erschüttern. Für die antiken Denker galt das Herz wahlweise als Sitz des Verstandes, der Wärme oder gar der Verdauung. Das Blut wurde Galen zufolge in der Leber gebildet. Harvey schloss aus seinen Forschungen hingegen, dass nichts von alledem zutraf. Das Herz, so vermutete er ganz richtig, müsse zentral für die Blutversorgung sein, eine fortwährend schlagende Pumpe, die den Lebenssaft überallhin beförderte.

Harvey beschrieb 1628 als Erster den großen Blutkreislauf des Menschen. Bis es so weit war, hatte er fast ein Jahrzehnt lang Anschauungsmaterial von Mensch und Tier gesammelt. Er sezierte achtzig verschiedene Tierarten, darunter eine Kreuzotter und den zahmen Papagei seiner Frau. Er soll auch mehr als hundert menschliche Leichen aufgeschnitten haben. Berührungsängste kannte er nicht, auch nicht gegenüber seinen Nächsten, denn er sezierte auch einen guten Freund, seinen Vater und seine Schwester.

Am Beispiel Harveys zeigt sich einmal mehr, wie schwierig es sich gestaltete, den antiken Lehrmeinungen etwas entgegenzuhalten. Es dauerte fast einhundert Jahre, bis Harveys Erkenntnis allgemein anerkannt wurde. Zunächst wurde der Entdecker des Blutkreislaufs verspottet und verlacht. Als «Circulator», als «Kreislaufmann» also, beschimpfte man ihn – oder wahlweise auch als Verräter, der lächerlichen Blödsinn verbreiten würde. Abgelehnt wurde die neue Kreislauflehre nicht nur von Laien, sondern auch von Ärzten. Wer an der Universität Bologna Medizin studierte, bekam dort 1650 seinen Doktortitel erst verliehen, nachdem er schriftlich bestätigt hatte, nicht an die Kreislauftheorie Harveys zu glauben, die als Irrlehre galt.[2] Die Medizin litt noch fast ein weiteres Jahrhundert unter einem schwachen Kreislauf.

Die Beschreibung der Lungenkapillaren mittels mikroskopischer Untersuchungen durch den italienischen Arzt Marcello Malpighi (1628–1694) hatte entscheidenden Anteil daran, dass Harvey mit der Zeit doch recht bekam. Malpighi wies nach, dass die feinsten Äderchen die Verbindung zwischen Arterien und Venen waren. Nachdem die Kapillaren entdeckt worden waren, zeigte Richard Lower (1631–1691), dass ein hoher Sauerstoffgehalt in den Arterien das Blut heller färbte, während ein niedriger Sauerstoffgehalt das Blut dunkler aussehen ließ. Damit wurde immer mehr Ärzten klar, dass Harvey recht hatte. Nachdem sich die Pariser Ärzte weiterhin weigerten, die neue Lehre anzuerkennen, zeigte der Absolutismus seine Sonnenseite. Ludwig XIV. befahl 1673, dass auch an der Universität von Paris der Blutkreislauf auf den Lehrplan kam.

Gut möglich, dass sich Malpighi den Feinstrukturen unter dem Mikroskop deshalb mit besonderer Aufmerksamkeit widmete, weil er von dem Blick auf die Grobstrukturen toten Gewebes schon in jungen Jahren abgeschreckt worden war: Sein Anatomielehrer Bartolomeo Massari hatte Sektionen an Menschen und Vivisektionen an Tieren bei sich zu Hause vorgenommen.

Als Harvey den Aufbau des Blutkreislaufs beschrieb, war die «kopernikanische Wende» gerade erst vollzogen worden. Neue Weltbilder hatten es allerdings ebenso schwer, akzeptiert zu werden, wie neue Körperbilder. Die Beharrungskräfte waren enorm.

Nikolaus Kopernikus (1473–1543) hatte 1543 in seinem Hauptwerk das heliozentrische Weltbild begründet und gezeigt, dass sich die Erde um die Sonne dreht – und nicht etwa umgekehrt, wie jahrhundertelang angenommen wurde. Es dauerte allerdings, bis sich diese revolutionäre Ansicht gegen die Dogmen der Kirche und den Widerstand etlicher Wissenschaftler durchgesetzt hatte. Die Geschichte von Galileo Galilei (1564–1642), der in Padua Mathematik und Astronomie unterrichtete, während William Harvey dort Medizin studierte, zeigt die Widerstände mehr als deutlich. Adel, Kirche und Geisteswelt sperrten sich gegen den Wandel und hatten etwas gegen vermeintlich aufrührerische Ideen.

Harvey, der auch Leibarzt der englischen Könige war, widmete sein Werk Karl I. (1600–1649) und beschrieb – gut kopernikanisch und der Sonne als Zentralgestirn zugewandt – «das Herz der Lebewesen» denn auch als den «Grundstock ihres Lebens», es sei «der Fürst ihrer aller, der kleinen Welt Sonne, von der alles Leben abhängt, alle Frische und Kraft ausstrahlt».[3] Zentrale Bedeutung hatte das Herz zwar auch schon in den Schriften der Altvorderen erlangt, doch erst mit Harvey kam seine Funktion für den Kreislauf – also für die Versorgung des gesamten Organismus mit Sauerstoff und Blut – zum Vorschein.

Fortan wurde das Herz, besonders in Deutschland, zu einem hervorgehobenen Körperteil innerhalb der Medizin, dem Organ de luxe. Die Kardiologie gilt vielen Laien als Krone der Heilkunde, obwohl sich die Vertreter des Fachs lediglich mit einer recht simpel konstruierten Drucksaugpumpe beschäftigen. In Frankreich genießen hingegen jene Ärzte viel Anerkennung, die sich mit Erkrankungen der Leber beschäftigen, was vermutlich mit der Vorliebe für Erzeugnisse aus regionalem Anbau zu tun hat – und den Leiden, die bei übermäßigem Genuss derselben entstehen können.

«Öffnen Sie einige Leichen»: Die neue Transparenz

Mit der Aufklärung kam buchstäblich mehr Licht in die Welt – und in die Medizin. Die Menschen in der zweiten Hälfte des 18. Jahrhunderts wollten sich nicht länger von Fürsten und Pfaffen gängeln und unterdrücken lassen, forderten mehr Rechte und politische Freiheit ein. Gesellschaftlich mündig zu werden, erforderte jedoch eine enorme Kraftanstrengung. Im Kampf gegen die herrschenden Verhältnisse ging es schließlich nicht nur um Gerechtigkeit und politische Teilhabe, sondern auch darum, sich von fragwürdigen Glaubenssätzen zu befreien und die Erzählungen aufzubrechen, die dem Erhalt der alten Ordnung dienten. Die Menschen strebten nach mehr Wissen und wollten Durchblick – in der Wissenschaft ebenso wie in Kunst und Kultur.

Aufklärung und Erkenntnis stellten aber nicht nur geistige Unterfangen dar, die Reformideen und neuen gesellschaftlichen Ansätzen den Weg ebneten. Das Streben nach besserem Einblick war durchaus wörtlich gemeint. «Mehr Licht» wurde auch in der Medizin zum Weckruf, um Einsichten in bisher Verborgenes oder Verdunkeltes zu gewinnen und in die geheimnisvollen Tiefenschichten des menschlichen Körpers vorzudringen. Das Interesse an der Sektion war in der Folge kaum noch zu bremsen. Die lange verpönte oder aus religiösen Gründen untersagte Leichenöffnung trat nun endgültig aus ihrem Schattendasein und wurde zum Grundstock der ärztlichen Ausbildung.

Was konnte einfacher sein, um den Körper besser zu verstehen, als der Empfehlung des französischen Anatomen Xavier Bichat zu folgen: «Öffnen Sie einige Leichen: alsbald werden Sie die Dunkelheit schwinden sehen, welche die bloße Beobachtung nicht vertreiben konnte», rief er emphatisch aus.[4] Der Mediziner nahm in seinem kurzen Berufsleben unzählige Obduktionen vor, allein im Winter 1801/02 sollen es in seiner Pariser Klinik mehr als sechshundert gewesen sein. Bichat entwickelte die Gewebelehre, die er in seiner 1801 erschienenen «Anatomie générale» ausbreitete und mit der er die Histologie als eigenes Fach begründete. Es waren demnach nicht nur die auf den ersten Blick an ihrer Form und ihren Grenzen zu erkennenden Organe wie Leber, Magen, Herz oder Lunge, deren gestörte Funktion oder von Wucherungen zerfressene Struktur zu Siechtum und Tod führen konnten. Vielmehr suchten Bichat und seine Kollegen nach den Ursachen für Krankheiten in kleineren Strukturen, also in den vielfältigen Körpergeweben.

Die Begriffe Obduktion, Sektion und Autopsie wurden und werden oft synonym gebraucht. Streng genommen ist die Obduktion die innere Leichenschau, bei der Pathologen oder Rechtsmediziner die Todesursache ergründen. Sektion bedeutet so viel wie Schnitt oder Operation, weswegen der Begriff auch für den Kaiserschnitt angewendet wird. Autopsie heißt «eigene Schau» – ein Mediziner will sich also selbst vergewissern, wie es im Körperinnern des Toten aussieht. Als mit Beginn des 19. Jahrhunderts die Leichenöffnungen zunahmen, fanden die Berufsbezeichnungen Anatom und Pathologe öfter Verwendung. Anatomen zergliedern den gesunden Körper, um dessen Aufbau zu studieren. Pathologen untersuchen mit ähnlichen Techniken die krankhaften Vorgänge im Körper. In der Anfangszeit waren beide Berufe nicht streng getrennt, sodass der Begriff «pathologischer Anatom» wohl am treffendsten ist.

Besonders die Ärzte der von Xavier Bichat ab 1789 geprägten «Pariser Schule» führten mit Anbruch des 19. Jahrhunderts Tausende von Sektionen durch. Wenige Jahre später entwickelte sich die «Wiener Schule» zum europaweit geachteten Zentrum der Sektionskunst. Nun wurden die Leitungsbahnen der Adern, Nerven und Lymphgefäße ebenso untersucht wie der Inhalt der Körperhöhlen oder gar das Gehirn, und eine Flut an neuen Einsichten folgte.

Aus der Arbeit am leblosen Körper entstanden gleich mehrere medizinische Fachdisziplinen. Ihre Erkenntnisse trugen dazu bei, dass die seit der Antike populäre Lehre von der Balance der vier Körpersäfte nun immer mehr in den Hintergrund geriet. Anatomie und Histologie erlebten einen rasanten Aufschwung und wurden zu den Grundlagenfächern der Medizin, mit deren Hilfe sich erforschen und darstellen ließ, wie der gesunde Körper aufgebaut war, welche Verbindungen und Leitungsbahnen es in ihm gab, im Großen wie im Kleinen. Die makroskopische und mikroskopische Perspektive wurde ergänzt um die Physiologie, also die Lehre von der Arbeitsweise des gesunden Körpers. Schließlich ließ sich von der Lage und Anordnung der anatomischen Strukturen oftmals auf die Funktionsweise eines Gewebes, Organs oder Organsystems schließen und ihre Bedeutung verstehen.

Eng verbunden mit diesen Fächern war die Pathologie, die Lehre von den krankhaften Prozessen und Fehlbildungen in allen Körperteilen. Dieses Fach sollte bald zur dominierenden wissenschaftlichen Disziplin in der Medizin werden. Sie bildete im 19. Jahrhundert den Grundstein dafür, dass zahlreiche Krankheiten, die bisher vor allem durch ihre Symptome und die vagen Schilderungen der Patienten definiert worden waren, nun auf eine eindeutige Ursache zurückgeführt werden konnten.

Die Pathogenese, also das Verständnis davon, wie ein Leiden entsteht und sich ausbreitet, gewann an Bedeutung – bis heute gehört es zu den fest verankerten medizinischen Denkmustern, zunächst die Ursache für die Beschwerden zu erkennen und einen kausalen Zusammenhang herzustellen, bevor mit der Behandlung begonnen wird. «Vor die Therapie haben die Götter die Diagnose gesetzt», pflegen Ärzte alter Schule gerne zu sagen.

Der weltberühmte Pathologe und Anatom Rudolf Virchow würdigte 1877 in einer Rede rückblickend die Bedeutung der französischen Anatomen und Pathologen in der Zeit um 1800 für die Entwicklung der modernen Medizin: «So findet man, dass sich unsere Wissenschaft im Laufe der letzten 70 Jahre gänzlich umgestaltet hat. Damals bildete sich, unmittelbar unter dem Eindruck der Französischen Revolution, die große Pariser Schule, und man muss es dem Genie unserer Nachbarn nachrühmen, dass sie imstande gewesen sind, auf einen Schlag die Grundlage eines ganz neuen Wissens zu finden, so wollen wir nie vergessen, dass die Franzosen die Bahnbrecher gewesen sind.»[5]

Der Siegeszug von Anatomie und Pathologie betonte das Primat des Sehens als wichtigster Form des medizinischen Erkenntnisgewinns. Was aus der heutigen, mit visuellen Reizen überfluteten Perspektive selbstverständlich zu sein scheint, bedeutete in den Jahren um 1800 einen Paradigmenwechsel. Das, was sich mit bloßem Auge als makroskopische Struktur und mithilfe des Mikroskops im Bereich der Zellen und Gewebe entdecken ließ, war fortan ein untrügliches Zeichen für Gesundheit oder Krankheit. Das Offensichtliche konnte analysiert und vermessen werden und nach Ansicht der Ärzte besser Auskunft über das Leiden und seine Ausprägung geben als die ungenauen Erzählungen der Kranken oder naturphilosophische Betrachtungen.

Erstaunlicherweise nahmen die Anatomen das Geräusch ebenfalls in ihr Repertoire der diagnostischen Zeichen auf, wenn auch nicht in so prominenter Rolle wie das Sichtbare. Von Bichat wird beispielsweise berichtet, dass er die Kranken und später die Leichen schüttelte oder schütteln ließ.[6] Damit nahm er ein Verfahren auf, das schon in den antiken Schriften des Hippokrates empfohlen wurde: Pathologische Flüssigkeiten in der Brust waren mithilfe dieser Technik am typischen Geräusch zu erkennen, an der Art und Weise, wie es im Thorax plätscherte und hin und her schwappte.

Es gab allerdings wenige Behandlungsmöglichkeiten für die kleinen und großen krankhaften Veränderungen des Körpers, die während der Sektionen entdeckt wurden. Aus diesem Grund wird diese fiebrige Aufbruchsphase der Medizin zu Beginn des 19. Jahrhunderts als «therapeutischer Nihilismus» bezeichnet: Viel gesehen, viel erforscht – doch Heilung blieb weiterhin Glückssache. Dennoch befanden sich die Anatomen und Pathologen geradezu in einem Wettlauf, wer auf eine höhere Zahl an Obduktionen kam.

Einblick ohne Durchblick – diese Kurzbeschreibung trifft für diese Epoche der Medizingeschichte wohl zu. Allerdings war es womöglich eine weise Entscheidung der Ärzte, sich angesichts der Behandlungsmöglichkeiten zu dieser Zeit therapeutisch zurückzuhalten. Außer Schröpfen und Aderlass und einem begrenzten Repertoire an Salben, Kräutern und Tinkturen stand den Medizinern kaum etwas zur Verfügung. Vermutlich wurde vielen Patienten Leid erspart, indem sich die Ärzte auf ihr bescheidenes Arsenal beschränkten.

Der Begeisterung für Leichenöffnungen tat die therapeutische Hilflosigkeit keinen Abbruch. Allein der Wiener Anatom Carl von Rokitansky (1804–1878) soll jedes Jahr zweitausend Leichname seziert haben. Hinzu kamen 25 000 gerichtsmedizinische Obduktionen in den 47 Jahren seiner Berufstätigkeit. Zusammen mit seinem Schüler und späteren Mitarbeiter Josef Škoda (1805–1881), beide wesentliche Vertreter der «Wiener Schule», sammelte Rokitansky anatomisch-pathologisches Wissen, das zu erheblichen Fortschritten im Verständnis etlicher Krankheiten führte.

Der Internist Adolf Kußmaul machte sich über die Begeisterung der Kollegen für Sektionen lustig. Kußmaul, der nicht nur als Arzt mit genauer Beobachtungsgabe, sondern auch als Dichter hervortrat und den Begriff «Biedermeier» geprägt hat, karikiert in seinem Gedicht «Der Spaziergang» 1899 einen von Leichenöffnungen besessenen Wiener Mediziner.[7] Als sein Freund beim Lustwandeln vom Naturerlebnis überwältigt wird, führt der Arzt die Beobachtungen auf rein wissenschaftliche Phänomene zurück. Als es dem Freund am Abend schlecht geht, kümmert der Arzt sich nicht um das Befinden des Patienten – nach dessen Tod will er vielmehr sofort streng naturwissenschaftlich überprüfen, ob er mit seiner Verdachtsdiagnose richtiglag:

Ging ein Wiener Mediziner
mit dem Freunde durch die Flur:
Rief der Freund: wie hell und heiter
Lacht der himmlische Azur!
(...)

Rief der Freund: wie wird mir plötzlich?
Dreht die Welt im Ring sich um?
Bohren Messer mir im Schädel?
Droht mir das Delirium?

Sprach der Wiener Mediziner:
Bist ein wunderlicher Fall,
Hast Entzündung des Gehirnes,
Und gehörst ins Hospital!

Rief der Freund: wie herrlich kühlet
Mir das Eis den heißen Kopf,
Doch nach vierundzwanzig Stunden
War er weg, der arme Tropf.

Sprach der Wiener Mediziner:
Holt die Säge stark und groß,
Dass ich ihm den Schädel öffne,
Ob ich traf die Diagnos.[8]

Schneewittchens Scheintod und Leichenraub nach dem Drink

Der Wunsch der Medizin nach tieferen Einblicken zeigte sich auch in Bereichen, die heute als Alltagskultur bezeichnet werden: Der Münchner Germanist Wolfgang Frühwald hat nachgewiesen, dass erst in späteren Fassungen des Märchens «Schneewittchen», etwa ab 1812, die vermeintlich tote Titelheldin (der heute bekannten Variante entsprechend) in einem transparenten Glassarg zu ihrem Begräbnis geleitet wird. In frühen Fassungen des Märchens fand der Transport nach dem Giftanschlag durch die böse Schwiegermutter jedoch keineswegs in einem durchsichtigen Behälter statt.[9] In der Ursprungsversion wird die junge Frau in einen Sarg aus Silber oder Blei gebettet oder lediglich in ein Tuch gewickelt.

Dies verändert den dramatischen Höhepunkt der Geschichte auf interessante Weise: Unsichtbar für alle neugierigen Blicke von außen begleiten der Prinz und die sieben Zwerge in dieser Version des Märchens die junge Schönheit auf ihrem vermeintlich letzten Weg. Als das Gespann über einen besonders holprigen Teil der Strecke fährt, rutscht Schneewittchen bekanntlich der vergiftete Apfel aus der Kehle, wo er stecken geblieben ist, sodass die toxische Dosis nicht ihre volle Wirkung entfalten kann. Die junge Frau schlägt wieder ihre lieblichen Augen auf. Die wundersame Rettung spielt sich im Verborgenen ab.

In den späteren Erzählungen und Ausschmückungen des Volkes, von dem die Gebrüder Grimm die Geschichten aufgenommen haben, zeigt sich hingegen der Wunsch nach vollständiger Transparenz. Die Vorgänge vom Leben und Sterben werden genauer beobachtet oder sind gar von öffentlichem Interesse. Alle Beteiligten bezeugen die wundersame Wandlung und sehen, wie wieder Leben in den tot geglaubten Körper kommt.

Die Folgen der Vergiftung und das Ableben der jungen Frau ließen sich gleichsam durch das Fenster der Wissenschaft beobachten. Eine Neugierde an den Prozessen des Verwesens und Vergehens war erwacht; das Interesse an Physiologie und Pathologie nahm immer konkretere Formen an. Ärzte wollten nicht nur die Funktionen des lebenden Körpers besser deuten können und verstehen lernen, sondern auch wissen, was mit und unmittelbar nach dem Tod mit den leblosen Überresten geschieht. Und womöglich war das, was so leblos erschien, ja gar nicht tot?

Von Friedrich Schiller, dem oft kränkelnden Dichter und Dramatiker, ist bekannt, dass er vor sich hin faulende Äpfel über Wochen in seinem Schreibtisch aufbewahrte. Verfall und Vergänglichkeit, vielleicht auch die Vergeblichkeit allen Seins, sind die ständigen Begleiter des immer wieder mit sich hadernden Schriftstellers, den der süßliche Geruch des vermodernden Apfels offenbar beim Schreiben anregte.

Vielleicht hat der Schriftsteller mit diesem Kniff auch bestimmte Effekte in seinen Werken erreichen oder eine passende Stimmung erzeugen wollen. In Schillers Dissertation von 1780 finden sich bereits diese Zeilen: «So weckt (...) die fröhliche Saite des Körpers die fröhliche in der Seele (...) Dies ist die wunderbare und merkwürdige Sympathie (...) der Mensch ist nicht Seele und Körper, der Mensch ist die innigste Vermischung dieser beiden Substanzen.»[10] Eine frühe Definition der Psychosomatik lässt sich hier erahnen, Schiller gelingt die Beschreibung des Erlebens von beidem, den körperlichen *und* den seelischen Zuständen des Menschen. Was läge da näher, als sich durch einen faulen, aber anregenden Apfel in die düstere Stimmung zu versetzen, die Werke wie «Maria Stuart» oder «Die Räuber» möglich machte?

Die Neugier auf die verschiedenen Phasen der organischen Zersetzung und des Zerfalls ist bei manchen Autoren ungewöhnlich ausgeprägt. Sie übertrumpft zumindest das, was gemäß den Gepflogenheiten der Totenruhe und Pietät als geboten gilt. Der Schriftsteller Alexander von Ungern-Sternberg (1806–1868) verheimlichte den Tod seiner Frau jedenfalls eine Weile vor den Behörden und der Öffentlichkeit, um sie möglichst lange in seinem Haus aufgebahrt bei sich behalten und den Übergang des Fleisches in andere Aggregatzustände beobachten zu können. Der Dichter ließ am Sarg der verblichenen Gattin sogar ein kleines Schiebefenster anbringen, durch das er die Veränderungen der Leiche jederzeit studieren konnte.[11] Durch die Luke im Sarg sah er ihren körperlichen Verfall und notierte und protokollierte mehrmals täglich die Beobachtungen, die er am toten Körper seiner Frau machte. Von

Ungern-Sternberg praktizierte einen eigenwillig intimen Schaufensterbummel.

Die Schriftstellerin Rahel Varnhagen (1771–1833) wünschte sich ebenfalls größtmögliche Transparenz auf ihrem letzten Weg. Sie hatte allerdings andere Motive als Ungern-Sternberg, als ihre Wahl auf getönte Glasbausteine als Umhüllung für ihre letzte Ruhestätte fiel. Für den Fall ihres Ablebens verfügte die Dichterin, dass sie zunächst in einen schlichten Sarg mit Glasdecke oder zumindest mit kleinen grünen Scheiben gelegt werden sollte. Sie hatte panische Angst davor, scheintot begraben zu werden, deshalb sollte der Sarg Transparenz bieten und keinesfalls sofort nach dem Abschiedsritual in der Erde versenkt werden.

Varnhagen hatte vorgesehen, dass der Sarg nach ihrem Tod für zwanzig Jahre überirdisch aufgebahrt bleiben sollte – eine Zeitspanne, die es mit an Sicherheit grenzender Wahrscheinlichkeit ausschloss, dass sie anschließend scheintot beigesetzt wurde. Tatsächlich blieb der Sarg nicht nur die erwünschten zwanzig, sondern sogar vierunddreißig Jahre lang überirdisch in Berlin in einer Halle auf dem Friedhof vor dem Halleschen Tor stehen, bis die sterblichen Überreste schließlich einen Platz weiter unten in der dunklen Erde erhielten.

Edgar Allan Poe (1809–1849) hat in mehreren seiner von Düsternis geprägten Werke die Angst des Menschen aufgenommen, lebendig begraben zu werden, die zu Beginn des 19. Jahrhunderts besonders ausgeprägt war. Beispielhaft findet sich das Thema in seinen Erzählungen «Der Untergang des Hauses Usher», «Das Fass Amontillado» und «Das vorzeitige Begräbnis». Dort schildert er «die unsichtbare, doch fühlbare Nähe des Eroberers Wurm», der nach einer Beerdigung zu Lebzeiten zum unerwünschten Gesellschafter des Scheintoten wird. Poe beschreibt das imaginierte Grauen in der Finsternis wie auch die Einsamkeit und «die erstickenden Dünste der feuchten Erde», die schwer auf die Lungen drücke. An anderer Stelle erwähnt Poe beiläufig, dass es ihm «auf Verlangen sofort» gelänge, rund hundert authentische Fälle von scheintot Begrabenen aufzuführen, was sicher eine maßlose Übertreibung war.[12]

Doch die Befürchtung, einen verschlossenen Sarg von innen zu sehen, war äußerst verbreitet. Damit wurden die Urängste einer Gesellschaft angesprochen, in der die Blicke in den Körper auch den Blick auf den Körper – ob tot oder lebendig – intensivierten. Die Wissenschaft mochte einige Phänomene erklären können, die Furcht vor unheimlichen Begebenheiten wurde damit jedoch eher größer. Wer wusste schon, ob die mit dem Todeszeitpunkt beginnenden Abbauprozesse des Körpers und sein biologischer Verfall tatsächlich das Ende des Menschen bedeuteten? Auch deshalb war im frühen 19. Jahrhundert die Angst, lebendig begraben zu werden, so groß. Gruselgeschichten und Horrorromane beflügelten die Fantasie zusätzlich. Jede Kolportage und jedes Gerücht wurden aufgenommen, um sich in diesen Befürchtungen bestätigt zu sehen.

Um beim eigenen Begräbnis kein Risiko eingehen zu müssen, wurden auf speziellen letzten Wunsch hin Sicherheitssärge («safety coffins») konstruiert. Diese Sonderanfertigungen gab es in verschiedenen Ausstattungen und Preisklassen. Sie verfügten entweder über kleine Röhren für die Luftzufuhr, hatten Glasklappen, um den potenziellen Leichnam und seine Regungen überwachen zu können, oder – besonders populär – waren über ein Seil mit einer kleinen Glocke verbunden, die auf dem Grab oder in der Leichenhalle angebracht war.

Die einfachen Versionen hielten immerhin eine Glocke im Sarg bereit, was jedoch den Nachteil hatte, dass die Zeit knapp war, in der die Betroffenen signalisieren konnten, dass sie doch noch nicht ganz tot waren. Wer sich für diese Minimalausstattung entschied, musste zudem auf eine gute Akustik hoffen sowie darauf, dass nicht zu dicke Erdschichten den Schall bremsten – oder man musste noch über ausreichend Energie verfügen. Gerüchteweise soll es Fälle von vorzeitig Begrabenen gegeben haben, denen es gelang, aus eigener Kraft den Sargdeckel anzuheben. Durch unge-

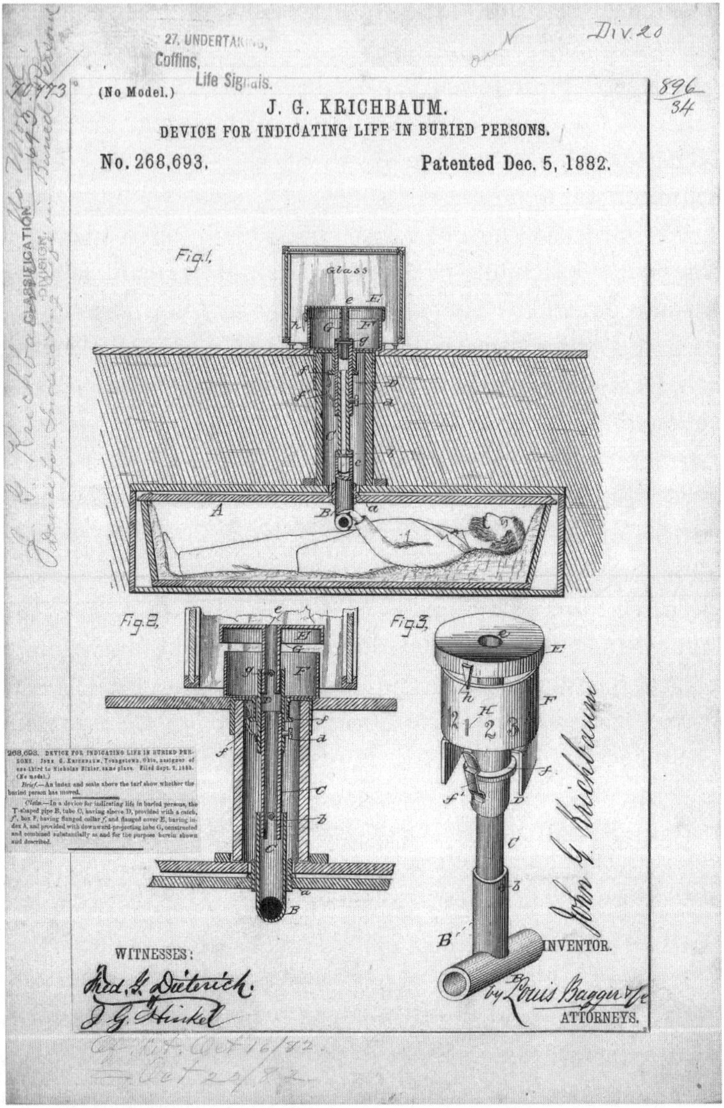

Auch das Bestattungswesen kennt historische Trends: Mit dem 1882 patentierten «Sicherheitssarg» reagierte der amerikanische Tüftler John Krichbaum auf die verbreitete Sorge, lebendig begraben zu werden. Betroffene konnten manuell eine Luftzufuhr herstellen und Zeichen nach außen geben.

richtete Erdbewegungen machten sie die Trauergäste auf sich aufmerksam. Wem alle diese Sicherheitskonstruktionen am Sarg nicht genügten, der wählte eine verlässlichere Methode, um im Falle des Falles auch wirklich tot zu sein – die Anordnung des Komponisten Frédéric Chopin, dass sein Herz nach seinem Ableben herausgeschnitten werden sollte, stellte dies gewiss sicher.

Wer sich das Herz herausschneiden ließ, hatte nicht immer Angst davor, lebendig begraben zu werden. Es gab auch andere Gründe. Friedrich Wilhelm IV. (1795–1861), von 1840 bis zu seinem Tod König von Preußen, hatte zu Lebzeiten verfügt, dass sein Herz dem Körper nach seinem Ableben entnommen werden sollte. Er hatte im Alter von fünfzehn Jahren als preußischer Kronprinz seine Mutter, die Königin Luise (1776–1810) verloren. Zwar war Friedrich Wilhelm noch mit Vater und Bruder in der Kutsche von Berlin nach Hohenzieritz geeilt – die erschöpften Pferde mussten während der 120 Kilometer langen Fahrt mehrmals gewechselt werden –, als sie dort im Morgengrauen ankamen, war es jedoch leider zu spät. Die beliebte Königin starb am 19. Juli 1810, um zehn Uhr morgens, mit nur vierunddreißig Jahren im Fieber. Mehr als vierzig Jahre später fand Friedrich Wilhelm dann einen Weg, ihr zumindest teilweise nahe zu sein; man könnte von einer emotionalen Organtransplantation sprechen: «Das Herz geht zur Mutter, der Körper nach Potsdam in die eigene Gruft und die Seele hoffentlich in den Himmel, aber das ist der einzige Aufenthaltsort, über den auch ein preußischer König nicht testamentarisch verfügen kann.»[13]

US-Präsident George Washington wollte ebenfalls Vorsorge treffen. Er wies seinen persönlichen Sekretär an, dass sein Körper nach seinem Tod noch drei Tage lang aufgebahrt werden sollte, bevor er in die Gruft überführt wurde. Und sowohl Hans Christian Andersen (1805–1875) als auch Alfred Nobel (1833–1896) teilten in ihrem letzten Willen mit, dass ihnen nach ihrem Tod doch bitte die Pulsadern aufgeschnitten werden sollten. Sicher ist sicher.

Die Scheintod-Debatte zog für heutige Vorstellungen unvorstellbar weite Kreise. Doch während die einen Angst davor hatten, vor der Zeit und unwillentlich in ihrer letzten Ruhestätte eingeschlossen zu sein, plagten andere die gegenteiligen Sorgen – sie befürchteten, dass ihre letzte Stunde schon geschlagen hatte, obwohl sie bis eben noch recht munter waren. Der Bedarf der Anatomen nach «frischem Material» wuchs schließlich beständig; in medizinischen Vorlesungen wurde die Leichenöffnung zelebriert, und die Pathologie schickte sich an, zur neuen Leitwissenschaft zu werden. Nachschub war jedoch knapp. In vielen Ländern war es lediglich gestattet, die Leichen von Hingerichteten, Selbstmördern, Waisenkindern und Findlingen zu obduzieren, und organisiert war die «Materialbeschaffung» zunächst nicht.

Eigentlich waren mit dem «Murder Act» von 1752, der achtzig Jahre lang gültig blieb, in England günstige Voraussetzungen für die Anatomie geschaffen worden. Nach mehreren aufsehenerregenden und in den Zeitungen ausgebreiteten Tötungsdelikten kam es zu einer Verschärfung des Strafenkatalogs: Künftige Mörder sollten durch die zu erwartenden Folgen abgeschreckt werden. Demnach war es vorgeschrieben, dass verurteilte Mörder gehängt und ihre Leichen anschließend entweder von Anatomen obduziert oder «in 30 Fuß Höhe» am Galgen hängen gelassen wurden, bis die Kadaver verwest waren.[14]

Die Delinquenten wurden im vergitterten, offenen Wagen zur Richtstätte gebracht und konnten bereits zu Beginn ihres letzten Weges begafft, verhöhnt und mit verdorbenen Lebensmitteln beworfen werden. Doch auch die Obduktionen fanden öffentlich, manchmal gar in Gasthäusern statt und zogen ein grölendes und feixendes Publikum an. Erst mit der Zeit verlagerte sich die Leichenöffnung von den öffentlichen Räumen in die anatomischen Hörsäle, wo zwar auch nicht medizinische Zuschauer zugelassen waren, aber dennoch kein Massenauflauf mehr möglich war.

Für die Mörder und ihre Angehörigen war diese postmortale Zurschaustellung und die Zerteilung des Leichnams in höchstem

Maße entwürdigend. Das Ritual der Obduktion stellte eine zusätzliche Bestrafung nach dem Tod dar. Da am Ende von den Verurteilten und Anatomisierten buchstäblich nichts mehr übrig blieb, konnte anschließend auch kein angemessenes christliches Begräbnis stattfinden.

Während der Gültigkeit des «Murder Act» wurden in England insgesamt 1166 Mörder verurteilt, von denen mehr als achtzig Prozent den Anatomen übergeben wurden, nachdem sie gehängt worden waren. Doch diese für Großbritannien ermittelte Anzahl an Leichnamen – durchschnittlich vierzehn oder fünfzehn pro Jahr – war viel zu gering, um den um 1800 massiv steigenden Bedarf der Medizinfakultäten zu decken. Hinzu kamen zwar die Leichname von Menschen, die Suizid begangen hatten, doch auch diese Quelle war nicht zuverlässig zu berechnen, und so gab es nicht annähernd genügend Material für die Obduktionen.

Aus dem Mangel an Leichen entstand ein einträgliches Geschäft. Ausgerüstet mit Schaufel, Laterne, Schubkarre und einem großen Sack trieben besonders in England sogenannte «Resurrectionists», was wörtlich «Auferstehungsmacher» bedeutet, ihr Unwesen. Der Begriff «Body Snatcher» oder auch «Leichenfledderer» trifft es vermutlich besser. 1795 wird in Lambeth, einem Bezirk Londons, vor Gericht die Preiskalkulation der morbiden Dienstleister bekannt. Demnach werden für eine Leiche zwei Guineen und eine Krone bezahlt, je nach Zustand der Ware konnte der Preis auch deutlich höher liegen. Für ein paar Stunden Schicht- und Schaufelarbeit in der Nacht war das ein lukrativer Lohn; ein Textilarbeiter in London verdiente zu dieser Zeit etwa eine Guinee pro Woche.

Die Konkurrenz unter den Grabräubern war groß. Nach Schätzungen gingen um das Jahr 1830 etwa zweihundert Menschen allein in London diesem bemerkenswerten Gewerbe nach. Mitglieder der «Borough Gang» sollen 1816 die Autopsiesäle der Saint Thomas's Hospital Medical School gestürmt und die anwesenden Ärzte verprügelt haben, um unmissverständlich klarzumachen, dass die Doktoren ihre Leichen besser nicht von anderen Lieferanten beziehen sollten.

Manchmal sparten sich die Grabräuber die Plackerei des Ausgrabens in der Nacht und wählten den direkten Weg, indem sie späte Zecher oder andere wehrlose Opfer auf dem Heimweg überfielen und aus dem Reich der Lebenden in das der Toten beförderten. Auf der britischen Insel brachten es Grabräuber wie William Burke (1792–1829) zu zweifelhaftem Ruhm. Burke hat 1828 im schottischen Edinburgh gemeinsam mit William Hare mindestens sechzehn Menschen umgebracht und die Toten noch körperwarm an interessierte Mediziner verkauft. Hare betrieb mit seiner Partnerin eine Pension, die man sich als üble Spelunke vorstellen muss. Etliche Opfer der beiden Mörder waren alleinstehend und von niedrigem Stand. Sie kamen als Gast in die Pension oder wurden dorthin gelockt und betrunken gemacht. In einem unbeobachteten Moment erstickte Burke die wehrlosen Männer und Frauen. Da die Ermordeten schon bald in ihre Einzelteile zerlegt waren und oft keine Angehörigen hatten, von denen sie vermisst wurden, ließen sich nur schwer letzte Hinweise auf den Aufenthaltsort und Beweise für die Untaten finden.

Hauptkunde des Mörderduos war der schottische Arzt Robert Knox (1791–1862), der als außeruniversitärer Anatomielehrer für seine öffentlichen Sektionen bekannt war und damit viele Zuschauer anzog. Seine Karriere stockte allerdings, nachdem Burke und Hare enttarnt waren. In Edinburgh ahnte man etwas von den dubiosen Quellen des Dr. Knox, doch nur selten waren die Handelsbeziehungen der Leichenräuber im Detail bekannt. Schließlich konnte und wollte von den Endabnehmern in der Anatomie und Pathologie niemand genau wissen, wie und wo der zu sezierende Mensch sein Leben ausgehaucht hatte.

In England wurde «burking» zum populären Begriff dafür, jemanden nachts umzubringen, damit der Körper sogleich fachmännisch in seine Einzelteile zerlegt werden konnte. Heute bezeichnet der Ausdruck in der Rechtsmedizin eine spezielle

Form des Tötens. Dabei werden dem Opfer die Atemwege zugehalten, während der Täter entweder rittlings auf dem Brustkorb des Sterbenden sitzt oder das Knie auf den Oberkörper presst und ihm so das Atmen zusätzlich erschwert. Der Tod tritt durch Ersticken ein und die beschriebene Technik, die Burke wohl anwendete, hat für den Täter den Vorteil, dass sie wenige Anzeichen der Gewaltanwendung hinterlässt. Die Leiche muss besonders sorgfältig obduziert werden, um das Tötungsdelikt zu erkennen.

Nachdem Burke gefasst worden war und sein Kumpan Hare mit der Aussicht auf Straffreiheit gegen ihn ausgesagt hatte, wurde er am 28. Januar 1829 vor mehr als 25 000 Schaulustigen gehängt und anschließend im Anatomiesaal der Universität Edinburgh obduziert. Einer schaurigen Legende zufolge soll der Anatom während der Sektion mit seinem Federhalter notiert haben: «Dies ist mit dem Blut von William Burke geschrieben, der in Edinburgh gehängt wurde. Dieses Blut wurde aus seinem Kopf entnommen.»[15]

Burkes Skelett ist im anatomischen Museum in Edinburgh ausgestellt. Dort wird auch ein Notizbuch aufbewahrt, dessen Einband angeblich aus der Haut des Massenmörders gefertigt ist und auf den eingraviert wurde: «Burke's Skin Pocket Book». Das Museum erinnert zudem an einen im 19. Jahrhundert populären britischen Kinderreim, der die Taten der beiden Mörder und ihres Kunden bündig zusammenfasst:

> Up the close and down the stair,
> In the house with Burke and Hare,
> Burke's the butcher, Hare's the thief,
> Knox, the boy who buys the beef.[16]

In den 1820er-Jahren gab es Petitionen von Ärzten und Anatomen, um die Nachfrage nach Leichen anders zu regeln als über die um sich greifende Beschaffungskriminalität und weitere dubiose Wege der Körperaneignung. Die Abscheu und Angst vor Grabräubern oder vor Menschen, die für die Anatomie zu Mördern wurden, trug mit dazu bei, dass der «Murder Act» abgeschafft und 1832 durch den «Anatomy Act» ersetzt wurde. Demnach wurden verurteilte Mörder künftig nach ihrer Hinrichtung nicht mehr automatisch der Anatomie übergeben. Stattdessen war es in Zukunft gestattet, für die Obduktion in der Anatomie und Pathologie die Leichen von Menschen zu verwenden, die in Gefängnissen, Armenhäusern und anderen Hilfs- und Züchtigungseinrichtungen gestorben waren. Auf diese Weise wurde eine Zwei-Klassen-Bestattungskultur auf Kosten der Straftäter, Armen und Ausgestoßenen eingeführt. Die einen wurden würdevoll beerdigt, die anderen ohne Einwilligung in ihre Einzelteile zerlegt. Wer keine Angehörigen hatte oder sich ein Begräbnis nicht leisten konnte, der fand sich nach seinem Ableben unter den Knochensägen und Skalpellen der Anatomen wieder.

In Mark Twains (1835–1910) populärem Buch «Die Abenteuer des Tom Sawyer» von 1876 gibt es eine Episode, in der das damals so virulente Thema Grabraub verarbeitet wird. Tom ist mit seinem Freund Huckleberry Finn nachts auf dem Friedhof unterwegs und beobachtet heimlich, wie drei Männer mit Schaufeln ein Grab öffnen und den Leichnam in eine Schubkarre legen. Unter den Grabräubern ist ein junger Arzt, der möchte, dass der Tote zu ihm nach Hause gebracht wird, vermutlich, um ihn genauer zu untersuchen. Im Streit über den Preis für die zusätzliche Dienstleistung wird der wissbegierige Doktor jedoch von der Figur des Indianer-Joe erstochen. Die verbreitete gruselige Vorstellung von nächtlichen Graböffnungen und dem Abtransport von Leichen zu medizinischen Zwecken fand offenbar auch bei dem Autor des Literaturklassikers Widerhall und inspirierte ihn zu dieser makabren Szene.

Rudolf Virchow und der Siegeszug der Pathologie

Professor Schönlein redet eindringlich auf seine Studenten ein, bevor er mit dem Selbstversuch beginnt. Die jungen Herren sollen sich einprägen, wie wichtig die genaue Beobachtung am Krankenbett für Ärzte ist. Außerdem müssten sie lernen, sich selbst zu überwinden und im Umgang mit Patienten und deren Körpersäften keinen Ekel zu empfinden – oder ihn wenigstens nicht zu zeigen. Diese Eigenschaften seien Voraussetzungen dafür, um eine Diagnose zu stellen und ein guter Arzt zu werden.

Beide Fähigkeiten wird Johann Lukas Schönlein gleich exemplarisch auf die Probe stellen. Er hat in seiner Vorlesung ein Glas Urin dabei. Schließlich haben die Ärzte im Mittelalter die Krankheiten ihrer Patienten vor allem mittels Harnschau bestimmt. Aber das war nicht alles: Etliche Diagnosen glückten nur, weil die Ärzte nicht nur begutachteten, welche Farbe der Urin hatte und ob er klar oder trübe war, sondern auch den Geschmack testeten. Süßer Urin weist beispielsweise auf Diabetes mellitus hin, die Zuckerkrankheit. Doch um das herauszubekommen, musste man den Urin eben probieren.

Schönlein dient seit 1842 als Leibarzt des preußischen Königs Friedrich Wilhelm IV., doch er ist neben dieser Tätigkeit auch ein beliebter Dozent an der Berliner Charité. Und jetzt macht er seinen Studenten tatsächlich vor, wovon er eben gesprochen hat: Er taucht einen Finger tief in das Uringlas, führt ihn zum Mund und leckt ihn ab. Der Professor fordert seine Eleven auf, es ihm gleichzutun. Die Studenten verziehen das Gesicht, treten dennoch an und machen es ihrem Lehrer nach. Es ist offensichtlich, dass die meisten gegen erheblichen Ekel ankämpfen müssen. Aber es hilft ja nichts: Finger rein in das Uringlas, dann schnell ablecken.

Schönlein ist voll des Lobes für seine Studenten, er beglückwünscht sie zu ihrer Überwindungskraft; diese Eigenschaft hätten sie vorbildlich bewiesen. Doch dann folgt der süffisant vorgetragene Tadel, ihre Beobachtungsgabe sei leider nicht sehr ausgeprägt gewesen. Sie hätten offenbar nicht gut aufgepasst, sonst hätten sie wohl bemerkt, dass ihr Professor zwar seinen Zeigefinger in das Harnglas gesteckt, anschließend aber seinen Mittelfinger abgeleckt habe.

Unter den Schülern Schönleins, der 1839 an die Universität Berlin berufen wurde, befand sich auch Rudolf Virchow, und beide Mediziner stehen für den Beginn der naturwissenschaftlich fundierten Medizin. Diese neue Art der Heilkunde beruhte vor allem auf klinischer Erfahrung, Experiment und eben genauer Beobachtung. Gut möglich, dass Virchow das Erlebnis mit dem Uringlas zum Anlass nahm, künftig ganz genau hinzuschauen, wenn er eine Leiche öffnete.

Für die Entwicklung der Heilkunde zu einer naturwissenschaftlich geprägten Medizin wurden die anatomischen und pathologischen Leichenöffnungen zu einer wichtigen Grundlage. Sie hatten zu Beginn des 19. Jahrhunderts einen erheblichen Aufschwung genommen – und dieser Trend verstärkte sich noch. Mit der schieren Menge an Sektionen, die bereits zu Zeiten der Pariser und der Wiener Schule stattgefunden hatten, bereicherten immer mehr Einzelerkenntnisse über den Aufbau des menschlichen Körpers das medizinische Wissen. Die Anschauung der gesunden und besonders der krankhaften Körpervorgänge führte zu tieferen Einsichten in die Funktionsweise des menschlichen Organismus. Vor allem Virchow ist es zu verdanken, während seiner beeindruckend langen und erfolgreichen Schaffenszeit das gewonnene medizinische Wissen gebündelt und erweitert zu haben. Virchow stellte Regeln auf, wie Pathologen systematisch zu ihren Erkenntnissen kommen konnten, und fügte dem Kanon bedeutende Entdeckungen hinzu.[17]

Virchow wurde am 13. Oktober 1821 in einer Kleinstadt namens Schivelbein (heute Świdwin im polnischen Westpommern) geboren, die damals etwa zweitausend Einwohner zählte, und wuchs dort in bescheidenen Verhältnissen auf. Als er die Schule beendet hatte, zog es den wissbegierigen jungen Mann direkt nach Berlin, wo er 1839 das Studium an der militärärztlichen Akademie Pépinière (französisch: Baumschule oder Pflanzstätte) aufnahm, wo besonders begabte Studenten ihre Ausbildung kostenlos erhielten.

Das Medizinstudium in Berlin begeisterte Virchow, doch kritisierte er es früh als zu praxisfern. Von seinem gleichaltrigen Kommilitonen Hermann von Helmholtz (1821–1894) sind ähnliche Beschwerden übermittelt, etwa dass «die medizinische Bildung jener Zeit noch wesentlich auf Bücherstudium» beruhte.[18] Laboratorien und Mikroskope gab es kaum, oft wurden schlicht die Hefte volldiktiert. Virchow fehlte die Anschauung, und ihm wurde zu wenig aus der Beobachtung oder dem Experiment gelernt, also jenen Techniken und Methoden, die neue Einblicke versprachen: «Teils waren die Präparate zu sparsam, teils gingen die einzelnen Anschauungen zu schnell vorüber; die Experimente waren zu selten und mehr als Zugabe geboten.»[19]

Dies wollte der junge Arzt in seinem Berufsalltag anders halten, und so gelangen Virchow schon 1845 und 1846, als er seine Abschlussexamina gerade abgelegt hatte, bahnbrechende Entdeckungen, die er aus praktischen Studien und Experimenten ableitete. Im Sommer 1843 hatte er seine Dissertation über Erkrankungen der Hornhaut des menschlichen Auges eingereicht. Virchow ging es in seiner Arbeit um genaue Beobachtung. So konnte er Definitionen für Krankheiten aufstellen, die teils bis heute gültig sind. Er untersuchte zum Beispiel die Mechanismen, die zu Thrombosen und Embolien beitrugen. Beide Begriffe prägte er in seinen wissenschaftlichen Aufsätzen. Er entdeckte, wie sich ein Blutpfropf (Thrombus) in der Vene bildet und anwächst, bis es zur Thrombose kommt. Er beschrieb, wie sich Gerinnsel an der Gefäßwand anheften und dort einen Abschnitt verstopfen und eine lebensbedrohliche Embolie auslösen konnten, wenn die Thromben vom Blutstrom mitgerissen und über die rechte Herzhälfte bis in die Lungen gespült wurden. Virchow charakterisierte weiterhin bereits in jungen Jahren das Wesen von Entzündungen, etwa die Bildung von Eiter. Die bis heute gebräuchliche Bezeichnung Leukämie für Blutkrebs, wörtlich «weißes Blut», ging 1845 ebenfalls auf die Einsichten des jungen Forschers zurück, der zu Recht eine Überproduktion weißer Blutzellen als Ursache der Erkrankung vermutete.

Zur Aufgabe der Pathologen gehörte es, alle makroskopischen Auffälligkeiten des Körpers sorgfältig zu erfassen, also solche, die mit bloßem Auge sichtbar waren. Noch wichtiger wurden die mikroskopischen Details, Abweichungen in der Gewebestruktur, die nur mit Vergrößerungshilfen zu erkennen waren und den Beginn einer Erkrankung ausmachten. Dazu musste das Gewebe mit feinen Schnitten zerteilt oder durch Abschabung gewonnen und anschließend angefärbt werden, um krankhafte Veränderungen auf Zellebene entdecken zu können. Die Schnitttechniken und Färbemethoden entwickelten sich rasant weiter und ermöglichten, dass die Pathologie Mitte des 19. Jahrhunderts binnen kurzer Zeit zur Leitwissenschaft der Medizin wurde.

Virchow etablierte schon als junger Arzt die Grundzüge der Zellularpathologie. Der Zelltheorie zufolge, die Virchow in den 1840er-Jahren beginnend entwickelte, entstand jede Zelle aus einer anderen («Omnis cellula e cellula») und nicht aus einer undifferenzierten Grundmasse, dem «Blastem», wie seine Kollegen zuvor geglaubt hatten. Virchow trieb die Zellularpathologie voran und publizierte deren Grundlagen 1858 in zwanzig in Buchform veröffentlichten Vorlesungen. Seine These lautete, dass alle Krankheiten auf die Fehlentwicklung von Körperzellen zurückzuführen seien.

Virchow wandte sich damit gegen den Vitalismus, die Lehre von einer «Lebenskraft», die zum Wachsen, Entstehen und – wenn sie nachlässt – zum Vergehen der Lebewesen beiträgt. Diese von romantischen Ideen geprägte Vorstellung hatte in der ersten Hälfte des 19. Jahrhunderts die Medizin stark beeinflusst. An ihre Stelle rückte nun die akkurate Beschreibung der Organe und ihrer krankhaften Veränderungen, wie sie Virchow in seinen Studien täglich feststellen konnte. Dieses systematische Vorgehen wurde zum Standard in der medizinischen Ausbildung und bedeutete einen wesentlichen Schritt im Übergang zu einer naturwissenschaftlich fundierten Medizin, die in den 1840er-Jahren ihren bis heute andauernden Siegeszug antrat.

Die Lehren Virchows wurden weltweit von medizinischen Fachkollegen aufgenommen. Als Pathologe mehrte er seinen wissenschaftlichen Ruhm, 1856 richtete man für ihn in Berlin das erste Pathologische Institut Deutschlands ein. Virchow wurde in den 1850er-Jahren zum Vater der modernen Pathologie, institutionell wie intellektuell. Zu seinem Ruhm trug zusätzlich bei, dass der fast zerbrechlich wirkende Mann nicht nur als Wissenschaftler ungemein produktiv war und eine Spitzenposition einnahm, sondern sich auch als ebenso umsichtiger wie tatkräftiger Sozialpolitiker erwies. Dies war für Virchow nur folgerichtig und leitete sich aus den Einblicken ab, die er aufgrund seiner medizinischen Kenntnisse gewann. Als Parlamentarier im preußischen Landtag (ab 1862) sowie später im Reichstag (1880–1893) setzte sich Virchow deshalb für lokale Projekte wie den Bau der Berliner Kanalisation und andere hygienische Maßnahmen ein, die dazu beitrugen, dass die Cholera und andere Seuchen in der Stadt weniger Opfer forderten als andernorts.

Virchow zog schon früh die Verbindung zwischen medizinischen Missständen und politischer Aktion. Im Februar 1848 hatten die preußischen Behörden den aufstrebenden Arzt nach Oberschlesien geschickt, um die dortige Typhusepidemie zu untersuchen. Wahlweise wurde das Leiden als «Hungertyphus» oder «Hungerpest» bezeichnet. Wahrscheinlich handelte es sich um Fleckfieber, das von Kleiderläusen übertragen wurde und besonders in einer armen, ausgezehrten Bevölkerung ihre Opfer fand. Mindestens 16 000 Menschen starben an der Seuche. Wie Fleckfieber war auch Typhus «ein guter Indikator besonderer historischer Problemlagen», wie sie sich in Oberschlesien, einer der ärmsten Gegenden Mitteleuropas, dramatisch zeigten.[20] Die Folgen von politischer Vernachlässigung und Industrialisierung waren Hunger, Armut und gesundheitliches Elend.

Virchow blieb nicht im Labor oder wertete Datensätze aus, sondern er sah sich das Leiden an, sprach mit den Menschen, gewann Einblicke vor Ort. Der akribische Beobachter dokumentierte ohne Rücksicht auf seine Auftraggeber und die Obrigkeit das «bedrückende Sozialpanorama»[21], das er während seines achtzehn Tage währenden Besuchs vorfand. Am 24. Februar 1848 schilderte Virchow seinem Vater erste Eindrücke in einem Brief: «Seit gestern befinden wir uns nun mitten in der erkrankten Gegend. (...) Das Elend ist grenzenlos und man sieht hier recht deutlich, was eine durch die katholische Hierarchie u. preussische Bureaukratie geknechtete Masse werden kann.»[22] Er zeigt den Zusammenhang zwischen Unterdrückung, Armut und Krankheit auf: «Genug es ist scheusslich. Ziemlich sicher ist es, dass der Hunger und der Typhus nicht aus einander entstanden sind, sondern dass der letztere nur durch den Hunger eine so grosse Ausdehnung gewonnen hat.»[23]

In seinen «Mittheilungen über die in Oberschlesien herrschende Typhus-Epidemie», die Virchow als Delegierter des «preußischen Ministers der geistlichen, Unterrichts- und Medicinalangelegenheiten» verfasst hat, ist er nicht weniger deutlich. Er beschreibt die eigentlich fruchtbare Landschaft, die ungünstige Witterung, die Unterdrückung der Bevölkerung durch Großgrundbesitzer, Behörden und Zölle. Er sieht die erbärmlichen Hütten aus Blockholz oder Lehm, mit kleinen Fenstern, die sich nicht öffnen lassen und kaum Platz für die acht- oder zehnköpfigen Familien bieten. Er widmet sich der mangelhaften, einseitigen Ernährung («Kartoffeln (...) Milch und Sauerkraut»), die selten ausreicht und das Unglück der Bevölkerung verstärkt, ihren Hunger, die Enge und die Not. Sein Besuch in der verarmten Region hat Virchow nicht nur die medizinischen, sondern auch die gesellschaftlichen Missstände vor Augen geführt. In manchen Landkreisen starben zwanzig Prozent der Bevölkerung an Hunger, Krankheit oder beidem – «niemand hätte dergleichen in einem Staate, der so großes Gewicht auf die Vortrefflichkeit seiner Einrichtungen legte, wie Preußen, für möglich gehalten».[24]

Virchow wurde zwar im Auftrag der Regierung in das Typhusgebiet gesandt, doch er kam schnell zu der Erkenntnis, dass gegen die «grauenvolle Noth» nur «volle und unumschränkte Demokratie» helfen könne und das Elend nur durch einen «Umsturz» zu beseitigen sei: «Freiheit ohne Bildung bringt Anarchie, Bildung ohne Freiheit Revolution», so Virchow. Dass sich durch die Regentschaft Preußens etwas in dem ausgebeuteten Landstrich verändert hätte, war nicht zu erkennen. Im Gegenteil, alle regulierenden Kräfte hatten versagt oder sich gegen den besitzlosen Teil der Bevölkerung gerichtet. «Die Bureaukratie wollte also dem Volk nicht helfen oder sie konnte es nicht. Die Feudal-Aristokratie gebrauchte ihr Geld, um dem Luxus und der Narrheit des Hofes, der Armee und der großen Städte zu fröhnen.»[25]

Virchow forderte bessere Straßen, Hilfen für den Ackerbau, bessere Nutzung der Bodenschätze und eine «Association der Besitzlosen», also Genossenschaften. Virchow wusste, dass es «radicale Mittel waren»[26], die er für die Gesundung Oberschlesiens vorschlug. Er wusste auch, dass seine Ideen auf Ablehnung stoßen würden. Die Feldforschung im staatlichen Auftrag prägte den jungen Wissenschaftler für den Rest seines Lebens. Es war zwar bekannt, dass Armut und Krankheit sich gegenseitig verstärkten. Doch Virchow ging weiter: Es sah einen Zusammenhang zwischen Krankheit, mangelnder Bildung und politischer Unterdrückung – damals revolutionär. Epidemien waren für Virchow vor allem Symptome sozialer und politischer Missstände. Seuchen konnten am besten eingedämmt werden, indem man die Lebensumstände grundlegend verbesserte, sodass es gar nicht erst zur Ansteckung und Verbreitung kam. Dazu musste sich die Lage der Bevölkerung verbessern und die obrigkeitsstaatliche Bevormundung ein Ende haben.

Innerhalb der autoritären preußischen Regierung stießen die Ansichten des jungen Arztes auf Ablehnung. Er sollte sich um Medizin kümmern und nicht um Politik und gar die Bevölkerung aufwiegeln. Nachdem Virchow sich auch noch an der Märzrevolution 1848 beteiligt hatte, verlor er 1849 seine Anstellung in Berlin, nahm jedoch bald in Würzburg den Lehrstuhl für Pathologische Anatomie an – nicht ohne dem zuständigen Ministerium zu versichern, dass er sich künftig politisch zurückhalten und aller «radikalen Tendenzen» enthalten werde. Eine gewagte Zusage, die seinem Naturell und seinem Gerechtigkeitsempfinden zuwiderlief.

Der weltberühmte Pathologe wurde so zum Wegbereiter von Sozialhygiene und Sozialmedizin. Von Vertretern der Fachrichtung Public Health wird er als eine Gründerfigur verehrt. Virchow argumentierte, dass die ärztliche Tätigkeit auch die Bereitschaft schaffe, sich für gerechte Lebensbedingungen einzusetzen. Demnach kann Medizin nicht ohne Kenntnis sozialer Zusammenhänge praktiziert werden, ebenso kann vernünftige Politik nicht ohne Kenntnis der Medizin auskommen.[27] Virchow wurde zum Inbegriff des politisch wie sozial aktiven Arztes: «Die Medizin ist eine soziale Wissenschaft, und die Politik ist weiter nichts als Medizin im Großen», stellte er schon 1848 fest.[28]

Als Zellbiologe und politisch aktiver Arzt blieb Virchow zeitlebens skeptisch gegenüber der Bakteriologie. Virchow sah das Fach, das sich in der zweiten Hälfte des 19. Jahrhunderts zur bestimmenden Disziplin der Medizin entwickelte, weniger als Ergänzung, sondern eher als Konkurrenz zu seiner auf pathologischen Veränderungen fußenden Krankheitslehre an. Zudem warnte er davor, die Rolle von Krankheitserregern zu überschätzen und Umweltfaktoren wie Hunger und Armut zu vernachlässigen. Es war zwar folgerichtig, dass sich Virchow am politischen Leben beteiligte und in Berlin hygienische Maßnahmen für verbesserte Lebensbedingungen anstieß. Zugleich trug er aber durch seine Zurückhaltung gegenüber der Mikrobiologie dazu bei, dass dieses Fach verspätet die Anerkennung bekam, die es verdiente.

Der große Arzt und Wissenschaftler verschloss sich nicht gänzlich der Welt der Mikroben. Virchow, der Enkel eines Metzgermeisters war, wusste schließlich, welches Leid von Krankheitserregern befallene Lebensmittel anrichten konnten. So führte er 1875 in Preußen die obligatorische Trichinenschau ein, die amtliche Untersuchung von Fleisch auf Fadenwürmer, um Erkrankungen durch die Parasiten nach dem Verzehr von rohem Schweinefleisch vorzubeugen. Virchow forderte zudem den Bau von Krankenhäusern, Kindergärten und Parks. Mehr als dreißig Berliner Bauprojekte gehen auf seine Initiative zurück. Und er hatte entscheidenden Anteil daran, dass Berlin ab 1878 eine moderne Kanalisation und Trinkwasserversorgung erhielt.

Wie andere Großstädte auch stank Berlin bis weit in die zweite Hälfte des 19. Jahrhunderts zum Himmel. Im Sommer war es oft unerträglich; die ständig wachsende Metropole produzierte enorme Mengen an Ausscheidungen. Berlin hatte 1862 bereits über 523 000 Einwohner, und der große Strom an Zuwanderern stand noch bevor. In einem «General-Bericht» hatte Virchow 1873 dargelegt, dass die Abfuhr die Stadt nicht sauber halten konnte. Es drohten Typhus- und Cholerainfektionen wenn nicht für sauberes Wasser gesorgt würde. Virchow erklärte: «[S]elbst, wenn es möglich wäre, die Zumischung menschlicher Exkremente gänzlich zu verhindern, so kann nicht daran gedacht werden, das Küchen-, Wasch- und sonstige Wirtschaftswasser, das Fabrik- und Gewerbewasser, die Wässer der Straßen und Märkte, den grössten Theil des Harns aus einer Stadt, welche überdies so reich an Fabriken aller Art ist, in einen Fluss von so geringem Gefälle und so trägem Strom, wie die Spree, oder in die Schifffahrtskanäle, die noch überdies durch Schleusen gesperrt sind, einzuführen.»[29] Es gab Politiker und Bauräte, die unter effektiver Abwasserbeseitigung verstanden, das von Krankheitserregern verseuchte Wasser bei Moabit in die Spree zu leiten.

Immerhin: Nach jahrelangen Auseinandersetzungen war die Berliner Innenstadt 1881 vollständig an die Kanalisation angeschlossen. Bis 1890 waren 144 Kilometer an Kanälen und 584 Kilometer an Rohrleitungen verlegt.[30] Das Ziel waren zwölf Radialsysteme, über die das Schmutzwasser zu einem außerhalb gelegenen Rieselfeld geleitet wurde. Der Aufwand war enorm; in den Jahren 1873 bis 1890 musste Berlin ein Drittel der Steuereinnahmen für die Kanalisation aufwenden. Die letzten Pumpstationen und Radialsysteme in Berlin wurden 1908 und damit dreißig Jahre nach Beginn fertig. Doch trotz der langen Bauphase war die Stadt Vorreiter gegenüber vielen europäischen Metropolen und Vorbild für das Abwassersystem von Moskau und Tokio.

Mit seiner politischen Umtriebigkeit machte Virchow sich allerdings auch Feinde. Im Preußischen Abgeordnetenhaus und Deutschen Reichstag war Virchow ein Gegenspieler Otto von Bismarcks, der ihn aufgrund seiner scharfen politischen Attacken am 3. Juni 1865 gar zum Duell herausforderte. Am nächsten Tag schon ließ der spätere Reichskanzler eine Forderung an Virchow überbringen. In der Öffentlichkeit wurde die Duellforderung «auf Pistolen» heiß diskutiert, und neben konservativen Stimmen gab es bald eine Petition mit siebenhundert Unterzeichnern, die sich gegen das Duell aussprachen.

Einer beliebten Legende zufolge antwortete Virchow selbst auf die Duellforderung mit einer Entgegnung, auf die nur Mediziner kommen können. Als Herausgeforderter würde ihm, Virchow, die Wahl der Waffen zustehen. Er würde sich nach reiflicher Überlegung für zwei Würste entscheiden, von denen eine mit tödlichen Trichinen durchsetzt sei, die andere nicht. Jene, die er wählen würde, müsse Bismarck essen. Daraufhin habe der Herausforderer zurückgezogen. So schön diese Geschichte ist, seriöse Belege für die Wurst als Waffe finden sich nicht. Das Gerücht hält sich dennoch hartnäckig, und natürlich lässt sich nicht ausschließen, dass Virchow den Gedanken verführerisch gefunden hätte, das Duell nicht mit roher Waffengewalt, sondern mit rohen Würsten auszufechten. Zum Pistolenduell kam es jedenfalls nicht. Virchow lehnte es grundsätzlich ab, sich mit Schusswaffen zu duellieren, und verwies auf das Parlament als Austragungsort von Disputen.[31]

Virchows Vielseitigkeit und Exzellenz in der Forschung trugen entscheidend zur Verwissenschaftlichung der Heilkunde im 19. Jahrhundert bei. Mit ihm entwickelte sich die Medizin von einer Buchwissenschaft, in der Beobachtungen eine geringe Rolle spielten, zu einer am Experiment orientierten Laborwissenschaft.[32] Die enormen Leistungen des Wissenschaftlers überdecken allerdings manchmal, dass dem großen Virchow erhebliche Fehler unterliefen. Er unterschätzte nicht nur lange die Bedeutung der Bakteriologie, obwohl diese ab den 1870er-Jahren zur Leitwissenschaft der Medizin aufstieg, sondern verkannte auch die bedeutenden Befunde von Ignaz Semmelweis zu den Ursachen des Kindbettfiebers, obwohl der Geburtshelfer in Wien Beweise für seine Theorie in einem vorbildlichen Studienaufbau zusammengetragen hatte.

Zudem war Virchow maßgeblich an einer Fehldiagnose beteiligt, die das künftige deutsche Staatsoberhaupt betraf, den Kronprinzen Friedrich Wilhelm (1831–1888). Als Kaiser Friedrich III. regierte der Monarch in der ersten Hälfte des «Dreikaiserjahres» 1888 nur neunundneunzig Tage lang. Sein Leiden hatte sich bereits ein Jahr zuvor abgezeichnet. Seit Januar 1887 litt der Kronprinz unter chronischer Heiserkeit. Zunächst dachte er, dass er lediglich erschöpft und überanstrengt sei, doch bald wurden an seinen Stimmlippen Knötchen gefunden, die nach ihrer Entfernung immer wieder nachwuchsen. Die bekanntesten Ärzte ihrer Zeit waren sich einig, dass der Thronfolger an einem Karzinom litt. Von Mai 1887 an diskutierten sie über die beste Therapie gegen die bösartige Neubildung.

Zusätzlich wurde der englische Kehlkopfspezialist Morell Mackenzie (1837–1892) hinzugezogen, der nicht an Krebs, sondern an eine gutartige Veränderung im Rachen des Kaisers glaubte – oder dies zumindest vorgab. Virchow untersuchte 1887 und 1888 mehrmals Material vom Kehlkopf des künftigen Monarchen. In mindestens drei der Gewebeproben «vermochte der berühmteste Pathologe der Welt wiederholt keinen Hinweis auf Krebs [zu] erkennen». Virchow hielt die Geschwulst am Hals schlicht für gutartig oder er sprach von «warzenartigen Veränderungen».[33] Entweder unterlag er hier einem kolossalen Irrtum, wollte die bösartige Diagnose nicht wahrhaben – oder Virchow wurden von Mackenzie untaugliche Gewebeproben zugeschickt. Womöglich erhielt der Pathologe Gewebe von der rechten Stimmlippe des künftigen Kaisers, obwohl vorwiegend die linke von der bösartigen Neubildung betroffen war.

Dem kranken Regenten bekamen die Uneinigkeit der Ärzte und die verschleppten Therapien nicht gut. Allerdings wäre zu dieser Zeit wahrscheinlich – je nach Umfang des Tumors – auch keine kurative Behandlung mehr möglich gewesen. Friedrich Wilhelm ging es von Monat zu Monat schlechter. Anfang Februar 1888 kämpfte der Mann, der noch immer Kronprinz war, mit heftigen Erstickungsanfällen. Er stimmte daraufhin einer Tracheotomie zu, also einem Luftröhrenschnitt, der am 9. Februar 1888 eiligst vorgenommen wurde. Als Friedrich Wilhelm am 9. März 1888 durch den Tod seines Vaters zugleich König von Preußen und Deutscher Kaiser wurde, konnte er durch die offene Kanüle im Hals zwar besser atmen, reden konnte er aber nicht mehr. Der fortan stumme Kaiser hatte nur noch gut drei Monate zu leben und zu herrschen; am 15. Juni 1888 starb er im Alter von sechsundfünfzig Jahren unter Qualen an Kehlkopfkrebs. Ob der preußisch anmutende und Friedrich III. zugeschriebene Spruch «Lerne leiden, ohne zu klagen!» tatsächlich auf den kurzzeitigen Kaiser zurückgeht oder ihm als passendes Gebot der Selbstdisziplin angedichtet wurde, ist allerdings umstritten.

Frau Röntgens knöcherne Hand und die Karriere des Sehens

Eine Frau musste als Erste ihre Hand hinhalten. Am 8. November 1895 war es allerdings einem Zufall zu verdanken, dass Wilhelm Conrad Röntgen (1845–1923) die Möglichkeit zur Durchleuchtung des menschlichen Körpers entdeckte. Der Physiker war in seinem Labor in Würzburg tätig und experimentierte mit Kathodenstrahlröhren. Trotz der Abdeckung der Röhre mit schwarzer Pappe begannen einige Gegenstände in der Nähe hell zu leuchten. «Das an dieser Erscheinung zunächst Auffallende ist, dass durch die schwarze Cartonhülse, welche keine sichtbaren oder ultravioletten Strahlen des Sonnen- oder des elektrischen Bogenlichtes durchlässt, ein Agens hindurchgeht, das im stande ist, lebhafte Fluorescenz zu erzeugen», stellte Röntgen erstaunt fest.[34]

Nach seinen ersten Beobachtungen verkroch sich der Physiker zunächst in seinem Labor. Abends kam er «zu spät und schlecht gelaunt zu Tisch, aß wenig und sprach nichts und rannte sofort nach dem Essen wieder ins Institut. Auf Fragen, was denn los sei, gab er keine Antwort.» Für seine Frau müssen es schwierige Wochen gewesen sein, auch seine Studenten erlebten Röntgen schroffer als sonst. Rückblickend erzählte er einem Freund über diese Zeit: «Ich hatte von meiner Arbeit niemand etwas gesagt; meiner Frau teilte ich nur mit, dass ich etwas mache, von dem die Leute, wenn sie es erfahren, sagen würden: ‹Der Röntgen ist wohl verrückt geworden.› »[35]

Es folgten weitere Experimente, bis Röntgen schließlich seine Frau Anna Bertha hinzurief und am 22. Dezember 1895 das erste Röntgenbild der Welt anfertigte, eine Darstellung ihrer Hand. Seine Frau musste dafür stillhalten und beachtliche Geduld aufbringen, denn die Durchleuchtung des Handskeletts dauerte immerhin zwanzig Minuten. Auf der Schwarz-Weiß-Aufnahme sind schemenhaft die Fingerknochen, aber recht deutlich der Ehering am Ringfinger der Gemahlin zu erkennen – das Bild gehört zu den berühmtesten der Medizingeschichte.

Röntgen erkannte die Bedeutung seiner Entdeckung schnell und reichte nur sieben Wochen nach seiner ersten Beobachtung im Labor, am 28. Dezember 1895, einen Fachartikel «Über eine neue Art von Strahlen» bei der Physikalisch-Medizinischen Gesellschaft in Würzburg ein. Andere Physiker hatten zuvor auch schon das Phänomen der alles durchdringenden Strahlen wahrgenommen, aber nicht verstanden, welche Revolution dies für die Phy-

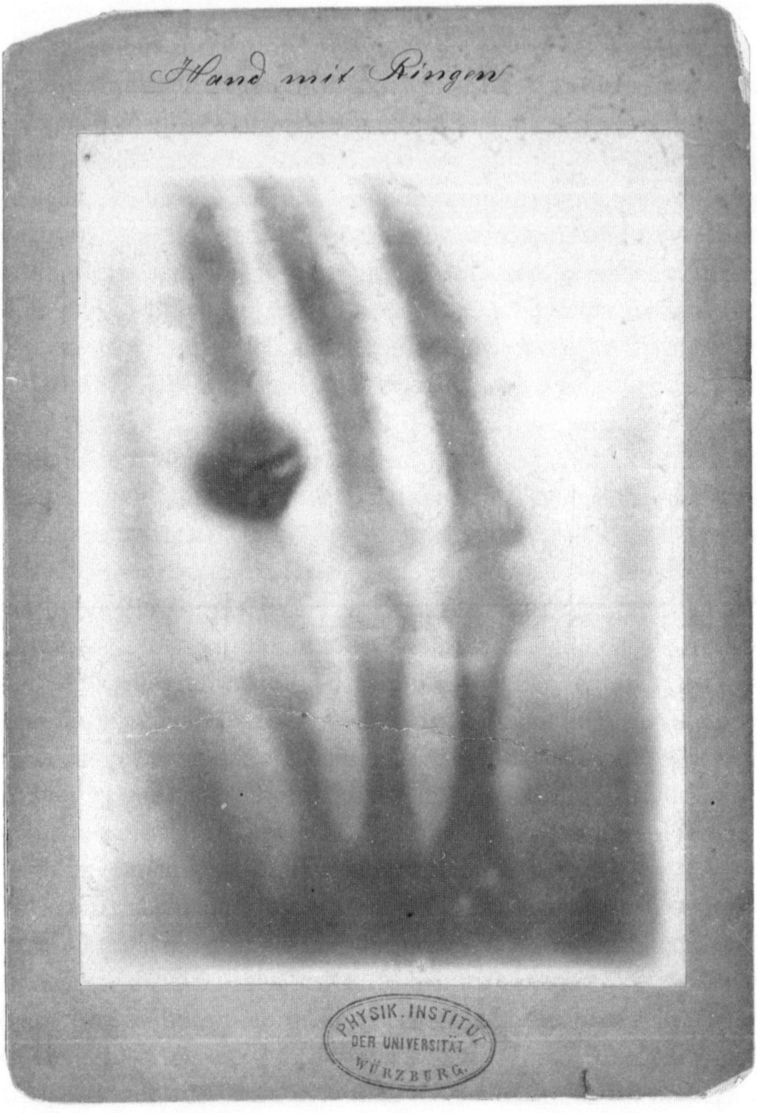

Ein revolutionärer Blick in den Körper: Anna Bertha Röntgens feingliedrige Hand samt Ehering auf dem ersten Röntgenbild der Welt vom 22. Dezember 1895.

sik und besonders für die medizinische Therapie und Diagnostik verhieß.

Die Nachricht von dem sensationellen Fund verbreitete sich bereits um den Jahreswechsel 1895/96. Röntgen hatte seinen Beitrag auch Physikern in Wien und Prag zugeschickt, die dessen Inhalt über familiäre Beziehungen an die Wiener Tageszeitung «Die Presse» weitergaben. So erfuhr die Weltöffentlichkeit Anfang Januar von der revolutionären Großtat; deutsche, englische, amerikanische und russische Zeitungen berichteten davon. Kaum eine medizinische Neuerung hat in so kurzer Zeit so viel Aufmerksamkeit rund um den Globus erfahren.

Auf Einladung Wilhelms II. führt Röntgen am 13. Januar 1896 seine Entdeckung bei einem experimentellen Vortrag im Berliner Schloss vor, wovon der Kaiser äußerst angetan ist. Auch in Würzburg zeigt er dem staunenden Publikum der Physikalisch-Medizinischen Gesellschaft, dass die neuartigen Strahlen Holz, Metall, Papier und sogar seine eigene Hand durchdringen können. Als Röntgen schließlich noch die Hand des Anatomen Albert von Kölliker (1817–1905) erfolgreich durchleuchtet und abbildet, ist dieser wie auch das Auditorium vollends begeistert. Kölliker schlägt in seiner Euphorie den Namen «Röntgen'sche Strahlen» vor, der in der Kurzform Röntgenstrahlen seitdem im Deutschen verwendet wird. Röntgen hingegen hatte in aller Bescheidenheit zuvor die Bezeichnung «X-Strahlen» vorgeschlagen, wie sie in einigen Sprachen (beispielsweise «x-ray» im Englischen) bis heute gebräuchlich ist.

Wie ungewöhnlich und grundstürzend neu die Durchleuchtung des Körpers und die Abbildung der Knochen bei Lebenden für die Zeitgenossen gewesen sein muss, lässt sich aus heutiger Sicht schwer erahnen. Es wird kaum jemanden in einem wohlhabenden Land wie Deutschland geben, von dem noch nicht ein oder mehrere Röntgenbilder angefertigt worden sind. Ende des 19. Jahrhunderts war es jedoch ein ungeheuerlicher Vorgang, jemanden «nackt bis auf die Knochen» zu sehen, das Skelett entblößt nicht nur von Kleidung, sondern auch von Haut, Muskeln und Organen. Zudem konnte der Körper nicht nur im starren Bild festgehalten werden, sondern auch in Bewegung. Die sogenannte Durchleuchtung machte es möglich. Das Pumpen des Herzens, das Spiel der Knochen und der Brustkorb, der sich beim Atmen hebt und senkt, konnten gleichsam in Echtzeit verfolgt werden.

Röntgens Entdeckung der Strahlen läutete den Beginn einer weiteren Transformation der Medizin ein. Anatomie und Pathologie und damit jene Fächer, die in der ersten Hälfte des 19. Jahrhunderts zur Leitwissenschaft aufgestiegen waren, konnten schon bald nicht mehr mit den neuen Möglichkeiten der Bildgebung mithalten. Anders als Leichenöffnungen boten Röntgenaufnahmen – und später Ultraschall, Kernspin und CT – eine Momentaufnahme des Lebendigen und eröffneten jedermann die Möglichkeit, einen Blick in sein Inneres zu werfen und damit ein Bild von sich selbst zu erhalten.

Die Faszination, die von dieser neuen Perspektive ausging, vermittelt ein kleiner Ausschnitt aus Thomas Manns «Der Zauberberg». Der im Jahr 1924 und also fast dreißig Jahre nach Röntgens Entdeckung erschienene Roman zeigt, wie der Blick auf ein Röntgenbild als etwas Intimes, aber zugleich auch Morbides und Verbotenes wahrgenommen wurde: «Und Hans Castorp sah, was zu sehen er hatte erwarten müssen, was aber eigentlich dem Menschen zu sehen nicht bestimmt ist und wovon er auch niemals gedacht hatte, daß ihm bestimmt sein könne, es zu sehen: er sah in sein eigenes Grab. Das spätere Geschäft der Verwesung sah er vorweggenommen durch die Kraft des Lichtes, das Fleisch, worin er wandelte, zersetzt, vertilgt, zu nichtigem Nebel gelöst, und darin das kleinlich gedrechselte Skelett seiner rechten Hand, um deren oberes Ringfingerglied sein Siegelring, vom Großvater her ihm vermacht, schwarz und lose schwebte».[36]

Aus diesen Zeilen spricht die Ehrfurcht vor dem Blick in zuvor unzugängliche Tiefen des menschlichen Körpers und zugleich ein *Memento mori*, eine Erinnerung an die Vergänglichkeit mit der Vorwegnahme des eigenen Endes. Das knöcherne Skelett war (und ist) Symbol für Vergänglichkeit und Tod. Unverkennbar ist auch die Anspielung auf das berühmte erste Bild Röntgens, das die beringte, knöcherne Hand der Frau des Wissenschaftlers zeigt.

Der Mann, der diese Horizonterweiterung der Medizin nach innen möglich gemacht hat, wird als fleißig, sorgfältig und sachlich beschrieben, als introvertierter Wissenschaftler, der ganz in seiner Forschung aufging und auch dann noch nüchterne Vorträge hielt, wenn es eine Weltneuheit vorzustellen galt. Röntgens Gerechtigkeitssinn und seine Bescheidenheit waren schon zu Lebzeiten legendär.[37] «Bis zu seinem 50. Geburtstag war Röntgen den Kollegen freilich kaum aufgefallen», bemerkt ein Biograf. «Er galt als solider Experimentator, der verlässliche Zahlenkolonnen mitteilte. Wenn seine Resultate einmal angezweifelt wurden, was auch ihm nicht erspart blieb, dann verteidigte er sich nicht ohne Schärfe, aber erfolgreich, und niemals hatte er eine Veröffentlichung zurückziehen müssen.»[38]

Der später weltberühmte Wissenschaftler hat einen außergewöhnlichen Bildungsweg hinter sich. Als Kind wird er aus disziplinarischen Gründen von der Schule verwiesen, die Umstände sind unklar, womöglich aufgrund einer Lehrerkarikatur – die Röntgen jedoch nicht einmal sicher zuzuschreiben ist.[39] Das Abitur darf er wegen dieses Vorfalls nicht ablegen, weshalb ihm das Studium an den meisten Universitäten verwehrt bleibt – nur nicht an der ETH Zürich, heute eine der berühmtesten Bildungsstätten des Kontinents, wo eine Aufnahmeprüfung zählt. Nach einem Diplom in Maschinenbau und einer Promotion in Physik wird der Schulabbrecher wider Willen zunächst Assistent an der Universität Würzburg, dann an der Universität Straßburg. 1888 erhält er schließlich eine dauerhafte Professur in Würzburg, wo ihm 1895 die entscheidende Entdeckung der bald nach ihm benannten Röntgenstrahlen gelingt. Schon 1901 wird Röntgen mit dem Nobelpreis für Physik ausgezeichnet und zwar in dem Jahr, in dem dieser Preis zum ersten Mal überhaupt vergeben wird. Eine ungewöhnliche Karriere liegt hinter dem stillen Mann mit dem mächtigen Bart, dessen Bildungsweg steinig war und dem dennoch einige Jahre später die höchste Auszeichnung verliehen wird, die in der Wissenschaft zu vergeben ist.

Ähnlich ungewöhnlich wie sein Bildungsweg ist Röntgens Umgang mit dem Ruhm. Er lehnt es ab, nach seiner epochalen Entdeckung in den Adelsstand berufen zu werden, was ihm angetragen wird. Die Preissumme von 50 000 Kronen, die er mit Verleihung des ersten Nobelpreises 1901 erhält, stiftet er der Universität Würzburg. Auf ein Patent auf seine Erfindungen verzichtet er ebenfalls, weil es sein Wunsch ist, dass sie möglichst bald und ohne Verzögerungen durch die Patentierung oder zusätzliche Kosten durch Rechteinhaber allen Menschen zugutekommen. Als Röntgen an Darmkrebs erkrankt und den berühmten Chirurgen Ferdinand Sauerbruch aufsucht, soll dieser gesagt haben, dass sich die Ärzte seit der Entdeckung der Strahlen zu sehr auf diese verlassen würden und den Patienten nicht mehr genau untersuchten. Angeblich hat Röntgen seinem Kollegen daraufhin geantwortet: «Wo viel Röntgenlicht ist, muss auch Röntgenschatten sein.»[40]

Nach ihrer Entdeckung setzt sich die Röntgentechnik als neue Methode zur Diagnostik schnell durch. Von 1905 an werden Strahlen nicht nur zur Untersuchung, sondern auch therapeutisch eingesetzt. In New York gelingt dem Chirurgen Robert Abbe auf diese Weise die Heilung einer Patientin mit Gebärmutterhalskrebs. Die Strahlentherapie als neue Form der Behandlung wird euphorisch aufgenommen. Zahlreiche Tumorarten therapieren Ärzte auf diese Weise – die neuen Strahlen «verbrennen» den Krebs und Ärzte haben den Eindruck, der Schrumpfung der Tumoren im Schnelldurchgang zuschauen zu können.

Gut zwanzig Jahre nach Röntgens Entdeckung kommen die nach ihm benannten Strahlen routinemäßig zum Einsatz und die Technik wird verfeinert. So erkennen die französischen Wissenschaftler Jean-Athanase Sicard (1872–1929) und Jacques Forestier (1890–1978), dass die Gabe von Kontrastmittel die Bildgebung des

Wirbelkanals und etlicher innerer Organe und Hohlräume ermöglichen kann. Nierenbecken, Gallenwege und Bronchien lassen sich fortan besser darstellen, was die Möglichkeiten der Röntgendiagnostik enorm erweitert.

Es dauert noch Jahrzehnte, bis die Nebenwirkungen der Röntgentechnik so bekannt werden, dass von Strahlenschäden die Rede ist. Zunächst überdeckten die Heilerfolge alle Bedenken. Zwar gab es 1925 eine staatliche Verordnung, in der Strahlenschäden anerkannt wurden und 1941 eine Röntgenschutzverordnung, doch die Anwendung der Strahlen blieb ungeregelt.

Zusätzlich wurden Strahlen außerhalb der Medizin populär. In den 1920er-Jahren kam das Pedoskop auf den Markt, mit dem in Schuhgeschäften die Fußgröße gemessen wurde. Zumeist Kinder, aber auch Erwachsene, stellten sich dazu auf eine Art Katheder mit einem Vorsprung und waren ungeschützt Röntgenstrahlen ausgesetzt. Durch drei Okulare konnten Eltern, Verkäufer und das Kind den Sitz der Schuhe überprüfen. Geworben wurde für das Pedoskop mit gesundheitlichen wie wirtschaftlichen Argumenten. Erstens konnten Eltern auf diese Weise sehen, ob das Kind nicht die Zehen krümmte oder der Fuß im Schuh andere Fehlstellungen aufwies. Zudem war es bei geringem Budget wichtig, dass die Schuhe «auf Zuwachs» gekauft wurden, um eine allzu baldige Neuanschaffung zu vermeiden. In Süddeutschland und der Schweiz kamen etwa 1500 solcher Apparaturen zum Einsatz, in Großbritannien waren die Pedoskope noch populärer. In den USA wurden insgesamt 10 000 solcher Geräte aufgestellt, die teilweise bis in die 1960er-Jahre benutzt wurden.[41] In Deutschland kam die Praxis erst 1973 an ihr Ende, als die Strahlenschutzverordnung die Nutzung von Röntgenstrahlen «zur Überprüfung der Passfähigkeit von Kleidungsstücken und Schuhen» untersagte.

Gleichzeitig sind die Techniken der Bildgebung jedoch seit der Entdeckung der Röntgenstrahlen ständig verbessert und verfeinert worden. Die Fortschritte waren nach dem Zweiten Weltkrieg immens, besonders in den 1950er- bis 1970er-Jahren wurden etliche neue Verfahren entwickelt, die sich in der Medizin etablierten: Ultraschall, Computertomografie, Kernspin.

Im Jahr 1958 gelang es dem britischen Gynäkologen Ian Donald (1910–1987) erstmals, mittels Ultraschall das Kind im Mutterleib abzubilden. Er machte sich zunutze, dass Schallwellen oberhalb des Hörbereichs (daher der Name Ultraschall) sich in unterschiedlichen Geweben und Körperhöhlen unterschiedlich schnell ausbreiten, abgelenkt und teilweise reflektiert werden. Dieses Phänomen lässt sich physikalisch sichtbar machen und auf einem Bildschirm abbilden. Die Technik ist unschädlich, nicht invasiv und bis heute eine der häufigsten und hilfreichsten Untersuchungen während der Schwangerschaft, aber auch zum Blick in die Bauchhöhle oder das Herz. Bereits in den 1940er- und 1950er-Jahren wurde mit Ultraschall experimentiert, zumeist allerdings zu Forschungszwecken. Gelegentlich wurden damit auch menschliche Weichteile untersucht, etwa 1953 bei einem Patienten mit Hirnblutung.

Der Ingenieur Godfrey Hounsfield (1919–2004) stellte 1972 in England die neuartige Methode der Computertomografie vor. In den Vorjahren hatte es damit schon klinische Untersuchungen von Patienten gegeben, die jedoch teilweise stundenlang dauerten und daher in der Praxis kaum umzusetzen waren. Zwar basiert die Technik auch auf Röntgenstrahlen, doch weil die Röntgenröhre um den Patienten rotiert, sind kontrastreiche Schnittbilder und detailreiche Aufnahmen des Körperinneren auf verschiedensten Ebenen möglich.

Eine enorme Weiterentwicklung für die Kardiologie stellte die röntgenologische Darstellung der Herzkranzgefäße mithilfe von Kontrastmitteln dar. Die Koronarangiografie ermöglicht es, Engstellen in den das Herz versorgenden Arterien zu erkennen. Die umgangssprachlich als «Herzkatheter» bezeichnete Untersuchung ist eine der wichtigsten diagnostischen Methoden in der Kardiologie. Auch als hilfreiche Therapie ist der Herzkatheter weiterentwickelt worden. Die Intervention wurde in den frühen 1970er-Jahren perfektioniert, sodass seit 1980 während der Untersuchung ein verengtes Gefäß mittels eines kleinen aufgeblasenen Ballons am Ende des Katheters geweitet und mithilfe von Drahtgeflechten, den Stents, offen gehalten werden kann. Die Ballondilatation ist eine lebenswichtige Akutbehandlung bei drohendem Infarkt oder ausgeprägter Angina Pectoris und mittlerweile weitaus häufiger als die Bypass-Operation.

Womöglich hätte diese diagnostisch wie therapeutisch hilfreiche Methode schon fünfzig Jahre früher zum Einsatz kommen können. Der fünfundzwanzigjährige Assistenzarzt Werner Forßmann führte bereits 1929 ein beeindruckendes Selbstexperiment durch: Im Frühjahr 1929 steckte er sich einen «gut geölten Gummischlauch» in die Armvene, die er zuvor mit einem Skalpell selbst aufgeschnitten hatte.[42] Er schob den Katheter etwa fünfunddreißig Zentimeter bis zum Herzen vor und spazierte damit in die Röntgenabteilung der Berliner Charité. Dort führte er den Schlauch unter Röntgenkontrolle bis zum Herzen vor und fertigte Aufnahmen an.

Von der Veröffentlichung seiner neuen Methode im Fachblatt «Klinische Wochenschrift» nahm jedoch kaum jemand in der Ärzteschaft Notiz. Ähnlich erging es Forßmann, als er die Untersuchung 1931 wiederholte und diesmal Kontrastmittel in den Schlauch gab – auch die Publikation dieses Vorgehens stieß kaum auf Resonanz.

Als sein Chef Ferdinand Sauerbruch von den Selbstversuchen (und noch dazu ungeklärten Plagiatsvorwürfen) seines Mitarbeiters erfuhr, wurde Forßmann fristlos entlassen, weil man «damit in der Chirurgie ja überhaupt nichts anfangen kann». Die Prophezeiung Sauerbruchs – «mit solchen Kunststücken habilitiert man sich im Zirkus und nicht an einer anständigen deutschen Klinik!» – erfüllte sich indes nicht. Forßmann erhielt 1956 für seine Pioniertat den Nobelpreis für Medizin, schließlich hatte er den Grundstein für die Herzkatheteruntersuchung gelegt. Zu Sauerbruchs Ehrenrettung muss erwähnt werden, dass er Forßmann 1931 wieder einstellte.[43]

Einen nächsten Entwicklungsschritt in der detaillierten Bildgebung des Körperinneren markiert die Magnetresonanztomografie (MRT) oder Kernspintomografie, die 1972 von Paul Lauterbur (1929–2007) und Peter Mansfield (1933–2017) beschrieben wurde, aber erst ab 1982 klinisch verwertbare Bilder lieferte. Das Verfahren beruht auf dem Drehimpuls («Kernspin») von Atomkernen, die je nach untersuchtem Körpergewebe im Magnetfeld verschieden starke elektromagnetische Wechselfelder aufnehmen und abgeben. Diese werden in Bildsignale umgewandelt und ergeben Schnittbilder, die – anders als im CT – ohne Belastung durch Röntgenstrahlen Einblicke in das Gehirn, in Gelenke und Körperhöhlen aller Art erlauben.

Die Fortschritte der Bildgebungsverfahren in den letzten hundert Jahren sind enorm. Millimetergenaue Schicht- und Schnittbilder haben die grobkörnigen Aufnahmen aus der Gründerzeit der Radiologie abgelöst, auf denen in starken Kontrasten nur vage die Knochenumrisse zu erkennen waren. Kaum nachvollziehbar, dass eine Röntgenaufnahme einst – wie etwa im «Zauberberg» geschildert – ein aufregendes Zeichen großer Intimität darstellte, ja sogar als ein erotisch aufgeladenes «Innenporträt» einer Dame gelesen werden konnte, das zwar «ohne Antlitz war, aber das zarte Gebein ihres Oberkörpers, von den weichen Formen des Fleisches licht und geisterhaft umgeben, nebst den Organen der Brusthöhle erkennen ließ ... »[44]

Heute sind Röntgenbilder Gebrauchsgegenstände und Alltagsware in der Medizin. Begeisterung über den Bilderrausch stellt sich allenfalls angesichts der immer größeren Auflösung, des Detailreichtums und der Schärfe der Bilder ein. Und genau darin besteht auch ein Problem, denn die sorgfältige Abwägung von Schaden und Nutzen geht darüber gelegentlich verloren.

Bisher ist keinesfalls belegt, dass mehr Bilder automatisch zu größerer Erkenntnis verhelfen. Auf den therapeutischen Nihilismus zu Beginn des 19. Jahrhunderts – damals bezogen auf die Pathologie – folgt womöglich der diagnostische Nihilismus im frühen 21. Jahrhundert. Immer mehr Einblick ohne zunehmenden Durchblick. Ganzkörperaufnahmen mit Computertomografie oder Kernspin zur Vorsorge verlängern das Leben beispielsweise nicht. Die amerikanische Zulassungsbehörde FDA musste vor dem Check im Ganzkörper-CT sogar warnen.[45] Ohne Beschwerden und konkrete Indikation sei der Schaden größer als der Nutzen. Die Gleichung, nach der eine frühere Diagnose bessere Heilungschancen bietet, geht nicht immer auf. Noch ist unklar, ob im Verlauf solcher Untersuchungen nicht vor allem Befunde ohne Bedeutung sichtbar und die Menschen dadurch verunsichert werden.

Die verbesserte Optik in der medizinischen Bildgebung kann sogar gefährlich werden, denn die meisten Aufnahmen werden am Computer nachbearbeitet und geschönt. Dann werden Kontraste verschärft, Farbwerte ergänzt. Die immer feineren Bilder suggerieren, dass der Körper bis ins letzte Detail durchschaut ist. Doch das ist nicht der Fall. Optimierte Bildqualität entspricht nicht zwangsläufig mehr Informationen aus dem Körperinnern, sondern beruht oft auf nachträglicher Politur.

Von dieser Entwicklung ist der Ultraschall in der Schwangerschaft nicht ausgenommen – eigentlich eine harmlose Untersuchung, die Eltern glücklich machen kann. Seit wenigen Jahren kann der Fötus dreidimensional dargestellt werden. Aus dem verrauschten Bild von einst ist eine plastische Darstellung von Gesichts- und Körperkonturen, das «Baby-Fernsehen», geworden. Häufig werden damit aber mehr Fragen aufgeworfen als beantwortet. Denn trotz der fantastischen Bilder ist die Unsicherheit groß. Der Körper wird ausgeleuchtet, aber viele Befunde bleiben vage. Welche Veränderung ist harmlos, welche gefährlich?

Diverse Neuentwicklungen in der Radiologie sind segensreich und verbessern Diagnostik und Therapie. Doch mit den vielfältigen Formen der Visualisierung wächst die Zahl der Zufallsdiagnosen und Normabweichungen, die in der bildlichen Darstellung auffallen, aber keinerlei Krankheitswert haben. In der Neuroradiologie, der Bildgebung von Gehirn und Nervenbahnen, ist schon länger von «Unidentified Bright Objects» (UBO) die Rede, also unklaren Signalaufhellungen im Kernspin, wenn Aufnahmen vom Gehirn oder anderen Organen gemacht werden.[46] Viele Fachgebiete kennen die Irritation, die sich ergibt, wenn genauere Bilder ungenauere Diagnosen mit sich bringen. Doch welcher Arzt und welcher Patient hat die Souveränität, den technischen Möglichkeiten nicht weiter nachzugehen, wo doch verschiedene Verfahren für die Innensicht bereitstehen? Leider sprechen die Bilder nicht automatisch für sich.

Moleküle, Gene, DNA: Einblicke im Labor

Einblicke in den Körper waren im 20. Jahrhundert in einer neuen Dimension und in beeindruckender Schärfe und Detailgenauigkeit möglich. Die Bildgebung machte radikale Fortschritte. Mit der Entdeckung und Charakterisierung von Molekülen, Genen und dem Erbstrang DNA wurde jedoch noch einmal eine neue, abstraktere Ebene der Körperbeschreibung erreicht. Es ging nicht mehr um Rekorde der Vergrößerung und mehr Präzision, sondern um eine Welt *en miniature*, die weniger den herkömmlichen Vorstellungen vom Körper und seinen Organen entsprach, sondern sich im Mikrokosmos der Zelle abspielte und – auch sprachlich – der Informationstechnologie und der Linguistik entlehnt war.

Der Aufbau und die Funktion von Genen und Erbmolekülen wird mit Begriffen wie Information, Translation, Transkription, Expression und Code beschrieben. Von Signaltransduktion und Botenmolekülen ist die Rede, von Inhibitoren und Promotoren. Auch die Arbeit der Forscher hat sich verändert: Um die Riesenmengen an Daten zu generieren und zu verarbeiten, die für Genomanalysen gebraucht werden, sind oft Kooperationen mehrerer Institute und enorme Rechnerleistungen nötig. Inhaltlich nachvollziehbar sind viele Erkenntnisse aus der Molekularbiologie zudem auch für die meisten Ärzte nicht mehr. Wer als Mediziner nicht in der Forschung tätig ist, wird kaum erklären können, wofür etwa der Medizinnobelpreis 2024 – es ging um mikroRNA – verliehen worden ist.

Die Beispiele im Folgenden zeigen kursorisch auf, wie sich die Erkenntnisvermehrung in der Medizin seit Mitte des 20. Jahrhunderts verändert hat. Neue Einblicke in den Körper werden heute fast ausschließlich im Labor gewonnen, und zwar von Spezialisten in großen Teams, deren Mitglieder längst nicht alle Mediziner, sondern in der Mehrzahl Biologen, Biochemiker, Physiker und Informatiker sind.

Vor hundert Jahren war die Entdeckung wichtiger Moleküle und Therapien allerdings noch in kleinen Gruppen möglich. So auch im Fall der Diabetesforschung und der Isolierung des Insulins: Die Diagnose Typ-I-Diabetes hätte damals den baldigen Tod bedeutet; Kranke mit dieser Diagnose starben nach ein, zwei Jahren.[47] Weil die Insulin produzierenden Zellen in der Bauchspeicheldrüse beim juvenilen Diabetes zerstört sind und das Hormon nötig ist, damit Körperzellen Zucker aus dem Blut aufnehmen können, werden bei Diabetikern zur Energiegewinnung die Fett- und Muskelreserven angegriffen. Alles stellt auf Abbau um, die Kranken verhungern innerlich.

Als Forscher nach dem Ersten Weltkrieg versuchten, Insulin zu isolieren, war wenig über die «Zuckerkrankheit» bekannt. Demetrios von Apameia hatte zwar schon im ersten Jahrhundert vor Christus den Begriff Diabetes («Durchfluss») geprägt, weil Durst und Harndrang der Patienten immens waren. 1674 kam der Zusatz «mellitus» aufgrund des «honigsüßen» Uringeschmacks hinzu. Der Zusammenhang zwischen Harndrang und Kohlenhydratstoffwechsel wurde 1889 deutlich, weil Hunde an Überzuckerung litten und ständig Wasser lassen mussten, sobald ihnen die Bauchspeicheldrüse entfernt wurde. Schon 1876 hatte Paul Langerhans

(1847–1888) die hormonbildenden Inselzellen, die Insulin produzieren, im Pankreas entdeckt. Der Name für das Hormon, das den Blutzucker reguliert, wurde 1909 eingeführt.

Bemerkenswerte Zufälle ermöglichten im Sommer 1921 die Isolierung des Insulins. Frederick Grant Banting (1891–1941), noch keine dreißig, besaß kaum Erfahrung in der Forschung. Für die Ferienzeit stellte John James Rickard Macleod (1876–1935), Chef der Physiologie an der Universität Toronto, dem enthusiastischen jungen Arzt dennoch ein Labor, zehn Versuchshunde und einen Assistenten zur Verfügung – und verschwand in den Urlaub.

Während sich andere Forscher jahrelang an der Isolierung des Insulins versucht hatten, durch den Ersten Weltkrieg, verunreinigte Substanzen oder allergische Reaktionen der Versuchstiere aber zurückgeworfen wurden, hatten Banting und sein Gehilfe Charles Best (1899–1978), ein einundzwanzigjähriger Medizinstudent, Glück. Sie wollten den Pankreasgang der Hunde abbinden und so Drüsensekret gewinnen. Das war schwieriger als gedacht, doch am 27. Juli 1921 gelang es, die Bauchspeicheldrüse eines Hundes zu entfernen, zu zerkleinern und den Extrakt einem Hund ohne Pankreas zu spritzen. Sein Blutzuckerspiegel sank daraufhin.

Bald erwiesen sich Kälberembryonen aus dem Schlachthof als ergiebiger, um das Hormon zu isolieren. Nachdem Macleod im September aus dem Urlaub zurück war, erkannte er den Forschungserfolg und stellte den Chemiker James Collip (1892–1965) ein, der Reinigung und Standardisierung der Substanz verbesserte. Als der Hund Marjorie die Behandlung mehr als siebzig Tage überlebte, trauten sich Banting und Best am 11. Januar 1922 an die Anwendung beim Menschen. Die Verträglichkeit hatten sie im Selbstversuch getestet. Der vierzehnjährige Leonard Thompson, der «in hoffnungslosem Zustand» in die Klinik kam, war der erste Patient.[48] Nach der Insulininjektion ging es dem Jungen deutlich besser – die erfolgreiche Behandlung sprach sich in Windeseile herum.

Für Diabetiker bedeutete die Entdeckung des Insulins eine Revolution, eine epochale Entdeckung, die den Patienten erstaunlich schnell zur Verfügung stand.[49] Der Bedarf war riesig, Patienten wie Ärzte fragten nach dem neuen Wundermittel. Das Team um Banting konnte die Nachfrage nicht decken, eine Kooperation mit der Pharmafirma Eli Lilly ermöglichte 1922 jedoch die industrielle Produktion.

Für Patienten sind die Fortschritte seither enorm. Sechs bis sieben Millionen Zuckerkranke gibt es hierzulande, 700 000 davon leiden am meist in der Kindheit oder Jugend beginnenden Typ-I-Diabetes, die restlichen neunzig Prozent am Typ-II-Diabetes. In den 1980er-Jahren wurden Blutzuckermessungen durch Messgeräte und den Stich in die Fingerkuppe einfacher und exakter (mittlerweile gibt es dafür Sensoren am Oberarm); auch setzte sich gentechnisch hergestelltes Insulin durch, das besser verträglich war und das zuvor aus Tieren gewonnene Hormon ablöste. Pens erlaubten die einfachere Dosierung. In den 1990er-Jahren kamen lang- und kurzwirksame Insuline auf den Markt, das Medikament ließ sich jetzt bequemer in den Alltag integrieren. Dabei halfen Insulinpumpen, kleiner als eine Zigarettenschachtel, die am Körper getragen werden und das Hormon kontinuierlich abgeben. Diabetes ist – zumindest in westlichen Industrieländern – von einer tödlichen zu einer kontrollierbaren Erkrankung geworden.

Während die Isolierung des Insulins mithilfe von Tierversuchen und anschließenden Tests am Menschen vonstattenging, kam die vielleicht epochalste medizinische Entdeckung des 20. Jahrhunderts ganz ohne tierische oder menschliche Versuchsobjekte aus. Die Entschlüsselung der DNA war weitgehend theoretischer Natur und gelang mit Pappschnipseln und Drähten. Allerdings griff man auf Vorarbeiten im Kontext der knapp sechzig Jahre zuvor entdeckten Röntgentechnologie zurück, die als Röntgenkristallografie oder Röntgenbeugung bezeichnet werden. Eine Methode für einen tieferen Einblick in den menschlichen Körper wurde genutzt, um tiefere Einsichten auf einer anderen Ebene zu gewinnen.

Zugetraut hatte dem verrückten Paar, das wild gestikulierend zu Beginn der Fünfzigerjahre über den Campus der Universität Cambridge schlenderte, den Coup kaum jemand: nicht James Watson (geboren 1928) und erst recht nicht Francis Crick (1916–2004).[50] Zwar galt der in Chicago aufgewachsene Watson als Wunderkind, nachdem er in einer Quizsendung für Kinder aufgetreten war. Wie ein ernst zu nehmender Wissenschaftler wirkte er aber nicht: ein staksiger Typ, der in seinen Anzügen wie verkleidet aussah. Sein Konkurrent Erwin Chargaff (1905–2002) schildert Watson schonungslos: «Ein dauerndes, eher hinterhältiges Lächeln auf dem noch unentwickelten Gesicht, eine aufgeschossene junge Erscheinung, die mich irgendwie – ich habe es schon früher gesagt – an einen der Schusterjungen aus Nestroys ‹Lumpazivagabundus› erinnerte.»[51]

Schon im Alter von fünfzehn Jahren hatte Watson sich an der Universität von Chicago eingeschrieben, im Fach Zoologie, wobei er sich «hauptsächlich für Vögel» interessiert habe. Auch später drückte er sich «mit Erfolg um jeden Chemie- oder Physikkurs». Und dann tat sich Watson 1951 mit Francis Crick zusammen. Crick redete viel und laut, «die hohe, erregte Stimme, eine nie ermüdende Pikkoloflöte, mit einigen in des Geschwätzes trübem Strom glitzernden Goldklümpchen», notierte Chargaff über ihn.[52] Crick war ein Unikum. Sein Lachen nervte. Watson zitiert den Institutsleiter, Nobelpreisträger Sir William Lawrence Bragg (1890–1971), der 1951 zu dem Befund kam: «Seit fünfunddreißig Jahren habe Francis nun schon ununterbrochen geredet, und bisher sei so gut wie nichts von entscheidendem Wert dabei herausgekommen.»[53] Hochfliegende Pläne hatten Watson und Crick dennoch. Gleichzeitig lag chaotischer Unernst über ihren Forschungen. Die beiden kamen nicht wegen profunder Kenntnisse oder eigener Laborversuche zum Erfolg, sondern durch Glück – und eine erstaunliche Kombinationsgabe.

Ende 1951 kamen Maurice Wilkins (1916–2004) und Rosalind Franklin (1920–1958) aus London zu Besuch nach Cambridge. Die beiden wollten sich das Modell der DNA anschauen, das Watson und Crick geheimnisvoll angekündigt hatten. Franklin und Wilkins waren Experten in der Röntgenbeugung – einer Methode, um Moleküle zu durchleuchten und aus der Ablenkung der Strahlen auf die Struktur der DNA zu schließen. Den Kollegen aus Cambridge hatten sie Einblicke in ihre Aufnahmen des Moleküls gewährt.

Watson war wenige Wochen zuvor, Mitte November 1951, in London gewesen, wo Franklin über ihre Untersuchungen berichtet hatte. Das meiste, was sie vortrug, verstand er nicht. Er saß in der letzten Reihe und hing seinen Gedanken nach. Mitten im Vortrag wurde er aufmerksam. Franklin zeigte ihre jüngsten Röntgenbeugungsaufnahmen. Sie ging damals davon aus, dass die DNA eine Helixstruktur haben müsse, wusste aber nicht, wie das Rückgrat der vermuteten Spirale aufgebaut war. Sie hielt zwei, drei oder vier Ketten als Grundgerüst für möglich.

Watson hatte ein paar Dinge aufgeschnappt, und auf dieser Grundlage erstellte er mit Crick ein Modell. Doch er hatte nicht gut genug aufgepasst, das Modell stimmte partout nicht mit der Forschung der Londoner Kollegen überein, wie diese sofort feststellten, als sie in Cambridge zu Besuch waren. Die Raumstruktur sei falsch berechnet, bemerkte Franklin. Außerdem könnten tragende Ketten den Röntgenbildern zufolge nicht innen liegen, wie Watson und Crick vermuteten, und die Magnesiumionen seien kaum in der Lage, die Struktur zu tragen. Auch dass die Moleküle eine Helix bilden, sei keineswegs bewiesen. Watson und Crick reagierten kleinlaut. Es gab ein peinliches Mittagessen. Dann nahmen Franklin und Wilkins den nächsten Zug nach London.

Am folgenden Tag wurden Watson und Crick vom Chef ihres Instituts, Sir William Lawrence Bragg, zusammengestaucht. Die beiden beratschlagten in ihrem Lieblingspub «The Eagle», wie sie vorgehen sollten, denn trotz des Rückschlags war ihnen klar: Aufhören würden sie mit der Erforschung der DNA keineswegs – auch wenn Watson zugeben musste, dass er bei Franklins Vortrag wichtige Daten verwechselt hatte. Im Juli 1952 kam Erwin Chargaff nach Cambridge, der wichtige Erkenntnisse über die DNA und die Häufigkeit der Basen gewonnen hatte. Doch bei der Präsentation ihrer jüngsten Untersuchungen blamierten sich die beiden erneut. Es war unglaublich: Crick hatte die Molekülstrukturen der vier Basen vergessen, Watson machte seltsame Bemerkungen. «Es war mir klar, dass ich einer völligen Neuheit gegenüberstand», erinnert sich Chargaff, «enormer Ehrgeiz und Angriffslust, vereint mit einer fast vollständigen Unwissenheit und Verachtung der Chemie.»[54] In einem Brief an einen Kollegen in Cambridge fragte er 1952, «was denn seine beiden wissenschaftlichen Clowns im Schilde führten».[55]

Auch Linus Pauling (1901–1994), der seinerzeit wohl angesehenste Chemiker, hatte die beiden kaum als Konkurrenz wahrgenommen. Sein Sohn Peter war 1952 an das Cavendish Laboratory in Cambridge gekommen und teilte eine Zeit lang das Büro mit Watson und Crick. Wenige Wochen vor Weihnachten 1952 erwähnte Pauling senior in einem Brief an seinen Sohn, dass er sich wieder der DNA zugewendet habe und bald ihren Aufbau enthüllen werde. Ein Schock für Watson und Crick, zumal Peter in der ersten Februarwoche 1953 erneut Post von seinem Vater bekam, darin ein unveröffentlichtes Manuskript mit einem Modell für die räumliche Struktur der DNA. Der Sohn zeigte seinen beiden Kollegen das Schreiben. Schon sahen sie sich als Verlierer. Auch Pauling hatte ein schraubenförmiges DNA-Modell vorgeschlagen. Doch was war das? Es ähnelte dem, womit sie bei Wilkins und Franklin zuvor nur Spott geerntet hatten, denn es bestand ebenfalls aus drei Gerüstketten. Der spätere zweimalige Nobelpreisträger Pauling hatte in seinem Modell die Nukleinsäure falsch dargestellt, und es blieb unklar, was die Struktur zusammenhalten sollte. Watson und Crick frohlockten – noch konnten sie das Rennen gewinnen. Es war Anfang Februar, bis Mitte März gaben sie sich noch Zeit, sechs Wochen.

Watson fuhr zu Wilkins und Franklin nach London. Zuerst suchte er Franklin auf und zeigte ihr Paulings Manuskript. Er wollte sehen, ob sie den Fehler gleich bemerkte. Doch Franklin blieb abweisend. Ihr fehle wohl die Fähigkeit, ihre Röntgenaufnahmen zu interpretieren, hielt ihr Watson vor. Jetzt wurde «Rosy», wie Watson sie herablassend nannte, wütend. Watson griff sich Paulings Manuskript und machte sich aus dem Staub. Dabei lief er Maurice Wilkins in die Arme. Ohne Argwohn zeigte dieser ihm die letzten Röntgenaufnahmen seiner Kollegin. Sie enthüllten, dass es sich bei dem DNA-Molekül um eine Spiralform handeln musste. So deutlich hatte man das zuvor nie sehen können. Diesmal passte Watson besser auf. Er versuchte, sich die Aufregung nicht anmerken zu lassen, und beschloss, zurück in Cambridge, zweisträngige Modelle zu basteln. Schließlich treten alle wichtigen biologischen Objekte paarweise auf. Das überzeugte auch Crick.

Die beiden bestellten in der institutseigenen Werkstatt Metallteile für ein Modell. Die Handwerker brauchten ein paar Tage. Watson wurde ungeduldig, schließlich war der Vorsprung vor Pauling knapp. Er fing an, Moleküle aus Pappe auszuschneiden und mit Drähten zu verbinden. Am 28. Februar 1953 entdeckten die zwei Forscher die Lösung: Watson schob auf seinem Schreibtisch Pappstücke hin und her und merkte, wie die Basen verbunden sein mussten. Damit waren Sprossen für die spiralförmige Leiter gefunden, ohne dass die Helix verbeult aussah. Endlich gab es für die Wendeltreppe aus zwei Strängen eine stabile Verbindung.

Kurz darauf trafen die Molekülbausteine aus der Werkstatt ein. Watson und Crick setzten innerhalb einer Stunde ihr Modell zusammen, alles passte. Wenige Tage später begutachtete Sir William Lawrence Bragg das mehr als zwei Meter hohe Gerüst – und war beeindruckt. Der nur 128 Zeilen und 900 Wörter lange Artikel zum Aufbau der Doppelhelix, der am 25. April 1953 in «Nature» erschien, war schnell geschrieben. Watsons Schwester Elizabeth tippte ihn ins Reine. In seiner unnachahmlichen Art hatte der Bruder ihr verraten, dass sie «auf diese Weise an dem wahrscheinlich größten Ereignis in der Biologie seit Darwins Buch» beteiligt sein

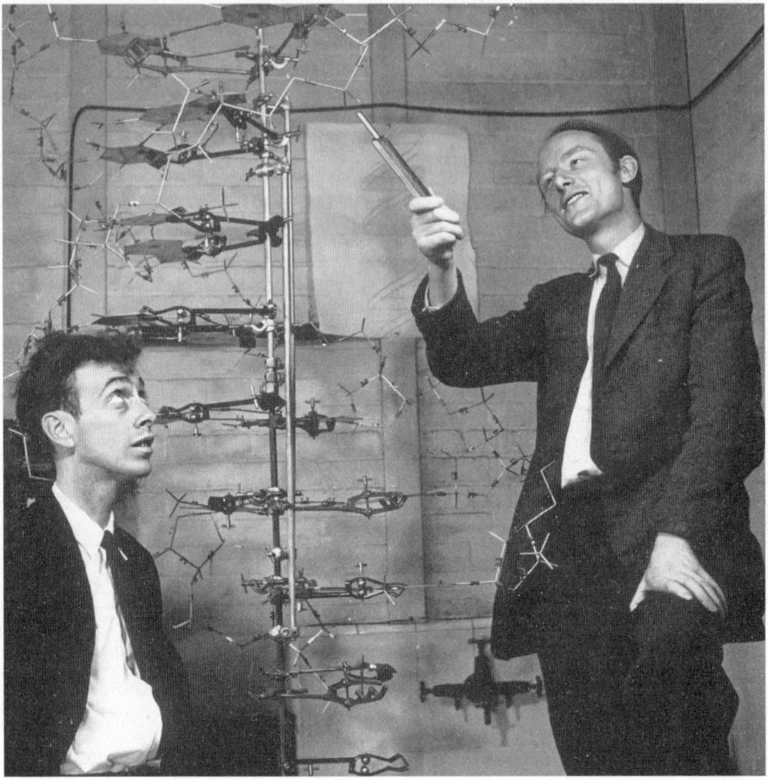
Unerwartete Sieger im Forschungswettlauf: James Watson (links) und Francis Crick bei der Präsentation ihres DNA-Modells in Form einer Doppelhelix im Jahr 1953.

würde.[56] Über die Reihenfolge, in der die Autoren genannt wurden, entschied ein Münzwurf.

Schon 1962 und damit für die Zeitmaßstäbe des Komitees erstaunlich rasch, erhielten Watson und Crick gemeinsam mit Maurice Wilkins den Nobelpreis für Physiologie oder Medizin. Der Erfolg der beiden traf die Wissenschaftswelt unvermittelt. Die unbedarfte Leichtigkeit, mit der Watson und Crick ihr Ziel verfolgten und schließlich erreichten, hatte die Fachwelt schon zuvor irritiert: «Wenn ich an die vielen schweißbedeckten Jahre zurückdachte, die über der Bereitung zahlloser Präparate vergangen waren, an die unzähligen Stunden, die es brauchte, um diese zu analysieren, konnte ich nicht umhin, äußerst verblüfft zu sein», gab Chargaff rückblickend zu.[57]

Heute ist außen am Eingang des «Eagle», jenes Pubs im Herzen von Cambridge, in dem Watson und Crick sich einst Mut zusprachen, eine Plakette angebracht. Angefertigt 2003, zum fünfzigjährigen Jubiläum der DNA-Entdeckung, weist sie darauf hin, dass Watson und Crick hier am 28. Februar 1953 verkündeten, «das Geheimnis des Lebens» entschlüsselt zu haben.[58] Nachträglich ist mit dickem, schwarzem Stift auf der Plakette ein Herz sowie «+ Franklin» hinzugefügt worden.

Die Ergänzung zeigt, dass die Frau, die entscheidend daran beteiligt war, die Molekülstruktur der DNA aufzuklären, auch ein halbes Jahrhundert nach der wohl wichtigsten Entdeckung der Biomedizin noch nicht den ihr zustehenden Platz in der Wissenschaftsgeschichte gefunden hat. Dabei müsste Rosalind Franklin längst als jene Forscherin gesehen werden, die «als Teil eines Quartetts zu gleichen Teilen dazu beigetragen hat, die Doppelhelix aufzudecken», wie der Zoologe Matthew Cobb und der Medizinhistoriker Nathaniel Comfort bestätigen.[59] Die beiden Wissenschaftler sind auf Unterlagen gestoßen, die Franklins Bedeutung unterstreichen. Nachdem die Chemikerin vom Londoner King's College in den ersten Jahren nach der DNA-Entschlüsselung kaum in der Wissenschaftsgeschichte auftauchte, wurde in jüngerer Zeit immerhin betont, dass Franklin eine brillante Forscherin war, führend in der Röntgenkristallografie.

Allerdings war Franklin – so die bisherige Deutung – offenbar nicht in der Lage zu erkennen, dass sich in ihren Aufnahmen der Schlüssel zum Aufbau der Doppelhelix offenbarte. Das entsprechende Röntgenbild der DNA, «Photograph 51» genannt, gilt als Stein der Weisen der Molekularbiologie. Der populären Interpretation zufolge «saß Franklin monatelang über dem Foto, ohne dessen Bedeutung zu erkennen, bis Watson es auf Anhieb verstand», so Cobb und Comfort.[60] Dieses von Watson Jahre später verbreitete Narrativ enthalte eine «absurde Annahme – nämlich dass Franklin, die begabte Chemikerin, ihre eigenen Daten nicht verstehen konnte».[61] Dabei zeige der bisher übersehene Brief einer Kollegin von Franklin an Crick aus dem Januar 1953, dass Franklin sich der Brisanz ihrer Aufnahmen durchaus bewusst war. Zudem plante Joan Bruce, eine Journalistin, die für das Magazin «Time» arbeitete, seit Frühjahr 1953 einen Beitrag über die Entdeckung der Doppelhelix. Darin beschrieb sie «zwei Teams» von Forschern: Watson und Crick bastelten demzufolge «auf Basis der Röntgenbilder» der Londoner Kollegen an Modellen, aus denen die Doppelhelix entstand. Umgekehrt «verglich Franklin die Modelle aus Cambridge mit ihren Röntgenaufnahmen».[62]

Die Quellen zeigen Cobb und Comfort zufolge Franklin «in einer Position der Stärke, durch und durch auf Augenhöhe mit Wilkins, Watson und Crick».[63] Was noch lange unbemerkt blieb. Zwar schickte «Time» Fotografen zu den Forschern, doch das Manuskript von Bruce wurde nie gedruckt. Die Journalistin war «nicht stark in der Wissenschaft», hatte keinen Hintergrund in Biologie oder Chemie, und Franklin habe ihr womöglich vermittelt, dass sie noch viel Arbeit vor sich habe, bis ihr Text wissenschaftlich korrekt sei. Das Manuskript und die Sichtweise von Bruce fanden daher keine Verbreitung, die Fotos verwendete James Watson 1968 in seinem Bestseller «The Double Helix», in dem er Franklins Rolle verzerrt darstellte.

Watson korrigierte sein Bild von Franklin in späteren Ausgaben seines Buches. «Da sich meine ersten (in diesem Buch festgehaltenen) Eindrücke von ihr – sowohl in persönlicher als auch in wissenschaftlicher Hinsicht – weitgehend als falsch erwiesen haben, möchte ich hier etwas über ihre wissenschaftlichen Leistungen sagen», schreibt Watson im Epilog der 1973 erschienenen Neuauflage.[64] Weiterhin heißt es dort: «Einige Jahre zu spät wurde uns bewusst, was für Kämpfe eine intelligente Frau zu bestehen hat, um von den Wissenschaftlern anerkannt zu werden, die in Frauen oft nur eine Ablenkung vom ernsthaften Denken sehen.»[65]

Berücksichtigt man die neu aufgetauchten Papiere, wird Rosalind Franklin als gleichrangiges Mitglied eines Forschungsteams sichtbar. Sie war es demnach, die entscheidende Versuche machte, kritische Fragen stellte, wichtige Daten lieferte, auf deren Basis Watson und Cricks Forschung voranging. Sie hatte jedoch mit dem «alltäglichen Sexismus dieser Zeit»[66] zu kämpfen und mit Vorbehalten gegen Frauen in der Wissenschaft, wie sie bis heute nicht ganz verschwunden sind. Dass ihr Bild korrigiert wurde, bekam sie ebenso wenig mit wie den Ruhm ihrer Kollegen, die höchste Auszeichnungen erhielten. Rosalind Franklin starb 1958 mit nur siebenunddreißig Jahren an Eierstockkrebs.

8. Wirkstoffe und Wunderkuren

Wieso Heiterkeit nicht wehtut, wann Vergesslichkeit hilft, was Druck anderswo aufbaut und wie Väter und Ehefrauen die Pharmazie voranbrachten

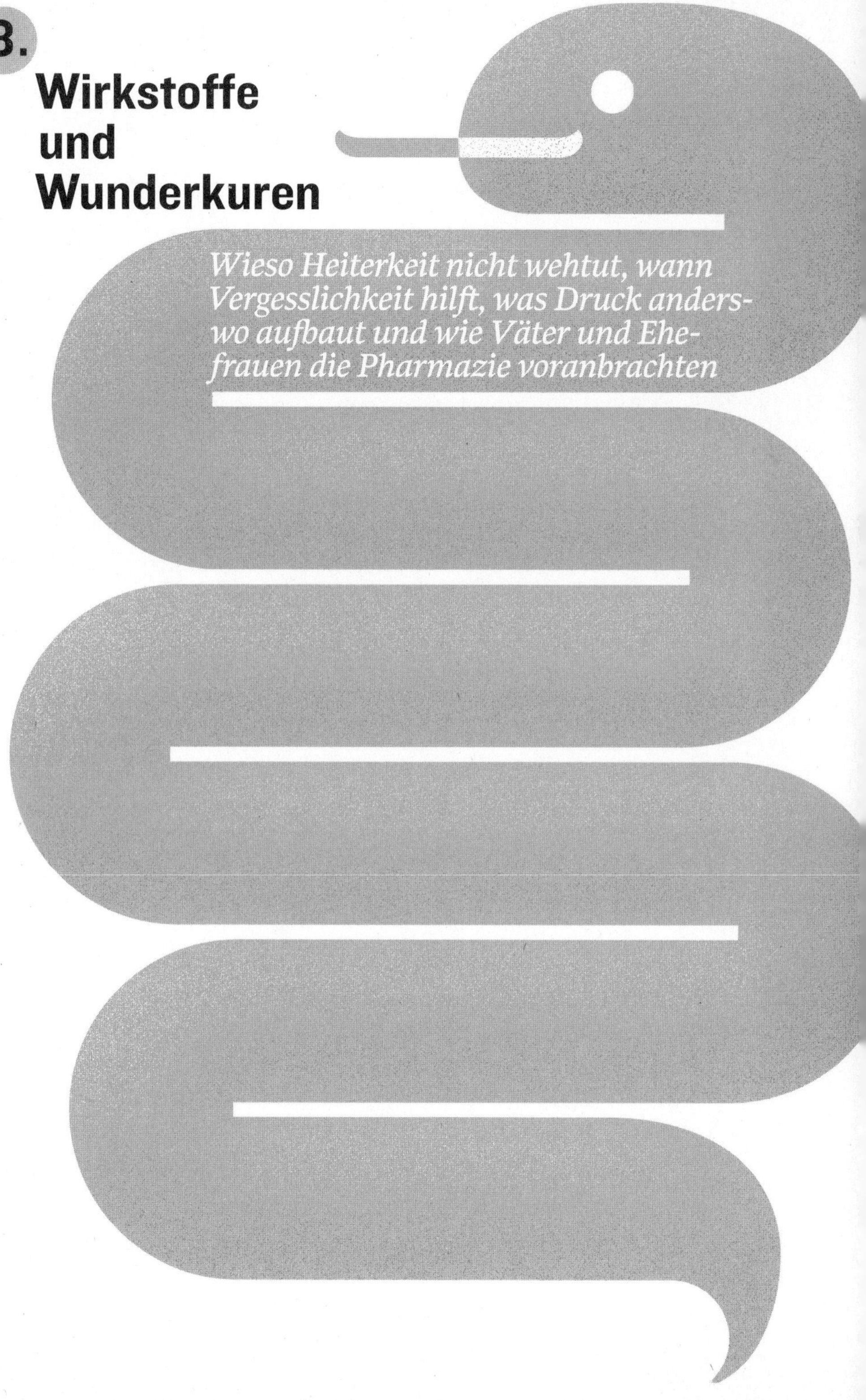

Wir haben da was für Sie» – unter diesem Motto werben manche Arzneimittelhersteller für ihre Produkte. Der Leidende wird direkt angesprochen, persönliche Zuwendung zugesichert, da muss es ihm doch gleich besser gehen. Die Gabe eines Wirkstoffs ist seit der Antike ein ritueller Akt, aufgeladen mit symbolischer und psychologischer Bedeutung. Der Heilkundige kümmert sich um den Kranken und erweist sich als tätig, der Patient ist voller Erwartungen, was ihm das überreichte Mittel wohl bringen wird – auch wenn für den amerikanischen Schriftsteller Ambrose Bierce (1842–1914) ein Rezept nur «die ärztliche Vermutung darüber [war], wie der Krankheitszustand eines Patienten mit dem geringsten Schaden aufrecht zu erhalten ist».[1]

Tatsächlich verbesserten die verordneten Arzneien das Befinden der Patienten nicht immer. Gelegentlich linderten sie die Beschwerden, manchmal aber auch nicht, mitunter standen sogar die Nebenwirkungen im Vordergrund und die Lage der Kranken verschlechterte sich noch. Einen entscheidenden Schub erhielt die Medikamententherapie im 19. Jahrhundert. Die zeitliche Entwicklung der Arzneimittel war von vielen Zufällen abhängig und nahm einige Umwege; daran lässt sich aber auch ablesen, welche Heilsversprechen die Medizin besonders dringlich einzulösen versuchte: Höchste Priorität hatte offenbar die Freiheit von Schmerzen, wie sie in der Erfindung und Erprobung der Anästhetika Mitte des 19. Jahrhunderts ihren Ausdruck fand und knapp fünfzig Jahre später mit der Synthese von Schmerzmitteln wie Phenacetin und Aspirin fortgesetzt wurde.

Zudem schien es mit der Entdeckung und Isolierung von Bakterien und anderen Mikroben endlich möglich zu sein, Infektionskrankheiten gezielter zu bekämpfen. Salvarsan, ein nebenwirkungsreiches Gemisch aus Arsenverbindungen, kam ab 1910 gegen die Syphilis zur Anwendung. Erklärtes Ziel war ein Medikament, das als «Zauberkugel» wirkte, also spezifisch einzelne Erreger abtöten konnte, ohne dem Menschen zu schaden. Dies gelang ansatzweise erst später mit der Entwicklung der Antibiotika, die Ende der 1920er-Jahre ihren Anfang nahm.

In der zweiten Hälfte des 20. Jahrhunderts kam eine Vielzahl neuer Arzneimittel auf den Markt. Verzeichnisse listen mittlerweile allein in Deutschland mehr als 100 000 zugelassene Medikamente auf. Das Spektrum der Therapeutika hat sich gewandelt, denn mit zunehmendem Wohlstand nahmen in den Industrienationen, später auch in anderen Ländern, die Zivilisationskrankheiten zu. Entsprechende Arzneien wurden immer häufiger verschrieben, darunter Fettsenker, Herzmittel, Blutdrucksenker, Diabetesmedikamente sowie Stimmungsaufheller und Schlafmittel. Zuletzt erlangte die «Abnehmspritze» weltweite Popularität, mit der den Mühen von Diät und Verzicht ein Medikament entgegengesetzt wurde. Die Bezeichnung «Lifestyle-Mittel» trifft es hier zwar nicht genau, aber besondere Beachtung verdient auch die Entwicklung von Medikamenten zur Schwangerschaftsverhütung sowie später von Lust- und Potenzmitteln wie Viagra.

Nachdem die Zeit der Blockbuster seit dem Jahr 2000 beendet zu sein scheint, wurden vermehrt «Nichebuster» von der Pharmaindustrie beworben. Mit dem Versprechen, individuell zugeschnittene Therapien im Rahmen einer «Präzisionsmedizin» zu entwickeln, verkleinerte sich die jeweilige Zielgruppe, die damit bedient werden konnte.

Betäuben und Beruhigen: Vom Lachgas zum Seelenschmerz

Im Rückblick auf die lange Geschichte menschlichen Leidens ist es erstaunlich, wie kurz der Zeitraum ausfällt, in dem es effektive Techniken zur Betäubung gibt. Freiheit von Schmerzen kann die

Medizin zwar auch heute noch nicht in jeder Krankheitsphase garantieren, bei Operationen gilt es aber als selbstverständlich, dass der Eingriff ohne körperliche Missempfindungen vor sich geht.

Auf diese erhebliche Erleichterung können Patienten jedoch allenfalls seit der zweiten Hälfte des 19. Jahrhunderts vertrauen, und auch damals, in der Anfangszeit der Anästhesie, waren viele Narkosen noch unsicher. Bis dahin mussten Menschen unvorstellbare Schmerzen ertragen. Zumeist waren mehrere starke Helfer nötig, die die Patienten festhielten und das Operationsgebiet fixierten. Ein ebenso schneller wie genauer Schnitt war nicht möglich, wenn sich die Kranken während des Eingriffs aufbäumten.

Zuvor gab es zwar viele Versuche, den leidenden und schreienden Patienten ihre Schmerzen zu nehmen. Alkohol und Opiumlösungen waren oft die Mittel der Wahl, hinzu kamen einschläfernde und betäubende Extrakte aus Pflanzen sowie allerlei Pulver und Säfte, denen teilweise magische Kräfte zugeschrieben wurden. Aus dem 13. Jahrhundert vor Christus ist bereits die Verehrung einer Mohngöttin auf Kreta überliefert. Die berauschende und einschläfernde Wirkung des Schlafmohns, aus dessen Samenkapseln Opium gewonnen werden kann, ist im Mittelmeerraum bekannt. Der beste Stoff soll seinerzeit im oberägyptischen Theben gewonnen worden sein.[2]

Sicher und effektiv waren diese Methoden nicht; mal wirkten sie ein bisschen, mal gar nicht – und manchmal so stark, dass die Kranken zwar den Eingriff, aber nicht die Betäubung überlebten. In etlichen Fällen fielen die Patienten während der Operation in Ohnmacht oder gerieten in einen Zustand zwischen Bewusstlosigkeit und Delirium, bei dem nicht unterschieden werden konnte, ob er von der Krankheit oder den Betäubungsmitteln herrührte.

Mit dem Ende des 10. Jahrhunderts kamen Schlafmittelschwämme in Gebrauch. Dies waren Schwämme unterschiedlicher Größe, die in Pflanzenextrakte getaucht und den Patienten vor dem Eingriff auf die Stirn, vor die Nase und den Mund gebun-

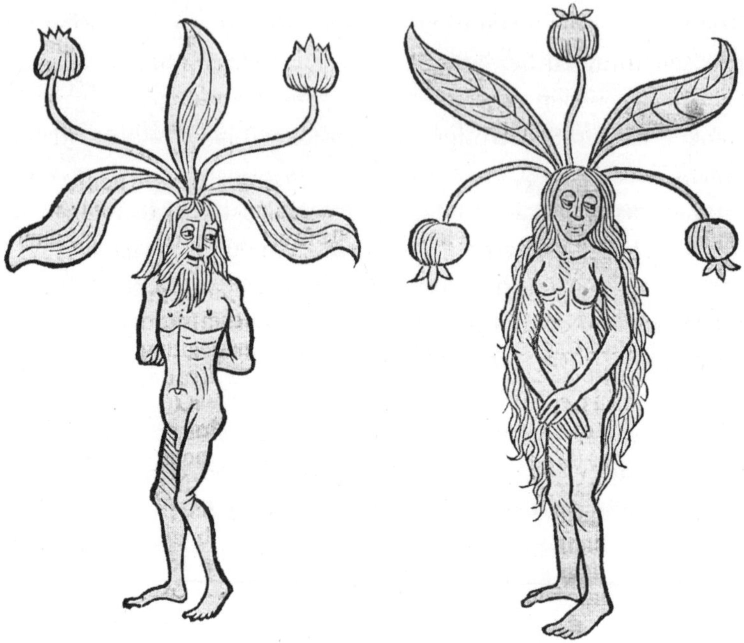

Zeichnung der vermenschlichten Alraune aus dem Kräuterbuch «Hortus sanitatis» von 1491. Lange wurden der Heilpflanze magische Kräfte zugesprochen, vor allem als Schlaf- und Schmerzmittel war sie populär.

den wurden, damit sie die einschläfernden oder schmerzlindernden Dämpfe einatmeten. Häufig wurden solche Präparate nach überlieferten Rezepturen in Klöstern angefertigt, wo das Wissen über Kräuter und Pflanzen traditionell gepflegt wurde. Die Dosis schwankte jedoch erheblich und war abhängig von der Saugkraft der Schwämme und der Dauer der Einwirkung.

Mittelalterliche Rezepte zur Betäubung enthielten typischerweise Opiumsamen und Alraunwurzel, ein seit der Antike als Zauber- und Heilmittel bekanntes giftiges Nachtschattengewächs, das als Aphrodisiakum, aber auch als Schmerzmittel eingesetzt wurde.

Weil die Form der Wurzel mit viel Fantasie einer menschlichen Gestalt ähnelte, wurden ihr magische Kräfte zugeschrieben; etliche Zeichnungen der Pflanze in «vermenschlichter» Form sind überliefert. Neben diesen beiden häufig eingesetzten Grundsubstanzen fanden Schierlingsblätterextrakt, Bilsenkraut und Mohnsamen Verwendung.

«Man zerstoße diese Bestandteile und mische das Ganze mit Wasser», heißt es in einem Rezept des Arnald von Villanova (1235–1311) aus dem 13. Jahrhundert. «Bei einer Amputation tränke man ein Tuch mit dieser Flüssigkeit und lege es zum Einschlafen dem Patienten auf Stirn und Nase.»[3] Um die Patienten wieder aufzuwecken, wurden zumeist Tücher verwendet, die mit starkem Essig getränkt waren. Nicht immer gelang dies. Immerhin enthielten die zur Präparation der Schlafmittelschwämme verwendeten Pflanzen oft Giftstoffe, deswegen kam es auf die sorgfältige Mischung an. Manchmal führten mit Betäubungsmitteln getränkte Schwämme zu Luftnot, unstillbaren Blutungen und Bewusstlosigkeit, sodass der Tod einsetzte, bevor der erste Schnitt getan war.

Der Naturforscher und Alchemist Paracelsus war von Opium als seinem «wirksamsten Mittel» angetan und nannte es deshalb in seinen Schriften «Laudanum». In dem Begriff klingt der lateinische Ausdruck für «lobenswert» an, die Wortherkunft ist aber ungeklärt. Der Name hielt sich bis ins 20. Jahrhundert für entsprechende Opiumtinkturen. Opium, Alraunwurzel und andere Inhaltsstoffe der Schlafmittelschwämme fanden jedoch nicht nur zur Schmerzlinderung während Operationen Verwendung. Sie waren auch in «Hexentränken» enthalten oder wurden bei Folterungen oder Hinrichtungen verabreicht, um den Delinquenten letzte Geheimnisse zu entlocken.

Erst im 19. Jahrhundert wurde es möglich, Schmerzen effektiver zu lindern. Zunächst hatte jedoch die Albernheit gesiegt. Der Apotheker und Chemiker Humphry Davy (1778–1829) bemerkte an sich selbst zwar nur einen leicht «angeregten Zustand»[4], als er das neuartige Gas versuchsweise einatmete. Den meisten Probanden erging es jedoch anders: Sie verfielen in grundlose Heiterkeit, nachdem sie das Gas inhaliert hatten. Sie konnten gar nicht mehr aufhören, über die verdutzten Ärzte, die Forscher und alles, was sie in ihrer Umgebung sahen, zu lachen, so unspektakulär es für den nicht angeheiterten Beobachter auch sein mochte.

Gase waren die Leidenschaft von Davys Chef, dem Arzt Thomas Beddoes (1760–1808), der in Clifton bei Bristol ein Institut zur Inhalationstherapie aufgebaut hatte. Er war davon überzeugt, dass die Ursache für Lungenkrankheiten und andere Leiden darin bestand, dass schädliche Gase eingeatmet wurden. Dementsprechend müssten sich betroffene Patienten doch kurieren lassen, indem andere, heilsame Gase gezielt eingeatmet würden. Doch Davy bemerkte, wie gesagt, nur leichte Veränderungen an seinem Gemütszustand, als er die Substanz inhalierte, von der andere Ärzte zuvor sogar angenommen hatten, dass sie Lungenleiden auslösen könnte.

Joseph Priestley (1733–1804), ein englischer Pfarrer, der als Chemiker und Physiker tätig war, hatte die als Distickstoffmonoxid (N_2O) bezeichnete Substanz 1771 erstmals isoliert und beschrieben. Humphry Davy widmete dem neu entdeckten Stoff schon im Jahr 1800 ein Buch. Darin führte er aus, dass Lachgas «in der Lage zu sein scheint, physischen Schmerz zu zerstören», und deshalb «womöglich mit Vorteil bei chirurgischen Eingriffen genutzt» werden könnte.[5] Er selbst hatte diese Beobachtung mehrfach nicht nur im Labor und an Probanden gemacht, sondern das Gas auch erfolgreich zur Linderung seiner bohrenden Zahnschmerzen eingesetzt.[6]

Die betäubende Wirkung des Gases wurde von der medizinischen Fachwelt zunächst jedoch kaum bemerkt. Ab dem Jahr 1800 sprach sich hingegen die erheiternde Wirkung des «Lachgases» außerhalb von wissenschaftlichen Instituten herum. Schon bald wurden in bürgerlichen Salons Lachgas-Partys gegeben, es kam in Mode, sich mithilfe des aus Ballons oder Schweineblasen

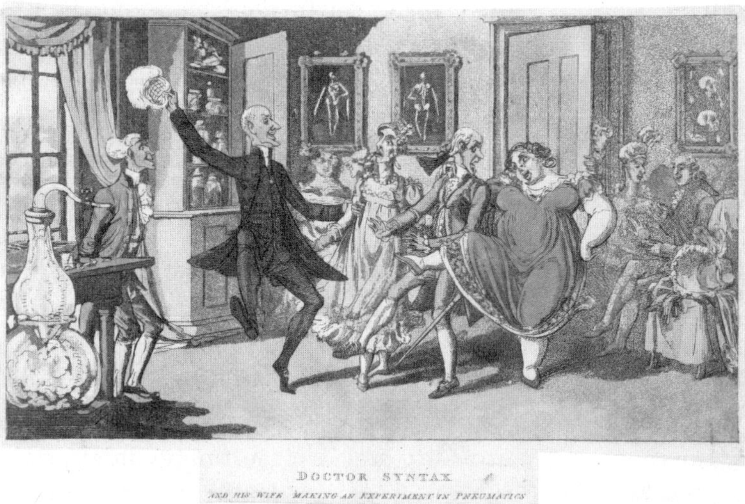
DOCTOR SYNTAX
AND HIS WIFE MAKING AN EXPERIMENT IN PNEUMATICS

So wird der Zahnarztbesuch zum großen Spaß: Karikatur einer Lachgas-Party bei Dr. Syntax von 1820, die den damaligen Trend aufgreift, das Narkotikum zur Hebung des Gemüts über einen Glasbehälter (links im Bild) zu inhalieren.

inhalierten Gases während einer Abendgesellschaft zu erheitern. Besonders junge Leute gönnten sich diesen Spaß, aber auch von fahrenden Schaustellern und auf Jahrmärkten wurde Lachgas so selbstverständlich angeboten, wie es dort heute gebrannte Mandeln und Zuckerwatte gibt.

Was sich in den mehr als vierzig Jahren nach Davys Beobachtungen ereignete – beziehungsweise *nicht* ereignete –, kann man durchaus als «eine der traurigsten Epochen in der Geschichte der Anästhesie» bezeichnen.[7] Eines der wirksamsten Betäubungsmittel war soeben entdeckt worden – noch dazu das erste, das im Gegensatz zu den leidlich wirksamen Betäubungsversuchen mit Schwämmen, die in Opium, Bilsenkraut oder Alraunwurzel getaucht waren, den Schmerz tatsächlich stillen konnte. Dennoch litten die Menschen weiterhin schreckliche Qualen, wenn sie etwa operiert wurden, von Zahnweh geplagt waren, Kriegswunden davontrugen oder sich während der Arbeit verletzten. Es dauerte noch fast ein halbes Jahrhundert, bis die ebenso sinnvolle wie hilfreiche Beobachtung von Davy endlich in die medizinische Praxis umgesetzt wurde. Anstatt die Not von Kranken und Leidenden mit dem hilfreichen Gas zu lindern, übertönte bis dahin besonders in Großbritannien, aber auch anderswo in Europa und in Nordamerika der Lärm der Lachgas-Partys die dezenten Versuche, auf den medizinischen Nutzen der Substanz hinzuweisen.

Davy war nicht der einzige Pionier der Schmerztherapie, der verkannt wurde. In den 1820er-Jahren hatte sich auch der englische Chirurg Henry Hill Hickman (1800–1830) vorgenommen, seinen Patienten besser zu helfen. Schließlich musste er sie operieren, mit dem Skalpell in den Körper eindringen, konnte ihre Schmerzen während des Eingriffs aber kaum lindern. Im Tierversuch zeigte Hickman 1824, dass schmerzfreie Operationen mit Lachgas, aber auch mit Kohlendioxid möglich waren. Wiederum wurden die Eigenschaften des Lachgases von anderen Ärzten auf der Insel ignoriert. Was zur allgemeinen Erheiterung beitrug, konnte unmöglich als medizinische Behandlung ernst genommen werden.

Im Gegenteil: Die ärztlichen Kollegen in England verspotteten Hickman und erklärten seine Methode für ebenso gefährlich wie nutzlos. Auch vor der Königlichen Akademie der Ärzte in Paris fand der Chirurg nicht den Zuspruch, den er sich erhofft hatte. Einzig Dominique-Jean Larrey, der einstige Leibarzt Napoleons und Erfinder der Triage, glaubte ihm – was jedoch nichts an der mehrheitlichen Ablehnung durch die honorige Gesellschaft änderte. Hickman war nach den zahlreichen Zurückweisungen durch seine Kollegen ein gebrochener Mann; er starb 1830, ohne dass sich seine Form der Narkose zu seinen Lebzeiten durchgesetzt hätte.[8]

Es brauchte offenbar den überzeugenden Auftritt eines medizinischen Schaustellers, damit die Heilkundigen dem Lachgas jenes Vertrauen schenkten, das medizinisch schon seit Jahren angemessen gewesen wäre. Theatralische Inszenierungen sind bis heute ein wichtiger Teil der Medizin. Gardner Quincy Colton

(1814–1898), der zwar in New York Medizin studiert, aber nie einen Abschluss geschafft hatte, bot Vorführungen mit Lachgas an. Er hatte sein Studium aufgegeben, nachdem ihm die erste Lachgas-Show beachtliche 535 US-Dollar an Einnahmen bescherte.[9]

Man muss sich Coltons Darbietung als eine Art öffentliche Vorlesung vorstellen, die mit Showeinlagen angereichert war und besonders der Unterhaltung des Publikums dienen sollte. Als der Zahnarzt Horace Wells (1815–1848) eine der spektakulären Vorführungen Coltons am 10. Dezember 1844 sah, erkannte er sofort den anästhetischen Effekt des Lachgases. Schließlich alberte einer der Darsteller auf der Bühne auch dann unbekümmert herum, als er sich heftig am Bein verletzt hatte und eine tiefe Schnittwunde davontrug. Den Schmerz und das Blut schien er nicht einmal zu bemerken – er lachte einfach darüber hinweg.

Wells wollte die schmerzlindernde Wirkung des Gases nach diesem irritierenden Zwischenfall sofort an sich selbst ausprobieren und überzeugte Colton, ihm für den nächsten Tag etwas davon zur Verfügung zu stellen. Unter dem Einfluss des Lachgases ließ sich Wells von John M. Riggs, einem befreundeten Zahnarzt, sodann einen Zahn ziehen – und verspürte dabei, wie von ihm erwartet, keinerlei Schmerzen. Ein voller Erfolg, den Zahnärzte bis heute nicht immer garantieren können.

Als Wells seine Betäubung bald darauf, am 25. Januar 1845, im Mekka der Medizin, dem Massachusetts General Hospital in Boston (das heute eines der berühmten Lehrkrankenhäuser der Universität Harvard ist), vor ärztlichen Kollegen demonstrieren wollte, ging die Vorführung allerdings gründlich schief. Der Patient schrie während des Eingriffs laut auf. Er war übergewichtig und dem Alkohol zugetan, weshalb die Dosis wohl zu niedrig gewählt war. Zudem wurde das Mundstück, mit dem das Gas eingeatmet wurde, offenbar zu früh entfernt. Wells musste sich ausbuhen und als Hochstapler beschimpfen lassen und schleunigst den Operationssaal verlassen.

Damit wurde das Lachgas zu Beginn des Jahres 1845 ein drittes

Mal verkannt. Zwar wurde 1848 einer Frau ein Tumor in der Brust unter einer Narkose mit Lachgas – offenbar weitgehend schmerzfrei – entfernt, und 1875 gelang es einem Chirurgen, eine Frau dreißig Minuten lang mittels Lachgas in der Narkose zu halten, sodass ihr ein Teil der Brust abgenommen werden konnte. Doch die anfänglichen Rückschläge warfen lange Schatten.

Zudem gab es Risiken. Da die Lachgasdosis, die für einen schmerzstillenden Effekt verabreicht werden musste, zu jener Zeit ziemlich hoch war, konnte es bei einer längeren Anwendung zum gefährlichen Atemstillstand kommen. Lachgas verdrängt den Sauerstoff im Blut – bei einer Überdosierung drohen die Patienten zu ersticken. Der Chirurg Edmund Andrews (1824–1904) schlug daher 1868 vor, Lachgas mit Sauerstoff zu vermischen, woraufhin die Menge der zur Schmerzstillung nötigen Substanzen verringert werden konnte und längere Operationen möglich wurden.

Gardner Quincy Colton, auf dessen Demonstration als Schausteller die Verwendung von Lachgas ursprünglich zurückging, setzte das potente Narkotikum hingegen weiter ein. Er soll damit in den 1860er-Jahren monatlich Tausenden von Patienten die Zähne gezogen haben. Das Geschäft war offenbar so erfolgreich, dass Colton eine Zahnarztpraxiskette gründete, die «Colton Dental Association» mit Sitz in New York City, die in sechs weiteren Städten Niederlassungen hatte und Zehntausende von Amerikanern von Zahnschmerzen befreite.

Allerdings ist die Wirkung von Lachgas zeitlich begrenzt und lässt auch bei optimaler Dosierung und einem perfekten Mischungsverhältnis nach ungefähr fünfzehn Minuten nach. Trotzdem wurde das Mittel im 20. Jahrhundert flächendeckend eingesetzt. Es hilft zudem, die zur Schmerzstillung notwendige Konzentration anderer inhalativer Anästhetika deutlich zu senken, weswegen es ein beliebtes Ergänzungsmittel während der Narkose war und teilweise bis heute ist. Bei kleineren chirurgischen Eingriffen und in der Zahnmedizin erfreut es sich besonders bei Kindern und ängstlichen Patienten weiterhin großer Beliebtheit. Historische Pointe: Im 21. Jahrhundert wird Lachgas erneut kritisch gesehen. Der Stoff, der zunächst als Anästhetikum verkannt wurde und über Jahrzehnte als Jahrmarktunterhaltung galt, wird nun als Treibhausgas geächtet. Zudem ist Lachgas als Partydroge in jüngster Zeit wieder populär, sodass über ein Verbot diskutiert wird. Gut möglich also, dass die verspätete Karriere von Distickstoffmonoxid in der Medizin nach nicht mal zweihundert Jahren schon wieder vorbei ist.

Da sich Lachgas nur schwer durchsetzen konnte, war es in den 1840er-Jahren ein anderes Gas, das die Ära der modernen Anästhesie einläutete: Äther wurde schnell zum Mittel der Wahl, wenn es darum ging, Patienten die Schmerzen während einer Operation zu ersparen. Der Proband, der in die Medizingeschichte einging, war ein Cellist, der mit furchtbaren Zahnschmerzen in die Praxis von William Thomas Green Morton (1819–1868) in Boston kam. Morton hatte bereits verschiedene Gase an Hunden, Hühnern, Mäusen und dem Goldfisch seiner Frau ausprobiert, wobei unklar ist, wie er die Schmerzempfindung des Fisches getestet hat. Ätherinhalationen schienen ihm die vielversprechendste Methode zu sein, um Schmerzen zu stillen. Auch an sich selbst und seinen Assistenten hatte das Gas bereits zuverlässig gegen Schmerzen gewirkt.

Als nun der Musikus Ebenezer Hopkins Frost am 30. September 1846 bei Morton auf dem Behandlungsstuhl saß, verspürte er so heftige Schmerzen, dass er schnell in eine Ätherinhalation einwilligte. Frosts vereiterter Backenzahn wurde von Morton rasch entfernt. Als der Patient nicht sofort aus der kurzen Narkose erwachte, schüttete ihm Morton ein Glas Wasser ins Gesicht und fragte den verdutzten Frost, ob er bereit sei, sich den Zahn entfernen zu lassen. Dieser bejahte, woraufhin ihm Morton den bereits gezogenen Zahn zeigte. Der Eingriff gelang, ohne dass der Patient es bemerkt und irgendeinen Schmerz empfunden hatte. «Gestern Abend wurde einem Gentleman nach Inhalation eines Präparats, dessen einschläfernde, betäubende Wirkung etwa eine Minute anhielt, ein Zahn ohne jedwede Schmerzempfindung gezogen», notierte das «Boston Daily Journal» am nächsten Tag.[10]

Morton wollte den Ärzten und Studenten der Universität Harvard unbedingt seine neue Methode vorstellen. Er wählte dazu mit dem Massachusetts General Hospital jenen Ort, an dem knapp zwei Jahre zuvor der Zahnarzt Horace Wells mit einer Operation unter Lachgasnarkose kläglich vor seinen Fachkollegen gescheitert war. Der zwanzigjährige Patient, der sich am 16. Oktober 1846 für Mortons Vorführung zur Verfügung stellte, hatte einen deutlich sichtbaren Tumor an der linken Seite des Halses, der stark durchblutet war.

Anfangs verhielt sich Edward Gilbert Abbott, so hieß der Patient, unter dem Einfluss des Äthers, den er aus einer Glaskugel mit einem äthergetränkten Schwamm einatmete, noch etwas unruhig. Doch dann schlief er ein und rührte sich nicht mehr. Morton führte das Skalpell an die Geschwulst, die direkt unter dem linken Unterkiefer saß, und schnitt sie heraus.

Innerhalb von fünf Minuten hatte Morton den Tumor am Hals entfernt – und das medizinische Auditorium war begeistert. «Gentlemen, this is no humbug», lautete der legendäre Kommentar von John Collins Warren, dem Leitenden Chirurgen der Universität Harvard.[11] In wenigen Wochen verbreitete sich die Methode rund um den Globus. Die Operation fand im Kuppelsaal des im klassizistischen Stil errichteten Bulfinch Building statt, das mit seinen Säulen den Bauwerken der griechischen Antike nachempfunden ist. Seit 1846 wird der Saal als «Äther-Dom» («ether dome») bezeichnet, denn der Eingriff vom 16. Oktober gilt als erste erfolgreiche Operation unter Narkose.

Auch wenn dieses Datum gemeinhin als die Geburtsstunde der modernen Anästhesie gilt, ist es keineswegs ausgemacht, wem die Ehre der ersten gelungenen Narkose tatsächlich gebührt. Der Chirurg und Allgemeinmediziner (und Vater von zwölf Kindern) Crawford Williamson Long (1815–1878) führte nämlich bereits 1842 mehrere Operationen unter Äthernarkose durch, hielt es aber offenbar nicht für nötig, seine medizinhistorisch epochalen Taten zu publizieren.

Schon während seines Medizinstudiums in den 1830er-Jahren hatte Long die berauschende Wirkung von Äther kennengelernt und an Partys teilgenommen, auf denen Lachgas, Äther und manchmal beides inhaliert wurde, den «ether frolics». Dabei war ihm aufgefallen, dass die Schmerzen, zu denen es nach kleineren Verletzungen oder Schnitten kam, während einer Inhalation der Gase nicht bemerkt wurden.

Der mit Long befreundete James M. Venable hatte nicht nur mit Ersterem schon an Äther-Partys teilgenommen, sondern plagte sich auch mit zwei lästigen Zysten im Nacken herum. Am 30. März 1842 ließ sich Venable von Long unter Äthernarkose eine der über 1,3 Zentimeter großen Geschwulste aus dem Nacken entfernen, einige Wochen später wurde die zweite herausgeschnitten, was sich als etwas schwieriger herausstellte. Der Patient empfand offenbar während beider Eingriffe keine Schmerzen und bestätigte hinterher, nichts von den Schnitten mit dem Skalpell gespürt zu haben. Bis Mitte Oktober 1846, dem Zeitpunkt von Mortons angeblicher Pioniertat im «Äther-Dom», hatte Long also schon zehn chirurgische Eingriffe unter Äthernarkose vorgenommen.

Es ist schwer zu sagen, warum Long seine revolutionäre Leistung den medizinischen Kollegen nicht mitteilte und einen Fachartikel publizierte. Schließlich litten Patienten seit Jahrtausenden unter unvorstellbarer Pein, wenn sie eitrige Entzündungen oder faulende Zähne quälten oder sich die Amputation von Gliedmaßen nicht vermeiden ließ. Long selbst gab diverse Gründe für seine verzögerte Veröffentlichung an. Es ist die alte Geschichte: Die Arbeitsbelastung in seiner Landarztpraxis in Jefferson (Georgia) habe ihm schlicht nicht die Zeit für eine Publikation gelassen. Zudem war er ein äußerst gewissenhafter und vorsichtiger Mediziner, der nicht sicher war, ob sich seine Ergebnisse verallgemeinern und auf andere Patienten übertragen ließen. Der Fachartikel über Longs erfolgreiche Narkosen erschien folglich mit siebenjähriger

Verspätung – im Dezember 1849 – mit einer Beglaubigung Venables, dass er seinerzeit keinerlei Schmerzen während der Prozedur empfunden hatte.[12]

Auch wenn Long mutmaßlich Morton mit der Ätheranästhesie zuvorgekommen war, ohne dass er zu Lebzeiten den Ruhm dafür einstreichen konnte, konkurrierte noch ein weiterer Arzt um die Ehre der ersten gelungenen Narkose. William Morton hatte nicht nur eine Weile zusammen mit Horace Wells (dem Herrn mit der Lachgasnarkose) eine Zahnarztpraxis geführt, sondern nach seinem Zahnarztstudium in Baltimore, das er ohne Abschluss verließ, in Harvard seine medizinischen Kenntnisse vertieft. Er machte zwar auch hier keinen Abschluss, hörte aber Vorlesungen des Chemikers und Arztes Charles Thomas Jackson (1805–1880), der darüber referierte, dass Ätherdämpfe auf der Haut lokal schmerzlindernd wirken könnten.

Nachdem Morton zunächst verschweigen konnte, welches Gas er zur Narkose im Oktober 1846 verwendet hatte – er sprach nebulös vom Schwefeläther Letheon, abgeleitet vom griechischen «lethe», dem Wort für Vergessen –, drängten ihn seine Kollegen, Farbe zu bekennen und den Namen der Substanz zu verraten. Jackson, bei dem Morton in Harvard Vorlesungen über die anästhetische Wirkung des Äthers gehört hatte, begann daraufhin einen Rechtsstreit um die Erstbeschreibung der Äthernarkose.

Die juristischen Auseinandersetzungen zogen sich über mehr als zwei Jahrzehnte hin und ruinierten Morton finanziell. Dagegen half auch die Prämie von 2500 Francs nicht viel, die Morton von der Pariser Akademie der Wissenschaften für seine Verdienste um die Narkose erhielt. Jackson bekam die gleiche Summe. Beide hatten sich mehrmals an die ehrwürdige Forscherversammlung in Frankreich gewandt, die den Schiedsrichter in letzter Instanz geben sollte. Das Ergebnis lautete Unentschieden. Jackson wurde für die Entdeckung und Morton für die erste Anwendung des Äthers zu Narkosezwecken gewürdigt. Allerdings stellte das beide nicht zufrieden; die Zwistigkeiten vor Gericht gingen weiter, was

gesteigert ist, folgt ein Zustand völliger Erschöpfung und Muskelschwäche, bei dem der Patient in tiefe Betäubung fällt. Solche Soldaten, die gewohnt sind, starken Schnaps zu trinken, lassen sich nur sehr schwer chloroformieren und kämpfen sehr stark gegen das wirksame Betäubungsmittel an.»[15] Dunants Beobachtung, wonach Alkohol die Wirkung von Betäubungsmitteln abschwächen kann, ist übrigens auch für viele heutige Anästhetika noch gültig. Schon beim Gebrauch von Lokalanästhetika, wie sie Zahnärzte verwenden, ist eine höhere Dosis nötig, wenn am Abend zuvor größere Mengen getrunken wurden oder der Alkoholkonsum generell erhöht ist.

Manchmal war die Dosis in den Frühzeiten der Narkose allerdings auch zu stark gewählt. Für eine optimale anästhetische Wirkung galt es, die Zeit zu berücksichtigen, die es brauchte, bis die Substanz vor Ort angeflutet war und ihr Wirkungsmaximum erreicht hatte. Wurde zu schnell zu viel Betäubungsmittel gegeben, konnte sich der Zustand der Patienten in kurzer Zeit rapide verschlechtern: «Manchmal bemüht man sich vergebens, Leute, mit denen man vor wenigen Augenblicken noch gesprochen hat, wieder zum Leben zu erwecken», notierte Dunant.[16]

Mit zunehmender Expertise und Erfahrung mit den Betäubungsmitteln waren immer längere Eingriffe möglich, ohne dass die Patienten währenddessen Schmerzen verspürten. Davon profitierte auch die heute weltberühmte Mayo-Klinik, die 1889 in Rochester im US-Bundesstaat Minnesota gegründet wurde – an einem entlegenen Ort weit entfernt von den Zentren der medizinischen Forschung an der Ostküste.

Entstanden ist die Mayo-Klinik aus einem Notspital, das 1883 für Opfer eines Tornados errichtet worden war. Das Krankenhaus mehrte seinen Ruf kontinuierlich. Dies lag an dem kundigen Chirurgen William Worrall Mayo (1819–1911), der zusammen mit seinen beiden Söhnen das Krankenhaus ausbaute. Der Erfolg der Mayo-Klinik beruhte nicht allein auf der Kunst der dortigen Ärzte, sondern auch auf Organisationsprinzipien wie Arbeitsteilung und Kooperation. Die Familie Mayo stellte – damals revolutionär – Anästhesisten, Bakteriologen und Pathologen an sowie Chirurgen, die sich spezialisiert hatten und daher in ihrem Fachgebiet immer besser wurden.

Die abgeschiedene Lage in der Kleinstadt trug zudem dazu bei, dass die Ärzte in der Mayo-Klinik wenig Konkurrenz hatten und Patienten aus einem größer werdenden Umkreis nach Rochester kamen. Bis heute gilt die Mayo-Klinik, die über Dependancen in verschiedenen Städten verfügt und mehr als 60 000 Mitarbeiter hat, als eine der besten Kliniken der Welt.

Die Methoden der Anästhesie wurden im 20. Jahrhundert kontinuierlich verfeinert. Zahlreiche neue Substanzen kamen hinzu, mit denen je nach Dosierung die Tiefe und das Ausmaß der Narkose besser gesteuert werden konnten. Abhängig vom Eingriff kann zudem darüber entschieden werden, was während der Narkose im Vordergrund stehen soll – Schmerzunterdrückung, Muskelrelaxation oder der Bewusstseinsverlust. Als ein Beispiel mag das in den 1970er-Jahren entdeckte Propofol gelten, das vor allem sedierend und kaum schmerzlindernd wirkt, weshalb es bei Darm- und Magenspiegelungen bevorzugt eingesetzt wird. Die Phase des Einschlafens wird als angenehm geschildert, manche Patienten berichten gar von euphorisierenden Traumbildern während der Narkose. Bei unsachgemäßem Gebrauch wird jedoch die Atmung unterdrückt. Der Musiker Michael Jackson (1958–2009) ist an einer Überdosis Propofol gestorben. Er soll es regelmäßig eingenommen haben und währenddessen nicht ausreichend medizinisch überwacht worden sein.

Ein gänzlich neuer Ansatz hielt in der zweiten Hälfte des 20. Jahrhunderts Einzug in die Schmerzmedizin. Psychologen, Ärzte für Psychosomatik und Schmerztherapeuten erkannten, dass Menschen abhängig von ihrer seelischen Verfassung unterschiedlich stark Schmerzen empfinden und damit umgehen. Schmerzen sind nicht gleich Schmerzen. Die neurobiologische Forschung zeigte zudem, dass Schmerz nicht dort entsteht, wo er wahrgenommen wird. Vielmehr werden die Schmerzsignale auf dem Weg ins Gehirn abgeschwächt oder verstärkt – abhängig von den psychosozialen Umständen. Wie stark der Tritt in einen Nagel wehtut, ist auch von der seelischen Stabilität abhängig.

Die Behandlung von Schmerzen wurde fortan nicht mehr allein als Spezialgebiet der Anästhesisten, sondern als Aufgabe angesehen, an der auch andere Fachärzte und Psychologen beteiligt waren. Immer stärker setzte sich die Erkenntnis durch, dass die Schmerzkarriere von Patienten stark von psychischen Faktoren und Vorbelastungen geprägt wird. Dies war einer der Gründe, interdisziplinäre Schmerzzentren zu schaffen, von denen das erste in Deutschland 1971 in Mainz entstand.

Bald zeigte sich, dass Zufriedenheit im Job und in den sozialen Beziehungen stark mit dem Schmerzerleben zusammenhängt. Wer unzufrieden am Arbeitsplatz ist, sieht sich beispielsweise einem siebenfach höheren Risiko für Rückenschmerzen ausgesetzt als jene, die ausgeglichen und mit ihrer Arbeit im Reinen sind. Wer seine Tätigkeit als belastend und mit wenig Wertschätzung verbunden empfindet, ist zusätzlich gefährdet. Dauerhaft fehlende Anerkennung, auch als «Gratifikationskrise» bezeichnet, gilt als wichtiger Risikofaktor für die Entstehung von Rückenschmerzen.[17] Auch seelische Belastungen in der Familie spielen eine Rolle und können zu psychosomatischen Beschwerden, Angst oder Depressionen führen.[18] Umgekehrt begünstigen Ängstlichkeit und depressive Neigungen die Entstehung von Schmerzen.

Die Schmerzforschung untersuchte und erkannte, welche Faktoren dazu beitragen, dass Schmerzen chronisch werden. Dauern ihre Beschwerden länger an, fangen viele Schmerzgeplagte an, zu katastrophisieren. Darunter verstehen Mediziner ein ängstlich-passives Vermeidungsverhalten von Patienten, die mit dem Schlimmsten sowie mit dauerhaften Schäden rechnen und daher Schmerzen abzuwehren versuchen, indem sie etliche Alltagsaktivitäten vermeiden. Alles, was mit Schmerzen in Verbindung gebracht wird, das kann auch das Erleben des eigenen Körpers in Bewegung sein, wird abgelehnt. Ähnlich schmerzverstärkend können sich negative Erfahrungen in der Kindheit auswirken.[19] Schmerzen, besonders Rückenschmerzen, überdecken oft negative Gefühle wie Wut, Einsamkeit, Aggression oder Trauer.

Schmerzen hinterlassen zudem Spuren, wenn sie häufig auftreten. Die Nerven zur Weiterleitung des Schmerzimpulses werden dann empfänglicher und sind leichter zu aktivieren; der Schmerz wird «gebahnt». Wenn Schmerz unter psychischen Belastungen erfahren wurde, prägt sich auch dies ein. Die Orte für Schmerz- und Gefühlsverarbeitung liegen im Gehirn dicht beieinander. Das Gehirn vernetzt beide Zustände, denn Schmerz bedeutet für den Körper Stress und schlechte Laune. Durch Angst vor Schmerzen wird der Stress noch größer. Wurde diese Spur genügend «befahren», funktioniert es auch umgekehrt. Dann löst Stress weitere Schmerzen aus; eine Negativspirale entsteht.

Leider merkt sich der Körper negative Muster. In den Gehirnregionen des limbischen Systems, im Bereich des Mandelkerns und der vorderen Kommissur, werden Schmerzreize mit Gefühlswahrnehmungen verknüpft. Dort entscheidet sich, wie intensiv Schmerz in das Bewusstsein gelangt, und wird ausgewählt, welche Schmerzreize aus der Peripherie im Gehirn ankommen. Gesunde verfügen über etliche Kontrollposten, die den Schmerz auf seinem Weg zum Gehirn hemmen und ihm seine Wucht nehmen. Wer anfällig ist und mit dem Schlimmsten rechnet, bei dem verstärkt sich die Schmerzwahrnehmung hingegen noch.

Ähnlich wie der Türhüter in Franz Kafkas Erzählung «Vor dem Gesetz» einzig dazu da ist, den Mann vom Lande daran zu hindern, sein Anliegen vorzubringen, gibt es hemmende Nervenbahnen, die primär dazu da sind, bestimmte Schmerzreize zu unterdrücken. Sie hemmen auf Rückenmarksebene die Schmerzweiterleitung oder modulieren im Gehirn, etwa im Thalamus, welche Reize in welcher Intensität zur Großhirnrinde weitergeleitet und damit wahrgenommen werden. Als Gate-Control-Theorie bezeichnen

Forscher seit den 1960er-Jahren dieses Phänomen. Durch chronische Schmerzerfahrungen und negative Gefühle wird die Schmerzschwelle gesenkt und der hemmende Einfluss auf die Schmerzbahnen entfällt. Es tut stärker weh.

Negative Gefühle schlagen sich deshalb auch neurobiologisch nieder, sie gehen buchstäblich auf die Nerven. Der «Türhüter» wird nachlässig, das heißt durchlässig für äußere Begehren. Schmerzen sind keine Einbahnstraße, auf der die Impulse nur von den peripheren Nerven zum Gehirn verlaufen. Mindestens so wichtig ist das, was durch Gefühle und Wahrnehmungsmuster von oben nach unten zurückgemeldet wird.

Gute Schmerztherapeuten beziehen diese Erkenntnisse aus der Forschung mit ein. Anders als in den Anfangsjahren der Anästhesie Mitte des 19. Jahrhunderts geht es nicht mehr allein darum, den Schmerz pharmakologisch zu dämpfen. Ebenso wichtig kann es sein, psychotherapeutisch den Schmerz verstärkende Faktoren zu schwächen und Patienten damit zusätzlich zu vermitteln, dass sie selbst etwas gegen den Schmerz tun können.

Die Kraft positiver Gedanken kann Schmerzen immerhin so stark lindern wie eine Dosis Morphin. Stellt man sich hingegen auf heftige Schmerzen ein – etwa vor dem Zahnarztbesuch – empfindet man sie stärker, als wenn sie unvorbereitet auftreten. Die Intensität unangenehmer Empfindungen wird entscheidend davon beeinflusst, welches Ausmaß an Schmerzen erwartet wird. Die biologischen Systeme für die Verarbeitung von Schmerzen und Emotionen überschneiden sich.

Nicht nur Angst und depressive Neigungen können Schmerzen verstärken, auch andere Gemütszustände sind daran beteiligt. Wie eng die Erfahrungen von Leid und sozialer Ausgrenzung zusammenhängen, haben Forscher um Naomi Eisenberger in den Jahren ab 2004 gezeigt.[20] Die Wissenschaftler beobachteten, dass seelische Schmerzen durch Einsamkeit oder absichtliche Isolation von einer Gruppe die körperliche Empfindlichkeit erhöhten. Sozialer und physischer Schmerz teilen sich gemeinsame Nervenbahnen und Signalwege. Fühlt sich jemand ungeliebt, einsam und nicht gewollt, tut das auch körperlich weh. Soziales und körperliches Leid ergänzen sich auf unheilvolle Weise.

Allerdings können Ärzte den engen Zusammenhang von Erwartung und Wirkung eines Medikaments auch positiv für den Genesungsprozess nutzen. Die Placebo-Forschung hat erstaunliche Erkenntnisse gewonnen, wie der Glaube an eine günstige Wirkung auch die Wirksamkeit eines Mittels erhöht. Damit ist nicht nur der ermunternde Zuspruch des Arztes gemeint, sondern auch die Darreichungsform der Arzneien. Kleine, unscheinbare Tabletten haben in der Patientenwahrnehmung demnach nicht so viel an Wirksamkeit zu bieten wie das, was auffällt. Von großen, schillernden, am besten zweifarbigen Kapseln oder bunten Filmdragees wird am ehesten angenommen, dass sie helfen und wirken.

Wenn sie einfarbig sind, spielt die Tönung der Pillen ebenfalls eine Rolle: Kräftig roten, orangefarbenen oder gelben Tabletten wird eine anregende Wirkung zugeschrieben. Sind die Medikamente hingegen grün, blau oder pastellfarben, gelten sie als beruhigend oder einschläfernd. Auch die Form der Tabletten – ob eckig oder rund – wirkt sich offenbar auf die Wirkung aus: Kantige Pillen haben demnach mehr Wumms.[21]

Die Wirkung von Spritzen unterliegt in der Vorstellung der Patienten ebenfalls einer eindeutigen Hierarchie. Dünne, kaum sichtbare Spritzen zur subkutanen Anwendung, wie sie sich Diabetiker spritzen oder der Thrombose-Prophylaxe dienen, gelten als eher dezent in ihrer Wirksamkeit. Eine intravenöse Spritze hingegen, deren Pieks stärker zu spüren ist und die zudem als Kanüle manchmal mit einer Infusionsflasche («Tropf») verbunden ist, macht mehr her. Und die – gelegentlich durchaus schmerzhafte – Injektion in den Muskel gilt als besonders effektiv, womöglich weil sie von den drei Injektionsarten am tiefsten in das Gewebe eindringt.

Was tief geht und wehtut, muss auch wirksam sein, so die verbreitete Annahme. Wenn das Medikament oder die Behandlung zudem noch teuer sind, wird die Wirkung ebenfalls als stärker eingeschätzt. Glauben Patienten, eine Behandlung sei kostspielig, lassen Schmerzen schneller nach. Dies gilt sogar dann, wenn die Therapie ausschließlich auf Scheinmedikamenten beruht.

Die Heilkraft des Schimmels: Die Entdeckung der Antibiotika

Medikamente gegen die schlimmsten Infektionskrankheiten zu finden, wirksame Mittel gegen Tuberkulose, Pest, Cholera, Ruhr und Typhus - das war lange Zeit die unerfüllte Hoffnung vieler Ärzte und Patienten und in der medizinischen Bedürfnishierarchie mindestens so wichtig, wie Schmerzen zu lindern. Gegen Ende des 19. Jahrhunderts wurden zwar bereits die ersten Erreger entdeckt, doch bis eine Therapie entwickelt worden war und entsprechende Arzneimittel hergestellt werden konnten, dauerte es noch mehrere Jahrzehnte.

Dabei hätte das Penicillin schon um 1880 seinen segensreichen Siegeszug gegen zahlreiche Infektionskrankheiten antreten können statt erst fünfzig bis sechzig Jahre später. Es war Joseph Lister, der schottische Chirurg und Begründer der Antisepsis, also der Keimreduktion, der in den 1870er-Jahren bemerkte, dass in Anwesenheit des angezüchteten Pilzes Penicillium glaucum keine Bakterien mehr wuchsen.

Angewendet hat Lister das Mittel 1884, nachdem eine Krankenschwester unter den Folgen eines schmerzhaften Pferdetritts litt. Das Hämatom im Gesäßbereich hatte sich nachfolgend entzündet, und die Frau entwickelte einen Abszess, also eine Ansammlung von Eiter, bei der das Gewebe einschmilzt und sich eine entzündliche Höhle bildet. Lister ließ zur Therapie Tücher, die in Penicillium glaucum getränkt waren, auf den Abszess legen, der sich schon bald zurückbildete. Doch der Chirurg hatte keine Möglichkeit, das Mittel in Serie herzustellen, zudem veröffentlichte er seine Erkenntnisse nicht, und so geriet das Medikament wieder in die Abstellkammer der Medizingeschichte.

Entdeckt wurde das Penicillin dann aus Vergesslichkeit – manchmal hat es auch Vorteile, nicht ganz bei der Sache zu sein. Alexander Fleming (1881–1955) muss im Labor nachlässig gewesen sein: Er hatte vor den Sommerferien Staphylokokken, eine verbreitete Bakterienart, auf eine Kulturschale mit Nährmedium gegeben. Doch er ließ die Bakterienkultur irgendwo stehen, und als er aus dem Urlaub zurückgekehrt war, hatten sich Schimmelpilze in der Schale gebildet. Genauer: Pilze der Gattung Penicillium notatum. Als er die verschimmelte Schale am 28. September 1928 genauer betrachtete, bemerkte er, dass sich der Bakterienrasen mit den Staphylokokken zwar gleichmäßig darin ausgebreitet hatte, rund um den Pilzbefall jedoch ein Saum frei von Bakterien geblieben war.

Fleming erkannte, dass die Pilze eine bakterienabtötende Wirkung haben mussten, und nannte den Stoff, den er daraus isolierte, demnach Penicillin. Seine Erkenntnisse veröffentlichte er bald in einer Fachzeitschrift.[22] In weiteren Versuchen stellte er fest, dass die neue Substanz besonders gegen jene Bakterien wirkte, die als grampositiv bezeichnet werden und zu denen Staphylokokken, Streptokokken und Pneumokokken gehören. Damit war der neue Stoff gegen ein beachtliches Arsenal an Erregern wirksam.

Doch weder seine Fachkollegen noch Fleming selbst kamen auf den Gedanken, dass mit der Substanz aus dem Schimmelpilz gerade eines der wirksamsten Medikamente überhaupt entdeckt worden war. Etliche Infektionen, von der Lungenentzündung bis zur Blutvergiftung, konnten damit effektiv behandelt werden – doch es dauerte noch Jahre, bis es endlich so weit war.

Die Mediziner, Biochemiker und Bakteriologen Howard Florey (1898–1968), Ernst Chain (1906–1979) und Norman Heatley (1911–2004) untersuchten zehn Jahre später, also ab 1938, diverse Substanzen, die im Ruf standen, Bakterien schädigen zu können. Dabei stießen sie zufällig auch auf das bereits von Fleming beschriebene

Penicillin. In Tierversuchen erwies es sich als äußerst wirksam. Von fünfzig Ratten, die eine tödliche Dosis Streptokokken verabreicht bekamen, starb nur eine in der Gruppe, die mit Penicillin behandelt wurde. In der Vergleichsgruppe ohne Penicillin überlebte keines der Tiere das Experiment.

Auch bei dem ersten Menschen, der gezielt mit Penicillin behandelt wurde, schien das Mittel gut zu wirken. Ein Polizist aus London hatte sich beim Rosenschneiden verletzt und die Wunde zunächst nicht beachtet. Doch aus der banalen Verletzung entwickelte sich eine bedrohliche Blutvergiftung. Das Fieber sank, als der Patient im Februar 1941 fünf Tage lang Penicillin bekam. Da der Medikamentenvorrat jedoch nicht ausreichte, konnte die Therapie nicht zu Ende geführt werden und der Patient starb vier Wochen später an der Sepsis.

Der Zweite Weltkrieg beschleunigte die Entwicklung und Herstellung des Mittels ungemein, denn bald zeigte sich, dass Wundinfektionen mit dem neuen Stoff gut behandelt werden konnten. Kein Medikament schien zu Kriegszeiten dringender benötigt zu werden. Die industrielle Fertigung des Penicillins startete 1942, nachdem Florey und Chain beschrieben hatten, wie das Mittel isoliert und in größerem Maßstab hergestellt werden konnte. Um die zahlreichen Kriegsverletzten versorgen zu können, begannen Pharmafirmen in England, den USA und Deutschland die Produktion hochzufahren. Auf die schnelle Herstellung folgte die schnelle Auszeichnung: Fleming, Florey und Chain bekamen 1945 den Nobelpreis für Medizin zuerkannt.

In seiner Dankesrede zeigte sich Fleming äußerst bescheiden. Er betonte, wie sehr eine revolutionäre Entdeckung wie die seine und der medizinische Fortschritt generell von Zufällen abhängig seien. Denn es war 1928 die «zufällige Kontamination einer Kulturplatte», die den Penicillin-Pilz überhaupt erst wachsen und Fleming eine andere Forschungsrichtung einschlagen ließ. Zudem hatte er nicht das biochemische Team um sich, das wie zehn Jahre später Florey und Chain die chemotherapeutischen Eigenschaften des Peni-

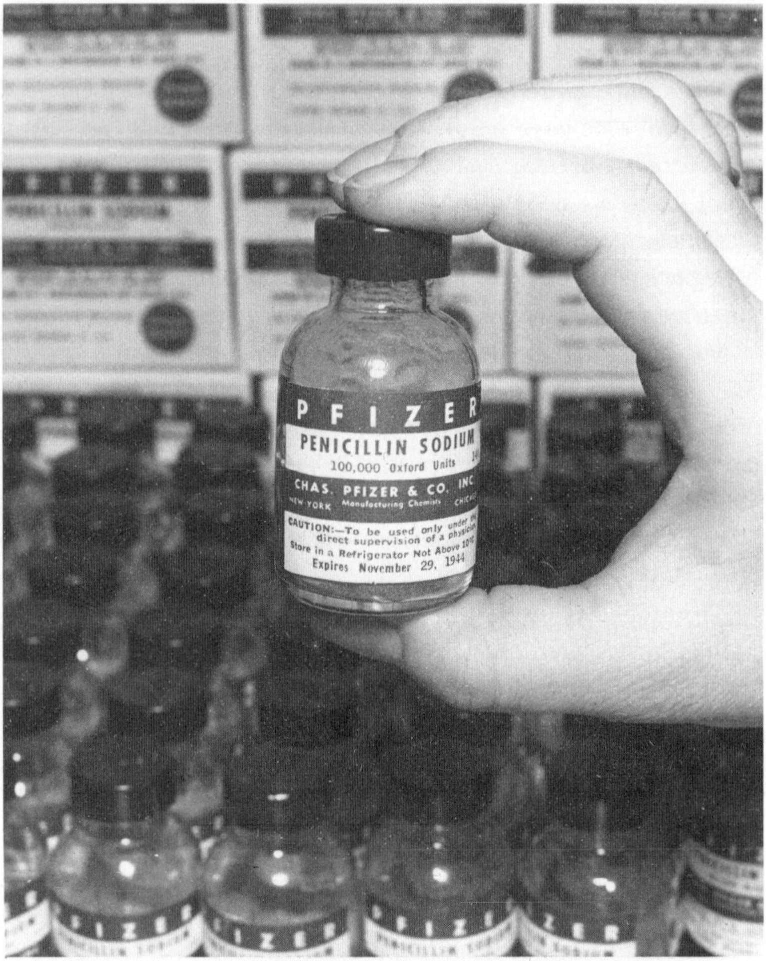

Eine frühe Charge des von Pfizer in den USA vertriebenen Penicillins aus dem Jahr 1944. Um die verwundeten Soldaten behandeln zu können, setzte während des Zweiten Weltkriegs die massenweise Herstellung des Antibiotikums ein.

cillins zur Entfaltung und anschließend in die Serienproduktion bringen konnte.

Doch auch diese beiden nahmen zufällig gerade diesen Stoff und nicht eine andere Substanz genauer unter die Lupe. Weiterhin hätte es ohne die Zwänge und Zufälle des Zweiten Weltkriegs wohl kaum die finanzielle Unterstützung für das Mittel und die beschleunigte Herstellung gegeben, weil das Penicillin für die Kriegswirtschaft und die Versorgung der Soldaten schon bald als unentbehrlich eingestuft wurde.[23]

Vor der Académie de Médecine in Paris hatte Fleming wenige Wochen zuvor in britischem Understatement erklärt, man habe ihn «bezichtigt, das Penicillin erfunden zu haben». Diese Unterstellung wies er jedoch entschieden zurück, «erfinden ließ sich das Penicillin von keinem Menschen, denn es wurde vor undenklichen Zeiten von (...) einem gewissen Schimmelpilz hervorgebracht».[24]

Trotz der beschleunigten Kriegsproduktion und der Adelung seiner Entdecker mit dem Nobelpreis war das Penicillin auch nach dem Krieg noch mehrere Jahre lang knapp. In dem Filmklassiker «Der dritte Mann» von 1949, der auf eine Novelle von Graham Greene zurückgeht, ist der Schwarzhandel mit gestohlenem und gestrecktem Penicillin das zentrale Thema. Das Medikament versprach nicht nur in dem Film, der einem wegen seiner nervenaufreibenden Zithermusik nicht aus dem Kopf geht, hohe Gewinnspannen und zog deshalb in den ersten Jahren, nachdem es auf den Markt gekommen war, kriminelle Banden an.

Neben den Penicillinen ist eine weitere Substanzgruppe unter den Antibiotika besonders wichtig: die Cephalosporine. Auch sie wurde ursprünglich aus Pilzen gewonnen und auch ihre Entdeckung ist dem Zufall zu verdanken – und einer ausgeprägten Beobachtungsgabe. Als der Mikrobiologe und Hygiene-Professor Giuseppe Brotzu (1895–1976) in seiner sardischen Heimat am Meeresufer spazieren geht, kreisen die Gedanken in seinem Kopf. Warum schwimmen und albern die jungen Männer ausgerechnet hier herum, wo das Abwasser von Cagliari direkt aus der Kanalisation ungefiltert ins Mittelmeer abfließt? Und wieso erkranken die jungen Burschen trotz des Schmutzes und der frei flottierenden Fäkalkeime nicht an Typhus, obwohl die Krankheit – wir schreiben das Jahr 1945 – in Sardinien sehr verbreitet ist? Sie essen sogar rohen Fisch, den sie direkt an der Einleitung der Kanalisation ins Wasser fangen, ohne dass ihnen hinterher übel ist oder sie gar krank werden.

Womöglich, so spekuliert er weiter, finden sich in diesen Gewässern natürliche Gegenspieler der Bakterien, die sie in Schach halten, sodass es nicht zu Erkrankungen kommt. Brotzu entnimmt Wasserproben an der fraglichen Stelle, und es gelingt ihm 1945, darin den Schimmelpilz Cephalosporium acremonium zu entdecken, der heute als Acremonium chrysogenum bezeichnet wird. Und tatsächlich, die Pilzkulturen weisen antibakterielle Eigenschaften auf und wirken gegen Salmonellen sowie gegen Brucella melitensis, beides Erreger des Typhus.

Brotzu publiziert seine Beobachtungen zwar in einer italienischen Fachzeitschrift, doch Italienisch ist weder damals noch heute die Sprache der Wissenschaft. Bekannt wird die Entdeckung aus den sardischen Abflussrohren erst, als Brotzu einige Proben an die Universität Oxford schickt, wo der Biochemiker Edward Abraham (1913–1999) Cephalosporin-C daraus isoliert.[25] Damit ist der erste Vertreter der bis heute wichtigen Cephalosporine entdeckt, die als Breitbandantibiotika weltweit genutzt werden.[26] Aus der Wasserprobe eines aufmerksamen Mikrobiologen an der sardischen Küste entwickelt sich über die Zusammenarbeit mit der Universität Oxford bald eines der umsatzstärksten Medikamente und wichtigsten Antibiotika, das längst in industrieller Großproduktion hergestellt wird.[27]

Brotzu, zuvor an den Universitäten Bologna und Modena tätig, bleibt trotz dieses wichtigen Beitrags an der Universität in Cagliari und damit seiner Heimatinsel treu. Für seine Entdeckung erhält er später die Ehrendoktorwürde der Universität Oxford. Auf Sardinien betätigt er sich weiterhin zum Wohle der Allgemeinheit. Er treibt die Trockenlegung der Sümpfe voran, um die damals noch endemische Malaria auszurotten. Später wird er Regionalpolitiker und Bürgermeister der sardischen Hauptstadt Cagliari, wo er 1976 hoch geachtet stirbt.

Verhütung, Verjüngung und Versteifung

Ein kleiner Schluck für die Frau, ein großer Schritt für die Menschheit: Nachdem die US-Zulassungsbehörde FDA am 9. Mai 1960 angekündigt hatte, ein Hormonpräparat zur Empfängnisverhütung zuzulassen, das seit 1957 gegen Blutungsbeschwerden verordnet worden war, begann das, was später zur sexuellen Revolution verklärt wurde. Am 18. August 1960 wurde das Mittel in den USA zugelassen, an dessen Entwicklung der Biologe Gregory Pincus (1903–1967) entscheidenden Anteil hatte. Das Prinzip: Eine Kombination aus Östrogenen und Gestagenen unterdrückt den Eisprung und zudem die Einnistung der Eizelle in die Gebärmutterschleimhaut.

Anfangs betonten Ärzte und Arzneimittelhersteller nur die medizinische Indikation des neuen Präparats,[28] der Papst und die Katholische Kirche waren trotzdem dagegen. «Anovlar» von Schering, die erste Pille, die 1961 in Westdeutschland auf den Markt kam, wurde deshalb als Mittel «zur Behebung von Menstruationsstörungen» eingeführt, obwohl Ärzte, Hersteller und Frauen wussten, was der eigentliche Zweck war.

Dem ärztlichen Selbstverständnis entsprach es damals, Arzneimittel nur dann zu verordnen, wenn jemand krank war. Medikamente bekamen Patienten, nicht Gesunde. Ein Medikament einzunehmen, und das täglich und ohne Beschwerden zu haben, war in der gesellschaftlichen Wahrnehmung neu und ungewohnt – erst recht zum Zweck der Empfängnisverhütung, die in weiten Kreisen der Bevölkerung als unmoralisch, unanständig und unerlaubt

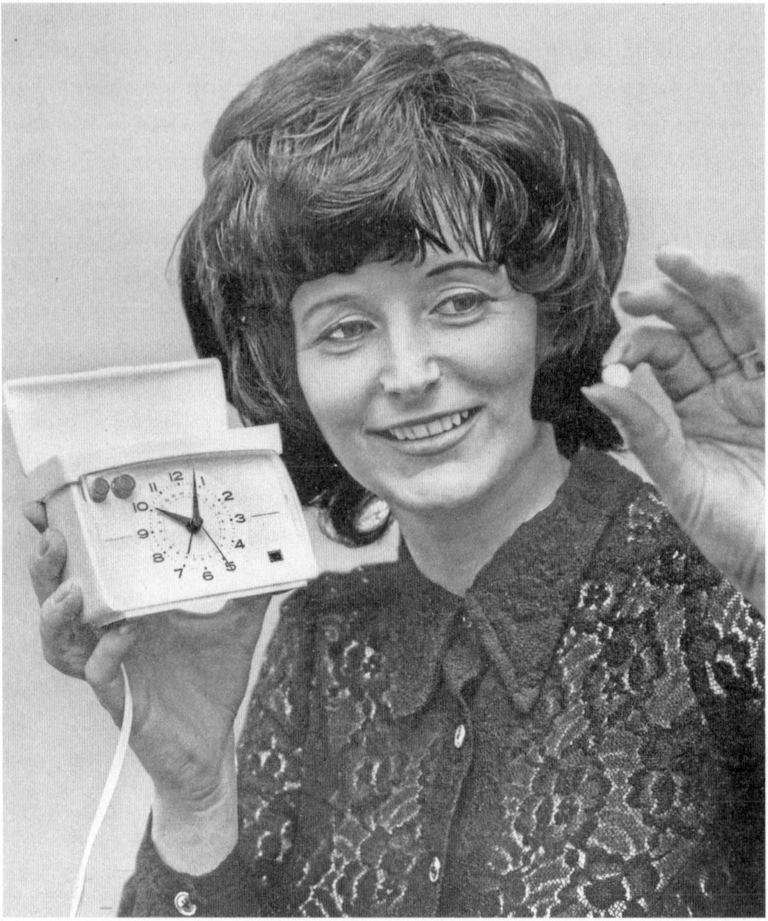

Bloß nicht die Pille vergessen! Auf einer Messe im englischen Blackpool wird 1971 ein Pillenwecker beworben, der die Antibabypille zur rechten Zeit ausspuckt.

galt. Schon bald zeigten sich auch die Nebenwirkungen der Pille. Vor allem bei den frühen, hoch dosierten Präparaten kam es in seltenen Fällen zu Bluthochdruck, Thrombosen, Embolien oder Störungen der Leberfunktion.

Zwar wurde schon vor 1960 mit Arzneimitteln experimentiert,

die nicht allein dazu dienten, gesund zu machen. Kampfflieger schluckten Aufputschmittel, um im Einsatz länger wach zu bleiben. Stimmungsaufheller wurden von trübsinnigen Menschen genommen, auch wenn sie nicht an einer Depression erkrankt waren. Aspirin wurde in den 1920er-Jahren als vorbeugendes Mittel gegen Gebrechen aller Art empfohlen. Doch diese Anwendungen betrafen zunächst keinen Massenmarkt. Die Pille war das erste Medikament für breite, gesunde Bevölkerungsschichten.

Die Pille wurde von Frauen als Mittel zur sexuellen Selbstbestimmung begrüßt. Frauenärzte ahnten jedoch, dass sich weitere Anwendungsbereiche auftun würden, wenn sich der weibliche Zyklus so leicht mit Östrogenen und Gestagenen beeinflussen ließ. Mitte der 1960er-Jahre veröffentlichte der New Yorker Frauenarzt Robert Wilson ein Buch mit dem euphorischen Titel «Feminine forever». Darin pries er Östrogene und andere weibliche Hormone als ewigen Jungbrunnen. Waren Frauen in Medizinbüchern der 1950er-Jahre noch als Greisinnen denunziert worden, sobald sie die Fünfzig überschritten hatten, schien nun alles möglich zu sein: elastische Haut, stabile Knochen, Gesundheit für Herz, Hirn, Adern und ewige Libido. Dazu brauchte es nur eine dauerhafte Hormongabe mit Beginn der Wechseljahre.

Ohne Hormone drohte hingegen Verfall, suggerierten Ärzte: Witwenbuckel, Krebs, Herzinfarkt, schlaffe Haut und nachlassende Lust. Die Hormongabe wurde bald als Hormonersatztherapie vermarktet und von Ärzten aufgegriffen. Der Begriff «Ersatz» vermittelte, dass Frauen in den Wechseljahren etwas fehlen würde. Die Legende von der Frau als Hormonmangelwesen war geboren.

Manche Gynäkologen wollten Frauen in und nach den Wechseljahren generell Hormone verschreiben – unabhängig davon, ob sie über Beschwerden klagten oder nicht. Die frühe und andauernde Hormongabe in der Menopause schien weibliche Gesundheit zu garantieren. «Ewig weiblich» war die Utopie, der Ärzte wie Frauen nachhingen. Hormone galten als hilfreich, sodass auf Ärztekongressen sogar darüber diskutiert wurde, ob man weibliche Hormone dem Trinkwasser beimengen könnte – wenn nur die Männer nicht wären.

Erst im Jahr 2002 bekam das Bild von der segensreichen Wirkung der Hormone deutliche Risse. In den USA wurde eine große Untersuchung zur Frauengesundheit vorzeitig abgebrochen. In der bis 2005 geplanten Studie der Women's Health Initiative (WHI), an der 16 000 Frauen zwischen 50 und 79 Jahren teilnahmen, waren zu viele Nebenwirkungen aufgetreten: Unter den Frauen, die eine Hormonkombination erhielten, traten 41 Prozent mehr Schlaganfälle, 29 Prozent mehr Herzinfarkte und doppelt so viele Thrombosen und Embolien auf. Auch der Anteil der Frauen mit Brustkrebs war unter der Hormongabe um 26 Prozent erhöht.[29] Bis heute wird um die Interpretation der Daten gerungen; Befürworter der Hormongabe betonen die Vorteile und reden die Risiken klein.

Zur selben Zeit, als die Hormongabe in den Wechseljahren in die Kritik geriet, wurde eine andere weibliche Eigenart immer offensiver auf ein hormonelles Ungleichgewicht zurückgeführt: Dass Frauen angeblich weniger sexuelle Lust verspüren, erklärten einige Pharmafirmen und mit ihnen verbundene Forscher zur Krankheit. Schon bevor Viagra 1998 zugelassen wurde, suchte die Industrie nach pharmakologischen Stimuli für die Frau. 1997 fand in Cape Cod eine pharmagesponserte Konferenz zum Thema statt: «Bewertung der weiblichen Sexualfunktion in klinischen Studien». Seitdem haben Urologen und Frauenärzte die mangelnde Lust als «Female Sexual Dysfunction» (FSD) popularisiert.[30] In Boston eröffnete die Women's Sexual Health Clinic, 2004 wurde das «Journal of Sexual Medicine» begründet, das neben Fachartikeln auch etliche Beilagen der Industrie zur FSD veröffentlichte. Von der Industrie abhängige Mediziner lieferten Daten, wonach angeblich 40 Prozent der Frauen unter FSD leiden würden.

Da sich die Pille schnell verbreitete, setzten Diskussionen um vermeintliche oder tatsächliche Risiken früher und intensiver ein als bei Mitteln, mit denen Krankheiten behandelt wurden. Mit der Pille kam die Angst vor der «Pillenfigur» – also vor Fettpolstern an Po, Hüfte, Schenkeln. Das erhöhte Risiko für Thrombosen zeigte sich ebenfalls, doch die Ängste nahmen manchmal irreale Ausmaße an.[31] 1995 warnte die britische Arzneimittelbehörde vor Antibabypillen der dritten Generation, die das Risiko für Thrombosen gegenüber jenen der zweiten Generation verdoppeln könnten – verdoppeln heißt ein Anstieg um 100 Prozent. Die Gesundheitsbehörden wurden informiert und schalteten alarmistische Anzeigen in Großbritannien.

Der wissenschaftliche Hintergrund gab weniger Anlass zur Sorge: Studien hatten gezeigt, dass von 7000 Frauen, die eine Pille der zweiten Generation nahmen, eine mehr eine Thrombose bekam als in der Gruppe jener Frauen, die keine Pille nahm. Eine Pille der dritten Generation führte hingegen zusätzlich bei zwei von 7000 Frauen zur Thrombose. Diese Veränderung von einem auf zwei Fälle kann man als Steigerung um 100 Prozent bezeichnen – oder, dass das zusätzliche Risiko zu vernachlässigen ist.

In England hatte die neue Angst vor der Pille jedoch drastische Konsequenzen. Tausende Frauen setzten die Pille ab, auch wenn sie gar keine Pille der dritten Generation nahmen. 1996 kam es zu 13 000 zusätzlichen Abtreibungen aufgrund ungewollter Schwangerschaften. Die Zahl der Teenager-Schwangerschaften der unter Sechzehnjährigen stieg um 800 an.[32] Tragischerweise gehen sowohl Abtreibungen als auch Schwangerschaften mit einem erhöhten Thromboserisiko einher, das um ein Vielfaches größer ist als jenes durch Einnahme der Pille. In Summe kamen in Großbritannien mehr Frauen zu Schaden, weil sie die Pille absetzten, als durch deren Einnahme.

Die Sexualität des Mannes geriet ebenfalls in den Blickpunkt der Medizin, wenn auch etliche Jahre später und durch einen Zufall; die Nebenwirkung wurde schnell zur Hauptwirkung. Doch wie bei der Frau befindet sich auch beim Mann das wichtigste Geschlechtsorgan nicht zwischen den Beinen, sondern zwischen den Ohren. Ist die Lust verkümmert oder stehen andere körperliche oder psychische Hemmnisse im Wege, nützt auch pharmakologische Aufbauhilfe nichts. Es wird sich keine Erektion einstellen. Anders verhält es sich bei Männern, die zwar gerne wollen, aber mit in die Jahre gekommenen Blutgefäßen oder aus anderen Gründen gerade nicht können.[33]

Der Arzneimittelkonzern Pfizer hat 1998 den «blauen Diamanten» Viagra auf den Markt gebracht, Eli Lilly und Glaxo-SmithKline folgten und entwickelten die Präparate Cialis und Levitra. Sildenafil, so der pharmakologische Name, wurde in den 1990er-Jahren zwar ursprünglich als Herzmedikament und zur Linderung von Lungenhochdruck entwickelt. Es war eine unerwartete Nebenwirkung, dass die Substanz anderswo den Druck erhöhte und damit manchem Mann das Herz erleichterte.

Nachdem Viagra 1998 auf den Markt gekommen war, trug das Mittel dazu bei, die erektile Dysfunktion – umgangssprachlich Impotenz genannt – und den Umgang damit aus der Schmuddelecke zu befreien, und zwar medizinisch wie gesellschaftlich. In der Zeit vor Viagra waren Männer mit Potenzproblemen auf weitgehend nutzlose hydraulische Apparaturen, Vakuumvorrichtungen und Ballonpumpen angewiesen oder auf Angebote von Quacksalbern, um zur Erektion zu kommen. Die diskrete, effektive Einnahme einer kleinen, blauen Tablette hat einiges erleichtert. Es geht nicht um Sex auf Knopfdruck oder Doping im Bett, sondern um eine nicht lebenswichtige, aber lebenslustige Beihilfe.

Einen weiteren Nutzen kann Viagra immerhin für sich beanspruchen: Es ist ein Arzneimittel, das bedrohte Tierarten schützt. Seit sich die Wirksamkeit von Viagra herumgesprochen hat, werden weniger Nashörner, Tiger und andere Lebewesen gejagt, um sie zu Potenzmitteln zu verarbeiten.

Arzneien, Spritzen und Tabletten

Mit den Fortschritten und der Verwissenschaftlichung von Chemie und Pharmazie entwickelten sich Ende des 19. Jahrhunderts Arzneimittelbetriebe, die sich schnell vergrößerten und im 20. Jahrhundert zu mächtigen Pharmafirmen heranwuchsen. Aufstrebende Unternehmer machten sich die Erkenntnisse aus der Forschung zunutze. Viele Pharmaunternehmen hatten andere Wurzeln und waren ursprünglich zur Farbstoffherstellung gegründet worden. So waren die Vorläufer der Bayer AG die 1863 entstandenen Farbenfabriken Friedrich Bayer et comp. Dort begann 1887 der Aufbau einer pharmazeutischen Abteilung, im selben Jahr wurde der bis nach dem Zweiten Weltkrieg populäre Fiebersenker «Phenacetin» auf den Markt gebracht – entstanden aus einem Zwischenprodukt der Farbstoffherstellung.

Auch die Pharmafirma Boehringer-Ingelheim entwickelte sich aus einer 1885 von Ernst Boehringer gekauften chemischen Fabrik, die sich zuvor hauptsächlich der Herstellung von Weinstein gewidmet hatte. Ähnliches gilt für Ciba und Sandoz, zwei 1884 und 1886 in Basel gegründete Firmen zur Produktion von Anilinfarben, die bald auch eine pharmazeutische Abteilung aufbauten. Die Pharmasparte wurde zum wichtigsten Zweig dieser später weltweit operierenden Unternehmen.

Vor dem 19. Jahrhundert waren Arzneimittel fast immer in Handarbeit und in geringer Menge in Apotheken angerührt und hergestellt worden. Nur wenigen dieser Apotheken wie Merck in Darmstadt und Schering in Berlin gelang es, mit eigenen Produkten einen Großhandel aufzuziehen oder ein Labor an die Apotheke anzugliedern. Erst damit war es möglich, in großem Maßstab zu produzieren und die Aufbruchstimmung der Branche zu nutzten, die seit den 1880er-Jahren ständig neue Medikamente auf den Markt brachte.

Manchmal folgte die Erfindung pharmakologischer Substanzen wundersamen Wegen und Zufällen, manchmal steckten schlicht persönliche Motive dahinter.[34] So waren Wissenschaftler von Bayer in den 1890er-Jahren fieberhaft auf der Suche nach einem Mittel gegen Husten und Erkältungsleiden. Seit den 1870er-Jahren wurde Salicylsäure, ein Stoff aus der Weidenrinde, vermehrt gegen Rheumatismus und andere Schmerzen genutzt. Die Nebenwirkungen waren jedoch erheblich, und darunter litt auch der Vater des für Bayer tätigen Chemikers und Pharmazeuten Felix Hoffmann (1868–1946). Der Vater hatte seinem Sohn nahegelegt, ein besser verträgliches Mittel zu entwickeln, und tatsächlich wurde 1896 ein vielversprechendes Gemisch gefunden, das zunächst an den eigenen Arbeitern und Angestellten getestet wurde – verpflichtende klinische Studien gab es damals noch nicht. Das neuartige Medikament unterdrückte formidabel den Hustenreiz, zudem waren die Mitarbeiter bester Laune, ja sogar euphorisiert. Weil sich manche Probanden nach der Einnahme geradezu heroisch fühlten, wurde das Mittel auf den eingängigen Namen «Heroin» getauft. Die Geschichte ging nicht gut aus, wie wir heute wissen.

Das Medikament konnte zwar unkompliziert oral genommen werden, doch eine Karriere als Erkältungsarznei machte es nicht. Heroin unterdrückte zuverlässig Schmerzen und linderte den Husten, aber die Nebenwirkungen auf die Psyche entpuppten sich bald als fatal: Suchtgefahr und Entzugssymptome waren nicht zu übersehen, sodass die Substanz als Erkältungsmittel nicht infrage kam. Ein Medikament konnte eben auch eine Droge sein und abhängig machen. Der englische Ausdruck «drug», der sowohl Drogen als auch Medikamente bezeichnet, zeigt in seiner Doppeldeutigkeit, wie nahe beides beieinander liegt. Bereits 1911/12 wurde auf der ersten Opiumkonferenz, die in Den Haag stattfand, das Rauschmittel geächtet und ein Heroin-Verbot diskutiert. Bayer stellte jedoch erst 1931 auf politischen Druck hin die Produktion ein.

Felix Hoffmann hatte sich inzwischen längst anderen Forschungsprojekten zugewandt und isolierte 1897 die Acetylsalicylsäure – aus dem «A» für Acetyl und dem «spirin» der Spiraea-

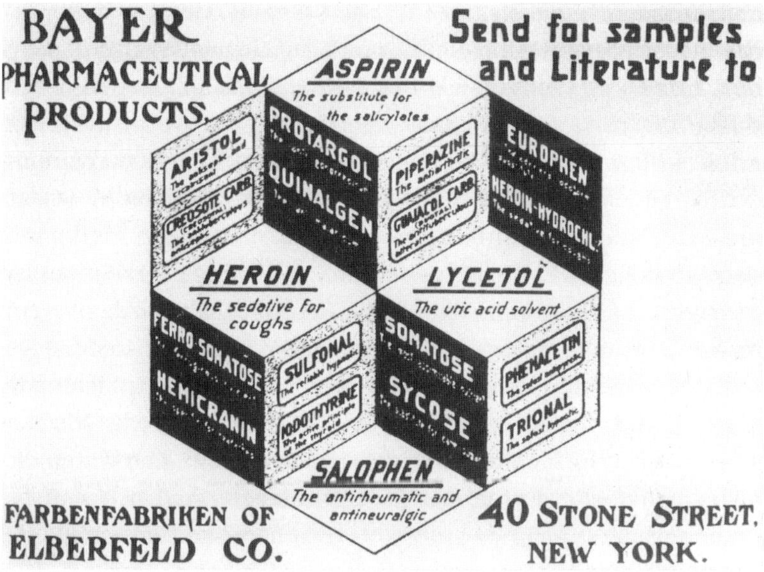

Reklame der Firma Bayer aus dem Jahr 1900. Neben Aspirin wurde damals auch Heroin als unbedenkliches Arzneimittel gegen Hustenreiz vermarktet.

säure, deren Vorsubstanz aus Spiersträuchern gewonnen wurde, leiteten die Entwickler den Namen Aspirin ab. Dieses Mittel sollte zum bekanntesten und wohl erfolgreichsten Medikament weltweit werden; zwischenzeitig brachte es ein Drittel des Umsatzes von Bayer ein. Aspirin wurde so populär und galt bald als Universalmittel, sodass in den 1920er-Jahren diskutiert wurde, ob es dem Blumenwasser beigegeben werden sollte, damit Schnittblumen länger frisch blieben.

Auch die Geschichte eines anderen Mittels folgte skurrilen Wegen, bei denen der familiäre Eigennutz als Motiv nicht zu leugnen ist. Leandro Panizzon (1907–2003), Chemiker in Diensten des Schweizer Pharmakonzerns Ciba, forschte an Mitteln zur Stimmungsaufhellung. Er haderte mit dem zurückhaltenden Temperament seiner Frau Rita. Selbst ist der Mann, muss er sich gedacht haben. Also probierte er das von ihm 1944 synthetisierte Methylphenidat zunächst an sich und seiner Gattin aus. Nachdem diese die neuartigen Pillen geschluckt hatte, wurde sie bald lebhafter und konzentrierter, auch ihr Tennisspiel verbesserte sich, ihre Vorhand kam präziser. Panizzon war so begeistert von der Wirkung, dass er das Mittel nach dem Vornamen seiner Frau Ritalin nannte.

In Deutschland kam das Medikament 1954 auf den Markt; von 1971 an fiel es unter das Betäubungsmittelgesetz. Fragwürdige Popularität erlangte es allerdings seit den 1990er-Jahren und im neuen Jahrtausend. In den zurückliegenden drei Jahrzehnten vervielfachte sich die Diagnose ADS, wie das Aufmerksamkeitsdefizit-Syndrom abgekürzt wird. Manche Eltern sahen (und sehen) in dem Mittel eine segensreiche Hilfe für ihr Kind; andere befürchten, dass lebhafte Kinder auf diese Weise ruhiggestellt und medikamentös auf die schulischen und erzieherischen Anforderungen hin abgerichtet würden.

In der modernen Medizin gibt es allerdings nicht nur bemerkenswerte Erfolge und auf Zufall beruhende Heilsgeschichten, sondern auch Moden und Versprechen, die enttäuschten oder sich gar als gefährlich entpuppten. Als frühe Warnung und tragisches Beispiel gilt der Skandal um das millionenfach verkaufte Beruhigungsmittel Contergan, das zunächst als gesundheitlich unbedenklich galt. Am 27. November 1961 zog die Firma Grünenthal ihr Schlafmittel zurück, nachdem immer deutlicher wurde, dass die Einnahme des Medikaments in der Schwangerschaft zu Fehlbildungen führte. Kurz zuvor hatte der Kinderarzt Widukind Lenz (1919–1995) erkannt, dass der in Contergan enthaltene Wirkstoff Thalidomid ungeborene Kinder schädigen würde. Er machte den Hersteller darauf aufmerksam und sprach über seine Erkenntnisse auf einem Ärztekongress – verbunden mit der Forderung, das Mittel sofort zurückzuziehen.

Contergan kam 1957 in Deutschland und etlichen anderen Ländern auf den Markt und gehörte vor Bekanntwerden der dramatischen Nebenwirkungen zu den meistverkauften Schlaf- und

Beruhigungsmitteln. Bald wurden jedoch Kinder mit Fehlbildungen und Verkürzungen im Bereich der Arme und der Beine geboren. In Fachartikeln hatte es zuvor Vermutungen gegeben, dass von dem Medikament, das «bemerkenswert frei von toxischen Effekten» zu sein schien, auch bei Erwachsenen Nebenwirkungen wie Taubheitsgefühle und Lähmungen in den Extremitäten ausgehen könnten.[35] Schätzungen zufolge kamen mindestens 5000, womöglich sogar 10 000 Kinder mit Fehlbildungen der Gliedmaßen auf die Welt, die auf eine Contergan-Einnahme während der Schwangerschaft zurückzuführen sind.

Erst 1968 begann der Prozess gegen die Firma, der allerdings 1970 schon wieder eingestellt wurde. An dem Verfahren hatten 312 Geschädigte als Nebenkläger teilgenommen. Zunächst wurden 100 Millionen D-Mark Entschädigung gezahlt. In den Folgejahren wurden die Summen jedoch aufgestockt und Fonds zur Rentensicherung der Geschädigten eingerichtet. Zudem führte der Contergan-Skandal dazu, dass die Vorgaben für klinische Studien, das Arzneimittelrecht und die Produkthaftung verschärft wurden – was spätere Zwischenfälle allerdings nicht vollständig verhindern konnte.

Gentherapie und Präzisionsmedizin: Individuell und riskant

Eine völlig neue Richtung wurde Ende des 20. Jahrhunderts mit der Gentherapie eingeschlagen. Die Methode erntete immer wieder negative Schlagzeilen, obwohl sie bis heute als mögliche Behandlungsform für seltene, bisher nicht heilbare Erbkrankheiten gilt und beachtliche Erfolge vorzuweisen hat. Seit James Watson und Francis Crick 1953 die Struktur der DNA-Doppelhelix entdeckt hatten, standen die Gene im Mittelpunkt des Interesses, wenn es um neue Möglichkeiten der Behandlung ging. Forscher schwärmten von der Idee, defektes Erbmaterial durch gesundes zu ersetzen, indem sie es direkt in die Zelle einschleusten. Mittels Gentherapie sollten Krankheiten, die auf Fehler im Erbgut zurückzuführen waren, geheilt werden; von einer «strahlenden Medizin der Zukunft» war bald die Rede.[36]

Martin Cline von der University of California in Los Angeles behandelte 1980 als Erster weltweit Kranke mittels Gentherapie. Die Genehmigung dafür hatte er zwar beantragt, doch die Antwort blieb zunächst aus. Cline entnahm zwei Patienten mit Thalassämie dennoch Zellen aus dem Knochenmark und gab Gene zur Produktion des Blutfarbstoffs hinzu. Dann spritzte er beiden Patienten die genveränderten Zellen in die Vene. Bei dem Leiden ist die Produktion des Blutfarbstoffes gestört. Manche Kranke sterben, bevor sie das fünfundzwanzigste Lebensjahr erreichen. Der Erfolg der neuartigen Behandlung war ungewiss, doch Cline setzte sich über die juristischen Regeln und Standesvorschriften hinweg.

Die Antwort der Gutachter kam einen Tag später: Der Antrag auf eine erste Gentherapie beim Menschen wurde abgelehnt. Als Clines eigenmächtiges Handeln bekannt wurde, war die Öffentlichkeit von dem illegalen «Menschenexperiment» entsetzt. Ob Cline den Patienten geholfen oder geschadet hat, ist bis heute offen. Sie starben wenige Jahre später – nach einer Zeit, die in etwa auch ihrer durch die Krankheit begrenzten Lebenserwartung ohne Behandlung entsprochen hätte. Kein guter Start für die neue Therapie.

1990 begann die erste genehmigte Gentherapie an den Nationalen Gesundheitsinstituten der USA. Der vierjährigen Ashanti DeSilva, die an einer angeborenen Immunschwäche litt, wurden gentechnisch veränderte Abwehrzellen in die Blutbahn gespritzt. Die Krankheit des Mädchens war so selten, dass Spötter meinen, es gebe mehr Forscher, die sich damit beschäftigen, als Patienten. Zusätzlich zur Gentherapie bekam Ashanti auch die herkömmliche Behandlung. Nach vier Jahren stellten die Forscher fest, dass die neuartige Therapie nicht zur Heilung geführt hatte, der Zustand des Mädchens war unverändert.

Auch spätere Gentherapien schlugen gelegentlich fehl. Dennoch wurden seit 1990 weltweit Menschen in Tausenden Studien auf diese Weise behandelt, wobei der Erfolg der Behandlung nicht immer eindeutig belegt werden konnte. Der größte Rückschlag kam 1999, als der damals achtzehnjährige Jesse Gelsinger nach einer Gentherapie starb. Um zur Behandlung intakte Gene in die Zellen zu bringen, in denen sich bei den Kranken einige defekte Gene befinden, sind sogenannte Genfähren nötig; oft werden Viren dazu verwendet. Jesse Gelsinger wurden jedoch zu viele Viren als Träger der Ersatzgene injiziert, was er nicht überlebte. Seitdem sind die ethischen Vorgaben präzisiert worden.[37] Vielfältig sind dennoch die Probleme, die passende Genfähre zu finden und das Ersatzerbgut dauerhaft in der Zelle zu verankern. Trotzdem ist der Glaube an die Macht der Gene ungebrochen. Neuentdeckungen im Erbgut werden regelmäßig als Start für die Heilung bisher tödlicher Erkrankungen angekündigt – und von teilweise übertriebenen Therapieversprechen begleitet.

Auch die Vermessung des Erbguts haben Forscher in größtmöglichen Dimensionen geschildert. Als die «fast vollständige Entschlüsselung» des Genoms im Sommer 2000 zeitgleich in mehreren Hauptstädten der Welt in Pressekonferenzen vorgestellt wurde, nährte die Inszenierung den Glauben, den «Bauplan des Menschen» nun verstanden zu haben – und bald alle Leiden heilen zu können. Daniel Cohen, einer der bekanntester Genkartierer Europas, sprach gar von den «Genen der Hoffnung».

Doch was folgt aus einer Vermessung der Gene? Angenommen, man findet auf einem Chromosom ein Gen und kann seine Funktion erkennen. Womöglich ist es an der Entstehung einer Krankheit beteiligt. Ist es das einzige Gen, das zur Erkrankung führt, oder tut es das im Wechselspiel mit anderen? Führen alle Veränderungen zur Krankheit oder nur bestimmte? Bis heute sind diese Fragen nicht beantwortet. Kein Forscher kann erklären, warum beispielsweise ein Gendefekt auf Chromosom 7, der die Ursache der Krankheit Mukoviszidose ist, bei einem Kind zur schwersten Ausprägung führt, dabei die Lungen und andere Organe verschleimen und die Lebenserwartung bei vielleicht dreißig Jahren liegt, während ein anderes Kind mit dem gleichen Gendefekt nur wenige Einschränkungen hat und fünfundsiebzig Jahre alt werden kann. Dabei gilt die Mukoviszidose als «Modellerkrankung» für die Gentherapie, eben weil die Ursache für das Leiden monogenetisch ist, also nur ein defektes Gen auf einem Chromosom dafür verantwortlich ist.

Die Erfolge der Gentherapie und anderer aus der Kartierung des Erbguts abgeleiteter Verfahren sind bisher nur zögerlich eingetreten. Ärzte und Forscher verfolgen deshalb ein neues Narrativ. Unter dem Schlagwort «individualisierte» oder «personalisierte» Medizin machen sie Hoffnung. Der Patient vermutet hinter diesen Wortschöpfungen, dass sich die Heilkunde auf ihren Kern besinnt – ein intensives Arzt-Patienten-Verhältnis, bei dem die Bedürfnisse der Kranken im Mittelpunkt stehen. «Das Gegenteil ist der Fall», schimpfte der kanadische Arzt George Browman. «Es geht bei der personalisierten Medizin um hochtechnisierte Forschung, um Gene, Proteine und den Zellstoffwechsel. Hier werden Patienten in die Irre geführt», denn noch sind Vorteile für Kranke nicht immer gegeben und die Nebenwirkungen der Behandlung oft erheblich.[38] Tatsächlich versteckt sich hinter dem Begriff personalisierte Medizin auch eine PR-Strategie der Pharmaindustrie und finanziell daran beteiligter Wissenschaftler.[39] Marketingabteilungen der Firmen kündigen maßgeschneiderte Mittel für eine personalisierte Medizin der Zukunft an, die neue, auf molekulare Ziele gerichtete Medikamente bereitzuhalten verspricht.

Denn die Pharmaindustrie steckt in einer Umbruchphase, vielleicht sogar in der Krise. Viele lukrative Patente laufen aus. Echte Innovationen und Therapieverbesserungen wären dringend nötig, gerade in der Krebsmedizin oder zur Behandlung der Multiplen Sklerose. Doch die Zahl der Medikamentenzulassungen hat sich seit den 1990er-Jahren ungefähr halbiert, obwohl die Genehmigung immer schneller erfolgte.[40] Tatsächlich neu war aber nur ein kleiner Teil der Mittel. Der Grund ist eine Mischung aus Übersättigung und mangelnden Erfolgen. Für die Behandlung vieler Krankheiten gibt es schon diverse Medikamente, auch wenn damit keine vollständige Heilung möglich ist. Arzneimittelhersteller haben seit Jahren keine Bestseller mehr auf den Markt gebracht. Viele neue Präparate sind Nachahmungen oder Variationen des Bekannten und werden daher als Me-too-Präparate bezeichnet. Vielen Ärzten dürfte es schwerfallen, zehn neue Medikamente zu nennen, die in den vergangenen zehn Jahren entwickelt worden sind, auf die sie in ihrer Berufspraxis nicht verzichten könnten.

Die Branche der Arzneimittelhersteller hat daher den Kurs geändert. Statt verstärkt Mittel gegen Volkskrankheiten zu entwickeln oder auf Blockbuster zu setzen, werden Nichebuster beworben – teure Medikamente für kleine Zielgruppen mit seltenen Leiden. Doch die personalisierte Medizin weckt womöglich falsche Erwartungen. Das Wechselspiel zwischen Genen, Proteinen und Umwelt ist komplex. Versprechen, wonach mittels personalisierter Medizin Krebs oder die anderen großen Volksleiden geheilt werden können, hält Wolf-Dieter Ludwig, Krebsexperte und bis 2024 Vorsitzender der Arzneimittelkommission der Deutschen Ärzteschaft, für «Science-Fiction». Vieles, was als personalisierte Medizin angepriesen werde, klinge zwar attraktiv, sei aber wenig oder gar nicht belegt.[41] Dennoch schlagen Forscher in der Darstellung neuer Erkenntnisse oft den Bogen zur Therapie. Aussichten auf Heilung verkaufen sich eben besser als skeptisches Abwägen.

Dass die Erforschung seltener Erkrankungen verstärkt angemahnt und gefördert wird, passt zu diesem Trend. Medikamente dagegen werden weniger streng geprüft und wenn verbreitete Krankheiten nur gründlich genug in immer kleinere Untergruppen aufgeteilt werden, gehören sie irgendwann ebenfalls zu den seltenen Leiden. Auch deshalb ist immer häufiger von vernachlässigten Krankheiten und Defiziten in diesem Bereich der Medizin die Rede, die behandelt werden müssten – nicht allein aus Barmherzigkeit und Umsicht, sondern weil für die Entwicklung entsprechender Mittel die regulatorischen Hürden geringer und die Fördermöglichkeiten günstiger sind.

Für George Browman sind die Übertreibungen der personalisierten Medizin nicht nur ärgerlich, sondern schädlich. «Wir sollten keine Zeit damit verschwenden, die personalisierte Medizin als wissenschaftliches Etikett zu etablieren», fordert er. «Hinter einer Medizin, bei der sich tatsächlich die Menschen im Mittelpunkt befinden, steht zwar nicht die Mystik der Gene, aber dafür können wir das verändern, was die Patienten erleben und durchmachen – und was wirklich für sie wichtig ist.»[42]

Was das konkret heißt, zeigt sich jedes Jahr auf großen Krebskongressen. Dort werden regelmäßig neue, «individualisierte» Therapien vorgestellt. Die «Erfolgsquoten» ähneln sich jedoch, und oft werden Medikamente, mit denen sich die Überlebenszeit nur um wenige Wochen verlängert, trotzdem als Durchbruch gefeiert. Der Onkologe Tito Fojo und die Ethikerin Christine Grady kritisieren derartige Meldungen als Augenwischerei: «Solche Ergebnisse führen zu der Frage: Was zählt als Erfolg in der Krebstherapie? Und welchen Preis ist ein so geringer Nutzen wert?» Die Behandlung eines einzigen Krebspatienten mit den neuen Therapien kostet inzwischen oft mehr als 100 000 Dollar. Fojo und Grady haben bereits vor fünfzehn Jahren errechnet, dass es bei den marginalen wie teuren Therapiefortschritten 440 Milliarden Dollar kosten würde, das Leben der 550 000 Amerikaner, die jährlich an Krebs sterben, um ein Jahr zu verlängern.[43] Eine utopische Summe.

Dass eine «maßgeschneiderte» Krebstherapie in vielen Fällen nicht erfolgreich sein kann, liegt an der Beschaffenheit der Tumore. Allein bei Bauchspeicheldrüsenkrebs können 2516 Gene fehlreguliert sein, wie eine wissenschaftliche Analyse ergab.[44] Welcher molekulare Marker soll die alle entdecken, auf welche dieser vielen Veränderungen soll sich die Therapie konzentrieren?

Das Konzept der individualisierten Medizin krankt daran, dass es eingeengt ist auf die Rezeptoren und molekularen Charakteristika der Krebszellen und Krankheitsgene. Ob eine Therapie anschlägt, liegt aber auch an anderen Eigenschaften des Tumors, die sich nicht alle erfassen lassen – und nicht zuletzt an der Einstellung sowie der psychischen Verfassung der Patienten. Wer sich von einer Chemotherapie Heilung erhofft und sie beispielsweise als hilfreiche, wärmende «Sonne» auffasst, wird mehr davon profitieren als ein Patient, der seinen Körper durch die gleiche Behandlung mit «Giften» traktiert und geschädigt sieht. Die «Bedeutungserteilung», wie der Chirurg Bernd Hontschik diesen Prozess nennt, beeinflusst die Wirkung einer Therapie.[45]

Für die Entwicklung und Gabe von Medikamenten bedeutet dies, dass Arzneimittel zwar spezifisch wirken und auf den individuellen Patienten zugeschnitten sein sollten. Wie gut sie zur Heilung beitragen, ist jedoch auch von den Erwartungen der Kranken abhängig – und die kann ein Arzt positiv beeinflussen. Als «Droge Arzt» hat der Psychiater und Psychoanalytiker Michael Balint (1896–1970) diese Fähigkeit der Heilkundigen bezeichnet, die Patienten während ihres Heilungsprozesses zu begleiten und zu bestärken. Zuversicht und der Glaube an eine baldige Genesung können ebenso viel zur Gesundung beitragen wie manches Medikament. Zusammen wirken beide jedoch umso besser.

Nachwort: Die Kunst des Heilens

Die Geschichte der Medizin lässt sich als großartige Erfolgsgeschichte lesen. Ärzten und Forschern sind beeindruckende Triumphe über Krankheit und Leid gelungen, darunter sind heute selbstverständliche Errungenschaften wie Anästhesie und Antisepsis, Antibiotika und Antikörper-Therapien. Diese Fortschritte mussten zunächst manchmal mit heftigen Nebenwirkungen oder gar Todesfällen erkauft werden, für die Menschheit erwiesen sie sich jedoch bald als Segen. Zumindest in den wohlhabenden Ländern hat sich die Lebenserwartung in den letzten zweihundert Jahren verdoppelt, die Kindersterblichkeit ist auf ein Minimum zurückgegangen, Freiheit von Schmerzen ist in vielen Fällen möglich und die meisten Infektionskrankheiten lassen sich effektiv behandeln. Manche Seuchen, wie die Pocken, sind ausgerottet. Andere Krankheiten, die jahrhundertelang die Menschen bedrohten und Landstriche entvölkerten, wie Pest und Cholera, haben ihren Schrecken verloren.

Die Beziehungen und Begegnungen zwischen Ärzten und Patienten bilden nach wie vor den Kern der Medizin. Es handelt sich zwar um ein intimes, aber dennoch asymmetrisches Verhältnis, das von Vertrauen und Nähe geprägt ist; gleichzeitig trifft persönliche Betroffenheit auf professionelle Distanz. Beide, Arzt und Patient, mögen sich zwar räumlich auf Augenhöhe begegnen, ihre Wahrnehmung und ihr Erleben von Krankheit und Gesundheit sind dennoch grundverschieden. Was der eine dem anderen zumutet und verrät und welches Maß an Aufklärung angemessen ist, unterlag in der Medizingeschichte einem enormen Wandel. Sprachlosigkeit, Belügen und Verschweigen, aber auch brutale Offenheit waren Teil der medizinischen Praxis. Gute Ärzte finden den richtigen Ton, aber auch heute fällt die Kommunikation schlechter Nachrichten höchst unterschiedlich aus und Tod und unheilbares Leid werden manchmal tabuisiert.

Warum wird man krank? Wieso trifft es den einen und der andere bleibt verschont? Die Erklärungen haben nicht nur mit den jeweils populären Vorstellungen zu tun, sei es von einer falschen Mischung der Körpersäfte, von schädlichen Dämpfen aus Erdspalten oder von pathogenen Erregern. Fast immer geht es auch um Fragen von Schuld und Strafe, um Versäumnis und Verdammnis, wenn nach der Ursache von Krankheiten gesucht wird. Ob göttliche Rache, Vergehen «wider die Natur» oder individuelle Verfehlungen bei einem «liederlichen Lebensstil»: Eine moralische Dimension wird Krankheit, Leid und Tod fast durchgehend in der Geschichte zugesprochen; heute vielleicht sogar mehr denn je. Das Bedürfnis nach Kausalität ist groß und dass es schlicht dem Schicksal zu verdanken ist, wenn jemand aufs Lager geworfen wird oder früh stirbt, scheint gegenwärtig noch weniger akzeptiert zu werden als früher.

Insofern überrascht es nicht, dass die Leidensgeschichte und das Wohlergehen des Einzelnen, aber auch einer Stadt, einer Region oder einer Volksgruppe oft in größere Zusammenhänge eingeordnet wurden. Wenn Gesundheit durch das Einssein mit der Natur, den Einklang mit der Welt und die Balance der Seele erreicht und bewahrt werden konnte, entstand Krankheit im Kontrast dazu aus einer Störung dieses Gefüges. Dann galt es entsprechende Korrekturen vorzunehmen und die individuelle Lebensführung anzupassen. Kein geringer Anspruch, der sich bis heute in den zahlreichen Empfehlungen zum gesunden Leben und der Ratgeberliteratur wiederfindet.

Mächtige Seuchen wie Pest, Cholera und Tuberkulose, ebenso

aber Krebs und Aids können als Signaturen einer Epoche gelesen werden. Manche Krankheiten prägten (und prägen) die Menschen, die Gesellschaft und den Umgang miteinander, bestimmten das kollektive Bewusstsein und fanden ihren Niederschlag in Literatur und Kunst. Sie zeigten an, wovor sich die Menschen besonders fürchteten und wie sie mit einer neuartigen Bedrohung umgingen. Wenn Schneewittchen erst in späteren Fassungen des Märchens im Glassarg liegt, Thomas Mann seine Zeugenschaft zur Zeit der Cholera in Venedig literarisch verarbeitet, die Kameliendame an der Schwindsucht stirbt und im Asterix-Comic die Anatomiestunde von Rembrandt parodiert wird, dann ist das nicht nur anekdotischer Zuckerguss, sondern vielmehr Ausweis dafür, wie tief die Medizin in den Alltag und die Kultur der jeweiligen Zeit eingedrungen ist.

Nicht nur der Blick *auf* den Menschen wandelte sich, sondern auch der Blick *in* den Menschen. Der Boom von Anatomie und Pathologie brachte eine Fülle neuer Einsichten mit sich. Mit technischen Neuerungen wie Röntgen, Ultraschall, CT und anderen Methoden der Bildgebung wurde der Mensch durchschaubar. Diese Transparenz war zunächst vor allem mit einem neuen Detailreichtum und größerer Präzision verbunden, der den morphologischen Ist-Zustand des Körpers in vielen Facetten wiedergab. Der Bilderrausch mag manchmal darüber hinwegtäuschen, dass die vermehrten Einblicke nicht immer mit mehr Durchblick verbunden sind.

Die Entschlüsselung und Analyse der Erbsubstanz jedoch erweiterte nicht nur das molekulare Wissen, sondern drang auch in eine neue – zeitliche – Dimension vor und machte den Blick in die Zukunft möglich. Die Medizin war plötzlich nicht nur in der Lage zu erkennen, was gerade im Körper los war, sondern auch, womit in den nächsten Jahren gerechnet werden konnte. Dies galt für den Einzelnen, mit Blick auf die Keimzellen aber ebenso für seine Nachkommen. Bis heute tritt die vermeintliche Genauigkeit der Untersuchung allerdings immer in Begleitung der Möglichkeitsform auf. Dann ist von genetischer Veranlagung, einer gewissen prozentualen Wahrscheinlichkeit für ein Leiden und von diesen und jenen Risikofaktoren die Rede. Ob daraus eine Krankheit entsteht und wie sich der Mensch trotz dieser prognostischen Belastungen entwickelt, bleibt jedoch mal Schicksal und Zufall, mal der Verantwortung des Kranken als «Merkmalsträger» überlassen.

Weiterentwicklungen in der Medizin gingen oft mit einem veränderten Verständnis vom Menschsein einher, mit einer neuen Perspektive auf das, was krank und gesund macht, was noch «normal» oder schon pathologisch ist. Dabei weitete sich der ärztliche Blick nicht immer, manchmal kam es auch zu einer Engführung und zu Wahrnehmungsverlusten. Neben den immer detaillierteren Möglichkeiten der Bildgebung, die ein Primat des Visuellen mit sich brachten, verstärkte die Analyse von Blutwerten den Trend, sich nicht mehr auf das Körpergefühl oder die Angaben der Patienten zu verlassen. Krankheit ist unter diesen Vorzeichen weniger eine Frage des subjektiven Befindens, sondern der technisch erzeugbaren Befunde, die sich im Kernspin, Röntgenbild oder im Labor ergeben.

Zahlreiche Umbrüche kennzeichnen die Medizingeschichte. Davon fallen einige wesentliche in die Zeit des 19. Jahrhunderts, in dem sich die Medizin von einer naturphilosophisch durchdrungenen Erfahrungsheilkunde zu einer naturwissenschaftlich geprägten Disziplin entwickelte. In vergleichsweise kurzer Zeit wurde Krankheit nicht mehr auf ins Ungleichgewicht geratene Körpersäfte und einen ungünstigen Lebensstil zurückgeführt, sondern als ein Zustand verstanden, der möglichst objektivierbar gemessen und vermessen werden musste.

Viele Konzepte der modernen Medizin und ihrer Nebenströmungen wie auch etliche Angebote im «alternativen» Bereich gehen auf traditionelle Ideen und Denkmuster zurück, die teilweise schon in der Antike und im Mittelalter populär waren. Die Vorstellungen von «Ganzheitlichkeit», von der Heilkraft der Natur und der Bedeutung der Psyche sind hier zu nennen, aber auch das Streben nach Mäßigung und Ausgleich in der Lebensführung. Es ist faszinierend, welche Moden und welchen Wandel diese Konzepte teilweise mitgemacht und überstanden haben und welche Stichworte einer Epoche die zeitgenössische Medizin jeweils aufgegriffen hat.

Anhand dieser Entwicklungsstränge, Brüche und Kontinuitäten in der Geschichte der Medizin kommt so auch der Kern der Heilkunde zum Vorschein. Er verweist nicht zuletzt auf das, was es bei allen Fortschritten und technischen Neuerungen zu bewahren gilt. Ärzte brauchen mehr denn je Zeit, damit Mitgefühl und Milde zur Entfaltung kommen können. Sie tun gut daran, die Hoffnungen und Erwartungen wie auch die Befürchtungen der Patienten ernst zu nehmen und die Deutungsmuster der Kranken anzuerkennen. Dieser geradezu zarte Blick, dieses Wahrnehmen und Abwägen im Dialog macht die ärztliche Kunst aus. Medizin ist schließlich keine Ingenieurwissenschaft am Menschen und auch keine Naturwissenschaft, obwohl sie entsprechende Methoden nutzt. Die Kunst des Heilens erfordert mehr, sie ist zutiefst humanwissenschaftliche Leib- und Seelenkunde.

Anhang

Anmerkungen

Vorwort: Gesundheit – das Schweigen der Organe

1 Leriche R: De la Santé à la Maladie. In: Leriche R (Hg.): L'être humain. Encyclopédie française Paris 1936;6:16. **2** Vgl. Lown B: Die verlorene Kunst des Heilens: Anstiftung zum Umdenken. Mit einem Vorwort von Ulrich Gottstein. Stuttgart 2002.

I. Begegnungen und Beziehungen, Halbgötter und Henker

1 Hernigou P, Hernigou J, Scarlat M: Medieval surgery (eleventh–thirteenth century): Barber surgeons and warfare surgeons in France. International Orthopaedics 2021;45:1891. **2** Nakayama DK: Guild Rivalries Between Barbers and Surgeons in Medieval London and England. The American Surgeon 2023;89:5391. **3** Leffler CT, Klebanov A, Samara WA, Grzybowski A: The history of cataract surgery: from couching to phacoemulsification. Annals of Translational Medicine 2020;8:1551. **4** Bartisch G: Ophthalmodouleia: Das ist Augendienst. Zitiert nach: Schott H: Die Chronik der Medizin. Unter Mitarbeit von Müller IW, Roelcke V, Wolf-Braun B, Schadewaldt H. Dortmund 1993, S. 158. **5** Stansbury LG, Branstetter JG, Lalliss SJ: Amputation in military trauma surgery. Journal of Trauma 2007;63:940. **6** Manring MM, Hawk A, Calhoun JH, Andersen RC: Treatment of war wounds: a historical review. Clinical Orthopaedics and Related Research 2009;467:2168. **7** Zitiert nach: Schott H: Die Chronik der Medizin. Unter Mitarbeit von Müller IW, Roelcke V, Wolf-Braun B, Schadewaldt H. Dortmund 1993, S. 164. **8** Vgl. Hurren ET: Dissecting the Criminal Corpse: Staging Post-Execution Punishment in Early Modern England. Basingstoke 2016. **9** Schott H: Die Chronik der Medizin. Unter Mitarbeit von Müller IW, Roelcke V, Wolf-Braun B, Schadewaldt H. Dortmund 1993, S. 261. **10** Ebd. **11** Zitiert nach: Lachmund J: Die Erfindung des ärztlichen Gehörs: Zur historischen Soziologie der stethoskopischen Untersuchung. Zeitschrift für Soziologie 1992;21:240. **12** Lachmund J: Der abgehorchte Körper: Zur historischen Soziologie der medizinischen Untersuchung. Wiesbaden 1997, S. 124. **13** Zitiert nach: Lachmund J: Die Erfindung des ärztlichen Gehörs: Zur historischen Soziologie der stethoskopischen Untersuchung. Zeitschrift für Soziologie 1992;21:235. **14** Doyle AC: Ein Relikt. In: Doyle AC: Die rote Lampe: Erzählungen. Aus dem Englischen übersetzt von Nadine Erler. Barnstorf

2009, S. 11–12. **15** Porter R: Die Kunst des Heilens: Eine medizinische Geschichte der Menschheit von der Antike bis heute. Aus dem Englischen übersetzt von Jorunn Wissmann. Heidelberg, Berlin 2000, S. 311. **16** Lachmund J: Die Erfindung des ärztlichen Gehörs: Zur historischen Soziologie der stethoskopischen Untersuchung. Zeitschrift für Soziologie 1992;21:235. **17** Lachmund J, Stollberg G: The Doctor, his Audience, and the Meaning of Illness: The Drama of Medical Practice in the Late 18th and Early 19th Centuries. In: Lachmund J, Stollberg G (Hg.): The Social Construction of Illness: Illness and Medical Knowledge in Past and Present. Medizin, Gesellschaft und Geschichte, Beiheft 1. Stuttgart 1992, S. 53. **18** Lachmund J: Die Erfindung des ärztlichen Gehörs: Zur historischen Soziologie der stethoskopischen Untersuchung. Zeitschrift für Soziologie 1992;21:235. **19** Vasudevan RS, Horiuchi Y, Torriani FJ, Cotter B, Maisel SM, Dadwal SS, Gaynes R, Maisel AS: Persistent Value of the Stethoscope in the Age of COVID-19. American Journal of Medicine 2020;133:1143. **20** Vgl. Bartens W: Ausgehorcht. Süddeutsche Zeitung 25. 01. 2014. **21** Vgl. Bartens W: Ein Traum in Weiß. Süddeutsche Zeitung 06. 08. 2019. **22** Zollinger M, Houchens N, Chopra V, Clack L, Schreiber PW, Kuhn L, Snyder A, Saint S, Petrilli CM, Sax H: Understanding patient preference for physician attire in ambulatory clinics: a cross-sectional observational study. BMJ Open 2019;9:e026009. **23** Rehman SU, Nietert PJ, Cope DW, Kilpatrick AO: What to wear today? Effect of doctor's attire on the trust and confidence of patients. American Journal of Medicine 2005;118:1279. **24** Ebd. **25** Persönliche Mitteilung von Prof. Franz Daschner. **26** Brockhaus FA (Hg.): Der Große Brockhaus: Handbuch des Wissens in zwanzig Bänden. Fünfzehnte, völlig neu bearbeitete Auflage, Vierter Band. Leipzig 1929, S. 731. **27** Vgl. Gernhardt R: Die K-Gedichte. Frankfurt a. M. 2004. **28** Ebd., S. 15. **29** Vgl. Sontag S: Krankheit als Metapher & Aids und seine Metaphern. Frankfurt a. M. 2003. **30** Ebd., S. 9. **31** Vgl. Fleck L: Entstehung und Entwicklung einer wissenschaftlichen Tatsache: Einführung in die Lehre vom Denkstil und Denkkollektiv. Frankfurt a. M. 1999. **32** Vgl. Bartens W: Das Dilemma der Diagnose. Süddeutsche Zeitung 29. 06. 2015. **33** Vgl. Bartens W: Grenzen der Aufklärung: Die Illusion vom mündigen Patienten: Warum das Arzt-Patienten-Gespräch über eine Krebs-Diagnose oft misslingt. Süddeutsche Zeitung 05. 11. 2011. **34** Tautfest P: Ich habe Krebs. taz 02. 06. 2001. **35** Persönliche Mitteilung von Prof. Giovanni Maio. **36** Vgl. Rieff D: Tod einer Untröstlichen: Die letzten Tage von Susan Sontag. Aus dem Englischen von Reinhard Kaiser. Frankfurt a. M. 2011. **37** Ebd., S. 75. **38** Ebd., S. 15. **39** Persönliche Mitteilung von Prof. Giovanni Maio. **40** Rieff D: Tod einer Untröstlichen: Die letzten Tage von Susan Sontag. Aus dem Englischen von Reinhard Kaiser. Frankfurt a. M. 2011, S. 22. **41** Vgl. Bartens W: Leiden in der Parallelwelt. Süddeutsche Zeitung 20. 01. 2014. **42** Eisenberg L: Disease and illness: distinctions between professional and popular ideas of sickness. Culture, Medicine and Psychiatry 1977;1:9. **43** Vgl. Hausteiner-Wiehle C, Henningsen P: Kein Befund und trotzdem krank? Mehr Behandlungszufriedenheit im Umgang mit unklaren Körperbeschwerden – bei Patient und Arzt. Stuttgart 2015. **44** Vgl. Kleinman A: The illness narratives: suffering healing and the human condition. New York 1988, S. 5. **45** Persönliche Mitteilung von Dr. Bernd Hontschik. Vgl. aber auch: Hontschick B: Körper, Seele, Mensch: Versuch über die

Kunst des Heilens. Frankfurt a. M. 2006. **46** Buckalew LW, Coffield KE: An investigation of drug expectancy as a function of capsule color and size and preparation form. Journal of Clinical Psychopharmacology 1982;2:245.

2. Die Säfte, die Strafe und das Leiden

1 Villani M: Cronica: Hg. v. Ignazio Moutier. Firenze 1825. Zitiert nach: Reinhardt V: Die Macht der Seuche: Wie die Große Pest die Welt veränderte. 1347–1353. München 2021, S. 63. **2** Ebd. **3** Ebd., S. 64. **4** Ebd., S. 65. **5** Ebd., S. 71. **6** Boccaccio G: Das Dekameron. Aus dem Italienischen von Karl Witte. Mannheim 2012, S. 18. **7** Villani M: Cronica: Hg. v. Ignazio Moutier. Firenze 1825. Zitiert nach: Reinhardt V: Die Macht der Seuche: Wie die Große Pest die Welt veränderte. 1347–1353. München 2021, S. 67. **8** Reinhardt V: Die Macht der Seuche: Wie die Große Pest die Welt veränderte. 1347–1353. München 2021, S. 64. **9** nach: Reinhardt V: Die Macht der Seuche: Wie die Große Pest die Welt veränderte. 1347–1353. München 2021, S. 21. **10** Ebd., S. 21 f. **11** Burger R: Vom 14. bis zum 21. Jahrhundert: Epidemien, Pandemien und Bioterrorismus. In: Vögele J, Knöll S, Noack T (Hg.): Epidemien und Pandemien in historischer Perspektive. Edition Centaurus – Neuere Medizin- und Wissenschaftsgeschichte Wiesbaden 2016, S. 275–286. **12** Osterhammel J: Die Verwandlung der Welt: Eine Geschichte des 19. Jahrhunderts. München 2009, S. 253 f. **13** Ebd. **14** Vgl. Gould SJ: Illusion Fortschritt: Die vielfältigen Wege der Evolution. Aus dem Amerikanischen von Sebastian Vogel. Frankfurt a. M. 1998. **15** Zitiert nach: Schott H: Die Chronik der Medizin: Unter Mitarbeit von Müller IW, Roelcke V, Wolf-Braun B, Schadewaldt H. Dortmund 1993, S. 140. **16** Vgl. Bartens W: Schuld, Krankheit und Moral. Süddeutsche Zeitung 27. 12. 2022. **17** Vgl. Maio G: Abschaffung des Schicksals? Menschsein zwischen Gegebenheit des Lebens und medizin-technischer Gestaltbarkeit. Freiburg 2011. **18** Marantz PR, Bird ED, Alderman MH: A call for higher standards of evidence for dietary guidelines. American Journal of Preventive Medicine 2008;34:234. **19** Schorb F: Dick, doof und arm? Die große Lüge vom Übergewicht und wer von ihr profitiert. München 2009, S. 244.

3. Schauplätze und Räume

1 Zitiert nach: Lachmund J: Die Erfindung des ärztlichen Gehörs: Zur historischen Soziologie der stethoskopischen Untersuchung. Zeitschrift für Soziologie 1992;21:235. **2** Kafka F: Das Urteil und andere Erzählungen. Frankfurt a. M. 1985, S. 77. **3** Ebd., S. 78. **4** Ebd., S. 79. **5** Kußmaul A: Jugenderinnerungen eines alten Arztes. Stuttgart 1900. Zitiert nach: Schott H: Die Chronik der Medizin: Unter Mitarbeit von Müller IW, Roelcke V, Wolf-Braun B, Schadewaldt H. Dortmund 1993, S. 294. **6** Ebd. **7** Ebd. **8** Ebd. **9** Kluge F: Adolf Kußmaul – 1822–1902: Arzt und Forscher – Lehrer der Heilkunst. Freiburg 2002, S. 87. **10** Molière: Der eingebildete Kranke: Der Geizige. Aus dem Französischen von Wolf Heinrich von Baudussin. Frankfurt a. M. 2008, S. 12 f. **11** Fischer EP: Die Charité: Ein Krankenhaus in Berlin 1710 bis heute. München 2009, S. 14. **12** Ebd. **13** Zitiert nach: Murken AH: Vom Armenhospital zum Großklinikum: Die Geschichte des Krankenhauses vom 18. Jahrhundert bis zur Gegenwart. Köln 1988, S. 19. **14** Zitiert nach: Fischer EP: Die Charité: Ein Krankenhaus in Berlin 1710 bis heute. München 2009, S. 13, 19. **15** Ebd., S. 27. **16** Ebd., S. 34. **17** Ebd., S. 38. **18** Ebd., S. 91. **19** Homer: Ilias: Odyssee, XVI. Aus dem Altgriechischen übersetzt von Johann Heinrich Voß. München 1979, S. 282. **20** Ebd., S. 200. **21** Ebd., S. 201. **22** Gemäß der Druckfassung von 1663. Zitiert nach: Conrady KO (Hg.): Das große deutsche Gedichtebuch: Von 1500 bis zur Gegenwart. München 1994, S. 39. **23** Monro R: Kriegserlebnisse eines schottischen Söldnerführers in Deutschland 1626–1633. Hg. u. übersetzt v. Helmut Mahr. Neustadt an der Aisch 1995, S. 134. Zitiert nach: Münkler H: Der Dreißigjährige Krieg: Europäische Katastrophe, deutsches Trauma 1616–1648. Berlin 2017, S. 492. **24** Theatrum Europaeum. Band 2. Frankfurt am Main 1679 (digitalisiert), S. 369. **25** Grimmelshausen HJC: Der abenteuerliche Simplicissimus Teutsch. Ditzingen 1986, S. 24. **26** Homer: Ilias: Odyssee, XIX. Aus dem Altgriechischen übersetzt von Johann Heinrich Voß. München 1979, S. 291. **27** Zitiert nach: Schott H: Die Chronik der Medizin. Unter Mitarbeit von Müller IW, Roelcke V, Wolf-Braun B, Schadewaldt H. Dortmund 1993, S. 133. **28** Remba SJ, Varon J, Rivera A, Sternbach GL: Dominique-Jean Larrey: the effects of therapeutic hypothermia and the first ambulance. Resuscitation 2010;81:268. **29** Zitiert nach: Ebstein W: Die Krankheiten im Feldzug gegen Russland (1812). Stuttgart 1902, S. 77. **30** Skandalakis PN et al.: «To afford the wounded speedy assistance»: Dominique Jean Larrey and Napoleon. World Journal of Surgery 2006;30:1392. **31** Russell WH: Meine sieben Kriege: Die ersten Reportagen von den Schlachtfeldern des 19. Jahrhunderts. Frankfurt a. M. 2000. Zitiert nach: Preisendörfer B: Als Deutschland erstmal einig wurde: Reise in die Bismarckzeit. Berlin 2021, S. 55. **32** Dunant H: Eine Erinnerung an Solferino. Wien: Österreichisches Rotes Kreuz 1997, S. 56 f. **33** Ebd., S. 57 f. **34** Ebd., S. 5. **35** Ebd., S. 7. **36** Ebd., S. 18. **37** Ebd., S. 13. **38** Ebd., S. 17. **39** Ebd. **40** Ebd., S. 23. **41** Ebd., S. 19. **42** Vgl. Österreichisches Rotes Kreuz: Das Rote Kreuz. Weltweit und in Österreich. Wien: Österreichisches Rotes Kreuz 2002. **43** Büchner G: Woyzeck. Hg. v. Heike Wirthwein. Danzig 2013. **44** Ebd., S.20. **45** Ebd., S.24. **46** Rozan P, Kuo YH, Lambein F: Nonprotein amino acids in edible lentil and garden pea seedlings. Amino Acids 2001;20:319. **47** Büchner G: Woyzeck. Hg. v. Heike Wirthwein. Danzig 2013, S. 20. **48** Ebd., S. 25. **49** Vgl. Bartens W: Die Fehler der Heilkunde. Süddeutsche Zeitung 21. 8. 2021. **50** Magiorkinis E, Beloukas A, Diamantis A: Scurvy: past, present and future. European Journal of Internal Medicine 2011;22:147.

4. Körper, Geist und das große Ganze

1 Schott H: Die Chronik der Medizin. Unter Mitarbeit von Müller IW, Roelcke V, Wolf-Braun B, Schadewaldt H. Dortmund 1993, S. 67. **2** Ebd., S. 90. **3** Zitiert nach: Montanari M: Der Hunger und der Überfluß: Kulturgeschichte der Ernährung in

Europa. München 1999, S. 202. **4** Persönliche Mitteilung von Prof. Dr. Frank Trentmann. **5** Hufeland CW: Makrobiotik: oder, Die Kunst das Leben zu verlängern. Berlin 1842, S. 134–135. **6** Bergdolt K: Leib und Seele: Eine Kulturgeschichte des gesunden Lebens. München 1999. S. 312. **7** Wolter H: Otto von Bismarck: Dokumente seines Lebens, 1815–1898. Frankfurt a. M. 1986, S. 372. **8** Vgl. Preisendörfer B: Als Deutschland erstmal einig wurde. Reise in die Bismarckzeit. Berlin 2021. S. 39. **9** Wolter H: Otto von Bismarck. Dokumente seines Lebens, 1815–1898. Frankfurt a. M. 1986, S. 291. **10** Persönliche Mitteilung von Prof. Dr. Stefan Wahlen. **11** Goethe JW: Faust: Der Tragödie Erster Teil. Ditzingen 2017, S. 13. **12** Zitiert nach: Illies F: Zauber der Stille. Caspar David Friedrichs Reise durch die Zeiten. Frankfurt a. M. 2023, S. 212. **13** Paul J: Dr. Katzenbergers Badereise. Frankfurt 1990, S. 102. **14** Vgl. Bartens W: Die Tyrannei der Gene: Wie die Gentechnik unser Leben verändert. München 1999. **15** Shelley M: Frankenstein oder der moderne Prometheus. Düsseldorf 1994, S. 216. **16** Schott H: Die Chronik der Medizin. Unter Mitarbeit von Müller IW, Roelcke V, Wolf-Braun B, Schadewaldt H. Dortmund 1993, S. 48. **17** Wulf A: Fabelhafte Rebellen: Die frühen Romantiker und die Erfindung des Ich. Aus dem Englischen von Andreas Wirthensohn. München 2022, S. 306. **18** Ebd., S. 258. **19** Bartens W: Schwund in der Urwald-Apotheke. Süddeutsche Zeitung 19. 8. 2009. **20** Bartens W: Trallalabiotika. Süddeutsche Zeitung 4. 9. 2010. **21** Bartens W: Alles so schön sanft hier. Süddeutsche Zeitung 8. 12. 2010. **22** Bartens W: Privilegien für Hokuspokus. Süddeutsche Zeitung 18. 12. 2015. **23** Schmacke N (Hg.): Der Glaube an die Globuli: Die Verheißungen der Homöopathie. Frankfurt a. M. 2015. **24** Johnson SB, Park HS, Gross CP, Yu JB: Complementary Medicine, Refusal of Conventional Cancer Therapy, and Survival Among Patients With Curable Cancers. Journal of the American Medical Association Oncology 2018;4:1375. **25** Paullini CF: Neu-vermehrte, heylsame Dreck-Apotheke, wie nemlich mit Koth und Urin fast alle, ja auch die schwerste, gifftigste Kranckheiten und bezauberte Schäden vom Haupt biß zun Füssen, inn- und äusserlich, glücklich curiret worden. Frankfurt a. M. 1714, S. 9. **26** Ebd., S. 22, 84, 174. **27** Vgl. Gerste RD: Die Heilung der Welt: Das goldene Zeitalter der Medizin 1840 bis 1914. Stuttgart 2021, S. 52; Schott H: Die Chronik der Medizin. Unter Mitarbeit von Müller IW, Roelcke V, Wolf-Braun B, Schadewaldt H. Dortmund 1993, S. 278. **28** Vgl. Gerste RD: Die Heilung der Welt: Das goldene Zeitalter der Medizin 1840 bis 1914. Stuttgart 2021, S. 54. **29** Waldheim FS: Ignaz Philipp Semmelweis: sein Leben und Wirken. Wien, Leipzig 1905, S. 173. **30** Kadar N: Rediscovering Ignaz Philipp Semmelweis (1818– 1865). American Journal of Obstetrics and Gynecology 2019;220:26; Kadar N, Romero R, Papp Z: Ignaz Semmelweis: The Savior of Mothers. American Journal of Obstetrics and Gynecology 2018; 219:519; Papp Z: A transformative icon for modern perinatology. Journal of Perinatal Medicine 2018;46:451. **31** Gupta VK et al.: Semmelweis Reflex: An Age-Old Prejudice. World Neurosurgery 2020;136:e119. **32** Bergdolt K: Leib und Seele: Eine Kulturgeschichte des gesunden Lebens. München 1999, S. 301. **33** Wagstaff DJ: Public health and food safety: a historical association. Public Health Reports 1986;101:624. **34** Mackenbach JP, Looman CW: Life expectancy and national income in Europe, 1900–2008: an update of Preston's analysis. International Journal of Epidemiology 2013;42:1100.

35 Ploetz A: Die Tüchtigkeit unserer Rasse und der Schutz der Schwachen. Berlin 1895; ders: Ableitung einer Rassenhygiene und ihrer Beziehungen zur Ethik. Vierteljahresschrift für wissenschaftliche Philosophie 1895;19:368. **36** Ebd. **37** Gruber M, Rüdin E (Hg.): Fortpflanzung, Vererbung, Rassenhygiene. München 1911, S. 110. **38** Zion Hagay, Präsident der israelischen Ärzteorganisation, in einer online-Botschaft in Berlin anlässlich der Vorstellung des Lancet-Berichts im November 2023. **39** Zitiert nach: Bartens W: Die Perversion des Heilens. Süddeutsche Zeitung 22. 5. 2010. **40** Czech H et al.: The Lancet Commission on medicine, Nazism, and the Holocaust: historical evidence, implications for today, teaching for tomorrow. Lancet 2023;402:1867. **41** Persönliche Mitteilung Prof. Herwig Czech. **42** Weindling P, von Villiez A, Loewenau A, Farron N: The victims of unethical human experiments and coerced research under National Socialism. Endeavour 2016;40:1. **43** Aly G: Forschen an Opfern: Das Kaiser-Wilhelm-Institut für Hirnforschung und die «T4». In: Aly G (Hg.): Aktion T4, 1939–1945: Die «Euthanasie»-Zentrale in der Tiergartenstraße 4. Berlin 1987:153–60; Loewenau A, Weindling PJ: Nazi medical research in neuroscience: medical procedures, victims, and perpetrators. Can Bull Med Hist 2016;33:418. **44** Persönliche Mitteilung Prof. Erika von Mutius. **45** Baron JH: Sailors' scurvy before and after James Lind: a reassessment. Nutrition Reviews 2009;67:315. **46** Emerson H: Periodic medical examinations of apparently healthy persons. Journal of the American Medical Association 1923;May 12:1376. **47** Ebd. **48** Mann T: Der Zauberberg, Frankfurt a. M. 2004, S. 29. **49** Ebd., S. 266. **50** Aronowitz RA: The converged experience of risk and disease. Milbank Quarterly 2009;87:417. **51** Klawiter M: Risk, Prevention and the breast cancer continuum: the NCI, the FDA, health activism and the pharmaceutical industry. History and Technology 2002;18:309. **52** Kühlein T, Freund T, Joos S: Patientenorientierte Medizin: Von der Kunst des Weglassens. Deutsches Ärzteblatt 2013;110:A-2312. **53** Bartens W: Vorsicht Vorsorge: Wenn Prävention nutzlos oder gefährlich wird. Frankfurt a. M. 2008. **54** Krogsbøll LT, Jørgensen KJ, Larsen CG, Gøtzsche PC: General health checks in adults for reducing morbidity and mortality from disease: Cochrane systematic review and meta-analysis. British Medical Journal 2012;345:e7191. **55** Kühlein T, Freund T, Joos S: Patientenorientierte Medizin: Von der Kunst des Weglassens. Deutsches Ärzteblatt 2013;110:A-2312. **56** Becker A et al.: Kreuzschmerzen in der Praxis: Was tun Allgemeinärzte und was Orthopäden? Zeitschrift für Allgemeinmedizin 2007;83:44. **57** Kühlein T et al.: Quartäre Prävention: eine Aufgabe für Hausärzte. Primary Care 2010;10:350. **58** Ebd. **59** The periodic health examination: Canadian Task Force on the Periodic Health Examination. Canadian Medical Association Journal 1979;121:1193. **60** US Preventive Services Task Force: Guide to Clinical Preventive Services: Report of the Preventive Services Task Force. 2nd ed. Baltimore, Md: Williams & Wilkins; 1996. **61** Vgl. Zok K, Schuldzinski W: Private Zusatzleistungen in der Arztpraxis, Bonn 2005. **62** Vgl. Bartens W: Mythos Vitaminpille. Süddeutsche Zeitung 30. 4. 2019. **63** Collin F: Study Finds No Benefit for Dietary Supplements. https://directorsblog.nih.gov/2019/04/16/study-finds-no-benefit-for-dietary-supplements. **64** Chen F et al.: Association Among Dietary Supplement Use, Nutrient Intake, and Mortality Among U. S. Adults: A Cohort Study. Annals of Internal Medicine 2019;170:604.

65 Klein EA et al.: Vitamin E and the risk of prostate cancer: the Selenium and Vitamin E Cancer Prevention Trial (SELECT). Journal of the American Medical Association 2011;306:1549. **66** Capelle W (Hg.): Die Vorsokratiker. Die Fragmente und Quellenberichte übersetzt und eingeleitet. Stuttgart 1968, S. 147. **67** Schiller F: «Versuch über den Zusammenhang der tierischen Natur der Menschen mit seiner geistigen». In: Sämtliche Werke, Bd. 5: Erzählungen, Theoretische Schriften, hg. von Wolfgang Riedel, München 2004, S. 289–324. **68** Moritz KP: Anton Reiser: Ein psychologischer Roman. Stuttgart 1990, S. 264. **69** Brockhaus FA (Hg.): Brockhaus' Konversations-Lexikon: 5. Band, Deutsche Legion – Elektrodiagnostik. Leipzig, Berlin, Wien 1892, S. 872. **70** Schivelbusch W: Geschichte der Eisenbahnreise: Zur Industrialisierung von Raum und Zeit im 19. Jahrhundert. Frankfurt a. M. 2000, S. 122. **71** Persönliche Mitteilung von Prof. Dr. Thomas Schlich. **72** Ebd. **73** Hacking I: Multiple Persönlichkeit. Zur Geschichte der Seele in der Moderne. Aus dem Amerikanischen von Max Looser. München, Wien 1996. **74** Zitiert nach: Bartens W: Die Seele der Medizin. Süddeutsche Zeitung 5. 5. 2006. **75** Roth P: Die Anatomiestunde: Aus dem Amerikanischen von Gertrud Baruch. München, Wien 1986, S. 22 f. **76** Ebd., S. 25, S. 39. **77** Ebd.

5. Eindringlinge und Entgrenzungen

1 Zitiert nach: Corbin A: Pesthauch und Blütenduft: Eine Geschichte des Geruchs. Aus dem Französischen von Grete Osterwald. Berlin 1984, S. 35. **2** Ebd. **3** Cambau E, Drancourt M: Steps towards the discovery of Mycobacterium tuberculosis by Robert Koch, 1882. Clinical Microbiology and Infection 2014;20:196. **4** Eberhard-Metzger C, Ries R: Verkannt und heimtückisch: Die ungebrochene Macht der Seuchen. Basel 1996. **5** Pasteur schickte während des Kriegs 1870/71 seine Ehrendoktorurkunde von der Universität Bonn an diese zurück. **6** Heinrich Schipperges zeigt Virchows ambivalente Rolle auf, ohne ihn als entschiedenen Gegner der Bakteriologie zu verorten. Siehe: Schipperges H: Rudolf Virchow. Reinbek bei Hamburg 1994. **7** Zitiert nach: Schott H: Die Chronik der Medizin. Unter Mitarbeit von Müller IW, Roelcke V, Wolf-Braun B, Schadewaldt H. Dortmund 1993, S. 68. **8** Da Piazza M: Cronaca (1336–1361). Hg. v. Antonino Giuffrida. Palermo 1980. Zitiert nach: Reinhardt V: Die Macht der Seuche: Wie die Große Pest die Welt veränderte. 1347–1353. München 2021, S. 19. **9** Ebd. **10** Reinhardt V: Die Macht der Seuche: Wie die Große Pest die Welt veränderte. 1347–1353. München 2021. S. 29. **11** Ebd., S. 22. **12** de Mussis G: Ystoria de morbo sive mortalitate quae fuit anno Domini 1348. Zitiert nach: Reinhardt V: Die Macht der Seuche: Wie die Große Pest die Welt veränderte. 1347–1353. München 2021, S. 29. **13** Reinhardt V: Die Macht der Seuche: Wie die Große Pest die Welt veränderte. 1347–1353. München 2021, S. 26. **14** Vasold M: Grippe, Pest und Cholera: Eine Geschichte der Seuchen in Europa. Stuttgart 2008, S. 49. **15** So lautet ein geflügeltes Wort von Dante Alighieri (1265–1321), gebürtiger Florentiner und einer der bedeutendsten Schriftsteller Italiens. **16** Zitiert nach: Reinhardt V: Die Macht der Seuche: Wie die Große Pest die Welt veränderte. 1347–1353. München 2021, S. 66, 71. **17** Boccaccio G: Das Dekameron. Aus dem Italienischen von Karl Witte. Mannheim 2012, S. 17. **18** Zitiert nach: Reinhardt V: Die Macht der Seuche: Wie die Große Pest die Welt veränderte. 1347–1353. München 2021, S. 83. **19** Zitiert nach: Schott H: Die Chronik der Medizin. Unter Mitarbeit von Müller IW, Roelcke V, Wolf-Braun B, Schadewaldt H. Dortmund 1993, S. 108. **20** Ebd. **21** Eberhard-Metzger C, Ries R: Verkannt und heimtückisch: Die ungebrochene Macht der Seuchen. Basel 1996. **22** Röhrich L: Lexikon der sprichwörtlichen Redensarten. Freiburg 1994. **23** Zitiert nach: Schott H: Die Chronik der Medizin. Unter Mitarbeit von Müller IW, Roelcke V, Wolf-Braun B, Schadewaldt H. Dortmund 1993, S. 206. **24** Kopetzky S: Damenopfer. Berlin 2023, S. 397. **25** Osterhammel J: Die Verwandlung der Welt. Eine Geschichte des 19. Jahrhunderts. München 2009. **26** Camus A: Die Pest. Hamburg 1950, S. 7. **27** Ebd., S. 8. **28** Vgl. Gerste RD: Die Heilung der Welt: Das goldene Zeitalter der Medizin 1840 bis 1914. Stuttgart 2021. **29** Vgl. Otis L: Membranes: Metaphors of invasion in nineteenth-century literature, science, and politics. Baltimore 2000. **30** Zitiert nach: Grüntzig JW, Mehlhorn H: Robert Koch: Seuchenjäger und Nobelpreisträger. Heidelberg 2010. **31** Zitiert nach: Güll R: TBC: eine Geißel der Menschheit. Statistisches Monatsheft Baden-Württemberg 2005;3:19. **32** Ebd. **33** Kappelman J et al.: First Homo erectus from Turkey and implications for migrations into temperate Eurasia. American Journal of Biological Anthropology 2008;135:110. **34** Rothschild BM et al.: Mycobacterium tuberculosis complex DNA from an extinct bison dated 17 000 years before the present. Clinical Infectious Diseases 2001;33:305. **35** Koch R: Die Aetiologie der Tuberculose. Berliner Klinische Wochenschrift 1882;15:221. **36** Ebd. **37** Sakula A: Robert Koch: centenary of the discovery of the tubercle bacillus, 1882. Thorax 1982;4:246. **38** Cambau E, Drancourt M: Steps towards the discovery of *Mycobacterium tuberculosis* by Robert Koch, 1882. Clinical Microbiology and Infection 2014;20:196. **39** Ziehl F: Zur Färbung des tuberkelbacillus. Deutsche Medizinische Wochenschrift 1882;8:451. **40** Schlich T: Repräsentationen von Krankheitserregern: Wie Robert Koch Bakterien als Krankheitsursache dargestellt hat. In: Rheinberger HJ, Hagner M, Wahrig-Schmidt B (Hg.): Räume des Wissens: Repräsentation, Codierung, Spur. Berlin 1997, S.165–190. **41** Clayson C: Sir Robert Philip and the conquest of tuberculosis. British Medical Journal 1957;2:1503. **42** Roelcke V: The animal model of human disease as a core concept of medical research: Historical cases, failures, and some epistemological considerations. Science in Context 2022;35:173. **43** Gradmann C: Krankheit im Labor: Robert Koch und die medizinische Bakteriologie. Göttingen 2005, S. 142. **44** Zitiert nach: Elkeles B: Der «Tuberkulinrausch» von 1890. Deutsche Medizinische Wochenschrift 1990;115;1729. **45** Gradmann C: Krankheit im Labor: Robert Koch und die medizinische Bakteriologie. Göttingen 2005, S. 142. **46** Zitiert nach: Vasold M: Robert Koch: der Entdecker von Krankheitserregern. Heidelberg 2002, S. 81. **47** Elkeles B: Der «Tuberkulinrausch» von 1890. Deutsche Medizinische Wochenschrift 1990;115;1729. **48** Gradmann C: Krankheit im Labor: Robert Koch und die medizinische Bakteriologie. Göttingen 2005, S. 191. **49** Das Gedicht «Ein Dankopfer», 1891 erschienen, stammt von Richard Dehmel (1863–1920) und ist gewidmet «Robert Koch, dem Forscher, dem – Menschen.» Dehmel R: Erlösungen. Stuttgart 1891, S. 206. **50** Grotjahn A: Erlebtes und Erstrebtes: Erinnerungen eines sozialistischen Arztes. Berlin 1932, S. 51. **51** Elkeles B: Der «Tuberkulinrausch» von 1890. Deutsche Medizinische Wochenschrift 1990;115;1729. **52** Vgl. Gradmann C: Krankheit im Labor: Robert Koch und die medizinische Bakteriologie. Göttingen 2005. **53** Virchow R: Ueber die Wirkung des Koch'schen Mittels auf innere Organe Tuberkulöser. Berliner klinische Wochenschrift 1891;28:49. **54** Zitiert nach: Wilderotter H (Hg.): Das große Sterben: Seuchen machen Geschichte. Dresden 1996, S. 293. **55** Vgl. Gradmann C: Robert Koch and the white death: from tuberculosis to tuberculin. Microbes and Infection 2006;8:294. **56** Bis heute ist in biomedizinischen Fächern umstritten, wie mit Forschungsergebnissen zu verfahren ist, wenn Doktoranden oder andere Mitarbeiter die Arbeit machen, aber Institutsleiter die Ausrüstung stellen und wichtige Vorarbeiten geleistet haben. Die «Ehrenautorschaft» für Chefs ist eigentlich obsolet. **57** Dumas A: Die Kameliendame. München 2008, S. 10. **58** Hähner-Rombach S: Künstlerlos und Armenschicksal: Von den unterschiedlichen Wahrnehmungen der Tuberkulose. In: Wilderotter H (Hg): Das große Sterben: Seuchen machen Geschichte. Dresden 1996, S. 278–289. **59** Zitiert nach: Ebd. **60** Mann T: Der Zauberberg. Frankfurt a. M. 2004, S. 840. **61** Ebd., S. 21. **62** Vgl. Mann K: Meine ungeschriebenen Memoiren. Frankfurt a. M. 1974, S. 81. **63** Mondoni M, Centanni S, Sotgiu G: New perspectives on difficult-to-treat tuberculosis based on old therapeutic approaches. International Journal of Infectious Diseases 2020;92S:S91. **64** Persönliche Mitteilung von Klaus Bergamin. **65** Mann T: Der Zauberberg. Frankfurt a. M. 2004, S. 86. **66** Mann T: Die Erzählungen. Frankfurt a. M. 1986, S. 579. **67** Ebd., S. 570. **68** Ebd. **69** Rütten T: Cholera in Thomas Mann's Death in Venice. Gesnerus 2009;66:256. **70** Ebd. **71** Mann T: Die Erzählungen. Frankfurt a. M. 1986, S. 570. **72** Zitiert nach: Rütten T: Cholera in Thomas Mann's Death in Venice. Gesnerus 2009;66:256. **73** Mann T: Die Erzählungen. Frankfurt a. M. 1986, S. 570 ff. **74** Snowden FM: Naples in the Time of Cholera 1884–1911. Cambridge 1995. **75** Zitiert nach: Spree, R: Seuchen in historischer Perspektive: Wissen – Moral – Politik. In: Vögele J, Knöll S, Noack T (Hg.): Epidemien und Pandemien in historischer Perspektive. Wiesbaden 2016. Entnommen aus: Hamburger Cholera-Tropfen. Blüthen-Lese von Curiositäten aus ernster Zeit. Hamburg 1892, S. 6. **76** Osterhammel J: Die Verwandlung der Welt: Eine Geschichte des 19. Jahrhunderts. München 2009, S. 287. **77** Ebd. **78** Heine H: Französische Zustände. In: Windfuhr M (Hg.): Heinrich Heine: Historisch-kritische Gesamtausgabe der Werke. Hamburg 1973, S. 133. **79** Ebd., S. 134. **80** Ebd. **81** Vgl. Zitiert nach: Dorrmann M: «Das asiatische Ungeheuer»: Die Cholera im 19. Jahrhundert. In: Wilderotter H (Hg.): Das große Sterben: Seuchen machen Geschichte. Dresden 1996, S. 204–251. **82** Zitiert nach: Evans RJ: Tod in Hamburg: Stadt, Gesellschaft und Politik in den Cholerajahren 1830–1910. Reinbek 1990, S. 398. **83** Osterhammel J: Die Verwandlung der Welt: Eine Geschichte des 19. Jahrhunderts. München 2009, S. 286. **84** Zitiert nach: Weymayr C: Hippokrates, Dr. Röntgen & Co: Berühmte Pioniere der Medizin. Berlin 2007, S. 194. **85** Labisch A: Homo Hygienicus: Gesundheit und Medizin in der Neuzeit. Frankfurt, New York 1992, S. 124 f. **86** Vgl. Weymayr C: Hippokrates, Dr. Röntgen & Co: Berühmte Pioniere der Medizin. Berlin 2007, S. 187. **87** Zitiert nach: Ebd., S. 188. **88** Ebd., S. 189. **89** Zitiert nach: Eberhard-Metzger C, Ries R: Verkannt und heimtückisch:

Die ungebrochene Macht der Seuchen. Basel 1996, S. 18. **90** Vgl. Evans RJ: Tod in Hamburg. Stadt, Gesellschaft und Politik in den Cholerajahren 1830–1910. Reinbek 1990. **91** Zitiert nach: Dorrmann M: «Das asiatische Ungeheuer» – Die Cholera im 19. Jahrhundert. In: Wilderotter H (Hg.): Das große Sterben. Seuchen machen Geschichte. Dresden 1996, S. 238. **92** Otto E: Semper der Mann. Leipzig 1922, S. 111. **93** Zitiert nach: Lange M: Die Spanische Grippe: Ein Virus, das Millionen tötete. Deutschlandfunk Kultur 1. 3. 2018. **94** Chamisso A: Nach der Grippe. In: Sydow M: Chamissos Werke in drei Teilen. Hg. v. Max Sydow. Berlin, Leipzig, Wien, Stuttgart 1909, S.215. **95** Chamisso A: Brief an de la Foye von 1835. Zitiert nach: Vasold M: Grippe, Pest und Cholera: Eine Geschichte der Seuchen in Europa. Stuttgart 2008, S. 241. **96** Vgl. Vasold M: Grippe, Pest und Cholera: Eine Geschichte der Seuchen in Europa. Stuttgart 2008. **97** Vgl. Vasold M: Grippe, Pest und Cholera: Eine Geschichte der Seuchen in Europa. Stuttgart 2008, S. 254. **98** Kiesinger, KG: Dunkle und helle Jahre: Erinnerungen 1904–1958. Stuttgart 1989, S. 47. **99** Berche P: The Spanish flu. Presse Médicale 2022;51:104127. **100** Zitiert nach: Vasold M: Grippe, Pest und Cholera: Eine Geschichte der Seuchen in Europa. Stuttgart 2008, S. 249. **101** Centers for Disease Control and Prevention: Pneumocystis pneumonia-Los Angeles. Morbidity and Mortality Weekly Report 1981;30:250. **102** Vgl. Bartens W: Das unbekannte Leiden. Süddeutsche Zeitung 3. 6. 2006. **103** Shilts R: And the Band Played On: Politics, People, and the AIDS Epidemic (1980–1985). New York 1987. **104** Garry RF et al.: Documentation of an AIDS virus infection in the United States in 1968. Journal of the American Medical Association 1988;260:2085. **105** Blenck J: Aids in Afrika: Zephania Tshuma: Ein Beispiel für Aidsaufklärung durch Kunst. In: Wilderotter H (Hg.): Das große Sterben: Seuchen machen Geschichte. Dresden 1996, S. 334. **106** Zitiert nach: WDR 1: Stichtag. 19. Mai 1987: Bayern beschließt Zwangsmaßnahmen gegen HIV-Infizierte. 2017. **107** Ebd. **108** Goodfield J: The siege of cancer. New York 1975, S. 219. **109** Steudel J: Woher kommt der Name Krebs? Deutsche Medizinische Wochenschrift 1953;78:1574. **110** Bröer R, Eckart WU: Die Behandlung des Brustkrebses: Aspekte der Therapiegeschichte von der Antike bis ins 20. Jahrhundert. In: Kaufmann M, Maass H, Alt D, Schmidt CR (Hg.): Ein Jahrhundert endokrine Therapie des Mammakarzinoms. Berlin, Heidelberg 1996, S. 81. **111** Huyse P: Die persische Medizin auf der Grundlage von Herodots Historien. Ancient Society 1990;21:141. **112** Zitiert nach: Schott H: Die Chronik der Medizin. Unter Mitarbeit von Müller IW, Roelcke V, Wolf-Braun B, Schadewaldt H. Dortmund 1993, S. 362. **113** Ebd. **114** Zitiert nach: Mukherjee S: Der König aller Krankheiten: Krebs – eine Biografie. Aus dem Englischen von Barbara Schaden. Köln 2012, S. 197. **115** Benn G: Gesammelte Werke in vier Bänden. Hg. v. Dieter Wellershoff: Band III. Stuttgart 1992, S. 14. **116** Ebd. **117** Persönliche Mitteilung von Dr. Herbert Kappauf. **118** Zitiert nach: Shimkin MB: As Memory Serves: An Informal History of the National Cancer Institute, 1937–57. Journal of the National Cancer Institute 1977;59:559. **119** Zitiert nach: Bartens W: Warum sich Krebs nicht so schnell besiegen lässt. Süddeutsche Zeitung 14. 1. 2016. **120** Mukherjee S: Der König aller Krankheiten. Krebs: eine Biografie. Aus dem Englischen von Barbara Schaden. Köln 2012, S. 242. **121** Ebd., S. 243. **122** Ebd., S. 244. **123** Zitiert nach Hitzer B: Krebs fühlen: Eine Emotionsgeschichte des 20. Jahrhunderts. Stuttgart 2020, S. 268. **124** Wander M: Leben wär' eine prima Alternative. Berlin 2009. **125** Sontag S: Krankheit als Metapher & Aids und seine Metaphern. Frankfurt a. M. 2003, S. 23. **126** Vgl. Patterson JT: The dread disease. Cancer and modern American culture. Cambridge 1987. **127** Page IH: The cure of cancer 1976. Journal of Laboratory and Clinical Medicine 1971;77:357. **128** Mukherjee S: Der König aller Krankheiten. Krebs: eine Biografie. Aus dem Englischen von Barbara Schaden. Köln 2012. **129** Goldberg KB: Money Would Speed Progress, NCI Says, But Backs Off Meeting 2015 Goal by 2010. The Cancer Letter 2005;31:3. **130** Zitiert nach: Bartens W: Warum sich Krebs nicht so schnell besiegen lässt. Süddeutsche Zeitung 14. 1. 2016. **131** Bröcker M, Quadbeck E: Spahn sieht gute Chancen, dass Krebs in 20 Jahren besiegt ist. Rheinische Post 1. 2. 2019.

6. Eingriffe und Ableitungen

1 Gordon N: Der Medicus. Aus dem Amerikanischen von Willy Thaler. München 1987, S. 160. **2** Ebd. **3** Vgl. Schott H: Die Chronik der Medizin. Unter Mitarbeit von Müller IW, Roelcke V, Wolf-Braun B, Schadewaldt H. Dortmund 1993, S. 78. **4** Toledo-Pereyra LH: Medical Renaissance. Journal of Investigative Surgery 2015;28:127. **5** Splavski B, Rotim K, Boop FA, Gienapp AJ, Arnautović KI: Ambroise Paré: His Contribution to the Future Advancement of Neurosurgery and the Hardships of His Times Affecting His Life and Brilliant Career. World Neurosurgery 2020;134:233. **6** Hausse H: The Locksmith, the Surgeon, and the Mechanical Hand: Communicating Technical Knowledge in Early Modern Europe. Technology and Culture 2019;60:34. **7** Park MT, Mignucci-Jiménez G, Houlihan LM, Preul MC: Management of injuries on the 16th-century battlefield: Ambroise Paré's contributions to neurosurgery and functional recovery. Neurosurgical Focus 2022;53:E2. **8** Van de Laar A: Schnitt! Die ganze Geschichte der Chirurgie erzählt in 28 Operationen. Aus dem Niederländischen übersetzt von Bärbel Jänicke. München 2015, S. 105. **9** Christlicher Verein Junger Männer Kreisverband Köln e. V.: Die Mundorgel. Lieder für Fahrt und Lager. Köln 1965, o. S. (Nr. 172). **10** Konert J: Johann Andreas Eisenbarth (1663–1727). Zeitschrift für Urologie und Nephrologie 1990;83:629. **11** Schmid H, Meyer WW: Johann Andreas Eisenbarth (1663–1727): Stein-, Bruch-, Krebsschneider und Starstecher an der Grenze vom Barock zur Neuzeit. Der Urologe B 1998;38:458. **12** Van de Laar A: Schnitt! Die ganze Geschichte der Chirurgie erzählt in 28 Operationen. Aus dem Niederländischen übersetzt von Bärbel Jänicke. München 2015, S. 26. **13** Ebd., S. 34. **14** Ebd. **15** Murphy LJ: Self-performed operations for stone in the bladder. British Journal of Urology 1969;41:515. **16** de Parades V, Fathallah N: D'une «Grande opération» à un hymne national. Hépato-Gastro et Oncologie Digestive 2020;27:1063. **17** Ebd. **18** Hippokrates wird immer wieder als Urheber dieses Mottos genannt und auf seine «Aphorismen» verwiesen. **19** Karger B, Sudhues H, Brinkmann B: Arrow wounds: major stimulus in the history of surgery. World Journal of Surgery 2001;25:1550. **20** Fornaciari A et al.: Cautery in medieval surgery: a unique palaeopathological case. Lancet 2018;392:1111. **21** Ebd. **22** Diderot D: Rameaus Neffe: Ein Dialog. Aus dem

Manuskript übersetzt und mit Anmerkungen begleitet von Johann Wolfgang Goethe 1805. Stuttgart 1967, S. 81. **23** Molière: Der eingebildete Kranke: Der Geizige. Aus dem Französischen von Wolf Heinrich von Baudussin. Frankfurt a. M. 2008, S. 9. **24** Vgl. Bartens W: Die Fehler der Heilkunde. Süddeutsche Zeitung 21. 8. 2021. **25** Learoyd P: The history of blood transfusion prior to the 20th century – part 1. Transfusion Medicine 2012;22:308. **26** Zitiert nach: Schott H: Die Chronik der Medizin. Unter Mitarbeit von Müller IW, Roelcke V, Wolf-Braun B, Schadewaldt H. Dortmund 1993, S. 312. **27** Simon FA: Der Vampirismus im neunzehnten Jahrhundert oder über wahre und falsche Indikation zur Blutentziehung nicht mit Beziehung auf Ernst von Grossi's tragischen Tod nach neunmaligen Aderlässen innerhalb sechs Tagen. Hamburg 1830. **28** Ebd., S. IX. **29** Ebd. **30** Sachs M, Bojunga J, Encke A: Historical evolution of limb amputation. World Journal of Surgery 1999;23:1088. **31** Dunant H: Eine Erinnerung an Solferino. Wien: Österreichisches Rotes Kreuz 1997, S. 37. **32** Ebd., S. 39. **33** Burkle FM: Revisiting the Battle of Solferino: The Worsening Plight of Civilian Casualties in War and Conflict. Disaster Medicine and Public Health Preparedness 2019;13:837. **34** Sefton MT, Sefton GK: Pott and his fracture: with a note on the surgical ambience of the age. Journal of Medical Biography 1993;1:171. **35** Meissner EA: Einiges über die Embryotomie in der heutigen Geburtshülfe unter Mittheilung eigener Erfahrungen. Monatsschrift für Geburtskunde und Frauenkrankheiten 1864;21:371. **36** Vgl. Bartens W: Schnitt ins Leben. Süddeutsche Zeitung 20. 8. 2016. **37** Vgl. Kupari M et al.: Eunice Kennedy Shriver NICHD Maternal-Fetal Medicine Units Network: Timing of elective repeat cesarean delivery at term and neonatal outcomes. New England Journal of Medicine 2009;360:111; De Luca R, Boulvain M, Irion O, Berner M, Pfister RE: Incidence of early neonatal mortality and morbidity after late-preterm and term cesarean delivery. Pediatrics 2009;123:e1064. **38** Zitiert nach: Van de Laar A: Schnitt! Die ganze Geschichte der Chirurgie erzählt in 28 Operationen. Aus dem Niederländischen übersetzt von Bärbel Jänicke. München 2015, S. 135. **39** Zitiert nach Schott H: Die Chronik der Medizin. Unter Mitarbeit von Müller IW, Roelcke V, Wolf-Braun B, Schadewaldt H. Dortmund 1993, S. 390. **40** Mukherjee S: Der König aller Krankheiten. Krebs: eine Biografie. Aus dem Englischen von Barbara Schaden. Köln 2012, S. 99. **41** Gottschalk CW, Fellner SK: History of the science of dialysis. American Journal of Nephrology 1997;17:289. **42** Zitiert nach: Schott H: Die Chronik der Medizin. Unter Mitarbeit von Müller IW, Roelcke V, Wolf-Braun B, Schadewaldt H. Dortmund 1993, S. 533. **43** Vgl. Bartens W: Der Pionier der Herzchirurgie: Erste Transplantation vor 50 Jahren. Süddeutsche Zeitung 3. 12. 2017. **44** Bartens W: Der Pionier der Herzchirurgie: Erste Transplantation vor 50 Jahren. Süddeutsche Zeitung 3. 12. 2017. **45** Lebert A, Lebert S, Reichart B, Reichart E: Herzensangelegenheiten: Bruno Reichart, unsere Mutter und die Geschichte der Herztransplantation. Frankfurt a. M. 2017. **46** Vgl. Kammertöns HB: Ich hasse den Tod. Die Zeit 7. 6. 2007. **47** Persönliche Mitteilung von Prof. Volker Roelcke. **48** Ebd. **49** Kapp C: Obituary: Hamilton Naki. Lancet 2005; 366:22. **50** Ebd. **51** Ebd. **52** Ebd. **53** Vgl. Bartens W: Das Herz auf Trab. Süddeutsche Zeitung 8. 10. 2018. **54** Larsson B, Elmqvist H, Rydén L, Schüller H: Lessons from the first patient with an implanted pacemaker: 1958–2001. Pacing and Clinical Electrophysiology 2003;26:114. **55** Vgl. Bartens W: Auf Distanz. Süddeutsche Zeitung 28.4.2018. **56** Persönliche Mitteilung von Prof. Dr. Hartwig Bauer. **57** Persönliche Mitteilung von Prof. Dr. Cornelius Borck. **58** Persönliche Mitteilung von Ulrich Mechler. **59** Persönliche Mitteilung von Prof. Dr. Hartwig Bauer. **60** Majeed Aw et al.: Randomised, prospective, single-blind comparison of laparoscopic versus small-incision cholecystectomy. Lancet 1996;347:989. **61** Ramirez PT et al.: Minimally Invasive versus Abdominal Radical Hysterectomy for Cervical Cancer. New England Journal of Medicine 2018;379:1895. **62** Moseley JB et al.: A controlled trial of arthroscopic surgery for osteoarthritis of the knee. New England Journal of Medicine 2002;347:81. **63** Gould SJ, Silvers RB (Hg.): Verborgene Geschichten der Wissenschaft. Aus dem Amerikanischen übersetzt von Peter Knecht, Barbara Schaden und Sebastian Vogel. Berlin 1996. **64** Vgl. Gould SJ: Illusion Fortschritt: Die vielfältigen Wege der Evolution. Aus dem Amerikanischen übersetzt von Sebastian Vogel. Frankfurt a.M. 1998. **65** D'Amelio E, Salemi S, D'Amelio R: Anti-Infectious Human Vaccination in Historical Perspective. International Reviews of Immunology 2016;35:260. **66** Dunn PM: Dr Edward Jenner (1749–1823) of Berkeley, and vaccination against smallpox: Archives of disease in childhood. Fetal and neonatal edition 1996;74:F77. **67** Ebd. **68** Morgan AJ, Poland GA: The Jenner Society and the Edward Jenner Museum: Tributes to a physician-scientist. Vaccine 2011;29,Suppl.4:D152. **69** Cappel C: The Smallpox Genocide of the Odawa Tribe at L'arbre Croche, 1763: The History of Native American People. Edwin Mellen Press 2007. **70** Grundy I: Montagu's variolation. Endeavour 2000;24:4. **71** Vgl. Osterhammel J: Die Verwandlung der Welt: Eine Geschichte des 19. Jahrhunderts. München 2009. **72** Abgebildet in: Schott H: Die Chronik der Medizin. Unter Mitarbeit von Müller IW, Roelcke V, Wolf-Braun B, Schadewaldt H. Dortmund 1993, S. 311. **73** Rühle A: «Bestrafung aus dem letzten Leben.» Interview mit dem Religionshistoriker Helmut Zander. Süddeutsche Zeitung 24.11.2021. **74** Frei N, Schäfer R, Nachtwey O: Die Proteste gegen die Corona-Maßnahmen: Eine soziologische Annäherung. Forschungsjournal Soziale Bewegungen 2021;34:249. **75** Ebd. **76** Vgl. Gerste RD: Die Heilung der Welt: Das goldene Zeitalter der Medizin 1840 bis 1914. Stuttgart 2021, S. 285. **77** Salk JE et al.: Studies in human subjects on active immunization against poliomyelitis: II. A practical means for inducing and maintaining antibody formation. American Journal of Public Health and Nations Health 1954;44:994. **78** Sabin AB: Oral poliovirus vaccine: Recent results and recommendations for optimum use. Royal Society of Health Journal 1962;82:51. **79** Vgl. Bartens W: Ein mRNA-Vakzin ist keine Donauwelle. Süddeutsche Zeitung 4.5.2021. **80** Persönliche Mitteilung Prof. Dr. Norbert Schmacke. **81** Montero DA et al.: Two centuries of vaccination: historical and conceptual approach and future perspectives. Frontiers in Public Health 2024;11:1326154. **82** Vgl. Shattock AJ et al.: Contribution of vaccination to improved survival and health: modelling 50 years of the Expanded Programme on Immunization. Lancet 2024;403:2307–2316. **83** Ebd.

7. Einblicke und Durchblicke

1 Mann T: Der Zauberberg. Frankfurt a. M. 2004, S. 302. **2** Vgl. Weymayr C: Hippokrates, Dr. Röntgen & Co: Berühmte Pioniere der Medizin. Berlin 2007. **3** Zitiert nach: Schott H: Die Chronik der Medizin. Unter Mitarbeit von Müller IW, Roelcke V, Wolf-Braun B, Schadewaldt H. Dortmund 1993, S. 173. **4** Bichat X: Anatomie générale appliquée à la physiologie et à la médecine: Paris 1801. Vorwort, S. XCIX. Zitiert nach: Foucault M: Die Geburt der Klinik: Eine Archäologie des ärztlichen Blicks. Aus dem Französischen von Walter Seitter. Frankfurt a. M. 1988, S. 160. **5** Zitiert nach: Kluge F: Adolf Kußmaul – 1822–1902: Arzt und Forscher – Lehrer der Heilkunst. Freiburg 2002, S. 38. **6** Lachmund J: Die Erfindung des ärztlichen Gehörs: Zur historischen Soziologie der stethoskopischen Untersuchung. Zeitschrift für Soziologie 1992;21:235. **7** Vgl: Kluge F: Adolf Kußmaul – 1822–1902: Arzt und Forscher – Lehrer der Heilkunst. Freiburg 2002. **8** Kußmaul A: Jugenderinnerungen eines alten Arztes: Mit dem Porträt des Verfassers nach einem Gemälde von Franz Lenbach. Stuttgart 1899, S. 383. Zitiert nach: Frühwald W: Die Entdeckung des Leibes: Über den Zusammenhang von Literatur und Diätetik in der deutschen Literatur des 18. und 19. Jahrhunderts. Mitteilungen aus dem Brenner-Archiv 1991;10:13. **9** Frühwald W: Die Entdeckung des Leibes: Über den Zusammenhang von Literatur und Diätetik in der deutschen Literatur des 18. und 19. Jahrhunderts. Mitteilungen aus dem Brenner-Archiv 1991;10:13. **10** Schiller F: Sämtliche Werke in 5 Bänden: Auf der Grundlage der Textedition von Herbert G. Göpfert hg. v. Peter-André Alt, Albert Meier und Wolfgang Riedel, Band 5. München 2004, S. 312. **11** Frühwald W: Die Entdeckung des Leibes: Über den Zusammenhang von Literatur und Diätetik in der deutschen Literatur des 18. und 19. Jahrhunderts. Mitteilungen aus dem Brenner-Archiv 1991;10:13. **12** Vgl. Poe EA: Lebendig begraben. In: Etzel T (Hg.): Edgar Allan Poes Werke: Gesamtausgabe der Dichtungen und Erzählungen, Band 5: Phantastische Fahrten. Berlin 1922, S. 193–211. **13** Illies F: Zauber der Stille: Caspar David Friedrichs Reise durch die Zeiten. Frankfurt a. M. 2023, S. 113. **14** Vgl. Tarlow S, Lowman EB: Harnessing the Power of the Criminal Corpse. Palgrave Macmillan 2018. **15** Rosner L: The Anatomy Murders. Philadelphia 2010, S. 244. **16** Anatomical Museum: William Burke. University of Edinburgh 5. 8. 2024. **17** Vgl. Preisendörfer B: Als Deutschland erstmal einig wurde: Reise in die Bismarckzeit. Berlin 2021. **18** Zitiert nach: Fischer EP, Ganten D: Die Idee des Humanen: Rudolf Virchow und Herrmann von Helmholtz. Das Erbe der Charité. Stuttgart 2021, S. 77. **19** Ebd., S. 78. **20** Osterhammel J: Die Verwandlung der Welt. Eine Geschichte des 19. Jahrhunderts. München 2009, S. 289. **21** Ebd., S. 290. **22** Rabl M (Hg.): Rudolf Virchow: Briefe an seine Eltern 1839–1864 Leipzig 1907, S. 124. **23** Ebd., S. 125. **24** Virchow R: Mittheilungen über die in Oberschlesien herrschende Typhus-Epidemie. In: Virchow R (Hg.): Archiv für path. Anatomie und Physiologie und für klinische Medicin, zweiter Band, Heft 1. Berlin 1848, S. 25, 163. **25** Virchow R: Aus Oberschlesien: Erschütternde erste Eindrücke. Rybnik 24. Februar 1824. In: Andree C (Hg.): Rudolf Virchow: Sämtliche Werke, Abteilung 4, Briefe, Band 59: Der Briefwechsel mit den Eltern 1839 bis 1864. Berlin, Wien 1992, S. 469–476. **26** Virchow R: Mittheilungen über die in Oberschlesien herrschende Typhus-Epidemie. In: Virchow R (Hg.): Archiv für path. Anatomie und Physiologie und für klinische Medicin, zweiter Band, Heft 1. Berlin 1848; S. 180–182. **27** Persönliche Mitteilung von Prof. Dr. Volker Roelcke. **28** Zitiert nach: Schipperges H: Rudolf Virchow. Reinbek bei Hamburg 1994, S. 113. **29** Zitiert nach: Preisendörfer B: Als Deutschland erstmal einig wurde: Reise in die Bismarckzeit. Berlin 2021, S. 240 f. **30** Ebd. Sowie: Bisky J: Berlin: Biographie einer großen Stadt. Berlin 2019. **31** Andree C: Rudolf Virchow: Leben und Ethos eines großen Arztes. München 2002. **32** Persönliche Mitteilung von Prof. Dr. Volker Roelcke. **33** Gerste RD: Die Heilung der Welt: Das goldene Zeitalter der Medizin 1840 bis 1914. Stuttgart 2021, S. 261. **34** Zitiert nach: Fölsing A: Wilhelm Conrad Röntgen: Aufbruch ins Innere der Materie. München, Wien 1995, S. 146 f. **35** Ebd., S. 142. **36** Mann T: Der Zauberberg. Frankfurt a. M. 2004, S. 304. **37** Vgl. Fölsing A: Wilhelm Conrad Röntgen: Aufbruch ins Innere der Materie. München, Wien 1995. **38** Ebd., S. 124. **39** Ebd., S. 25 f. **40** Zitiert nach: Sauerbruch F, Berndorff HR: Das war mein Leben. Gütersloh 1956, S. 311. **41** Vgl. Dommann M: Durchsicht, Einsicht, Vorsicht: Eine Geschichte der Röntgenstrahlen 1896 bis 1963. Zürich 2003. **42** Berry D: History of cardiology: Werner Forssmann, MD. Circulation 2006;113:f27. **43** Packy LM, Gross D: Between Cardiology and Urology: Werner Forssmann's Double Career. Urology International 2019;103:1. **44** Mann T: Der Zauberberg. Frankfurt a. M. 2004, S. 480. **45** FDA: Whole-Body CT Screening: Should I or shouldn't I get one?. FDA 2017. **46** Szudek J, Friedman JM: Unidentified bright objects associated with features of neurofibromatosis 1. Pediatric Neurology 2002;27:123; Hemachandran N et al.: Unidentified bright objects of spleen on arterial phase CT: mimicker of splenic vascular injury in blunt abdominal trauma. Diagnostic and Interventional Radiology 2021;27:497. **47** Vgl. Bartens W: Eine Spritze für die Welt: Süddeutsche Zeitung 24. 07. 2021. **48** Schott H: Die Chronik der Medizin. Unter Mitarbeit von Müller IW, Roelcke V, Wolf-Braun B, Schadewaldt H. Dortmund 1993, S. 404. **49** Persönliche Mitteilung Prof. Dr. Thomas Schlich. **50** Vgl. Bartens W: Dem Leben auf der Spur: Biografie einer Entdeckung. 50 Jahre Entschlüsselung der DNS. Stuttgart, München 2003. **51** Chargaff E: Das Feuer des Heraklit: Skizzen aus einem Leben vor der Natur. Stuttgart 1979, S. 143. **52** Ebd. **53** Watson JD: Die Doppel-Helix: Ein persönlicher Bericht über die Entdeckung der DNS-Struktur. Deutsch von Wilma Fritsch. Reinbek bei Hamburg 1973, S. 60. **54** Chargaff E: Das Feuer des Heraklit: Skizzen aus einem Leben vor der Natur. Stuttgart 1979, S. 144. **55** Watson JD: Die Doppel-Helix: Ein persönlicher Bericht über die Entdeckung der DNS-Struktur. Deutsch von Wilma Fritsch. Reinbek bei Hamburg 1973, S. 168. **56** Ebd., S. 172. **57** Chargaff E: Das Feuer des Heraklit: Skizzen aus einem Leben vor der Natur. Stuttgart 1979, S. 144. **58** Bartens W: Um den verdienten Ruhm gebracht. Süddeutsche Zeitung 26. 4. 2023. **59** Cobb M, Comfort N: What Rosalind Franklin truly contributed to the discovery of DNA's structure. Nature 2023;616:657. **60** Ebd. **61** Ebd. **62** Ebd. **63** Ebd. **64** Watson JD: Die Doppel-Helix: Ein persönlicher Bericht über die Entdeckung der DNS-Struktur. Deutsch von Wilma Fritsch. Reinbek bei Hamburg 1973, S. 174 f. **65** Ebd. **66** Cobb M, Comfort N: What Rosalind Franklin truly contributed to the discovery of DNA's structure. Nature 2023;616:657.

8. Wirkstoffe und Wunderkuren

1 Bierce A: Des Teufels kleines Wörterbuch. Aus dem Englischen übersetzt von Hans Petersen. Berlin 1984, S. 79. **2** «Denn Theben ist für Memphis das, was Lausanne für Genf ist», heißt es im Lied «In der Bar zum Krokodil» (1934) von den Comedian Harmonists. Es wäre jedoch vorschnell, daraus auf Lausannes Bedeutung für den innerhelvetischen Rauschmittelhandel zu schließen. **3** Schott H: Die Chronik der Medizin. Unter Mitarbeit von Müller IW, Roelcke V, Wolf-Braun B, Schadewaldt H. Dortmund 1993, S. 80. **4** Ebd., S. 248. **5** Davy H: Researches, chemical and philosophical: chiefly concerning nitrous oxide, or diphlogisticated nitrous air, and its respiration. London 1800, S. 556. **6** Vgl. Brandt L, Krauskopf KH: 150 Jahre Anästhesie: «Eine Entdeckung in der Chirurgie». Deutsches Ärzteblatt 1996;93:A-2957. **7** Edmund H, Boyle G: Nitrous Oxide: History and Development. British Medical Journal 1934;1(3812):153. **8** 1930 fuhr eine Abordnung von Anästhesisten der Royal Society of Medicine nach Ludlow in der Grafschaft Shropshire, dem Geburtsort Hickmans, und ließ dort eine Gedenktafel zu seinen Ehren anbringen. **9** Smith GB, Hirsch NP: Gardner Quincy Colton: pioneer of nitrous oxide anesthesia. Anesthesia & Analgesia 1991;72:382. **10** Vgl. LeVasseur R, Desai SP: Ebenezer Hopkins Frost (1824–1866): William T. G. Morton's first identified patient and why he was invited to the Ether demonstration of October 16, 1846. Anesthesiology 2012;117:238. **11** Zitiert nach: Brandt L, Krauskopf KH: 150 Jahre Anästhesie: «Eine Entdeckung in der Chirurgie». Deutsches Ärzteblatt 1996;93:A-2957. **12** Crawford W. Long: An Account of the First Use of Sulphuric Ether by Inhalation as an Anaesthetic in Surgical Operations. Southern Medical and Surgical Journal 1849;5:705. **13** Motsuk Ai: Seishu Hanaoka: a Japanese Pioneer in Anesthesia. Anesthesiology 1970;32:446. **14** Izuo M: Medical history: Seishu Hanaoka and his success in breast cancer surgery under general anesthesia two hundred years ago. Breast Cancer 2004;11:319–24. **15** Dunant H: Eine Erinnerung an Solferino: Ein kurzer Überblick über die Geschichte des Roten Kreuzes. Wien 1997, S. 39. **16** Ebd. **17** Carragee EJ, Barcohana B, Alamin T, van den Haak E: Prospective controlled study of the development of lower back pain in previously asymptomatic subjects undergoing experimental discography. Spine 2004;29:1112. **18** Nickel R et al.: Somatisation predicts the outcome of treatment in patients with low back pain. The Journal of Bone and Joint Surgery 2002;84:189. **19** Nickel R, Egle UT, Hardt J: Are childhood adversities relevant in patients with chronic low back pain?. European Journal of Pain 2002;6:221. **20** Eisenberger NI, Lieberman MD: Why rejection hurts: A common neural alarm system for physical and social pain. Trends in Cognitive Sciences 2004;8:294. **21** Buckalew LW, Coffield KE: An investigation of drug expectancy as a function of capsule color and size and preparation form. Journal of Clinical Psychopharmacology 1982;2:245. **22** Fleming A: On the antibacterial action of cultures of a penicillium, with special reference to their use in the isolation of B. influenzae. British Journal of Experimental Pathology 1929;10:226. **23** Fleming A: Banquet speech Stockholm December 10, 1945. https://www.nobelprize.org/prizes/medicine/1945/fleming/speech. **24** Zitiert nach: Goddemeier C: Themen der Zeit: Alexander Fleming (1881–1955) – Penicillin. Deutsches Ärzteblatt

2006;103:A-2286. **25** Hamilton-Miller JM: Sir Edward Abraham's contribution to the development of the cephalosporins: a reassessment. International Journal of Antimicrobiotic Agents 2000;15:179. **26** Zaffiri L, Gardner J, Toledo-Pereyra LH: History of antibiotics: From salvarsan to cephalosporins. Journal of Investigative Surgery 2012;25:67. **27** Abraham EP: A glimpse of the early history of the cephalosporins. Reviews of Infectious Diseases 1979;1:99. **28** Bartens W: Sexuell selbstbestimmt, hormonell mangelhaft. Süddeutsche Zeitung 8. 5. 2010. **29** Rossouw JE et al.: Writing Group for the Women's Health Initiative Investigators: Risks and benefits of estrogen plus progestin in healthy postmenopausal women: principal results from the Women's Health Initiative randomized controlled trial. Journal of the American Medical Association 2002;288:321. **30** Laumann EO, Paik A, Rosen RC: Sexual dysfunction in the United States: prevalence and predictors. Journal of the American Medical Association 1999;281:537. **31** Vgl. Gigerenzer G: Risiko: Wie man die richtigen Entscheidungen trifft. München 2013. **32** Ebd. **33** Vgl. Bartens W: Befreiung aus der Schmuddelecke. Süddeutsche Zeitung 7. 4. 2018. **34** Vgl. Bartens W: Gehtwegwienix. Süddeutsche Zeitung 17. 4. 2021. **35** Florence AL: Is thalidomide to blame?. British Medical Journal 1960;2:1954. **36** Vgl. Bartens W: Zwischen Wahn und Verzweiflung. Süddeutsche Zeitung 4. 8. 2012. **37** Yarborough M, Sharp RR: Public trust and research a decade later: what have we learned since Jesse Gelsinger's death?. Molecular Genetics and Metabolism 2009;97:4. **38** Browman G, Hébert PC, Coutts J, Stanbrook MB, Flegel K, MacDonald NE: Personalized medicine: a windfall for science, but what about patients?. Canadian Medical Association Journal 2011;183:E1277. **39** Bartens W: Mogelpackung. Süddeutsche Zeitung 19. 7. 2011. **40** Kaitin KI, DiMasi JA: Pharmaceutical innovation in the 21st century: new drug approvals in the first decade, 2000–2009. Clinical Pharmacology and Therapeutics 2011;89:183. **41** Persönliche Mitteilung von Prof. Dr. Wolf-Dieter Ludwig. **42** Browman G, Hébert PC, Coutts J, Stanbrook MB, Flegel K, MacDonald NE: Personalized medicine: a windfall for science, but what about patients? Canadian Medical Association Journal 2011;183:E1277. **43** Fojo T, Grady C: How much is life worth: cetuximab, non-small cell lung cancer, and the $440 billion question. Journal of the National Cancer Institute 2009;101:1044. **44** Harsha HC et al.: A compendium of potential biomarkers of pancreatic cancer. PLoS Medicine 2009;6(4):e1000046. **45** Hontschik B: Körper, Seele, Mensch: Versuch über die Kunst des Heilens. Frankfurt a. M. 2006.

Literatur

In diesem Verzeichnis sind Bücher und Fachartikel aufgeführt, die einen vertieften Einblick in Epochen, medizinische Fachdisziplinen oder zum Leben der erwähnten Heilkundigen ermöglichen. Literaturangaben zu den Zitaten finden sich in den Anmerkungen auf den vorherigen Seiten. Einige Passagen in diesem Buch beruhen auf Beiträgen, die ich für die «Süddeutsche Zeitung» verfasst habe. Ist dies nicht in den Fußnoten verzeichnet, handelt es sich um kurze Abschnitte, die verändert und erweitert worden sind.

Abholz HH, Pillau H: Anamnese, körperliche Untersuchung und Dokumentation. In: Kochen MM (Hg.): Allgemein- und Familienmedizin. Stuttgart 1998.

Aly G: Forschen an Opfern: Das Kaiser-Wilhelm-Institut für Hirnforschung und die «T4». In: Aly G (Hg.): Aktion T4, 1939–1945: Die «Euthanasie»-Zentrale in der Tiergartenstraße 4. Berlin 1987:153–60.

Andree C (Hg.): Rudolf Virchow: Sämtliche Werke. Bern u. a. 1992.

Andree C: Rudolf Virchow. Leben und Ethos eines großen Arztes. München 2002.

Aronowitz RA: Making sense of illness – Science, society and disease. Cambridge 1998.

Aronowitz RA: The converged experience of risk and disease. Milbank Quarterly 2009;87:417.

Bartens W: Die Tyrannei der Gene: Wie die Gentechnik unser Denken verändert. München 1999.

Bartens W: Dem Leben auf der Spur: Biografie einer Entdeckung. 50 Jahre Entschlüsselung der DNS. Stuttgart, München 2003.

Bartens W: Vorsicht Vorsorge: Wenn Prävention nutzlos oder gefährlich wird. Frankfurt a. M. 2008.

Bartens W: Körperglück: Wie gute Gefühle gesund machen. München 2010.

Bartens W: Heillose Zustände: Warum die Medizin die Menschen krank und das Land arm macht. München 2012.

Benn G: Gesammelte Werke in vier Bänden. Herausgegeben von Dieter Wellershoff. Stuttgart 1992.

Bergdolt K: Leib und Seele: Eine Kulturgeschichte des gesunden Lebens. München 1999.

Bichat X: Anatomie générale appliquée à la physiologie et à la médecine. Paris 1801.

Bierce A: Des Teufels kleines Wörterbuch. Aus dem Englischen übersetzt von Hans Petersen. Berlin 1984.

Bisky J: Berlin: Biographie einer großen Stadt. Berlin 2019.

Bjelakovic G et al.: Mortality in randomized trials of antioxidant supplements for primary and secondary prevention: systematic review and meta-analysis. Journal of the American Medical Association 2007;297:842.

Borck C (Hg.): Anatomien medizinischen Wissens: Medizin, Macht, Moleküle. Frankfurt a. M. 1996.
Büchner G: Woyzeck: Herausgegeben von Heike Wirthwein. Danzig 2013.
Burger R: Vom 14. bis zum 21. Jahrhundert: Epidemien, Pandemien und Bioterrorismus. In: Vögele J, Knöll S, Noack T (Hg.): Epidemien und Pandemien in historischer Perspektive. Edition Centaurus – Neuere Medizin- und Wissenschaftsgeschichte. Wiesbaden 2016, S. 275–286.
Canguilhem G: Gesundheit: eine Frage der Philosophie. Berlin 2004.
Carragee EJ, Barcohana B, Alamin T, van den Haak E: Prospective controlled study of the development of lower back pain in previously asymptomatic subjects undergoing experimental discography. Spine 2004;29:1112.
Chargaff E: Das Feuer des Heraklit: Skizzen aus einem Leben vor der Natur. Stuttgart 1979.
Christians H: Über den Schmerz: Eine Untersuchung von Gemeinplätzen. Berlin 2015.
Collins H, Pinch T: Dr. Golem: How to think about medicine. London 2005.
Corbin A: Pesthauch und Blütenduft: Eine Geschichte des Geruchs. Aus dem Französischen von Grete Osterwald.
Berlin 1984.
Czech H et al.: The Lancet Commission on medicine, Nazism, and the Holocaust: historical evidence, implications for today, teaching for tomorrow. Lancet 2023;402:1867.
Davy H: Researches, chemical and philosophical: chiefly concerning nitrous oxide, or diphlogisticated nitrous air, and its respiration. London 1800.
Decameron: Boccaccio G: Das Dekameron. Aus dem Italienischen von Karl Witte. Mannheim 2012.
Diderot D: Rameaus Neffe: Ein Dialog. Aus dem Manuskript übersetzt und mit Anmerkungen begleitet von Johann Wolfgang Goethe 1805. Leipzig 1805.
Domenighetti G, Casabianca A: Rate of hysterectomy is lower among female doctors and lawyers' wives. British Medical Journal 1997;314:1417.
Dorrmann M: «Das asiatische Ungeheuer»: Die Cholera im 19. Jahrhundert. In: Wilderotter H (Hg.): Das große Sterben: Seuchen machen Geschichte. Dresden 1996, S. 204–251.
Doyle AC: Ein Relikt. In: Doyle AC: Die rote Lampe. Erzählungen. Aus dem Englischen übersetzt von Nadine Erler. Barnstorf 2009.
Dunant H: Eine Erinnerung an Solferino. Die Geburtsstunde des Internationalen Roten Kreuz. Wien 1997.
Dumas A: Die Kameliendame. München 2008.
Eberhard-Metzger C, Ries R: Verkannt und heimtückisch:
Die ungebrochene Macht der Seuchen. Basel 1996.
Ebstein W: Die Krankheiten im Feldzug gegen Russland (1812). Stuttgart 1902.
Edmund H, Boyle G: Nitrous Oxide: History and Development. British Medical Journal 1934;1(3812):153.
Eisenberg L: Disease and illness distinctions between professional and popular ideas of sickness. Culture, Medicine and Psychiatry 1977;1:9.

Eisenberger NI, Lieberman MD: Why rejection hurts: A common neural alarm system for physical and social pain. Trends in Cognitive Sciences 2004;8:294.

Elkeles B: Der «Tuberkulinrausch» von 1890. Deutsche Medizinische Wochenschrift 1990;115:1729.

Emerson H: Periodic medical examinations of apparently healthy persons. Journal of the American Medical Association 1923;May12th:1376.

Evans RJ: Tod in Hamburg. Stadt, Gesellschaft und Politik in den Cholerajahren 1830–1910. Reinbek 1990.

Fischer EP: Die Charité: Ein Krankenhaus in Berlin 1710 bis heute. München 2009.

Fischer EP, Ganten D: Die Idee des Humanen: Rudolf Virchow und Herrmann von Helmholtz. Das Erbe der Charité. Stuttgart 2021.

Flashar H: Hippokrates: Meister der Heilkunst. Leben und Werk. München 2016.

Fleck L: Entstehung und Entwicklung einer wissenschaftlichen Tatsache: Einführung in die Lehre vom Denkstil und Denkkollektiv. Frankfurt a. M. 1999.

Fleming A: On the antibacterial action of cultures of a penicillium, with special reference to their use in the isolation of B. influenzae. British Journal of Experimental Pathology 1929;10:226.

Fleming A: Banquet speech Stockholm December 10, 1945. https://www.nobelprize.org/prizes/medicine/1945/fleming/speech/

Fölsing A: Wilhelm Conrad Röntgen: Aufbruch ins Innere der Materie. München, Wien 1995.

Foucault M: Die Geburt der Klinik: Eine Archäologie des ärztlichen Blicks. Aus dem Französischen von Walter Seitter. Frankfurt a. M. 1988.

Foucault M: Psychologie und Geisteskrankheit. Aus dem Französischen von Anneliese Botond. Frankfurt a. M. 1968.

Foucault M: Wahnsinn und Gesellschaft: Eine Geschichte des Wahns im Zeitalter der Vernunft. Aus dem Französischen von Ulrich Köppen. Frankfurt a. M. 1969.

Frei N, Schäfer R, Nachtwey O: Die Proteste gegen die Corona-Maßnahmen: Eine soziologische Annäherung. Forschungsjournal Soziale Bewegungen 2021;34:249.

Frühwald W: Die Entdeckung des Leibes: Über den Zusammenhang von Literatur und Diätetik in der deutschen Literatur des 18. und 19. Jahrhunderts. Brenner-Archiv 1991;10:13.

Gadamer HG: Über die Verborgenheit der Gesundheit: Aufsätze und Vorträge. Frankfurt a. M. 2010.

Garrett L: Das Ende der Gesundheit: Bericht über die medizinische Lage der Welt. Aus dem Englischen von Thorsten Schmidt et al. Berlin 2001.

Gawande A: Über Leben und Tod: Für eine bessere Medizin. Aus dem Amerikanischen von Gabriele Zelisko. München 2007.

Gernhardt R: Die K-Gedichte. Frankfurt a. M. 2004.
Gerste RD: Die Heilung der Welt: Das goldene Zeitalter der Medizin 1840 bis 1914. Stuttgart 2021.
Gigerenzer G: Risiko: Wie man die richtigen Entscheidungen trifft. München 2013.
Gigerenzer G, Muir Gray JA (Hg.): Better doctors, better patients, better decisions. Envisioning Health Care 2020. Frankfurt a. M. 2009.
Glasziou P et al.: Reducing waste from incomplete or unusable reports of biomedical research. Lancet 2014;383:267.
Goethe JW: Faust: Der Tragödie Erster Teil. Ditzingen 2017.
Goldacre B: Bad Science. London 2009.
Goodfield J: The siege of cancer. New York 1975.
Gould SJ: Illusion Fortschritt: Die vielfältigen Wege der Evolution. Aus dem Amerikanischen von Sebastian Vogel. Frankfurt a. M. 1998.
Gradmann C: Krankheit im Labor: Robert Koch und die medizinische Bakteriologie. Göttingen 2005.
Gradmann C: Robert Koch and the white death: from tuberculosis to tuberculin. Microbes and Infection 2006;8:294.
Grotjahn A: Erlebtes und Erstrebtes: Erinnerungen eines sozialistischen Arztes. Berlin 1932.
Gruber M, Rüdin E (Hg): Fortpflanzung, Vererbung, Rassenhygiene. München 1911.
Grüntzig JW, Mehlhorn H: Robert Koch: Seuchenjäger und Nobelpreisträger. Heidelberg 2010.
Hacking I: Multiple Persönlichkeit: Zur Geschichte der Seele in der Moderne. Aus dem Amerikanischen von Max Looser. München, Wien 1996.
Hähner-Rombach S: Künstlerlos und Armenschicksal: Von den unterschiedlichen Wahrnehmungen der Tuberkulose. In: Wilderotter H (Hg.): Das große Sterben. Seuchen machen Geschichte. Dresden 1996.
Hausteiner-Wiehle C, Henningsen P: Kein Befund und trotzdem krank? Mehr Behandlungszufriedenheit im Umgang mit unklaren Körperbeschwerden – bei Patient und Arzt. Stuttgart 2015.
Heine H: Französische Zustände. In: Windfuhr, M (Hg.): Heinrich Heine: Historisch-kritische Gesamtausgabe der Werke. Hamburg 1973.
Herzlich C, Pierret J: Kranke gestern, Kranke heute: Die Gesellschaft und das Leiden. München 1991.
Hitzer B: Krebs fühlen: Eine Emotionsgeschichte des 20. Jahrhunderts. Stuttgart 2020.
Hontschik B: Körper, Seele, Mensch: Versuch über die Kunst des Heilens. Frankfurt a. M. 2006.
Homer: Ilias: Odyssee. Aus dem Altgriechischen übersetzt von Johann Heinrich Voß. München 1979.
Hounsfield GN: Computerized transverse axial scanning (tomography). Description of system. British Journal of Radiology 1973;46:1016.
Houssaye A: Men and women of the eighteenth century. New York 1886.

Hufeland CW: Makrobiotik: oder, Die Kunst das Leben zu verlängern. Berlin 1842.
Hurren ET: Dissecting the Criminal Corpse: Staging Post-Execution Punishment in Early Modern England. Basingstoke 2016.
Illies F: Zauber der Stille: Caspar David Friedrichs Reise durch die Zeiten. Frankfurt a. M. 2023.
Kafka F: Das Urteil und andere Erzählungen. Frankfurt a. M. 1985.
Kaleyta TK: Heilung. München 2024.
Kathan B: Das Elend der ärztlichen Kunst: Eine andere Geschichte der Medizin. Berlin 2002.
Kleinman A: The illness narratives: suffering healing and the human condition. New York 1988.
Kluge F: Adolf Kußmaul – 1822–1902: Arzt und Forscher – Lehrer der Heilkunst. Freiburg 2002.
Koch R: Die Aetiologie der Tuberculose. Berliner klinische Wochenschrift 1882;15:221.
Krug A: Heilkunst und Heilkult: Medizin in der Antike. München 1993.
Kühlein T, Freund T, Joos S: Patientenorientierte Medizin: Von der Kunst des Weglassens. Deutsches Ärzteblatt 2013;110:A-2312.
Kühn H: Healthismus: Eine Analyse der Präventionspolitik und Gesundheitsförderung in den USA. Berlin 1993.
Kußmaul A: Jugenderinnerungen eines alten Arztes: Mit dem Porträt des Verfassers nach einem Gemälde von Franz Lenbach. Stuttgart 1899.
Labisch A: Homo Hygienicus: Gesundheit und Medizin in der Neuzeit. Frankfurt, New York 1992.
Lachmund J: Die Erfindung des ärztlichen Gehörs: Zur historischen Soziologie der stethoskopischen Untersuchung. Zeitschrift für Soziologie 1992;21:235.
Lachmund J: Der abgehorchte Körper: Zur historischen Soziologie der medizinischen Untersuchung. Wiesbaden 1997.
Lachmund J, Stollberg G: The Doctor, his Audience, and the Meaning of Illness: The Drama of medical practice in the late 18th and Early 19th Centuries. In: Lachmund J, Stollberg G (Hg.): The Social Construction of Illness. Sonderheft Medizin, Geschichte und Gesellschaft. Stuttgart 1992, S. 35–66.
Langer E: Human experimentation: cancer studies at Sloan-Kettering stir public debate on medical ethics. Science 1964;143:551.
Latour B: Science in action: How to follow scientists and engineers through society. Cambridge (Mass.) 1987.
Latour B: The pasteurization of France. Cambridge (Mass.), London 1993.
Leanza M: Die Zeit der Prävention: Eine Genealogie. Weilerswist 2017.
Lebert A, Lebert S, Reichart B, Reichart E: Herzensangelegenheiten: Bruno Reichart, unsere Mutter und die Geschichte der Herztransplantation. Frankfurt a. M. 2017.
Lenzen D: Krankheit als Erfindung: Medizinische Eingriffe in die Kultur. Frankfurt a. M. 1991.

Leriche R: De la Santé à la Maladie. In: Leriche R (Hg.): L'être humain. Encyclopédie française 1936;6:16.
Lifton RJ: The Nazi doctors: medical killing and the psychology of genocide. New York 1986.
Lown B: Die verlorene Kunst des Heilens: Anstiftung zum Umdenken. Mit einem Vorwort von Ulrich Gottstein. Stuttgart 2002.
Maio G: Abschaffung des Schicksals?: Menschsein zwischen Gegebenheit des Lebens und medizin-technischer Gestaltbarkeit. Freiburg 2011.
Majeed AW et al.: Randomised, prospective, single-blind comparison of laparoscopic versus small-incision cholecystectomy. Lancet 1996;347:989.
Mann T: Der Zauberberg. Frankfurt a. M. 2004.
Mann T: Die Erzählungen. Frankfurt a. M. 1986.
Marantz PR, Bird ED, Alderman MH: A call for higher standards of evidence for dietary guidelines. American Journal of Preventive Medicine 2008;34:234.
Molière: Der eingebildete Kranke. Aus dem Französischen von Johanna Walser und Martin Walser. Frankfurt a. M. 1983.
Montanari M: Der Hunger und der Überfluss: Kulturgeschichte der Ernährung in Europa. München 1993.
Montero DA et al.: Two centuries of vaccination: historical and conceptual approach and future perspectives. Frontiers in Public Health 2024;11:1326154.
Moritz KP: Anton Reiser: Ein psychologischer Roman. Stuttgart 1990.
Moseley JB et al.: A controlled trial of arthroscopic surgery for osteoarthritis of the knee. New England Journal of Medicine 2002;347:81.
Münkler H: Der Dreißigjährige Krieg: Europäische Katastrophe, deutsches Trauma 1616–1648. Berlin 2017.
Mukherjee S: Der König aller Krankheiten: Krebs – eine Biografie. Aus dem Englischen von Barbara Schaden. Köln 2012.
Nickel R et al.: Somatisation predicts the outcome of treatment in patients with low back pain. The Journal of Bone and Joint Surgery 2002;84:189.
Österreichisches Rotes Kreuz (Hg.): Das Rote Kreuz: Weltweit und in Österreich. Wien 2002.
Osterhammel J: Die Verwandlung der Welt: Eine Geschichte des 19. Jahrhunderts. München 2009.
Otte A, Wink K: Kerners Krankheiten großer Musiker: Die Neubearbeitung. Stuttgart 2008.
Page IH: The cure of cancer 1976: Journal of Laboratory and Clinical Medicine 1971;77:357.
Patterson JT: The dread disease: Cancer and modern American culture. Cambridge 1987.
Paul J: Dr. Katzenbergers Badereise. Frankfurt 1990.
Payer L: Medicine and Culture: Varieties of treatment in the United States, England, West Germany, and France. New York 1988.
Pinker S: Gewalt. Eine neue Geschichte der Menschheit: Aus dem Amerikanischen von Sebastian Vogel. Frankfurt a. M. 2011.

Ploetz A: Die Tüchtigkeit unserer Rasse und der Schutz der Schwachen. Berlin 1895.
Poe EA: Lebendig begraben. In: Etzel T (Hg.): Edgar Allan Poes Werke: Gesamtausgabe der Dichtungen und Erzählungen, Band 5: Phantastische Fahrten. Berlin 1922, S. 193–211.
Porter R: Die Kunst des Heilens: Eine medizinische Geschichte der Menschheit von der Antike bis heute. Aus dem Englischen übersetzt von Jorunn Wissmann. Heidelberg, Berlin 2000.
Preisendörfer B: Als Deutschland erstmal einig wurde: Reise in die Bismarckzeit. Berlin 2021.
Rabl M (Hg.): Rudolf Virchow: Briefe an seine Eltern 1839–1864. Leipzig 1907.
Reid S, Wessely S, Crayford T, Hotopf M: Medically unexplained symptoms in frequent attenders of secondary health care: retrospective cohort study. Britisch Medical Journal 2001;322:767.
Reinhardt V: Die Macht der Seuche: Wie die Große Pest die Welt veränderte. München 2021.
Rheinberger HJ, Hagner M, Wahrig-Schmidt B (Hg.): Räume des Wissens: Repräsentation, Codierung, Spur. Berlin 1997.
Rieff D: Tod einer Untröstlichen: Die letzten Tage von Susan Sontag. Aus dem Englischen von Reinhard Kaiser. Frankfurt a. M. 2011.
Röhl JCG: Kaiser, Hof und Staat: Wilhelm II. und die deutsche Politik. München 2002.
Roelcke V: Vom Menschen in der Medizin: Für eine kulturwissenschaftlich kompetente Heilkunde. Gießen 2017.
Roelcke V: The animal model of human disease as a core concept of medical research: Historical cases, failures, and some epistemological considerations. Science in Context 2022;35:173.
Rosner L: The Anatomy Murders. Philadelphia 2010.
Rossouw JE et al.: Risks and benefits of estrogen plus progestin in healthy postmenopausal women: principal results From the Women's Health Initiative randomized controlled trial. Journal of the American Medical Association 2002;288:321.
Roth KH: Tödliche Höhen: die Unterdruckkammer-Experimente im Konzentrationslager Dachau und ihre Bedeutung für die luftfahrtmedizinische Forschung des Dritten Reichs. In: Ebbinghaus A, Dörner K (Hg.): Vernichten und Heilen: Der Nürnberger Ärzteprozess und seine Folgen. Berlin, 2001, S. 110–151.
Roth P: Die Anatomiestunde. Aus dem Amerikanischen von Gertrud Baruch. München, Wien 1986.
Rosenberg CE, Golden J (Hg.): Framing Disease: Studies in Cultural History. New Brunswick 1992.
Rütten T: Cholera in Thomas Mann's Death in Venice. Gesnerus 2009;66:256.
Sabin AB: Oral poliovirus vaccine. Recent results and recommendations for optimum use. Royal Society of Health Journal 1962;82:51.
Salk JE et al.: Studies in human subjects on active immunization against

poliomyelitis. II. A practical means for inducing and maintaining antibody formation. American Journal of Public Health and Nations Health 1954;44:994.
Sarasin P: Reizbare Maschinen: Eine Geschichte des Körpers 1765 bis 1914. Frankfurt a. M. 2001.
Sauerbruch F, Berndorff HR: Das war mein Leben. Gütersloh 1956.
Schiller F: Sämtliche Werke in 5 Bänden: Auf der Grundlage der Textedition von Herbert G. Göpfert hrsg. von Peter-André Alt, Albert Meier und Wolfgang Riedel, Band 5. München 2004.
Schipperges H: Rudolf Virchow: Reinbek bei Hamburg 1994.
Schivelbusch W: Geschichte der Eisenbahnreise: Zur Industrialisierung von Raum und Zeit im 19. Jahrhundert. Frankfurt a. M. 2000.
Schlich T: Repräsentationen von Krankheitserregern. Wie Robert Koch Bakterien als Krankheitsursache dargestellt hat. In: Rheinberger HJ, Hagner M, Wahrig-Schmidt B (Hg.): Räume des Wissens: Repräsentation, Codierung, Spur. Berlin 1997, S. 165–190.
Schlich T: Surgery, Science and Industry. A Revolution in Fracture Care, 1950s – 1990s. New York 2002.
Schmacke N: Wie viel Medizin verträgt der Mensch? Bonn, Bad Homburg 2005.
Schmacke N: Der Glaube an die Globuli: Die Verheißungen der Homöopathie. Frankfurt 2015.
Schorb F: Dick, doof und arm? Die große Lüge vom Übergewicht und wer von ihr profitiert. München 2009.
Schott H: Die Chronik der Medizin: Unter Mitarbeit von Müller IW, Roelcke V, Wolf-Braun B, Schadewaldt H. Dortmund 1993.
Schreber DP: Denkwürdigkeiten eines Nervenkranken nebst Nachträgen: Mit einem Nachwort von Martin Burckhardt. Berlin 1995.
Schubert C, Huttner U: Frauenmedizin in der Antike. Düsseldorf, Zürich 1999.
Shattock AJ et al.: Contribution of vaccination to improved survival and health: modelling 50 years of the Expanded Programme on Immunization. Lancet 2024;10441:2307-2316.
Seibt G: Deutsche Erhebungen: Das Klassische und das Kranke. Springe 2008.
Seibt G: Du kriegst den Horror. Staatsterror mit geschändeten Menschen im Handy-Video: Vom Theater der Grausamkeit, das Terroristen und Despoten vor den Augen der Welt aufführen. Süddeutsche Zeitung 26. 3. 2024.
Shelley M: Frankenstein oder der moderne Prometheus. Düsseldorf 1994.
Shem S: The House of God. New York 1978.
Silvers RB (Hg.): Verborgene Geschichten der Wissenschaft. Aus dem Amerikanischen von Peter Knecht, Barbara Schaden und Sebastian Vogel. Berlin 1996.
Simon FA: Der Vampirismus im neunzehnten Jahrhundert oder über wahre und falsche Indikation zur Blutentziehung nicht mit Beziehung auf Ernst von Grossi's tragischen Tod nach neunmaligen Aderlässen innerhalb sechs Tagen. Hamburg 1830.

Skrabanek P, McCormick J: Torheiten und Trugschlüsse in der Medizin. Mainz 1995.
Snowden FM: Naples in the Time of Cholera 1884–1911. Cambridge 1995.
Sontag S: Krankheit als Metapher und Aids und seine Metaphern. Frankfurt a. M. 2003.
Spree, R: Seuchen in historischer Perspektive: Wissen – Moral – Politik. In: Vögele J, Knöll S, Noack T (Hg.): Epidemien und Pandemien in historischer Perspektive. Wiesbaden 2016.
Stach R: Kafka. Die Jahre der Erkenntnis. Frankfurt a. M. 2008.
Strohschneider T: Krankenhaus im Ausverkauf: Private Gewinne auf Kosten unserer Gesundheit. Frankfurt a. M. 2022.
Szasz TS: Bad habits are not diseases: A refutation of the claim that alcoholism is a disease. Lancet 1972;2:83.
Szudek J, Friedman JM: Unidentified bright objects associated with features of neurofibromatosis 1. Pediatric Neurology 2002;27:123.
Tarlow S, Battell, Lowman E: Harnessing the Power of the Criminal Corpse. Palgrave Macmillan 2018.
Tautfest P: Ich habe Krebs. taz 2. 6. 2001.
The periodic health examination: Canadian Task Force on the Periodic Health Examination. Canadian Medical Association Journal 1979;121:1193.
Ullrich V: Die nervöse Großmacht 1871–1918: Aufstieg und Untergang des deutschen Kaiserreichs. Frankfurt a. M. 1997.
Van de Laar A: Schnitt! Die ganze Geschichte der Chirurgie erzählt in 28 Operationen. Aus dem Niederländischen übersetzt von Bärbel Jänicke. München 2015.
Vasold M: Grippe, Pest und Cholera: Eine Geschichte der Seuchen in Europa. Stuttgart 2008.
Vasold M: Rudolf Virchow: Der große Arzt und Politiker. Stuttgart 1988.
Vasold M: «Politik ist Medizin im Großen.» Der andere Virchow: Barrikadenkämpfer, Widersacher Bismarcks, Vorkämpfer für kommunale Reformen. Die Zeit 1. 6. 1990.
Virchow R: Mittheilungen über die in Oberschlesien herrschende Typhus-Epidemie. In: Virchow R (Hg.): Archiv für path. Anatomie und Physiologie und für klinische Medicin, zweiter Band, Heft 1. Berlin 1848.
Virchow R: Ueber die Wirkung des Koch'schen Mittels auf innere Organe Tuberkulöser. Berliner klinische Wochenschrift 1891;28:49.
Virchow R: Die Politik ist nichts weiter als die Medicin im Grossen. Bern 2021.
Waldheim FS: Ignaz Philipp Semmelweis: sein Leben und Wirken. Wien, Leipzig 1905.
Watson JD: Die Doppel-Helix: Ein persönlicher Bericht über die Entdeckung der DNS-Struktur. Aus dem Deutschen von Wilma Fritsch. Reinbek bei Hamburg 1973.
Wennberg J: Gittelsohn Small area variations in health care delivery. Science 1973;182:1102.

Weymayr C: Hippokrates, Dr. Röntgen & Co. Berühmte Pioniere der Medizin. Berlin 2007.

Wolf C: Nachdenken über Christa T. Berlin 2007.

Wolter H: Otto von Bismarck: Dokumente seines Lebens, 1815–1898. Frankfurt a. M. 1986.

Wulf A: Fabelhafte Rebellen: Die frühen Romantiker und die Erfindung des Ich. Aus dem Englischen von Andreas Wirthensohn. München 2022.

Ziehl F: Zur Färbung des tuberkelbacillus. Deutsche Medizinische Wochenschrift 1882;8:451.

Zok K, Schuldzinski W: Private Zusatzleistungen in der Arztpraxis. Bonn 2005.

Zürcher U: Monster oder Laune der Natur: Medizin und die Lehre von den Missbildungen 1780–1914. Frankfurt a. M. 2004.

Register

Dank

Dieses Buch war schon länger geplant. Es waren gedankliche Schleifen nötig, bevor die Idee konkret wurde und sich die Konzeption herauskristallisierte. Für Gespräche im Vorfeld und das zunächst freie, dann zielgerichtete Assoziieren, Strukturieren und Planen danke ich besonders Gunnar Schmidt und Ulrich Wank.

Fachleute aus Medizin, Geschichte und Medizingeschichte haben hilfreiche Anregungen und Impulse gegeben – manchmal womöglich, ohne dass ihnen das bewusst war. Es waren mal ausführliche Gespräche, mal Hinweise oder Gedankenblitze. Dafür danke ich herzlich Christopher Baethge, Hartwig Bauer, Felix Beuschlein, Cornelius Borck, Ulrich Bröckling, Herwig Czech, Florian Heinen, Peter Henningsen, Bernd Hontschik, Günther Jonitz, Wolf-Dieter Ludwig, Giovanni Maio, Ulrich Mechler, Erika von Mutius, Martin Reincke, Volker Roelcke, Thomas Schlich und Norbert Schmacke. Und klar, für Missverständnisse oder Fehlinterpretationen können die Genannten nichts, die gehen auf meine Kappe. Genauso, falls ich jemand vergessen haben sollte.

Mit Freunden und SZ-Kollegen habe ich über den Zuschnitt des Buches, den Titel und inhaltliche Fragen gesprochen. Für Zeit, Bereitschaft und manchmal Ermutigung danke ich von Herzen Martin Bayer, Johanna Catunda, Dirk Claussen, Martin Fischer, Max Fischer, Tobias Haberl, Sebastian Herrmann, Florian Illies, Tobias Korenke, Cornelius Pollmer, Daniela Romberg, Ralf Romberg, Alex Rühle, Rainer Stadler, Sebastian Wieser und Martin Zips. Meiner Frau Silke Bartens danke ich besonders herzlich für ihre Geduld und ihr Verständnis. Sie hat die Wellenbewegungen intensiv mitbekommen.

Dem Team vom Verlag Rowohlt Berlin gebührt großer Dank. Mit ihrer besonnenen Art, ihrer stringenten Textarbeit und ihrem beharrlichen Wesen hat Sandra Schnädelbach mit ihrem Lektorat entscheidend dazu beigetragen, dass das Buch wurde, was es ist.

Text- und Bildnachweis

Textnachweis

S. 272–273: Gottfried Benn. Sämtliche Gedichte in einem Band. © 1998 Klett-Cotta – J. G. Cotta'sche Buchhandlung Nachfolger GmbH, Stuttgart

Bildnachweis

S. 18: wikipedia.org [CC-PD-Mark], https://de.wikipedia.org/wiki/Schule_von_Salerno#/media/Datei:ScuolaMedicaMiniatura.jpg / S. 25: bpk / S. 27: Science History Images / Alamy Stock Foto / S. 33: akg-images / WHA / World History Archive / S. 43: akg-images / sciencesource / Jim Cartier / S. 62: Wellcome Library, London [CC-PD-Mark], https://wellcomecollection.org/works/wbxszkzv/images?id=xpvz9c8v / S. 67: akg-images / De Agostini Picture Library / Chomon / S. 76: bridgemanimages / S. 99: wikipedia.org [CC-PD-Mark], https://de.m.wikipedia.org/wiki/Datei:Berlin_Charite_1740.jpg / S. 116: Fotoarchiv für Zeitgeschichte / Ar / Süddeutsche Zeitung Photo / S. 125: Scherl / Süddeutsche Zeitung Photo / S. 141: wikipedia.org [CC-PD-Mark], https://upload.wikimedia.org/wikipedia/commons/9/93/Carl_Gustav_Carus_-_Woman_on_the_Balcony_-_Google_Art_Project.jpg / S. 144: Allstar Picture Library Ltd / Alamy Stock Foto / S. 176: akg-images / Interfoto / TV-Yesterday / S. 195: akg-images / Science Photo Library / S. 205: akg-images / Science Photo Library / S. 212: Smith Archive / Alamy Stock Foto / S. 233: akg-images / S. 260: Alfred Haase / Süddeutsche Zeitung Photo / S. 275: United States National Library of Medicine, Bethesda / Maryland [CC-PD-Mark], https://profiles.nlm.nih.gov/spotlight/tl/catalog/nlm:nlmuid-101584665X20-doc / S. 295: akg-images / Science Source / S. 299: Wellcome Library, London [CC-PD-Mark], https://wellcomecollection.org/works/gea92cjg/images?id=az6n34v2 / S. 305: Wellcome Library, London [CC-PD-Mark], https://wellcomecollection.org/works/hebvm6aj/items / S. 331: Joachim Krack / Süddeutsche Zeitung Photo / S. 366: akg-images / AP / S. 379: Mauritshuis, Den Haag [CC-PD-Mark], https://www.mauritshuis.nl/en/our-collection/artworks/146-the-anatomy-lesson-of-dr-nicolaes-tulp / S. 380: ASTERIX®- OBELIX®- IDEFIX® / © 2024 LES EDITIONS ALBERT RENE / GOSCINNY – UDERZO / S. 396: akg-images / US Patent and Trademark Office / Science Photo Library / S. 416: Wellcome Library, London [CC-PD-Mark], https://wellcomecollection.org/works/wjc8ejn2/images?id=nuuyyabq / S. 434: akg-images / Science Photo Library / S. 444: wikipedia.org [CC-PD-Mark], https://it.m.wikipedia.org/wiki/File:Mandragora_Hortus_1491a.jpg / S. 447: Wellcome Library, London [CC-PD-Mark], https://wellcomecollection.org/works/ckxs7a47/images?id=hnjuem6s / S. 466: akg-images / S. 470: Rue des Archives / AGIP / Süddeutsche Zeitung Photo / S. 477: akg-images